AVALIAÇÃO NUTRICIONAL

TEORIA & PRÁTICA

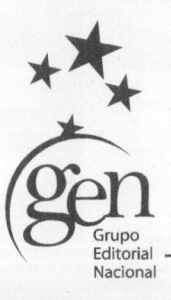

O GEN | Grupo Editorial Nacional – maior plataforma editorial brasileira no segmento científico, técnico e profissional – publica conteúdos nas áreas de ciências da saúde, exatas, humanas, jurídicas e sociais aplicadas, além de prover serviços direcionados à educação continuada e à preparação para concursos.

As editoras que integram o GEN, das mais respeitadas no mercado editorial, construíram catálogos inigualáveis, com obras decisivas para a formação acadêmica e o aperfeiçoamento de várias gerações de profissionais e estudantes, tendo se tornado sinônimo de qualidade e seriedade.

A missão do GEN e dos núcleos de conteúdo que o compõem é prover a melhor informação científica e distribuí-la de maneira flexível e conveniente, a preços justos, gerando benefícios e servindo a autores, docentes, livreiros, funcionários, colaboradores e acionistas.

Nosso comportamento ético incondicional e nossa responsabilidade social e ambiental são reforçados pela natureza educacional de nossa atividade e dão sustentabilidade ao crescimento contínuo e à rentabilidade do grupo.

AVALIAÇÃO NUTRICIONAL

TEORIA & PRÁTICA

Sandra Maria Lima Ribeiro

Nutricionista pela Faculdade de Saúde Pública da Universidade de São Paulo (FSP/USP).
Mestre em Ciências dos Alimentos pela Faculdade de Ciências Farmacêuticas (FCF) da USP. Doutora em
Nutrição Humana Aplicada pelo Programa Interunidades de Nutrição Humana Aplicada da USP.
Livre-docente em Nutrição e Processos de Envelhecimento pela Escola de Artes, Ciências e Humanidades (EACH) da USP.
Licenciada em Ciências Biológicas pela Universidade Santa Cecília. Estágio de Pós-doutorado no
Jean Mayer USDA Human Nutrition Research Center on Aging at TUFTS University, EUA.
Ex-professora Convidada da Division of Geriatrics, Medical School, Saint Louis University, EUA. Orientadora de
Mestrado e Doutorado dos Programas de Nutrição Humana Aplicada (PRONUT) e Nutrição e Saúde Pública da USP.
Professora-associada da EACH/USP, dos Cursos de Gerontologia e de Nutrição da FSP/USP. Presidente do Programa de
Pós-graduação em Nutrição Humana Aplicada do PRONUT-USP.

Camila Maria de Melo

Nutricionista pela Universidade São Judas Tadeu (USJT). Especialista em Fisiologia do Exercício pela Universidade Federal de
São Paulo (Unifesp). Mestre em Ciências dos Alimentos pela FCF/USP. Doutora em Ciências pela Unifesp, com estágio na Harvard Medical School. Ex-docente dos Cursos de Graduação em Nutrição da Universidade de Mogi das Cruzes e da Universidade
Anhanguera. Pesquisadora da área de Nutrição, com Atuação nas Áreas de Avaliação Nutricional, Obesidade e Sono.

Julio Tirapegui

Bioquímico pela Universidade do Chile. Mestre em Fisiologia da Nutrição, Doutor em Ciências e Professor Livre-docente
pela USP. Pós-doutorado na Nutrition Research Unit, Department of Human Nutrition, London School of Hygiene and
Tropical Medicine, University of London, Inglaterra. Professor-associado do departamento de Alimentos e Nutrição
Experimental da FCF/USP. Professor dos Programas de Pós-graduação em Ciência dos Alimentos (Área de Nutrição
Experimental) e em Interunidades em Nutrição Humana Aplicada da USP.

2ª edição

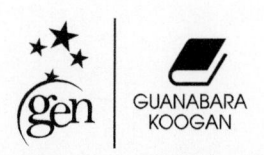

GUANABARA KOOGAN

- **Atendimento ao cliente: (11) 5080-0751 | faleconosco@grupogen.com.br**

- Direitos exclusivos para a língua portuguesa
Copyright © 2018 by
EDITORA GUANABARA KOOGAN LTDA.
Um selo integrante do GEN | Grupo Editorial Nacional
Travessa do Ouvidor, 11
Rio de Janeiro – RJ – CEP 20040-040
www.grupogen.com.br

- Capa: Bruno Sales

- Editoração eletrônica: Le1 Studio Design

- Ficha catalográfica

R372a
2. ed.

Ribeiro, Sandra Maria Lima
    Avaliação nutricional : teoria e prática / Sandra Maria Lima Ribeiro, Camila Maria de Melo, Julio Tirapegui. – 2. ed. – [Reimpr.] – Rio de Janeiro : Guanabara Koogan, 2022.
    340 p. : il. ; 28 cm.

    Inclui bibliografia
    ISBN 978-85-277-3321-2

    1. Nutrição - Avaliação. I. Melo, Camila Maria de. II. Tirapegui, Julio. III. Título.

18-47399   CDD: 613.2
                 CDU: 613.2

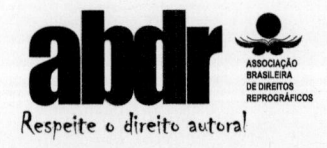

Respeite o direito autoral

Aos meus pais, "seu" Miro e "dona" Lourdes (in memoriam), por terem me ensinado tudo, mas, principalmente, a ter humildade e simplicidade sempre, com tudo e para tudo; a ter autonomia e independência, aprendendo todos os dias que eu tenho muito mais para dar do que para receber; e a enxergar que, de alguma forma que eu não consigo explicar, Deus está sempre do meu lado, em todos os momentos. A todos os meus alunos, que me permitem, pelo brilho dos seus olhos, renovar meus sonhos todos os dias.

Sandra Maria Lima Ribeiro

À minha mãe, Sonia, e à minha querida avó Inês, pelo incentivo, carinho e paciência em todas as horas. Ao meu esposo, Everaldo, por acreditar e incentivar meus sonhos. À minha segunda mãe, Sandra, que me ensina e me inspira sempre a ser uma professora, pesquisadora e pessoa melhor.

Camila Maria de Melo

Aos meus pais, Aladino e Lídia (in memoriam), meus maiores incentivadores, pelo carinho e exemplo de vida.

Julio Tirapegui

Colaboradores

Adriana de Azevedo Paiva
Nutricionista. Mestre e Doutora em Saúde Pública pela Universidade de São Paulo (USP).

Ágatha Nogueira Previdelli
Nutricionista. Doutora em Nutrição em Saúde Pública pela Faculdade de Saúde Pública de São Paulo (FASSP).

Aline de Piano Ganen
Nutricionista. Especialista em Adolescência para Equipe Multidisciplinar, Mestre e Doutora em Ciências pelo Programa de Pós-graduação em Nutrição da Universidade Federal de São Paulo (Unifesp). Professora das disciplinas de Avaliação Nutricional em Crianças e Adolescentes, Nutrição na Infância e Adolescência e Nutrição da Gestação à Lactação do departamento de Nutrição do Centro Universitário São Camilo (USC). Coordenadora do Mestrado Profissional em Nutrição: do Nascimento à Adolescência do USC.

Aline Veroneze de Mello
Nutricionista. Mestranda em Nutrição em Saúde Pública pela Faculdade de Saúde Pública (FSP) da USP.

Ana Claudia Pelissari Kravchychyn
Nutricionista e Educadora Física. Mestre em Educação Física pela Universidade Estadual de Maringá. Doutoranda em Nutrição pela Unifesp.

Ana Paula Pagano
Nutricionista. Especialista em Nutrição pelo Hospital das Clínicas da Faculdade de Medicina de Ribeirão Preto (HCFMRP) da USP. Mestranda do Programa de Nutrição e Metabolismo pela FMRP/USP.

Ana Raimunda Dâmaso
Mestre em Biodinâmica do Movimento Humano pela Escola de Educação Física da USP. Doutora em Nutrição pela Unifesp. Professora-associada Livre-docente e Orientadora Permanente do Programa de Pós-graduação em Nutrição da Escola Paulista de Medicina (EPM) da Unifesp.

Andréia Madruga de Oliveira
Nutricionista. Mestre e Doutora em Saúde Pública pela FSP/USP.

Ariana Galhardi Lira
Especialista em Cuidados Nutricionais do Paciente e do Desportista pela Universidade Estadual Paulista Júlio de Mesquita Filho (Unesp). Mestre em Nutrição: do Nascimento à Adolescência pelo USC.

Carlos Bandeira de Mello Monteiro
Fisioterapeuta. Especialista em Ciências Biológicas e Saúde pela Faculdade do Grande ABC. Mestre em Distúrbios do Desenvolvimento pela Universidade Mackenzie. Doutor em Neurologia pela USP. Professor-associado da disciplina de Esporte Adaptado da Escola de Artes, Ciências e Humanidades (EACH) da USP.

Clarissa Magalhães Cervenka
Nutricionista. Mestre em Ciências da Saúde pela Unifesp.

Cristiane Hermes Sales
Nutricionista pela Universidade Federal do Rio Grande do Norte. Mestre em Ciência de Alimentos e Doutora em Ciências pela Faculdade de Ciências Farmacêuticas (FCF) da USP. Pós-doutoranda em Nutrição em Saúde Pública pela FCF/USP.

Dartagnan Pinto Guedes
Especialista em Treinamento Esportivo pela Universidade Estadual de Londrina. Mestre em Ciências do Movimento Humano pela Universidade Federal de Santa Maria. Doutor em Educação Física pela USP. Professor Titular da disciplina de Aptidão Física Relacionada à Saúde do Curso de Mestrado e Doutorado em Ciências da Reabilitação da Universidade Norte do Paraná (Unopar).

Diogo Oliveira Toledo
Medico Intensivista e Nutrólogo. Especialista em UTI pela Associação de Medicina Intensiva Brasileira (AMIB) e em Terapia Nutricional pela Sociedade Brasileira Nutrição Parenteral Enteral (BRASPEN). Cordenador da Equipe Multiprofissional de Terapia Nutricional do Hospital São Luiz Itaim.

Eduardo Ferriolli
Médico. Especialista em Geriatria e Doutor em Clínica Médica pela FMRP/USP. Professor Titular da disciplina de Clínica Médica Geral e Geriatria do departamento de Clínica Médica da FMRP/USP.

Elizabeth Mieko Egashira
Nutricionista. Mestre e Doutora em Saúde Pública pela USP.

Emilson Colantonio
Especialista em Treinamento Desportivo pela Universidade Gama Filho e em Fisiologia do Exercício pela Unifesp. Mestre em Educação Física e Doutor em Biodinâmica do Movimento Humano pela Escola de Educação Física e Esporte (EEFE) da USP. Professor-associado da disciplina de Cineantropometria e Atividades Aquáticas do departamento de Ciências do Movimento Humano da Unifesp.

Fernanda Baeza Scagliusi
Nutricionista. Doutora em Educação Física pela EEFE/USP. Pós-doutorado em Nutrição em Saúde Pública pela FSP/USP. Professora Doutora do departamento de Nutrição da FSP/USP.

Fernanda Guilhermino Magalhães
Especialista em Docência no Ensino Superior pela Faculdade Unyleya. Mestre em Ciências do Envelhecimento pela USJT. Professora Titular da disciplina de Nutrição Humana do departamento de Nutrição da Escola da Saúde da Universidade Municipal de São Caetano do Sul (USCS) e do Curso Técnico em Nutrição e Dietética do Centro Estadual de Educação Tecnológica Paula Souza (CEETEPS).

Fernanda Marciano Consolim-Colombo
Médica. Livre-docente pelo Instituto do Coração (InCor)/FMUSP. Médica-assistente da Unidade de Hipertensão do InCor-FMUSP. Coordenadora do Programa de Pós-graduação da Universidade Nove de Julho (Uninove).

Helton de Sá Souza
Educador Físico. Especialista em Psicobiologia do Exercício e Mestre em Ciência pela Unifesp. Professor Adjunto da disciplina de Fisiologia do Exercício e Treinamento Resistido do departamento de Educação Física da Faculdade Anhanguera.

Heno Ferreira Lopes
Médico. Especialista em Hipertensão e Síndrome Metabólica e Cardiologia e Livre-docente pela FMUSP. Professor da disciplina de Ciências da Saúde do departamento de Medicina da Pós-graduação da Uninove.

Juliana Maria Faccioli Sicchieri
Nutricionista. Especialista em Nutrição Clínica pela Associação Brasileira de Nutrição (Asbran) e em Nutrição Aplicada ao Exercício Físico pela EEFE/USP. Mestre em Enfermagem em Saúde Publica e Doutoranda em Investigação Biomédica pela FMRP/USP. Nutricionista do Programa de Apoio ao Ensino (PAEN) do HCFMRP/USP.

Julicristie Machado de Oliveira
Especialista em Alimentação e Nutrição Infantil pela Unifesp. Mestre em Saúde Pública e Doutora em Nutrição em Saúde Pública pela FSP/USP. Professora Doutora da disciplina de Nutrição em Saúde Coletiva da Faculdade de Ciências Aplicadas da Universidade Estadual de Campinas (FCA/Unicamp).

Júlio Sérgio Marchini
Professor Titular da Divisão de Nutrologia do departamento de Clínica Médica da FMRP/USP. Membro da Associação Brasileira de Nutrologia (ABRAN).

Karina Pfrimer
Nutricionista. Especialista em Nutrição no Envelhecimento pela Sociedade Brasileira de Geriatria e Gerontologia (SBGG). Mestre e Doutora em Ciências Médicas pela FMRP-USP.

Kátia De Angelis
Graduada em Ciências Biológicas: Fisiologia pela UFRGS e Licenciada em Educação Física pela IPA-RS. Mestre e Doutora em Ciências Biológicas: Fisiologia pela UFRGS. Professora Adjunta da disciplina de Neurofisiologia e Fisiologia do Exercício do departamento de Fisiologia da Unifesp.

Lara Bérgamo Silva
Nutricionista. Mestre em Clínica Médica pela FMRP/USP.

Lígia Cardoso Reis
Especialista em Nutrição em Saúde Pública, Mestre em Saúde Pública e Doutoranda em Nutrição em Saúde Pública pela FSP/USP.

Luana Romão Nogueira
Nutricionista. Mestranda em Nutrição em Saúde Pública pela FSP/USP.

Luciana Rossi
Nutricionista. Especialista em Nutrição Esportiva pela Sociedade Brasileira de Alimentação e Nutrição (SBAN). Mestre em Ciência dos Alimentos pela FCF/USP. Doutora em Nutrição Humana Aplicada pela FSP/FCF/Faculdade de Economia, Administração e Contabilidade (FEA) da USP. Pós-doutoranda da FCF/USP.

Luciana Setaro
Nutricionista. Especialista em Fisiologia do Exercício, Mestre em Nutrição Humana Aplicada e Doutora em Ciência dos Alimentos pela USP.

Luis Mochizuki
Doutor em Educação Física pela USP. Professor-associado da disciplina de Biomecânica do departamento de EACH/USP.

Marcela Riccioppo Garcez Molina
Nutricionista. Mestre em Nutrição em Saúde Pública pela FSP/USP.

Marcus Vinicius Lucio dos Santos Quaresma
Nutricionista. Especialista em Fisiologia do Exercício pela Unifesp e em Nutrição Esportiva pela FAPES-SP. Mestre em Ciências pela Unifesp. Doutorando em Nutrição e Saúde Pública pela USP. Professor do Curso de Nutrição da USC.

Marcelo Macedo Rogero
Especialista em Nutrição em Esporte pela Associação Brasileira de Nutrição (ASBRAN). Mestre e Doutor em Ciência dos

Alimentos pela FCF/USP. Professor-associado da disciplina de Nutrição Clínica do Departamento de Nutrição da FCF/USP.

Margareth Lage Leite de Fornasari
Especialista em Administração Hospitalar e Sistemas de Saúde pela USC. Doutora em Ciências da Saúde pela FCM da Santa Casa de São Paulo. Professora Adjunta II das disciplinas de Dietoterapia e de Nutrição e Metabolismo e Supervisora de Estágio Obrigatório em Nutrição na Área de Nutrição Clínica do departamento de Nutrição da USJT.

Maria Cláudia Irigoyen
Médica. Professora Livre-docente do departamento de Cardiopneumologia da FMUSP.

Mariana Doce Passadore
Nutricionista. Especialista em Fisiologia do Exercício e Mestre em Ciências pela Unifesp. Docente dos Cursos de Graduação e Pós-graduação do USC.

Mariana Izabel Marques de Sousa
Nutricionista. Mestre em Ciências do Envelhecimento pela USJT.

Mariana Staut Zukeran
Nutricionista. Especialista em Nutrição em Gerontologia pelo HCFMUSP, em Nutrição Clínica Funcional pela Universidade Cruzeiro do Sul (Unicsul), em Saúde da Mulher no Climatério pela FSP/USP, em Nutrição Clínica pelo Grupo de Apoio de Nutrição Enteral e Parenteral (Ganep) e em Nutrição Clínica pela ASBRAN. Mestre em Ciências pelo Programa de Pós-graduação Interunidades em Nutrição Humana Aplicada (PRONUT) da USP. Nutricionista do Hospital Israelita Albert Einstein.

Mirele Savegnago Mialich Grecco
Nutricionista. Mestre e Doutora em Ciências Médicas: Investigação Biomédica pela FMRP/USP. Pós-doutoranda pelo Departamento de Clínica Médica da FMRP/USP.

Natália Maira da Cruz Alves
Fisioterapeuta. Mestre em Investigação Biomédica e Doutoranda pela FMRP/USP.

Paola Próspero Machado
Graduada em Educação Física, Modalidade em Saúde, e Mestre em Ciências da Saúde pela Unifesp.

Patricia Helen de Carvalho Rondó
Médica. Especialista em Pediatria e Saúde Pública. Master in Public Health, University of Leeds, Inglaterra. Doutora em Filosofia em Saúde Pública pela Faculty of Medicine, University of London, Inglaterra. Professora Titular do Departamento de Nutrição da FSP/USP.

Paula Victória Félix dos Santos
Nutricionista. Mestranda em Nutrição em Saúde Pública pela FSP/USP.

Perla Pizzi Argentato
Nutricionista. Especialista em Saúde do Adulto/Programa de Residência Integrada Multiprofissional em Saúde da Universidade Federal do Triângulo Mineiro (UFTM) e em Terapia Nutricional e Nutrição Clínica pelo Ganep. Mestre em Ciências pelo Programa de Pós-graduação em Alimentos, Nutrição e Saúde (PPGANS) da Unifesp. Doutoranda do Programa de Pós-graduação em Nutrição e Saúde Pública (PPGNSP) da FSP/USP.

Raquel Raizel
Nutricionista. Especialista em Nutrição Esportiva e Clínica e Mestre em Biociências – Nutrição pela Universidade Federal de Mato Grosso (UFMT). Doutora em Ciências dos Alimentos pela USP.

Regina Célia da Silva
Nutricionista. Mestre em Nutrição Humana Aplicada pela USP. Nutricionista da Associação Desportiva para Deficientes (ADD) e do Ambulatório de Esporte Adaptado da EPM-Unifesp.

Regina Mara Fisberg
Mestre em Biologia Molecular e Doutora em Ciências pela Unifesp. Professora-associada III da disciplina de Inquéritos Alimentares do departamento de Nutrição da FSP/USP.

Regina Urasaki
Professora de Educação Física. Mestre em Educação Física pela USJT.

Ricardo Galhardoni
Doutor em Ciências pela FMUSP. Professor Doutor da Graduação em Medicina da Universidade Cidade de São Paulo.

Rita de Cássia de Aquino
Nutricionista. Especialista em Saúde Pública FSP/USP. Mestre em Nutrição Humana Aplicada pela USP. Doutora em Saúde Pública pela FSP/USP. Professora Titular da disciplina de Dietoterapia do departamento de Nutrição da USJT, da Unicsul e da Universidade Municipal de São Caetano do Sul. Docente e Orientadora do Mestrado em Ciências do Envelhecimento da USJT.

Rita Maria Monteiro Goulart
Nutricionista. Professora Titular da disciplina de Saúde Pública e Envelhecimento do departamento de Mestrado em Ciências do Envelhecimento da USJT.

Rogério Graça Pedrosa
Nutricionista. Mestre e Doutor em Ciência dos Alimentos pela FCF-USP. Professor Adjunto I da Universidade Federal do Espírito Santo.

Roseli Espíndola Balchiunas
Nutricionista. Mestre em Ciência dos Alimentos pela FCF/USP. Professora-assistente das disciplinas de Nutrição Humana, Avaliação Nutricional de Criança e Adolescente e Nutrição na Infância e Adolescência do Curso de Graduação em Nutrição do USC.

Samantha Ottani Rhein
Especialista e Mestre em Especialidades Pediátricas e Doutoranda pelo departamento de Nutrição, com ênfase em Obesidade e Comportamento Alimentar, pela EPM-Unifesp.

Simone Cardoso Freire
Especialista em Nutrição e Saúde Aplicada a Prática Pedagógica pela Unifesp. Mestre em Ciências dos Alimentos pela FCF/USP. Doutora em Ciências pela Unifesp. Professora Doutora da disciplina de Nutrição Clínica do departamento de Nutrição da Faculdade de Ciências e Letras de Bragança Paulista.

Thiago Toshi Teruya
Graduado em Ciências da Atividade Física pela EACH/USP. Mestre em Ciências pela EEFE/USP.

Agradecimentos

Este livro é fruto da inspiração adquirida em sala de aula durante muitos anos dedicados à docência da disciplina de Avaliação do Estado Nutricional. Esse campo do conhecimento resultou em toda a minha investigação científica, desde o mestrado até o meu trabalho atual na Universidade de São Paulo. Em toda a minha jornada, muitas pessoas participaram da realização desse desafio, mas na finalização deste livro, em especial, gostaria de destacar alguns nomes. Primeiro, inquestionavelmente e acima de tudo, agradeço a duas pessoas lindas: Camila Maria Melo e Regina Urasaki. Alunas, amigas, irmãs (ou filhas?), meus "braços direitos", sempre ao meu lado nos bons e nos maus momentos, convenceram-me a não desistir, mesmo quando as coisas estavam tendendo a dar errado: eternamente obrigada! Não há palavras para expressar a minha gratidão e o meu carinho por vocês.

À toda a minha família, por sempre ter me apoiado, e, em especial, ao meu irmão Sidney, pelas eternas correções e pelas orientações, que foram fundamentais no início de minha carreira na Universidade de São Paulo, incluindo a conclusão desta obra.

Ao Prof. Dr. Julio Tirapegui, da Faculdade de Ciências Farmacêuticas da Universidade de São Paulo, por dividir comigo este sonho.

A todos os colaboradores dos capítulos. Que possamos colher os frutos desta empreitada!

Sandra Maria Lima Ribeiro

Minha participação na elaboração desta obra é fruto de uma parceria de longa data com a Profa. Dra. Sandra Maria Lima Ribeiro, a quem serei eternamente grata pela confiança ao dividir a autoria deste livro.

Agradeço também ao Prof. Dr. Julio Tirapegui, pela confiança depositada na coautoria desta obra.

À minha família e aos meus amigos, pelo incentivo e apoio.

Meu sincero agradecimento a todos os colaboradores, pelo empenho na elaboração dos capítulos deste livro.

A todas as pessoas que participaram, de alguma maneira, da minha formação, colegas de laboratório e professores.

Camila Maria de Melo

Durante a elaboração desta obra, houve a colaboração de várias pessoas e instituições, a quem expressamos o nosso agradecimento. Somos gratos e gostaríamos de destacar, primeiramente, os colegas e colaboradores que são os autores, coautores e responsáveis por alguns capítulos. Alguns deles nossos orientados, alunos de pós-graduação, mestrado e doutorado, que, com muita dedicação e determinação, cumpriram de forma brilhante a tarefa que lhes confiamos. Nosso muito obrigado a cada um de vocês.

Nosso especial agradecimento à nutricionista e colega Profa. Dra. Sandra Maria Lima Ribeiro, de quem tive o privilégio de ser o orientador em suas teses de mestrado e doutorado, pela valiosa colaboração e pela parceria como coautora desta obra.

Também somos gratos aos nossos alunos de graduação e pós-graduação da Faculdade de Ciências Farmacêuticas da Universidade de São Paulo, que, de maneira permanente e anônima, estimulam o constante aperfeiçoamento no cumprimento de nossas funções como pesquisadores e educadores.

Entre as instituições, não poderíamos deixar de assinalar novamente a Fundação de Amparo à Pesquisa do Estado de São Paulo (Fapesp), o Conselho Nacional de Desenvolvimento Científico e Tecnológico (CNPq), a Coordenação de Aperfeiçoamento de Pessoal de Nível Superior (CAPES), do Ministério de Educação, e a Universidade de São Paulo (USP), por meio da Comissão de Cooperação Internacional (CCInt) e da Pró-reitoria de Pós-graduação. A essas instituições, o nosso sincero agradecimento pelo apoio prestado durante todos esses anos – por incentivos à pesquisa, bolsas de estudos e auxílio-viagem ao exterior, a fim de apresentar nossos resultados – e por terem sempre acreditado em nosso trabalho.

Finalmente, agradecemos à Editora Guanabara Koogan e à sua equipe, pela parceria exitosa deste projeto, e ao Sr. Ramilson Almeida, pelo interesse e atenção demonstrados por nosso trabalho.

Julio Tirapegui

Apresentação

Entende-se como "estado nutricional" todos os reflexos que a alimentação, em alguma instância, pode exercer na saúde. Portanto, a avaliação do estado nutricional é o processo de identificação de características reconhecidamente relacionadas com problemas nutricionais e seu propósito é apontar indivíduos que estejam malnutridos ou em risco nutricional.[1] Gibson[2] define a avaliação nutricional como "a interpretação de informações obtidas por investigações dietéticas, bioquímicas, antropométricas e clínicas".

A relação entre alimentação, saúde e aparecimento de doenças já é conhecida há algum tempo; o clássico achado relacionando o escorbuto com a depleção de vitamina C[3] ou ainda a relação entre o iodo da dieta e o bócio[4] constituem importantes exemplos. Pode-se também reportar o grande desafio mundial que tem sido o controle da anemia por deficiência de ferro.[5]

De modo geral, até o século 20, quando se analisam os grandes problemas relacionados com a ingestão de nutrientes, nota-se que a mortalidade (em especial a infantil), em decorrência de desnutrição e doenças infecciosas associadas, apresentava números assustadores. Atualmente, embora esses índices de mortalidade infantil ainda sejam altíssimos, sobretudo em regiões mais carentes, observa-se a humanidade caminhando em outra direção. A chamada "transição nutricional" tem apontado inúmeros comprometimentos à saúde relacionados com os excessos alimentares. Nesse contexto, esforços em todos os sentidos vêm sendo conduzidos no intuito de controlar ou evitar essa grande epidemia mundial, a obesidade.[6] Como bem citam Flandrin e Montanari[7], lembrando Fischler[8]:

> Já não é o medo das privações nem a obsessão pelo abastecimento que ocupam a mente, mas a abundância, isto é, a dupla inquietação causada pelo medo dos exageros e dos venenos da modernidade e pelo problema da escolha dos alimentos.

Em todas as situações descritas, considera-se importante a elaboração de um diagnóstico nutricional, tanto de indivíduos quanto de grupos e de populações. O acompanhamento e o monitoramento são muito mais eficientes quando é possível classificar o estado nutricional, pois permite o delineamento de condutas, estratégias clínicas, políticas públicas, entre outras necessidades.

A prática diária de diferentes profissionais da saúde exige o conhecimento e a aplicação da avaliação do estado nutricional. Em caso de pacientes hospitalizados, por exemplo, sabe-se que o acompanhamento cuidadoso do estado nutricional é capaz de diminuir o tempo de internação e permitir uma melhor recuperação.[2] Em ambulatórios ou consultórios, a avaliação possibilita um conhecimento amplo do paciente/cliente, de modo a assegurar a escolha correta do plano alimentar ou a definição de estratégias educativas. É capaz ainda de fornecer subsídios importantes no controle de doenças crônicas não transmissíveis, como diabetes, dislipidemias, entre outras.

Na prática esportiva, a avaliação nutricional possibilita a discussão do correto planejamento dietético e da necessidade de suplementação de nutrientes, além de apontar os prejuízos à saúde consequentes do uso abusivo de determinadas substâncias.

Assim, por entendermos a importância do processo de avaliação nutricional e por verificarmos a grande lacuna existente na língua portuguesa sobre o tema, contamos com a imprescindível colaboração de especialistas na área para publicar esta segunda edição, revisada e ampliada.

REFERÊNCIAS BIBLIOGRÁFICAS

1. Lee RD, Nieman DC. Nutritional Assessment. 2. ed. St. Louis: Mosby, 1995. 689p.
2. Gibson R. Principles of nutritional assessment. Oxford: Oxford University Press, 1990. 691p.
3. Butler AR, Gash R. Os sailors and sicentists- the story of vitamin C. Education in Chemistry 1993;9:122-4.
4. Mc Dowell LR. Minerals in animal and human nutrition. San Diego: Academic Press, 1992.
5. Carvalho MC, Bacarat EC, Sgarbieri VC. Anemia ferropriva e anemia de doença crônica: distúrbios do metabolismo de ferro. Segurança Alimentar e Nutricional 2006;13(2):54-63.
6. Lee Monteiro C, Benicio MHB D'A, Conde WL, Popkin BM. Shifting obesity trends in Brazil. Eur J Clin Nutr 2000;54:342-6.
7. Flandrin JL, Montanari M. História da alimentação. São Paulo: Estação Liberdade, 1996. 885p.
8. Fischler C. L'Homnivore. Paris: Odile Jacob, 1990.

Sumário

1 Processo de Avaliação Nutricional

Sandra Maria Lima Ribeiro

PROCESSO DE AVALIAÇÃO NUTRICIONAL

A avaliação nutricional faz parte do processo de atendimento ou assistência nutricional a indivíduos, grupos ou populações. Esse processo pode ser generalizado de acordo com o esquema do Quadro 1.1.

Todo o processo de intervenção ou atenção nutricional inicia com a avaliação. A partir da avaliação nutricional é dado todo o direcionamento posterior. A ingestão de alimentos, em primeira instância, determina a sequência de eventos que culmina nas respostas à saúde. A Figura 1.1 aborda os principais fatores primariamente relacionados com a alimentação, com implicação no estado nutricional.

Para responder as etapas de avaliação e diagnóstico, alguns métodos e técnicas devem ser considerados e compreendidos.

MÉTODOS DE AVALIAÇÃO DO ESTADO NUTRICIONAL

Anamnese

Conhecer o indivíduo (grupo ou população) a ser atendido ou estudado significa identificar a alimentação e o maior número possível de fatores associados. Então, pode-se enumerar:

Quadro 1.1 Processo de atendimento ou assistência nutricional.

Etapa de avaliação
1. Quem é o indivíduo, grupo ou população de estudo (ou a ser atendida)
2. Qual a razão para o estudo (ou atendimento)
3. Quais são os problemas nutricionais possíveis de serem identificados, e quais são as variáveis identificáveis que podem permear esses problemas nutricionais

Etapa de diagnóstico
4. A partir das informações obtidas, será traçado o "perfil nutricional" do indivíduo, grupo ou população (= diagnóstico)

Etapa de intervenção
5. Com o diagnóstico, será possível definir condutas relacionadas à elaboração de planos alimentares, planos educativos ou prescrição de suplementos e/ou complementos nutricionais

- Dados demográficos: sexo, idade, dados de moradia e contatos
- Informações sobre saúde: doenças existentes ou preexistentes, doenças familiares, uso de medicamentos e/ou suplementos e hábitos de vida (tabagismo, álcool, exercício físico, entre outros)
- Informações sobre aspectos do comportamento alimentar: conhecimentos sobre nutrição e alimentação (aspecto cognitivo do comportamento alimentar), relações afetivas e situacionais com os alimentos (preferências, aversões, restrições por diferentes razões, condições financeiras e físicas para aquisição e preparo dos alimentos), e aspectos demográficos e geográficos relacionados a facilidades ou dificuldades de consumo de alimentos
- Uso de medicamentos e/ou suplementos nutricionais. Essa informação é importante para se pensar em estratégias de minimização, na medida do possível, das interações entre medicamentos e nutrientes.

O Quadro 1.2 relaciona alguns exemplos de medicamentos que podem ter influência no estado nutricional. Já o Quadro 1.3 apresenta alguns dos principais mecanismos relacionados com a interação medicamento-nutriente.

Avaliação do consumo alimentar

A meta inicial de um processo de acompanhamento nutricional é intervir positivamente no padrão alimentar. Dessa maneira, é fundamental avaliar o consumo dietético, pois somente assim é possível propor modificações.

A escolha das técnicas apropriadas para avaliar a dieta depende dos objetivos do acompanhamento nutricional, das condições do avaliado quanto à memória, à alfabetização e à motivação para preenchimento de instrumentos de avaliação, entre outros.

Avaliação antropométrica

A utilização de medidas antropométricas para caracterização do estado nutricional tem sido cada vez mais difundida e compreendida. Para realizar esse método, é necessário determinar as melhores medidas a serem adotadas e quais são as referências possíveis para comparação.

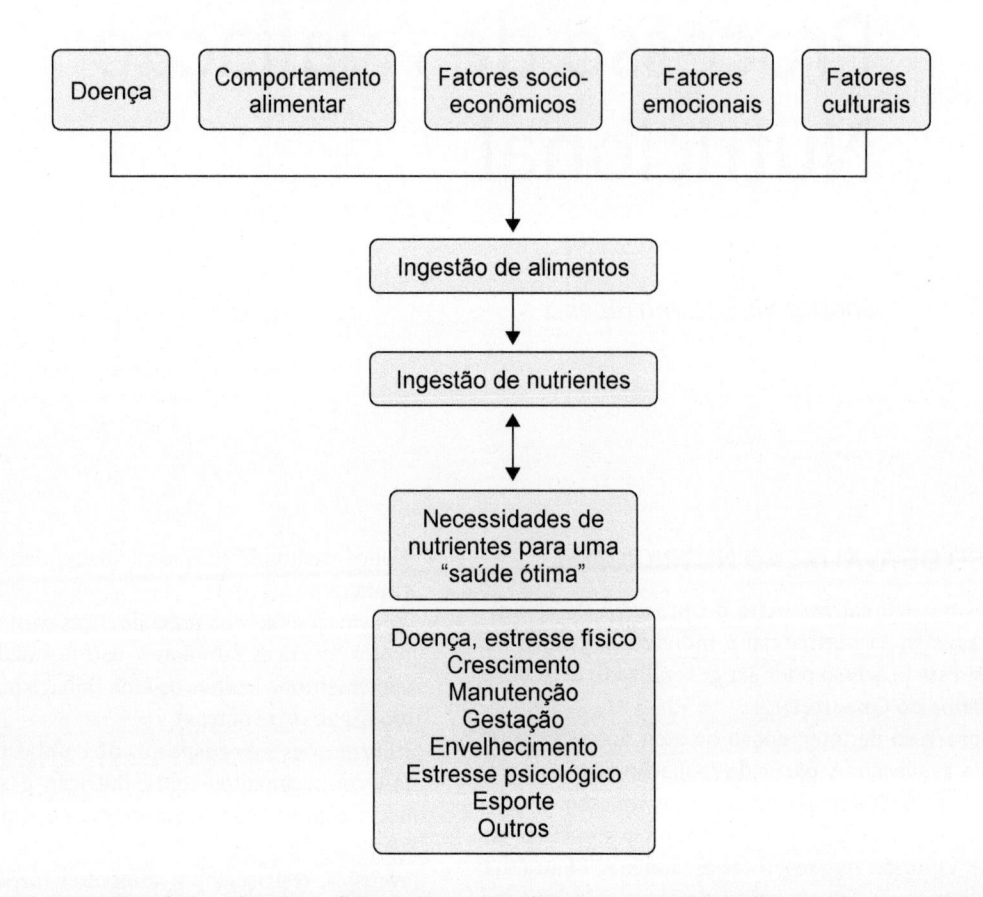

Figura 1.1 Fatores primariamente relacionados com a alimentação, com implicação na necessidade de nutrientes e no estado nutricional. Adaptada de Mahan e Escott-Stump, 1998.[1]

Quadro 1.2 Exemplos de medicamentos que podem alterar o estado nutricional.

Anfetaminas e outros estimulantes
Analgésicos
Antiácidos
Antibióticos
Anticonvulsivos
Antidepressivos
Antidiabetogênicos
Antidiarreicos
Anti-hiperlipêmicos
Anti-hipertensivos
Antineoplásicos
Antiúlceras
Esteroides
Diuréticos
Hormônios ou agentes hormonais
Agentes imunossupressores
Laxantes
Contraceptivos orais
Preparações à base de vitaminas ou outros nutrientes

Adaptado de Whitney *et al.*, 1998.[2]

Nessa discussão, existem algumas definições e termos importantes. Alguns deles são descritos a seguir.

Medidas

As medidas mais comumente utilizadas em antropometria são o peso e a estatura, mas também são bastante utilizadas circunferências, dobras cutâneas ou mesmo dimensões ósseas. A realização de medidas geralmente requer alguns equipamentos (balança, estadiômetro, fitas antropométricas, adipômetros e paquímetros).

Índices

Define-se como índice uma combinação de medidas. Por exemplo, na avaliação de crianças e adolescentes, trabalha-se com índices como peso/idade, estatura/idade, peso/altura, IMC/idade. O índice de massa corporal (IMC) é o exemplo mais comum e trata da relação entre peso e estatura:

$$IMC = peso/estatura^2$$

Indicadores

Significa "a interpretação dos índices". Assim, considerando, por exemplo, o estado nutricional de idosos em uma população, a proporção de indivíduos abaixo da normalidade para determinado índice é considerada um indicador do estado nutricional daquele grupo populacional.

Quadro 1.3 Mecanismos e exemplos de interações entre medicamentos e nutrientes.

Motivos por que os medicamentos podem alterar a ingestão de alimentos

Modificações no apetite (p. ex., anfetaminas)
Interferências na percepção de sabores
Indução de náuseas ou vômitos
Mudança nas condições bucais
Irritação do trato gastrintestinal
Feridas ou irritações na boca

Motivos por que os medicamentos podem alterar a absorção de nutrientes

Mudanças na acidez do trato digestivo (p. ex., antiácidos podem interferir na absorção de ferro e vitamina B_{12})
Alterações nos sucos digestivos (p. ex., cimetidina pode aumentar a absorção de gorduras)
Alterações na motilidade do trato digestivo (laxantes aceleram a motilidade, podendo prejudicar a absorção de nutrientes)
Inativação de sistemas enzimáticos
Danos às mucosas (quimioterapia pode lesar as mucosas)
Ligação química com nutrientes (alguns antiácidos ligam-se ao fósforo)

Motivos por que os alimentos podem alterar a absorção de medicamentos

Mudanças na acidez do trato digestivo (balas ou açúcares podem mudar a acidez, causando retardo na absorção de medicamentos para asma, pois se dissolverão mais rapidamente)
Estimulação na secreção de sucos digestivos
Alteração na taxa de absorção (ácido acetilsalicílico é absorvido mais lentamente quando ingerido com alimentos)
Ligação química a medicamentos (cálcio se liga a tetraciclina, limitando a absorção da susbtância)
Competição por sítios de absorção intestinal (aminoácidos interferem com a absorção de levodopa)

Motivos por que medicamentos e nutrientes podem interagir e modificar o metabolismo

Ação como estruturas análogas (p. ex., vitamina K e anticoagulantes)
Competição entre si por sistemas enzimáticos (p. ex., fenobarbitol e folato)
Alteração da atividade de enzimas e contribuição com substâncias farmacologicamente ativas (p. ex., tiramina e inibidores da MAO)

Motivos por que os medicamentos podem alterar a excreção de nutrientes

Alteração na reabsorção renal (alguns diuréticos aumentam a excreção de sódio e potássio)
Desacoplamento de nutrientes de seus transportadores plasmáticos (ácido acetilsalicílico desacopla o folato)

Motivos por que os nutrientes podem alterar a excreção de medicamentos

Mudança na acidez da urina (vitamina C pode alterar o pH urinário e limitar a excreção de ácido acetilsalicílico)

Adaptado de Whitney et al., 1998.[2]

Estudos de referência

Um estudo é considerado "referência" quando é capaz de agrupar indivíduos por idade e sexo de modo a constituir uma base de comparação com outros indivíduos e/ou populações. Utiliza-se a denominação "padrão de referência" e, portanto, pode ser interpretado como uma meta ou um valor adequado a ser almejado. A seleção de uma população de referência implica o uso de vários critérios, como:

• Deve ser escolhida em regiões onde se permita atingir o máximo potencial de crescimento e saúde
• A amostra deve abranger indivíduos que possam, dentro de determinados critérios, ser considerados saudáveis.

Waterlow et al.[3] definiram alguns critérios para um estudo ser considerado referência:

• A amostra deve incluir pelo menos 200 indivíduos em cada faixa etária e de ambos os sexos
• A amostra deve ser avaliada de maneira transversal, pois assim é feita a comparação com indivíduos avaliados
• Os procedimentos para coleta de dados devem ser bem definidos e reprodutíveis

• Os avaliadores devem ser treinados e observados, os equipamentos devem ser calibrados e testados constantemente durante todo o período de coleta de dados
• A avaliação feita em um grupo deve incluir todas as variáveis antropométricas que serão ou poderão ser utilizadas no processo de avaliação nutricional
• O banco de dados utilizado para a construção de gráficos e tabelas deve ficar disponível para consulta pública.

Distribuição normal de dados e percentis

Para uma rápida explicação, a Figura 1.2 apresenta um histograma de frequência hipotético, em que os indivíduos foram agrupados por intervalos, e assinalou-se, no eixo do Y, a frequência de alguma medida corporal correspondente a esses intervalos de indivíduos. Espera-se que quanto maior o número de indivíduos da curva, mais as barras se aproximem da linha desenhada em forma de sino (que caracteriza a distribuição normal). Esta curva indica que, considerando-se a ordem crescente do eixo X, que corresponde a essa medida hipotética, observa-se um valor que corresponde à maior frequência, ou seja, o número de indivíduos equivalente a essa medida. Esse mesmo valor divide a população em dois subgrupos: indivíduos cujos valores são inferiores ao de maior frequência e aqueles cujos valores são superiores. O valor de maior frequência corresponde, portanto, à mediana (que é similar à média, nesse caso). Os valores de uma curva normal, por definição, vão de $-\infty$ a $+\infty$.[4] Entretanto, considerando-se a distribuição da população de referência nessa curva, a partir do menor até o maior valor encontrado, se for atribuída a ele uma escala de 1 até 100 (desde o primeiro até o último valor de medida encontrado), cada divisão será denominada percentil. Nesse contexto, o valor de maior frequência ou mediano corresponde ao percentil 50 (ou P50). Em descrição de dados populacionais de antropometria, esse valor é considerado o "mais esperado".

Pontos de corte ou níveis críticos

De acordo com Monteiro[5], o diagnóstico de desvios nutricionais, por meio da antropometria, baseia-se no encontro de medidas que, sendo suficientemente baixas, sejam de ocorrência improvável em indivíduos bem nutridos. Para tanto, torna-se necessário definir valores críticos no padrão de referência, os quais delimitem medidas capazes de indicar a presença desses desvios.

Assim, no processo de avaliação antropométrica, a comparação do avaliado com o padrão de referência pode ser realizada de três maneiras diferentes, posto que a população de referência obedece a uma distribuição Gaussiana:

- Em porcentagem em relação ao valor mediano: assume-se esse procedimento a partir do pressuposto de que as informações antropométricas de uma população de referência obedecem a uma distribuição normal. Entretanto, de acordo com Frisancho[6], existem algumas medidas e índices em populações de referência, como dobras cutâneas tricipital

e subescapular, área de gordura do braço e outras, que são deslocadas para a direita. Além disso, mesmo utilizando a mesma medida, o significado de um ponto de corte não é o mesmo, por conta da variabilidade existente entre as diferentes faixas etárias. Assim, Frisancho[6] discute que é necessário maximizar a eficiência do diagnóstico da informação antropométrica considerando-se variáveis que se distribuem tanto de modo normal quanto não normal. Essa questão diz respeito ainda aos conceitos de sensibilidade e especificidade. Sensibilidade pode ser definida como a proporção de indivíduos que, por exemplo, são diagnosticados como desnutridos e que são verdadeiramente desnutridos. Especificidade detecta os indivíduos eutróficos diagnosticados por um critério e que são verdadeiramente eutróficos. Um critério sensível é normalmente positivo na presença de desnutrição e geralmente é específico quando é negativo na ausência de desnutrição. Quando Frisancho[6] questiona a utilização de porcentagem da adequação, ele está se referindo também à presença de falso-positivos ou falso-negativos para a classificação proposta. Os autores então propõem a classificação em escore-Z ou em pontos de corte do percentil

- De acordo com os pontos de corte do percentil: comparando a qual percentil da curva de referência o avaliado se encontra
- Em unidades do desvio-padrão: o que é obtido a partir do cálculo do escore-Z, da seguinte forma:

$$\text{Escore-Z} = \frac{(\text{Valor mediano do padrão} - \text{Valor do avaliado})}{\text{Desvio padrão da mediana}}$$

Critérios de classificação

Diferentes autores propõem diferentes intervalos de níveis críticos para estabelecer um diagnóstico antropométrico. Assim, por exemplo, na classificação do estado muscular e de gordura, Frisancho[6] propõe cinco categorias, que podem ser definidas tanto a partir do percentil como a partir de unidades do desvio padrão. A Figura 1.2 apresenta esses intervalos.

Avaliação do estado nutricional a partir de sinais e sintomas de deficiências ou excessos

Um histórico médico e um exame físico são métodos clínicos usados para identificar sinais (observações feitas por um observador qualificado) e sintomas (manifestações referidas pelo avaliado) de desvios nutricionais. É importante ressaltar que sinais e sintomas não são específicos e podem se desenvolver somente em estágios avançados da deficiência ou da doença. Por isso, não é recomendado elaborar um diagnóstico nutricional com base exclusivamente em sinais e sintomas. Esse tipo de avaliação deve sempre ser acompanhado de um diagnóstico bioquímico.[7]

A Tabela 1.1 relaciona alguns sinais e sintomas mais comumente associados ao estado nutricional.[2]

Avaliação a partir de variáveis bioquímicas

Vários nutrientes são armazenados em locais específicos do organismo. Isso possibilita que a sua deficiência seja carac-

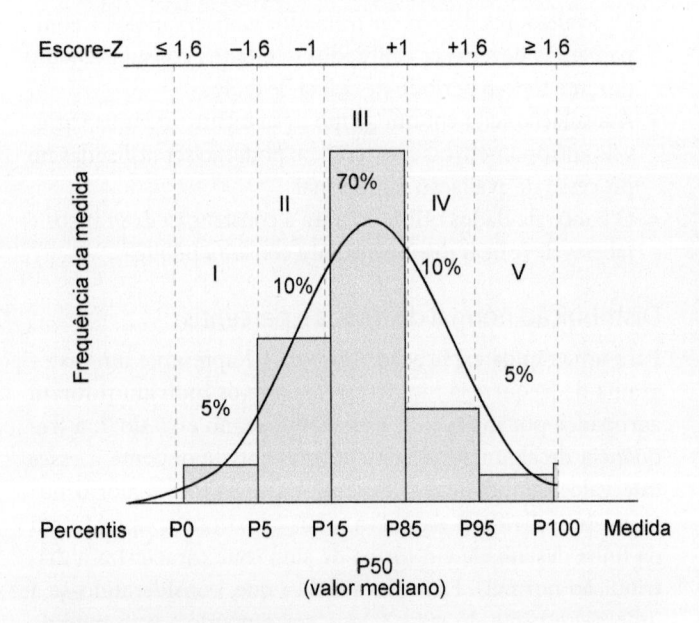

Figura 1.2 Distribuição normal de dados de uma medida antropométrica hipotética, na qual se observam os cinco níveis de acordo com o critério de classificação proposto por Frisancho.[6]

Tabela 1.1 Sinais e sintomas relacionados com as alterações no estado nutricional.

Sistema corporal	Aspectos relacionados com "normalidade"	Achados de malnutrição	O que essas constatações podem refletir
Cabelos	Brilhantes e firmes no couro cabeludo	Opacos, quebradiços, secos, com muita queda	Malnutrição proteico-energética
Olhos	Globo ocular (branco dos olhos) claro, membranas rosadas e fácil ajuste à luz	Membranas pálidas, manchas, vermelhidão, dificuldade para ajustar à luz	Deficiências em vitaminas A, do complexo B, zinco ou ferro
Dentes e gengiva	Sem dores ou cáries, gengivas firmes, dentes claros	Edentulismo parcial ou total, descoloração, gengivas inchadas ou de sangramento fácil	Estado de minerais ou vitamina C
Rosto	Sem ressecamento ou descamação	Pálido, descamado, pele quebradiça	Malnutrição proteico-energética, estado nutricional relativo a ferro ou vitamina A
Glândulas	Sem nódulos	Inchadas no pescoço	Malnutrição proteico-energética ou estado nutricional relativo ao iodo
Língua	Vermelha, com cortes e ou depressões, áspera	Descolorida, lisa, inchada	Estado de vitamina C
Pele	Lisa, firme, boa coloração	Seca, áspera, manchada, com sensação de lixa, presença de feridas, perda de gordura subcutânea	Malnutrição proteico-energética, deficiência de ácidos graxos essenciais, estado de vitaminas A, C e do complexo B
Unhas	Firmes e rosadas	Formato de colher, quebradiças, sulcadas, pálidas	Estado de ferro
Sistemas internos	Ritmo cardíaco normal, pressão arterial normal, sem transtornos digestivos, reflexos adequados e estado mental equilibrado	Ritmo e frequência cardíacos alterados, PA alterada, fígado aumentado, digestão alterada, febre, formigamento em mãos e pés, perda de equilíbrio e coordenação	Malnutrição proteico-energética e estado de minerais
Ossos e músculos	Tônus muscular, postura, desenvolvimento de ossos longos apropriado para a idade	Aparência de perda muscular, nódulos ou inchaços nas extremidades ósseas, nódulos nas costelas, deformidades em pernas ou joelhos	Malnutrição proteico-energética, estado de minerais e de vitamina D

Adaptada de Whitney et al., 1998.[2]

terizada por etapas. O ferro, por exemplo, é armazenado no fígado, sob a forma de ferritina. Até que a anemia seja clinicamente diagnosticada (a partir de sinais e sintomas de deficiência), várias etapas ocorrem, iniciando-se pela depleção das reservas. Nesse caso, somente testes bioquímicos são capazes de detectar as deficiências em estágios iniciais.

Além disso, muitas vezes certos tipos de terapias nutricionais precisam ser avaliados com precisão e rapidez, como no caso de pacientes hospitalizados recebendo nutrição parenteral. Nessas situações, são necessários métodos de avaliação capazes de detectar mudanças em um curto período. Novamente, apenas variáveis bioquímicas específicas podem fornecer o diagnóstico.

Cabe ainda destacar que os micronutrientes, como as vitaminas, os minerais e os elementos traço, somente podem ser avaliados a partir de variáveis bioquímicas. Ao contrário de macronutrientes, que são incorporados na massa corporal (e, portanto, podem ser avaliados por medidas antropométricas), os micronutrientes constituem um percentual mínimo da massa corporal.

Ainda, as técnicas bioquímicas podem ser realizadas por diferentes abordagens. Os testes chamados estáticos medem a concentração de determinado nutriente no sangue ou nos tecidos. Por sua vez, testes funcionais avaliam a atividade específica do nutriente na célula. Testes funcionais podem ser exemplificados por: adaptação ao escuro (vitamina A), atividades de enzimas avaliadas in vitro (como as do complexo B), entre outros.

Embora os métodos bioquímicos possam ser considerados os de maior sensibilidade, infelizmente ainda não existem técnicas bioquímicas ou mesmo padrões de referência bem estabelecidos para muitos nutrientes, limitando, muitas vezes, esse tipo de análise.[7]

Os exames de rotina em laboratório clínico também podem apresentar informações valiosas para a interpretação do estado nutricional. Marcadores bioquímicos de diferentes processos metabólicos, como dislipidemias, hipertensão arterial e estresse oxidativo, também fornecem informações bastante pertinentes ao processo de avaliação do estado nutricional.[8]

Avaliação do gasto energético

A adequação no balanço energético, isto é, o equilíbrio entre a ingestão de energia a partir da dieta e os gastos para realização de todo tipo de trabalho/movimento do corpo, é fundamental na homeostase do estado nutricional. A adequação da ingestão de energia propicia a ingestão de nutrientes como proteínas, vitaminas e minerais. Por isso, identificar os métodos e as técnicas possíveis para realizar essa análise, seja como cálculo ou como estimativas, também é etapa essencial para a avaliação nutricional.

CONSIDERAÇÕES FINAIS

A elaboração do diagnóstico nutricional é a etapa que define o sucesso no planejamento dietético e, consequentemente, o sucesso na atenção ao paciente, ao grupo e à população.

REFERÊNCIAS BIBLIOGRÁFICAS

1. Mahan LK, Escott-Stump S. Krause: alimentos, nutrição e dietoterapia. 9. ed. São Paulo: Roca, 1998.
2. Whitney EM, Cataldo CB, Rolfes SR. Understanding normal and clinical nutrition. Belmont: Thomson Publishing, 1998. p. 539-42.
3. Waterlow JC, Buzina R, Keller W, Lane JM, Nichaman MZ, Tanner JM. The presentation and use of height and weight data for comparing the nutritional status of groups of children under the age of 10 years. Bull World Health Organ 1977;55(4):489-98.
4. Berquó ES, Souza JMP, Gotlieb SLD. Bioestatística. São Paulo: EEPU, 1981. 350p.
5. Monteiro CA. Critérios antropométricos no diagnóstico da desnutrição em programas de assistência à criança. Rev Saúde Publ 1984;18:209-17.
6. Frisancho AR. Anthropometric standards for the assessment of growth and nutritional status. Ann Arbor: The University of Michigan Press, 1999. 143p.
7. Gibson R. Principles of nutritional assessment. Oxford: Oxford University Press, 2005. 908p.
8. Lee RD, Nieman DC. Nutritional assessment. 2. ed. St. Louis: Mosby, 1995. 689p.

2 Elementos para Anamnese | Abordagem de Aspectos Objetivos e Subjetivos

Fernanda Baeza Scagliusi

INTRODUÇÃO

A alimentação é uma atividade complexa, marcada por antecedentes e repercussões históricas, econômicas, políticas, sociais e culturais, além das representações e significações sociais e subjetivas. É inegável que a alimentação pode satisfazer as necessidades biológicas do organismo humano, mas esse ato não se resume à biologia. Entender o modo como um indivíduo se relaciona com a alimentação não é tarefa simples, porém, sem dúvida, é de suma importância na prática do nutricionista.[1]

Antes de qualquer ação de cuidado nutricional, é necessário realizar uma avaliação para o posterior apontamento do diagnóstico nutricional. Essas informações subsidiam e guiam as condutas nutricionais. O primeiro passo é descobrir quais informações são relevantes para cada indivíduo. Classicamente, a avaliação nutricional é composta por: avaliação do consumo alimentar; antropometria e avaliação da composição corporal; exames laboratoriais; exames físicos; e anamnese.[2,3] Possivelmente pela hegemonia do modelo biomédico na ciência e prática da Nutrição, grande destaque é dado à antropometria, à avaliação da composição corporal e à avaliação do consumo alimentar. Nesta última, conforme salientam Bosi et al.[1], a ênfase é dada à ingestão de energia, nutrientes e grupos alimentares. Assim, muitos dados são constatados, porém poucos são interpretados e compreendidos. Neste capítulo, será discutida a anamnese, ferramenta pouco explorada na literatura científica da área, mas de grande valia para a construção do vínculo terapêutico e para a interpretação e a compreensão de como um indivíduo se relaciona com a alimentação. Sendo tema com escassa literatura na área, a discussão será embasada também em experiência clínica e de supervisão de estágios.

Guimarães e Galante[2] apontam que a palavra anamnese deriva do grego *aná* (recordar) e *mnesis* (memória), podendo ser definida como uma entrevista de levantamento de dados bastante diversificados, que têm impacto sobre o estado de saúde do indivíduo entrevistado. Neste capítulo, a anamnese será abordada como momento do encontro terapêutico e instrumento de investigação.

ANAMNESE COMO MOMENTO DO ENCONTRO TERAPÊUTICO

Geralmente a prática da anamnese começa no contato inicial do indivíduo com o nutricionista. É necessário destacar o termo "prática", e não "aplicação", posto que este último implica uma relação verticalizada. Guimarães e Galante[2] sugerem iniciar a anamnese com perguntas abertas e colaborativas, por exemplo, "Como posso te ajudar?" ou "O que te trouxe aqui?". Também sugere-se que a anamnese não seja finalizada no encontro inicial, uma vez que a escuta aberta e empática (portanto, terapêutica) possibilita que o nutricionista e o indivíduo realizem trocas constantemente. É possível que a escuta aberta e empática seja uma tecnologia de cuidado muito potente.[3] É a partir dela que se dá a construção de uma relação colaborativa e do vínculo terapêutico. Nesse sentido, Polacow et al.[4] não recomendam anamneses estruturadas, com muitas perguntas fechadas, pois elas não dão chance para o indivíduo contar sua história e apresentar suas questões únicas e particulares. Segundo Mesquita et al.[3],

> A Escuta Terapêutica pode ser definida como um método de responder aos outros de forma a incentivar uma melhor comunicação e compreensão mais clara das preocupações pessoais. É um evento ativo e dinâmico, que exige esforço por parte do ouvinte a identificar os aspectos verbais e não verbais da comunicação.

O ambiente onde se pratica a anamnese deve ser o mais privado, confortável e discreto possível, mesmo quando ela ocorre em uma enfermaria.[2] Os mesmos autores aconselham que o nutricionista não esteja em uma posição física diferente (p. ex., em pé, enquanto o indivíduo está sentado), para não sugerir assimetrias de poder e para permitir bom contato visual. Alvarenga e Scagliusi[5] desaconselham a exibição de mensagens sobre alimentação e nutrição (p. ex., pirâmides alimentares e revistas sobre o assunto) no ambiente.

É necessário assegurar ao indivíduo entrevistado condições de ética e sigilo. Ainda neste tocante, desaconselha-se o uso de objetos aparentemente inofensivos, como canetas e blocos de marcas de alimentos (mesmo quando dados como brindes ao nutricionista), por passarem uma mensagem subliminar de que o nutricionista endossa a marca.

Vale ponderar que as pessoas podem ter medo e preconceitos em relação ao nutricionista, em função de representações deste como um profissional autoritário que limitará as escolhas alimentares e apresentará recomendações que funcionam apenas no mundo ideal, e não no real.[6] Vencer esse desafio não implica apenas romper com uma imagem, mas também com uma prática. Trata-se de uma postura existencial de abertura para o outro e para o novo, como propõem Demétrio et al.[7]

A seguir, estão listadas algumas atitudes que podem facilitar a prática da anamnese como um encontro terapêutico:

- Usar o nome do indivíduo entrevistado, em vez de termos genéricos (p. ex., "mãe")
- Mostrar animação, profissionalismo e calor humano
- Ter cuidado com gestos, palavras, contato visual e tom de voz
- Não expressar julgamentos
- Não apresentar atitudes de preconceitos e discriminação
- Compreender reações, inclusive de choro e/ou silêncio, com acolhimento
- Evitar anamneses fechadas
- Fazer apenas uma pergunta por vez
- Apresentar primeiro as questões menos profundas
- Dar tempo para que o indivíduo discorra satisfatoriamente sobre o assunto
- Fazer perguntas apenas quando crer que o indivíduo está pronto para dar a informação desejada. Perguntar com cuidado ou obter a informação em outro momento
- Não induzir respostas
- Não tornar a entrevista monótona e mecânica
- Registrar as informações, mas não ficar absorto no computador ou no prontuário
- Entender que a avaliação do consumo alimentar não esgota a fala sobre alimentação
- Respeitar e compreender diferenças individuais e culturais entre o indivíduo e o nutricionista
- Ter uma postura de suporte em vez de uma postura de confronto
- Interferir delicadamente quando há muitas digressões.

Também é significativo sinalizar ao indivíduo que o nutricionista está engajado na anamnese como maneira de conversa. Exemplos dessa sinalização podem ser:

- Expressão de interesse e compreensão: falar "sim" ou "hum-hum" ou acenar com a cabeça
- Repetir a questão: essa estratégia pode ser usada quando parece que o indivíduo não entendeu a pergunta; quando ele interpreta a questão de maneira equivocada ou ainda quando ele se afasta da questão
- Repetir a resposta dada: permite que o indivíduo revise sua resposta e dê mais detalhes, ou então, esclareça-a

- Questões neutras: são usadas quando o indivíduo começa a falar sobre um tópico e logo desvia dele. Normalmente, isso é feito quando há algum envolvimento emocional com a resposta. Por exemplo, muitas pessoas sentem vergonha de relatar que consumiram grandes quantidades de certo alimento. Em uma situação como esta, os sujeitos podem dizer: "Puxa, justo ontem, que eu comi um pouquinho a mais de chocolate...". Nesse caso, perguntas diretas, como "Quanto exatamente foi esse pouquinho a mais?", podem intimidar o entrevistado, levando-o a sub-relatar a quantidade ingerida. Nessas situações, é melhor recorrer a questões neutras, como:
  - "Você poderia ser um pouco mais específico?"
  - "Você poderia explicar isso um pouco mais?"
  - "Você poderia dizer algo mais a respeito disso, por favor?".

Ademais, pode ser interessante para o nutricionista incluir em seu repertório técnicas de entrevista motivacional. Segundo Alvarenga e Scagliusi[5], a entrevista motivacional é um método centrado no paciente e diretivo para melhorar a motivação intrínseca deste para a mudança, explorando e resolvendo a ambivalência. Suas premissas são expressar empatia, ajudar o paciente a perceber as discordâncias e divergências de suas atitudes e promover a autoeficácia. Suas técnicas incluem fazer perguntas abertas, ouvir atentamente, afirmar e sumarizar.[8] Assim, as perguntas baseadas no modelo de entrevista motivacional não apenas obtêm informações, mas também trabalham com os obstáculos que podem dificultar o cuidado e os aspectos facilitadores.

ANAMNESE COMO INSTRUMENTO DE INVESTIGAÇÃO

A anamnese também visa a investigar aspectos objetivos e subjetivos que subsidiarão o cuidado nutricional. A Figura 2.1 mostra como os elementos investigados pela anamnese guiam o fluxo de trabalho clínico do nutricionista.

Um primeiro dilema das anamneses é decidir se o foco deve ser no indivíduo, na doença ou nos incômodos, caso eles existam. Claramente, a situação do indivíduo e o *setting* (p. ex., em uma unidade de terapia intensiva) em que ele se encontra são importantes para essa decisão. Exceto em situações extremas como a supracitada, recomenda-se que o foco seja no indivíduo. Seguindo os passos da Figura 2.1, primeiro é relevante compreender quem se pretende atender, para depois elucidar os motivos para o atendimento e, finalmente, investigar todas as características de alimentação, nutrição, saúde e condições de vida.

Para obter informações relevantes, a linguagem do nutricionista deve ser clara, cuidadosa e sem uso de jargões ou termos excessivamente técnicos. Além disso, deve-se considerar a idade do indivíduo. Na anamnese de uma criança, é imprescindível incluir seus pais ou responsáveis. As perguntas feitas diretamente à criança devem ser simples em sua formulação e conteúdo. Já adolescentes podem se beneficiar de uma linguagem mais informal e descontraída. A fala dirigida aos idosos pode precisar ser mais lenta e pausada e, às vezes, é necessário incluir o cuidador.[2]

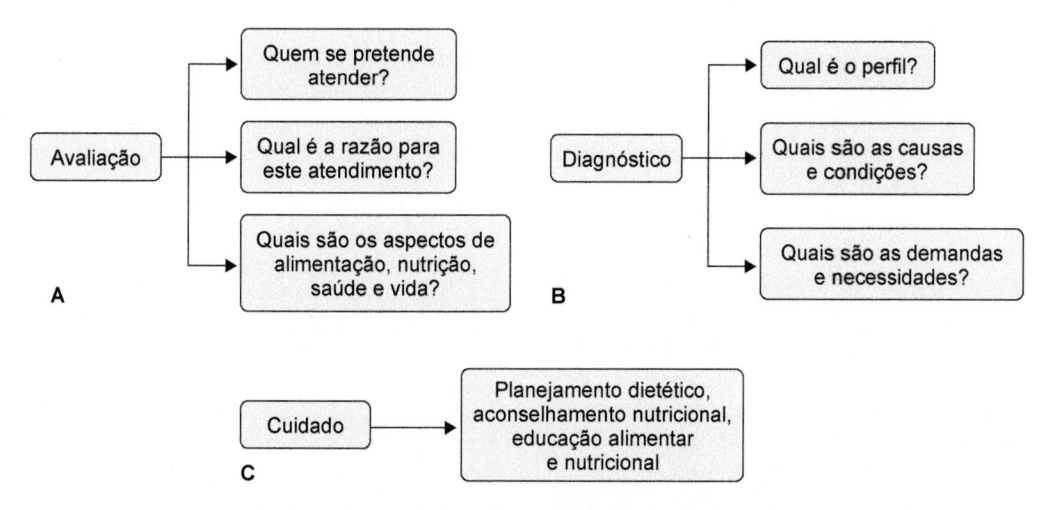

Figura 2.1 A a C. Etapas do fluxo de trabalho clínico do nutricionista.

Conhecer a trajetória da história de vida do indivíduo não é um procedimento comum na Nutrição, mas pode ser uma tecnologia leve bastante importante. De acordo com Ulian *et al.*[9]:

[...] por meio da narrativa [de história de vida] de uma pessoa é possível acessar aspectos subjetivos, culturais e sociais, além de valores e crenças que moldam a maneira como a mesma lida com diversos aspectos, sendo um importante instrumento para compreender seu contexto de vida de maneira abrangente e completa.

A história de vida ajuda a compreender a formação dos hábitos alimentares e a interligação entre estes e a trajetória de vida da pessoa. Mudanças de classe social, migrações, perda de entes queridos e situações de violência são alguns exemplos de acontecimentos que podem ter impacto na vida e na alimentação do indivíduo. A seguir, apresenta-se trechos de um relato da história de vida de uma mãe da região da Baixada Santista, descrita em Rocha.[10] O nome dado à pessoa é fictício.

Meu nome é Joana Silva, tenho 34 anos e nasci em Sergipe. A cidade em que eu nasci, Itaporã, onde eu morava mesmo, era interior, mas não era sertão não [*pausa*]. A capital de lá, Aracaju, lá é bonito... A praia de lá é maravilhosa, não é igual as daqui não, as cachoeiras são maravilhosas, a areia do mar, gente, é branquinha... A daqui é tudo preta, a de lá é branquinha; você olha para o mar à noite, é a coisa mais linda. Mas era difícil ir pra praia, porque a gente só ia quando tinha passeio, que vinha o ônibus e buscava; fora isso, como a gente morava no interior, a gente *num* ia.
Tem 10 anos que vim pra cá, hoje eu moro ali no Rio Branco, em São Vicente; quando eu vim, eu tinha 24 anos. Viemos porque lá o custo de vida é diferente do daqui, porque lá é mó difícil de arranjar serviço... Minha irmã tá lá, mas só que desde que eu vim pra cá, ela só arranjou um serviço... Ela trabalha, mas negociando, vendendo frutas, fazendo costura, faz roupa, essas coisas. Eu vim pra passear [*risos*] e daqui eu fiquei [*risos*]. Vim na época que minha cunhada *tava* grávida e tudo, que eu vim pra ajudar ela, aí, nesse de ajudar, eu vim e fiquei.
Quando era mais nova, quem fazia comida era a minha mãe ou senão a minha irmã. Era uma vez ou outra que eu ajudava [*risos*], eu nunca fui boa de cozinha, não [*risos*]; quem era boa de cozinha era minha irmã. A gente comia coisa simples, normal, agora [*risos*]... era arroz, feijão, bife, carne no molho, peixe... Peixe frito, peixe assado. Geralmente comiam todos juntos: minha mãe, meus irmão, tudo junto. Ah, tenho memórias

muito gostosas... Às vezes, ia comer na casa da minha avó, que quando era viva morava vizinha naquela época... A gente ia para lá, porque comida de vó é sempre melhor que a nossa [*risos*]. Do que ela preparava [silêncio]... como já faz muito tempo que minha avó foi embora [*risos*], aí também eu não sou de guardar na mente... Gosto mais de coisas salgadas, mas tem umas coisas que eu gostava, umas bolachinhas que minha avó fazia, que aqui não tem essas bolachinha, que é com, aqui chama polvilho, mas lá chama tapioca, com a tapioca, o coco e ela fazia umas bolachinha muito gostosas, eu adorava comer.

Scagliusi[11] cita alguns aspectos importantes na avaliação de pessoas com transtornos alimentares, mas que são relevantes para qualquer anamnese. A esta lista, foram acrescidos aspectos sugeridos por Guimarães e Galante[2]:

- Informações básicas: nome; idade; contatos; estado civil; filhos; escolaridade; profissão; nível socioeconômico; com quem mora e como; saneamento básico; indicação para tratamento; rotina (horários); e história de vida
- Informações quanto à saúde: doenças pregressas e vigentes; história clínica e evolução das doenças; sintomas atuais; tratamentos já realizados ou em andamento; medicamentos utilizados; suplementos consumidos; qualidade do sono; capacidade de mastigação e deglutição; uso de próteses dentárias, evacuação; alergias e intolerâncias; sensações físicas após as refeições (p. ex., "estufamento", gases e refluxo); antecedentes familiares; tabagismo, consumo de bebida alcoólica; acesso aos serviços de saúde; realização periódica de exames; acesso a dentista; grau de independência; diurese; menopausa ou características da menstruação (idade da menarca, regularidade, intensidade do fluxo, associação com questões ou desejos alimentares)
- Informações quanto ao peso corporal (além da antropometria): histórico de variação do peso, peso habitual; histórico de prática de dietas; flutuações de peso e questões de imagem corporal (p. ex., conceitos sobre qual considera ser seu peso ideal e graus de satisfação corporal)
- Informações quanto à alimentação (além da avaliação do consumo alimentar): histórico dos hábitos alimentares do indivíduo e de sua família; crenças, sentimentos e pensamentos sobre alimentação; preferências e aversões

alimentares; fatores culturais, religiosos e/ou filosóficos que influenciam na alimentação; alterações recentes na alimentação; acesso (disponibilidade e preço) aos alimentos nas regiões em que mora, trabalha ou estuda; práticas culinárias (quem cozinha em casa e por quê; tempo disponível e dedicado às práticas culinárias; divisão das tarefas com os membros da família; habilidades culinárias do indivíduo e dos membros da família; possível sobrecarga de trabalho doméstico, especialmente para mulheres); sensações de fome e saciedade antes e após as refeições; local onde realiza cada refeição, em qual mobília, com quem, realizando outras atividades ou não, conversando ou não (p. ex., adolescente janta no sofá da sala com seus pais, assistindo à televisão e conversando ao mesmo tempo); capacidade de se alimentar sozinho; mudanças na alimentação nos fins de semana

- Informações quanto à prática de atividade física: tipo, frequência, duração e intensidade das atividades realizadas no trabalho, no deslocamento e no lazer; tempo de comportamento sedentário na rotina.

Mesmo considerando a lista mencionada, desaconselha-se o emprego de anamneses padronizadas, pois as respostas aos enigmas de "quem se é" e "como se alimenta" são inerentemente subjetivas e só podem ser compreendidas quando há espaço para a conversa aberta no encontro terapêutico.

Ainda no tocante à alimentação, Alkerwi[12] revisou o conceito de qualidade da dieta, considerando-o multidimensional, e destacou três conjuntos que merecem boa investigação, dado seu impacto na qualidade da dieta: os aspectos sensoriais e organolépticos, a segurança alimentar e a dimensão social da alimentação. Assim, embora a avaliação do consumo alimentar constate a ingestão de energia e nutrientes e a compare às recomendações, é também relevante observar:

- Número de refeições
- Intervalo entre as refeições
- Distribuição dos alimentos entre as refeições
- Aspectos sensoriais e organolépticos
- Coerência com aspectos culturais e preferências individuais
- Grupos de alimentos (consumo por refeição e no dia como um todo)
- Diversidade da alimentação
- Presença de alimentos específicos, importantes para a pessoa.

Considerando o Guia Alimentar para a População Brasileira[13], é interessante notar a presença de alimentos dos quatro grupos de alimentos:

1. *In natura* ou minimamente processados.
2. Ingredientes culinários.
3. Processados.
4. Ultraprocessados.

Também se deve atentar para os aspectos de comensalidade, regularidade e atenção às refeições e prazer.

Embora este capítulo se limite à anamnese, vale comentar sobre o diagnóstico nutricional, que deve ser feito quando todos os elementos da avaliação nutricional foram investigados. Ao contrário dos médicos, nutricionistas não diagnosticam doenças. O diagnóstico nutricional é subjetivo (e não há nenhum

problema nisso) e visa a sumarizar a complexidade do indivíduo em princípios que guiem o cuidado nutricional. Para estabelecer esse diagnóstico, o ideal é analisar cada medida ou informação isoladamente, a princípio, para depois combinar as análises isoladas, estabelecendo as seguintes relações de nexo:

- Quem é a pessoa envolvida no caso e qual é o lugar que está sendo investigado?
- O que aconteceu? Ou qual é o problema?
- Como isso aconteceu?
- Por que isso aconteceu?

CONSIDERAÇÕES FINAIS

A anamnese não é um elemento tão estudado quanto os demais constituintes da avaliação nutricional. Contudo, é um elemento crucial para a compreensão do indivíduo em questão e de todos os aspectos objetivos e subjetivos que envolvem sua alimentação e saúde. Este capítulo não pretendeu propor anamneses padronizadas ou estruturadas, por valorizar a subjetividade e a conversa como atividade constante do encontro terapêutico. Por parte dos nutricionistas, valorizar a confiança e a colaboração dos indivíduos também é fundamental.

Pontos-chave

- A prática da anamnese pelo nutricionista compõe um momento do encontro terapêutico e um instrumento de investigação
- Habilidades de comunicação e compreensão da subjetividade inerente à alimentação e ao ser humano facilitam a prática da anamnese como um momento do encontro terapêutico
- O fluxo de trabalho clínico do nutricionista compreende etapas de avaliação, diagnóstico e cuidado, sendo esta última guiada e subsidiada pelas informações da anamnese
- A linguagem do nutricionista deve ser clara, acolhedora e apropriada a cada faixa etária
- Conhecer a trajetória da história de vida do indivíduo não é um procedimento comum na Nutrição, mas pode ser um componente da anamnese bastante elucidativo
- Devem ser investigadas na anamnese informações básicas (porém não superficiais ou de menor importância) e aquelas relativas à alimentação, ao peso corporal, à saúde e à prática de atividade física
- Não são recomendadas anamneses estruturadas, com muitas perguntas fechadas ou padronizadas, pois elas não permitem ao indivíduo contar sua história e apresentar suas questões únicas e particulares.

REFERÊNCIAS BIBLIOGRÁFICAS

1. Bosi MLM, Prado SD, Lindsay AC, Machado MMT, Carvalho MCVS. O enfoque qualitativo na avaliação do consumo alimentar: fundamentos, aplicações e considerações operacionais. Physis 2011;21:1287-96.
2. Guimarães AF, Galante AP. Anamnese nutricional e inquéritos dietéticos. In: Rossi L, Caruso L, Galante AP. Avaliação nutricional: novas perspectivas. 2. ed. Rio de Janeiro: Guanabara Koogan, 2015. p.21-44.
3. Mesquita AC, Carvalho EC. A escuta terapêutica como estratégia de intervenção em saúde: uma revisão integrativa. Rev Esc Enferm USP 2014;48:1127-36.
4. Polacow VO, Aquino RC, Scagliusi FB. Aspectos gerais da terapia nutricional para transtornos alimentares: avaliação nutricional, objetivos, modalidades e alta. In: Alvarenga M, Scagliusi

FB, Philippi ST. Nutrição e transtornos alimentares: avaliação e tratamento. Barueri: Manole, 2011. p.237-55.

5. Alvarenga M, Scagliusi FB. Reflexões e orientações sobre a atuação do terapeuta nutricional em transtornos alimentares. In: Alvarenga M, Scagliusi FB, Philippi ST. Nutrição e transtornos alimentares: avaliação e tratamento. Barueri: Manole, 2011. p.237-56.

6. Herrin M. Nutrition counseling in the treatment of eating disorders. New York: Taylor and Francis, 2003.

7. Demétrio F, Paiva JB, Fróes AAG, Freitas MCS, Santos LAS. A nutrição clínica ampliada e a humanização da relação nutricionista-paciente: contribuições para reflexão. Rev Nutr 2011;24:743-63.

8. Miller WR, Rollnick S. Motivational interviewing – preparing people for change. 2. ed. New York: Guilford, 2002.

9. Ulian MD, Sato PM, Alvarenga M, Scagliusi FB. Aconselhamento nutricional *versus* prescrição. In: Alvarenga M, Figueiredo M, Timerman F, Antonaccio C. Nutrição comportamental. Barueri: Manole, 2015. p.161-90.

10. Rocha PR. Em suas próprias vozes: práticas alimentares de mães trabalhadoras residentes na Baixada Santista. [Dissertação de Mestrado]. Santos: Universidade Federal de São Paulo, 2013.

11. Scagliusi FB. Transtornos alimentares. In: Cuppari L. Nutrição clínica no adulto. 3. ed. Barueri: Manole, 2014. p.455-69.

12. Alkerwi A. Diet quality concept. Nutrition 2014;30:613-8.

13. Brasil. Ministério da Saúde. Secretaria de Atenção à Saúde. Departamento de Atenção Básica. Guia alimentar para a população brasileira. 2. ed. Brasília: Ministério da Saúde, 2014. Disponível em: http://189.28.128.100/dab/docs/portaldab/publicacoes/guia _alimentar_populacao_brasileira.pdf.

BIBLIOGRAFIA

Rossi L, Caruso L, Galante AP. Avaliação nutricional: novas perspectivas. 2. ed. Rio de Janeiro: Guanabara Koogan, 2015.

3 Técnicas e Métodos para a Avaliação do Consumo Alimentar

Ágatha Nogueira Previdelli | Elizabeth Mieko Egashira | Rita de Cássia de Aquino

INTRODUÇÃO

Considerando que a alimentação é um dos fatores modificáveis na prevenção de doenças crônicas não transmissíveis (DCNT), e o significativo aumento de sua prevalência nos últimos anos, é imprescindível o conhecimento de técnicas e métodos para a avaliação do consumo alimentar.

A avaliação de consumo alimentar é o indicador indireto mais utilizado para diagnosticar o estado nutricional, porém, o registro preciso de consumo é um dos aspectos mais difíceis da abordagem relacionada à alimentação e à nutrição.

As principais finalidades da avaliação do consumo alimentar são:

- Obter o consumo, atual ou habitual, de energia, nutrientes e alimentos/bebidas para avaliar a qualidade da dieta de indivíduos ou grupos de indivíduos
- Monitorar o padrão de consumo alimentar de indivíduos e/ou grupos de indivíduos para identificar mudanças ou tendências de consumo
- Identificar hábitos alimentares inadequados
- Pesquisar a relação entre dieta e a ocorrência de DCNT
- Fornecer elementos para desenvolver, monitorar e avaliar programas de políticas públicas na área de alimentação e nutrição.

Vários métodos estão disponíveis, embora todos apresentem vantagens e limitações de uso. A seleção do método depende de uma série de fatores: objetivos do estudo; características da população estudada (idade, grau de escolaridade, nível socioeconômico, local de moradia); recursos humanos e materiais disponíveis para a coleta dos dados; tempo e recursos financeiros disponíveis para realização da entrevista e duração do estudo. Ainda com relação aos objetivos, é importante considerar se será estimado o consumo atual (ou recente) ou habitual, se será avaliado o consumo de nutrientes, alimentos ou grupo de alimentos, e se será avaliado o consumo de indivíduos ou grupos de indivíduos.[1]

MÉTODOS PARA AVALIAR O CONSUMO ALIMENTAR

Recordatório de 24 h

Consiste em uma entrevista realizada na qual o entrevistado (ou o responsável), descreve o consumo de alimentos e bebidas nas últimas 24 h, ou do dia anterior à entrevista. As quantidades consumidas são estimadas em medidas usuais, unidades ou porções de alimentos e transformadas, posteriormente, em gramas. Em geral, o recordatório de 24 h (R24h) é composto por cinco colunas:

- Horário em que foi consumido qualquer tipo de alimento ou bebida
- Local onde foi realizado o consumo
- Tipo de preparação
- Detalhamento do alimento ou da preparação
- Quantidade consumida (relatada pelo paciente/cliente em medida usual).

O R24h depende de:

- Cooperação e capacidade de comunicação do entrevistado
- Habilidade do entrevistador em conduzir a entrevista
- Capacidade do entrevistado em estimar as quantidades consumidas.

As finalidades do R24h são:

- Estimar o consumo médio de grupos de indivíduos (apenas um R24h)
- Estimar o consumo habitual em nível individual (múltiplos R24h)
- Comparar o consumo médio entre culturas ou grupos diferentes
- Comparar a evolução do consumo dentro de grupos de indivíduos
- Avaliar a efetividade dos programas de intervenção alimentar pela comparação das médias dos grupos controle e de intervenção
- Validar outros métodos de consumo.

Horário × tipo de refeição

Os horários discriminados são importantes para conhecer os momentos em que ocorreram os consumos de qualquer tipo de alimento ou preparação, incluindo também os comumente esquecidos, como cafezinhos, guloseimas etc.

Quando se questiona o consumo pelo tipo de refeição, há uma tendência em lembrar-se apenas das refeições maiores e omitir o consumido nas refeições intermediárias (lanches da manhã, tarde e noite). Podem existir também conflitos ou dúvidas no conceito de refeição. Quando se indaga se o indivíduo jantou, a resposta pode ser negativa pelo entendimento de que não foi realizada uma refeição composta pelos alimentos tradicionalmente consumidos nesse tipo de refeição. Os lanches ou refeições semiprontas também podem ser omitidas por falta de clareza quanto aos objetivos da entrevista ou por falta de habilidade do entrevistador em conduzi-la.

Com o detalhamento dos horários em que foi consumido qualquer tipo de alimento e/ou bebida, o entrevistador pode avaliar posteriormente os tipos de refeições realizadas, o número total de refeições, o intervalo (duração) entre elas, o número de lanches e de episódios ou pequenas refeições (dependendo do conceito que adotar). Estas informações permitem avaliar o comportamento alimentar, os hábitos alimentares e o perfil ou padrão alimentar.

Tipos de preparações culinárias

O detalhamento dos tipos de preparações é fundamental para minimizar o erro na avaliação do conteúdo. Uma preparação consumida frita, mas considerada como cozida, pode gerar erros que, somados a outros, podem distorcer as informações sobre o valor nutritivo ou até mesmo inviabilizar o trabalho.

Detalhamento da preparação ou do alimento

A descrição do tipo de alimento é importante para a determinação do valor nutritivo. O conteúdo nutricional de uma banana é diferente se for nanica ou maçã. Deve-se atentar para o tipo de leite consumido (integral, fluido ou em pó) ou tipo de pão (francês, de forma ou integral). É importante especificar separadamente cada alimento ou preparação e todos os ingredientes. Em um copo de café com leite, devem ser separadamente levantados a quantidade e o tipo de leite, café e açúcar.

Quantidade de alimento/preparação consumida

As quantidades devem ser descritas de acordo com os utensílios utilizados, unidades ou tamanhos definidos em: pequeno, médio e grande ou fino, médio e grosso, detalhando da melhor maneira possível, para posterior transformação da medida para peso em gramas. Recomenda-se ter como referência utensílios caseiros utilizados pela população e modelos de alimentos ou preparações (álbum fotográfico ou modelos tridimensionais) para estimar a quantidade consumida. Quando utilizar utensílios caseiros, discriminar o tipo (copo americano, colher de sopa) e a quantidade efetivamente consumida (p. ex., 2/3 do copo americano; 1 colher de sopa cheia etc.).

Método dos cinco passos

Visando a uma melhor coleta das informações de consumo, sugere-se o uso do método dos cinco passos (MPM, do inglês *Multiple Pass Method*), composto por cinco etapas que contribuem para que o indivíduo se recorde dos alimentos e bebidas consumidos no período anterior à entrevista e os relate de maneira detalhada (tipo e quantidade), reduzindo os erros na medida dietética.[2,3] A Figura 3.1 ilustra como esse método deve ser realizado.

O exemplo de um R24h preenchido (Figura 3.2) auxilia na compreensão e na necessidade de completar todas as informações sobre o dia alimentar do indivíduo.

Lista de checagem (*checklist*)

Outra ferramenta que pode auxiliar em uma coleta mais precisa das informações é o uso de um *checklist*, ou seja, uma lista com alimentos e bebidas comumente esquecidos, tanto no que se refere ao ser relatado como ao tipo do alimento. São exemplos de perguntas/itens que podem ser incluídos em um *checklist*:

- Especificar o tipo de receita (p. ex., o cuscuz, que pode ser mineiro, paulista ou baiano)
- Especificar o modo de preparo do alimento (p. ex., uma *fogazza* pode ser preparada frita ou assada)
- Especificar se houve ou não a adição de ingredientes:
  - Adição de açúcar a bebidas (café, chá, sucos etc.)
  - Salada (com ou sem adição de sal e outros temperos)
  - Adição de molhos a saladas ou carnes
  - Adição de condimentos como *ketchup*, mostarda e maionese
- Questionar sobre o consumo de alimentos fortificados/modificados; por exemplo: margarina fortificada com fitoesteróis ou fibras alimentares
- Questionar o consumo de água ao longo do dia
- Especificar o tipo de alimento:

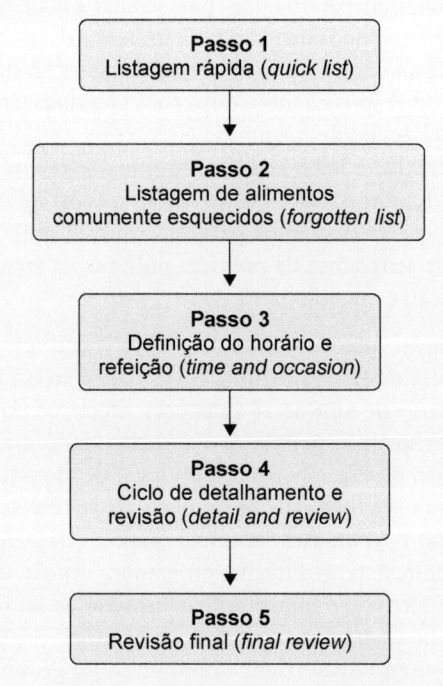

Figura 3.1 Método dos cinco passos.

Nome do entrevistado:
Nome do entrevistador:
Data:

Dia da semana:
Endereço:
Telefone/e-mail:

Horário	Local	Alimento/preparação	Detalhamento (tipo, marca comercial, sabor, ingredientes)	Quantidade consumida (medida usual/peso em gramas)
6h	Casa	Leite com café	Leite integral	½ copo requeijão
			Café com açúcar	1/2 copo requeijão
		Pão com margarina	Pão francês	1 unidade média
			Margarina *light* sem sal	4 pontas de faca
9h	Escola	Pão de queijo	Comprado pronto	1 unidade grande
		Suco de uva	Caixinha, marca (*nome da marca*)	1 unidade
10h30	Escola	Barra de cereal	Banana e chocolate, marca (*nome da marca*)	1 unidade
13h	Casa	Macarronada	Macarrão tipo espaguete com molho de tomate	Código 6X*
18h	Casa	Arroz	Branco, cozido	2 colheres de servir
		Carne moída com batata	–	Código 26G*

Figura 3.2 Exemplo de R24h.

- Tipo do leite (integral, semidesnatado ou desnatado, em pó ou fluido)
- Suco natural ou industrializado
- Tipo do refrigerante (normal, *light* ou zero)
- Verificar a procedência do alimento:
  - Bolos, tortas, biscoitos (caseiros ou industrializados)
- Verificar o consumo de balas e chicletes ao longo do dia (principalmente se o entrevistado for criança e/ou adolescente)
- Especificar a parte do alimento consumida; por exemplo, carnes e frangos (com ou sem gordura, com ou sem pele).

Variabilidade de consumo

Alguns aspectos metodológicos para análise dos dados dos R24h merecem destaque. O R24h tem como característica a presença da variabilidade intrapessoal, que é a variação no consumo do indivíduo em seu dia a dia. Essa variabilidade decorre da natureza aleatória da dieta, que pode mudar de um dia para outro por diversos motivos. Para controlar o erro aleatório, fruto da variabilidade intrapessoal, e considerando o efeito do dia da semana sobre o consumo, recomenda-se que todos os dias da semana sejam proporcionalmente representados para avaliar o consumo médio de um indivíduo. A aplicação de múltiplos R24h como 2 dias não consecutivos e 1 dia que represente o fim de semana (sábado ou domingo) pode representar o consumo habitual do indivíduo.[4,5]

Em estudos populacionais, para avaliar o consumo habitual de grupos de indivíduos, além da variabilidade intrapessoal (intraindivíduos), é necessário considerar a variabilidade interpessoal (interindivíduos). Para a maioria dos nutrientes, a variabilidade interpessoal é, em geral, menor que a variação intrapessoal, e o consumo habitual de grupos de indivíduos pode ser avaliado com maior precisão do que o consumo individual.[6]

A variabilidade intra e interpessoal depende do nutriente de interesse e da faixa etária da população de estudo.[7] Geralmente, para nutrientes encontrados em elevada concentração em poucos alimentos, por exemplo a vitamina A, as variações inter e intrapessoal são altas, tornando mais difícil a obtenção precisa do consumo habitual desse nutriente. Contrariamente, as variações inter e intrapessoal-indivíduos são menores em nutrientes distribuídos em diferentes tipos de alimentos, como carboidrato e proteína.[5,8]

A escolha do R24h para avaliação do consumo alimentar pode apresentar limitações e vantagens. As limitações do R24h geralmente destacadas são: pode não considerar a variabilidade do consumo de alimentos (variabilidade intrapessoal) e, portanto, o registro de apenas um R24h não reflete o consumo do indivíduo; pode subestimar o consumo (bebidas alcoólicas, alimentos "não saudáveis" e quando o consumo é alto); e pode superestimar o consumo (alimentos "saudáveis" e se o consumo é baixo ou os alimentos são "mais caros").

As vantagens do R24h que podem ser destacadas são: o baixo custo, rapidez na obtenção, não provoca alteração do consumo alimentar do indivíduo, pode ser aplicado em analfabetos e não depende da memória do entrevistado, uma vez que a recordação do dia anterior pode facilitar a recordação recente do consumo.

Treinamento dos entrevistadores

Recomenda-se que, para o uso do R24h, os entrevistadores sejam treinados, visando ao domínio de técnicas de entrevistas. Entre as orientações, destacam-se: deixar o entrevistado à vontade, porém controlando a condução da entrevista; não induzir respostas; não provocar respostas monossilábicas e não expressar juízo de valor durante o questionamento sobre alimentos/preparações (p. ex., "Só comeu isso?", "Tudo isso?", "Não comeu?" etc.).

Diário alimentar ou registro alimentar

São instrumentos para avaliação do consumo alimentar, nos quais se registra, em formulários específicos, o consumo de alimentos e bebidas ingeridos ao longo de um dia. Podem ser preenchidos de duas maneiras: pela estimativa do tamanho da porção em medidas usuais, unidades e porções, nesse caso, denominado "registro alimentar estimado" ou pela pesagem dos alimentos e bebidas utilizando balança apropriada, nesse caso, denominado "registro alimentar pesado".

O diário alimentar (DA) é indicado em estudos que avaliam o consumo atual ou usual de indivíduos ou grupos populacionais. O responsável pela pesquisa que utiliza o DA deve: motivar o indivíduo para a importância do diagnóstico alimentar e de sua cooperação no preenchimento correto; enfatizar para que não haja alteração no consumo alimentar em função do preenchimento do DA; orientar como o DA deve ser preenchido e fornecer orientações por escrito e com exemplos.

Quando se utiliza o DA para avaliar o consumo de alimentos e bebidas, é importante observar todas as orientações pertinentes ao instrumento antes de iniciar o processo de coleta de dados, para não correr o risco de obter informações incompletas e imprecisas pelo não entendimento de seu preenchimento (Figuras 3.3 e 3.4).

Para facilitar a pesagem dos alimentos consumidos, estão disponíveis modelos de balanças leves e práticos, que permitem a pesagem de cada alimento separadamente no mesmo prato. Dependendo do objetivo do estudo, deve ser selecionada a balança mais adequada em termos de sensibilidade e praticidade.

O DA tem sido utilizado no tratamento da obesidade como ferramenta de intervenção, ou seja, o registro auxilia na tomada de consciência e nas mudanças do comportamento alimentar. Em crianças, o DA pesado também pode ser utilizado, desde que conduzido por um adulto.

A avaliação da alimentação pode ser realizada por meio de vários registros obtidos (mensalmente, a cada 2 a 3 meses), em um intervalo de 6 a 12 meses ou mais. O período de registro pode variar de 3 (não consecutivos) a 15 dias, mas períodos longos de registros podem comprometer a confiabilidade das informações. Para avaliar o consumo médio de um indivíduo, recomenda-se no mínimo 3 dias (2 não consecutivos e 1 que represente o fim de semana).

Os resultados da avaliação do DA dependem da motivação do entrevistado, da escolaridade, do nível de compreensão e de sua capacidade em estimar as quantidades consumidas. As principais dificuldades do uso de DA são: baixa cooperação de indivíduos em estudos de longa duração; alteração da dieta em virtude da necessidade do registro; tempo necessário para pesar alimentos que serão consumidos; dificuldades de estimar a quantidade consumida em medidas caseiras/usuais e o registro de quantidades não ingeridas (sobras).

As recomendações para obtenção de uma boa qualidade de DA a serem preenchidos envolvem orientação detalhada sobre o preenchimento correto, fornecimento das orientações por escrito e com exemplos e utilização de modelos tridimensionais ou fotográficos, para estimar a quantidade consumida.

A escolha do DA para avaliação do consumo alimentar pode apresentar vantagens e desvantagens. Entre as principais vantagens do DA estão: não depende da memória do entrevistado, pois os alimentos são anotados no momento do consumo, e podem apresentar maior precisão na estimativa do consumo alimentar. Entre as principais desvantagens do DA estão: por conta da complexidade da mensuração, pode haver uma subestimação no consumo; maior custo, principalmente pela aquisição e fornecimento da balança; requer maior tempo e dedicação do entrevistado; e o entrevistado ou responsável precisa ser alfabetizado.

Questionário de frequência alimentar

O questionário de frequência alimentar (QFA) é um instrumento desenvolvido para avaliar as características do padrão alimentar e a ingestão de alimentos e nutrientes específicos em relação a determinado período. É composto por uma lista de alimentos de acordo com o objetivo do estudo. A quantidade consumida nem sempre é descrita, retratando se o entrevistado consome ou não os alimentos listados e com que frequência. O QFA depende de um estudo prévio para elaboração do instrumento: lista de alimentos, frequência e tamanho das porções.

Dependendo do grau de informações coletadas pelo QFA, ele pode ser classificado em três tipos diferentes:

- Qualitativo ou simples: quando se questiona apenas a frequência de consumo do alimento, sem a menção sobre o tamanho de porções
- Semiquantitativo: quando se questiona a frequência de consumo de alimentos de determinada porção
- Quantitativo: quando se questiona a frequência de consumo de um alimento e também o tamanho da porção consumida.

O objetivo deste DA é avaliar sua alimentação, portanto, é importante que você **não modifique sua alimentação** em função do preenchimento de todos os dias.
Tenha o DA sempre com você para o **registro logo após cada consumo de alimentos ou bebidas,** pois assim não se esquecerá de nada.
Anote o **consumo de qualquer tipo de alimento ou bebida** durante o transcorrer do dia, incluindo cafezinhos, balas etc.
Descreva os alimentos consumidos com o **maior número de informações,** para que o resultado final seja o mais fiel possível.
O DA é composto por cinco colunas:

1. **Horário**: descreva o horário em que o alimento e/ou bebida foi consumido.
2. **Local**: descreva o local onde foi realizado o consumo.
3. **Preparação**: indique o tipo de preparação. Por exemplo: banana nanica amassada com aveia em flocos e mel.
4. **Detalhamento**: descreva minuciosamente o **tipo de cada alimento** consumido, anotando um alimento em cada linha.
Por exemplo:

Preparação	Detalhamento
Banana com aveia e mel	Banana nanica
	Aveia em flocos finos
	Mel de abelha

Descreva **o tipo de preparações**. Por exemplo: batata frita palito (tipo "fast food").
Especifique o **tipo, sabor e marca** de **alimentos industrializados.**
Por exemplo: bolacha recheada sabor chocolate marca X.
5. **Quantidade consumida**: indique a **quantidade consumida** nos utensílios habitualmente utilizados em casa, detalhando as medidas usuais. Por exemplo: 2 colheres de sopa cheia, 1 copo de requeijão.
Descreva o **tamanho das porções** consumidas utilizando três referências:

- Unidades: tamanho pequeno, médio e grande.
- Fatias: fina, média e grossa.

Figura 3.3 Instruções para o preenchimento do DA.

Nome: Data: Dia da semana:

Horário	Local	Preparações	Detalhamento	Quantidade
7h	Casa	Café com leite	Leite desnatado	2/3 copo de requeijão
			Café sem açúcar	1/3 copo de requeijão
			Açúcar refinado	1 colher sobremesa
		Pão com requeijão	Pão francês	1 unidade
			Requeijão cremoso	1 colher sobremesa
		Banana	Nanica	1 unidade média
12h	Casa	Arroz com feijão	Arroz branco	1 colher de arroz cheia
			Feijão carioca com caldo (1/2)	1 concha pequena cheia
		Salada de alface com tomate	Alface romana	3 folhas grandes
			Tomate	3 rodelas médias
			Azeite p/ tempero	1 colher de chá
			Sal	1 pitada
		Frango assado	Sobrecoxa	1 unidade média
		Maçã	Gala	1 unidade média
16h	Rua	Chocolate	Suflair®	1 barra
19h30	Pizzaria	*Pizza* de muçarela	Molho de tomate e muçarela	2 fatias finas

Figura 3.4 Exemplo de diário alimentar.

Construção de QFA

O desenho original do QFA sofreu alterações desde sua proposta inicial, sendo mais comum incorporar a estimativa de quantidade consumida dos alimentos listados à frequência do consumo. Nesse caso, o questionário é denominado QFA semiquantitativo ou quantitativo.

A lista de alimentos do QFA deve ser composta pelos alimentos habitualmente consumidos pela população estudada, considerando os alimentos mais frequentes dentro de cada grupo. O número de alimentos da lista pode variar de acordo com os objetivos e o hábito alimentar da população do estudo.

A lista pode ser extensa quando se pretende utilizar o QFA para avaliar o hábito alimentar. Em estudos populacionais, utilizam-se os alimentos que contribuem com, no mínimo, 90% do consumo energético total, porcentagem considerada adequada para garantir uma estimativa razoável do consumo de vários outros nutrientes que se correlacionam com o consumo energético.[9]

Quando se pretende avaliar a contribuição da dieta na deficiência de um nutriente em específico, como o ferro, esta lista pode ser composta somente pelos alimentos ricos nesse nutriente e de substâncias que interferem em sua absorção.

Frequência do consumo

A unidade de tempo mais utilizada para estimar a frequência de consumo, na maioria dos estudos, é o ano precedente (consumo no último ano), importante por abranger todas as estações do ano. No período de 1 ano, considera-se o consumo diário, semanal e mensal. Dentro de cada uma dessas categorias, pode-se registrar o número de vezes em que o alimento é habitualmente consumido (Figura 3.5).

As opções de frequência de consumo podem ser colocadas como respostas fechadas, contendo de 5 a 10 alternativas (Figura 3.6).

As opções de frequência também podem classificar a adequação de consumo. Quando se deseja, por exemplo, avaliar o consumo de frutas, legumes e verduras, pode-se utilizar a Tabela 3.1.

Porção consumida

Para avaliar quantitativamente o consumo alimentar por meio do QFA, deve-se adotar como referência uma porção habitualmente consumida. Conforme já mencionado, quando uma porção fixa do alimento é incorporada à frequência de consumo, o QFA passa ser denominado QFA semiquantitativo (QFAS; Figura 3.7).

Quando o tamanho da porção (normalmente pequena, média ou grande) é incorporado à sua frequência de consumo, o QFA passa ser denominado QFA quantitativo (Figura 3.8).

A construção de um QFA requer as seguintes etapas:

- Elaboração da lista de alimentos
- Teste do instrumento em um estudo piloto

Alimento	Frequência de consumo*			
	Diário	Semanal	Mensal	Nunca/raramente
Leite				
Iogurte				
Queijo				

* Neste exemplo, registra-se o número de vezes na coluna correspondente à frequência consumida.

Figura 3.5 Exemplo de QFA qualitativo.

Alimento	Frequência de consumo*								
	> 6 vezes/ dia	4 a 5 vezes/dia	2 a 3 vezes/ dia	1 vez/ dia	5 a 6 vezes/ semana	2 a 4 vezes/ semana	1 vez/ semana	1 a 3 vezes/ mês	Nunca/raramente
Leite									
Iogurte									
Queijo									

* Neste exemplo, anota-se com um X na coluna correspondente à opção apresentada.

Figura 3.6 Exemplo de QFA qualitativo.

Alimento	Porção referência	Frequência de consumo			
		Diário	Semanal	Mensal	Nunca
Leite	1 copo (200 mℓ)				
Iogurte	1 pote (100 g)				
Queijo	2 fatias médias (30 g)				

Figura 3.7 Exemplo de QFAS.

Alimento	Frequência de consumo				Porção referência	Tamanho de porções		
	Diário	Semanal	Mensal	Nunca		Porção consumida		
						P	M*	G
Leite					1 copo (200 mℓ)			
Iogurte					1 pote (100 g)			
Queijo					2 fatias médias (30 g)			

* O tamanho médio refere-se à porção de referência (medida usualmente consumida pela população). Porções inferiores ao padrão adotado são consideradas pequenas, enquanto as superiores são consideradas de tamanho grande.

Figura 3.8 Exemplo de QFA quantitativo.

Tabela 3.1 Avaliação da frequência do consumo de frutas, legumes e verduras.

Consumo	Frequência
Excelente	Todos os dias
Bom	5 a 6 vezes/semana
Regular	3 a 4 vezes/semana
Ruim	1 a 2 vezes/semana
Péssimo	< 1 vez/semana

• Descarte dos alimentos menos frequentes (cuidado com a exclusão de alimento importante)
• Reformulação do QFA
• Novo estudo-teste do novo QFA
• Validação do QFA.

A escolha do QFA para avaliação do consumo alimentar pode apresentar vantagens e desvantagens ao ser escolhido.

As principais vantagens do QFA são:

• Pode ser autoaplicado, reduzindo custo e tempo para a coleta das informações
• Permite a estimativa da dieta habitual, pois discrimina a variação de consumo do dia a dia

• Não altera o consumo atual, uma vez que se trata de um método retrospectivo.

São as desvantagens do QFA:

• Alto custo e tempo para desenvolver um novo QFA
• A quantidade e a complexidade dos itens podem gerar dificuldade para o entrevistador e o entrevistado, diminuindo a qualidade da informação coletada por deixar a pesquisa muito longa
• Perda de informações sobre o consumo de alimentos não incluídos no QFA, podendo não levantar a diversidade da dieta
• Menor acurácia na quantificação da ingestão alimentar quando comparada à do R24h, pois as porções já estão pré-definidas
• Não apropriado para estimar consumo de nutrientes de indivíduos, mas sim em populações.

O QFA autoaplicado não deve ser utilizado em indivíduos de baixa escolaridade, pelo risco de não compreensão, nem em idosos, pela limitação da concentração e da memória. O QFA é indicado para estimar o consumo habitual de indivíduos e grupos populacionais, para classificar níveis de consumo e para estudos relacionando dieta e enfermidades crônicas. No entanto, o QFA não deve ser aplicado para comparar o consumo de uma população com os valores das recomendações nutricionais e também não deve ser usado nas situações clínicas. Nessas situações, o uso do R24h é mais indicado.

História alimentar

É um instrumento para avaliação do consumo alimentar que objetiva levantar o consumo habitual de um indivíduo durante um período longo (último mês ou ano). Assim como QFA, a história alimentar (HA) é um método retrospectivo de avaliação de consumo.

Criado em 1947 por Burke, consistia em um instrumento que incluía o R24h, o registro alimentar de 3 dias e um *checklist* de alimentos consumidos no último mês.[10] Ao longo dos anos, sofreu modificações e adaptações, de modo que, hoje, a HA é composta por um questionário que inclui informações sobre os seguintes itens:

- Número de refeições por dia
- Avaliação do apetite
- Levantamento de preferências e restrições alimentares
- Presença ou ausência de náuseas e vômitos
- Uso de suplementos alimentares
- Hábitos relacionados a sono, descanso, trabalho, atividade física e tabagismo.

Além desse questionário, deve ser aplicado também um R24h, com o detalhamento de alimentos e porções em geral consumidas em 24 h, e o registro alimentar de 3 dias para completar e avaliar o consumo médio habitual.

Entre as vantagens do HA estão:

- Estima o consumo habitual, fornecendo dados sobre consumo quantitativo e qualitativo
- Elimina a variação do dia a dia (variabilidade intrapessoal)
- Considera a sazonalidade dos alimentos
- Não há alteração do consumo alimentar atual.

Entre as desvantagens da HA estão:

- Alto tempo de administração do instrumento, gerando maior custo para a coleta dos dados de consumo
- Depende da memória do entrevistado.

Dessa maneira, a habilidade do entrevistador é um fator que contribui para uma avaliação adequada, além da memória, cooperação e capacidade de comunicação do entrevistado. No estudo do consumo alimentar, as indicações para a utilização da HA podem ser:

- Estimativa do consumo usual de alimentos e/ou nutrientes sobre um período relativamente longo
- Estimativa da prevalência do consumo inadequado
- Utilização de políticas nacionais de alimentação e nutrição no planejamento, incluindo a fortificação de alimentos.

AVALIAÇÃO DO CONSUMO EM ESTUDOS EPIDEMIOLÓGICOS

Nos estudos epidemiológicos, busca-se a descrição do consumo do grupo como um todo para a classificação dos indivíduos em gradientes de consumo com a finalidade de estudar

as possíveis associações entre dieta e doença e estimar o risco do agravo, ou seja, a probabilidade da ocorrência, associado a fatores dietéticos, além de fornecer informações para desenvolver, monitorar e avaliar programas de política de saúde pública, visando à prevenção e ao tratamento de doenças relacionadas à dieta.

Alguns erros de memória são tolerados, como omitir alimentos raramente consumidos ou superestimar outros consumidos com frequência.

Recomenda-se obter essa lista a partir da aplicação de vários registros ou R24h, permitindo, assim, a remoção da variabilidade intrapessoal. Para avaliar o hábito alimentar, recomenda-se incluir na lista todos os alimentos que contribuem com, no mínimo, 90% do consumo energético, porcentagem considerada adequada para garantir uma estimativa razoável do consumo de nutrientes que se correlacionam com o consumo.[9]

Em 1988, Willet desenvolveu uma série de questionários de frequência alimentar autoaplicados para avaliar a relação entre dieta e doenças crônicas.[5] O QFA original composto por 61 itens foi modificado várias vezes, e a última versão com 131 itens foi utilizada para classificar indivíduos de acordo com níveis de consumo médio de alguns alimentos.

As opções propostas por Willet para avaliar a frequência de consumo são[5]:

- 6 vezes/dia ou mais
- 4 a 5 vezes/dia
- 2 a 3 vezes/dia
- 1 vez/dia
- 5 a 6 vezes/semana
- 2 a 4 vezes/semana
- 1 vez/semana
- 1 a 3 vezes/mês
- Quase nunca.

Em estudos populacionais, a estimativa da quantidade consumida é avaliada utilizando como referência porções médias padronizadas, obtidas a partir de estudos que determinam os valores medianos de consumo, e não a quantidade efetivamente consumida de cada alimento. A porção é definida por meio de inquéritos populacionais para aquela população específica. A porção de referência frequentemente corresponde ao percentil 50, enquanto a porção pequena corresponde ao percentil 25 e a grande, ao percentil 75.[11]

Como visto anteriormente, o desenvolvimento de um QFA requer sua validação. Em estudos epidemiológicos, o QFA deve ser analisado previamente por dois processos conhecidos como estudos de reprodutibilidade e de validação.[5,12]

Todos os instrumentos utilizados para registrar o consumo de alimentos estão sujeitos a dois tipos de erros: o erro aleatório e o sistemático. O erro aleatório refere-se à variação da medida decorrente do acaso, ou seja, não está relacionada com nenhuma outra medida que pode comprometer a reprodutibilidade do instrumento. O erro sistemático refere-se à diferença entre o valor medido pelo instrumento e o valor considerado verdadeiro, de maneira repetida, interferindo na validade do instrumento.[1] Assim, os instrumentos necessitam passar por estudos de:

- Reprodutibilidade ou confiabilidade: indicam o grau em que um instrumento é capaz de fornecer resultados semelhantes quando utilizado repetidas vezes, nas mesmas circunstâncias
- Validação de instrumentos de avaliação do consumo pregresso: resultam da análise da concordância entre o consumo de alimentos/nutrientes estimados retrospectivamente pelo instrumento em teste, e o consumo de alimento/nutrientes considerados como referência, cuja estimativa também pode estar sujeita a erros
- Calibração: objetiva aproximar as medidas obtidas pelo QFA dos valores reais de consumo, estimados por métodos de referência supostamente livres de vieses (erros sistemáticos). Para o ajustamento dos erros de medida, podem ser utilizados modelos estatísticos de regressão linear.

AVALIAÇÃO DO CONSUMO ALIMENTAR DE INDIVÍDUOS (AMBULATÓRIOS, CLÍNICAS OU UNIDADES BÁSICAS DE SAÚDE)

Em serviços ambulatoriais, consultórios, clínicas e unidades básicas de saúde, quando o diagnóstico quantitativo da dieta é necessário, o R24h ou RA são os mais recomendados, pois expressam com maior acurácia a quantidade de nutrientes consumida.

Para avaliar a dieta habitual e as porções de alimentos habitualmente consumidas, o QFA pode ser construído utilizando o maior número possível de alimentos geralmente consumidos ou selecionando apenas os grupos ou alimentos de interesse.

A frequência de consumo pode ser apresentada de acordo com a classificação prévia de níveis de consumo de alimentos ou nutrientes em adequado ou inadequado, ou consumo excelente, bom, regular, ruim e péssimo (Figura 3.9).

Para o diagnóstico de consumo alimentar de um indivíduo, não é necessário adotar uma porção de referência. Nesse caso, a descrição da porção habitualmente consumida é importante para avaliar o excesso ou a falta de alimentos. Esta informação será valiosa para orientações futuras (Figura 3.10).

CLASSIFICAÇÃO DOS INSTRUMENTOS DE COLETA

Os métodos podem ser divididos em qualitativos ou quantitativos:

- Qualitativos: avaliam a qualidade da dieta, ou seja, quais alimentos ou grupos de alimentos são consumidos e com que frequência (p. ex., QFA qualitativo)
- Quantitativos: descrevem os alimentos e as respectivas quantidades consumidas em 24 h (p. ex., R24h e DA ou RA)
- Semiquantitativo de frequência ou quantitativo de frequência: refere-se a uma variação do QFA. É incorporada ao QFA uma porção de referência adotada para cada alimento presente no questionário.

Os métodos também podem ser classificados em prospectivos ou retrospectivos:

- Prospectivo: o registro ou a pesagem dos alimentos é obtido ao mesmo tempo em que o alimento é consumido (DA ou RA). O registro do consumo com a pesagem direta de alimentos pode ser submetido à análise bromatológica dos alimentos e pode reproduzir dados mais confiáveis, porém mais onerosos
- Retrospectivo: avalia o consumo do passado, portanto, depende da capacidade do indivíduo de lembrar-se do consumo recente (últimas 24 h) ou de longo prazo (último ano). Os principais são: R24h, QFA e HA.

DIFICULDADES EM AVALIAR O CONSUMO ALIMENTAR

Não existe um único método que retrate o consumo real de um indivíduo (padrão-ouro), portanto, a avaliação do consumo alimentar sempre é acompanhada de algum grau de erro. No processo de avaliação do consumo alimentar, espera-se que o entrevistador domine as técnicas para realizar o levantamento, elaborar o banco de dados e analisar o consumo de alimentos com o mínimo de erro. Do entrevistado, espera-se o relato do consumo real de alimentos e bebidas considerando sua variabilidade (diária, semanal ou sazonal).

Um dos principais erros nos estudos sobre consumo alimentar está relacionado à elevada variabilidade diária de ingestão alimentar. A variabilidade da dieta do indivíduo, decorrente da natureza aleatória da dieta, está sujeita à variação real dos alimentos consumidos, influenciados pela diversificação e heterogeneidade da dieta e pelas preferências. As variações no consumo em função da sazonalidade, dias da semana e sequência da aplicação do método devem ser considerados na definição do período de estudo.[1]

Alimentos saudáveis
Você costuma comer verduras (cruas ou cozidas)?
( ) Sim   ( ) Não

Se a resposta for sim, com que frequência costuma comer?
( ) Todos os dias*
( ) 5 a 6 vezes por semana
( ) 3 a 4 vezes por semana
( ) 1 a 2 vezes por semana
( ) Menos de 1 vez por semana

Alimentos não saudáveis
Você costuma tomar refrigerantes?
( ) Sim   ( ) Não

Se a resposta for sim, com que frequência costuma tomar?
( ) Todos os dias**
( ) 5 a 6 vezes por semana
( ) 3 a 4 vezes por semana
( ) 1 a 2 vezes por semana
( ) Menos de 1 vez por semana

* Classificação de níveis de consumo:
- Excelente = todos os dias
- Bom = 5 a 6 vezes/semana
- Regular = 3 a 4 vezes/semana
- Ruim = 1 a 2 vezes/semana
- Péssimo = < 1 vez/semana

** Classificação de níveis de consumo:
- Péssimo = todos os dias
- Ruim = 5 a 6 vezes/semana
- Regular = 3 a 4 vezes/semana
- Bom = 1 a 2 vezes/semana
- Ótimo = < 1 vez/semana

Figura 3.9 Exemplo de QFA para alimentos saudáveis.

Derivados de leite	Frequência de consumo*				Porção habitualmente consumida**
	Diário	Semanal	Mensal	Nunca/raramente	
Leite					
Iogurte					
Queijo					

* Registrar o número de vezes.
** Registrar em medidas caseiras, unidades e tamanho (pequeno, médio, grande, fino, médio ou espesso).

A

Grupo de Alimento	Frequência de consumo*					Porção habitualmente consumida**
	7 vezes/semana	5 a 6 vezes/ semana	3 a 4 vezes/ semana	1 a 2 vezes/ semana	< 1 vez/semana	
Verduras						
Legumes						
Frutas						
Laranja						
Banana						
Maçã						
Mamão						
Pêra						
Abacaxi						
Outras						
Leite						
Iogurte						
Queijo						
Outros						
Carnes						
Boi (corte magro)						
Boi (corte gordo)						
Frango (com pele)						
Frango (sem pele)						
Peixe						
Carne de porco						
Outros						

* Marcar com X a opção que retrata o consumo.
** Registrar em medidas usuais, unidades, tamanho (pequeno, médio, grande, fino, médio ou espesso).

B

Figura 3.10 A e B. Exemplos de QFAS.

A identificação e o controle dos erros devem estar presentes no processo de coleta e na elaboração do banco de dados, cabendo ao pesquisador administrá-los para minimizar o erro na avaliação do consumo alimentar.

Fontes de erros de técnicas e métodos para a avaliação do consumo alimentar

- Erros sistemáticos na coleta de dados
  - Diferenças entre o que o pesquisador deseja quantificar e o que o método e os instrumentos utilizados estão medindo
- Erros sistemáticos nas respostas

- Respostas sobre o que deveria consumir, e não o que efetivamente consome:
  - Decorrentes de instruções imprecisas sobre o preenchimento de questionários
  - Perguntas formuladas de maneira inadequada
- Variabilidade intrapessoal
  - Para a avaliação, não se considerou a variação do consumo do próprio indivíduo (de um dia para o outro; sazonalidade)
- Variabilidade interpessoal
  - A diferença existente no hábito alimentar entre indivíduos requer um número elevado de indivíduos para estimar o consumo médio de grupos populacionais

- Dificuldades para avaliar o consumo
  - Dificuldade de percepção e quantificação do tamanho das porções consumidas pelo entrevistado
  - Informações não disponíveis, incompletas ou imprecisas para a conversão das medidas usuais, unidades e porções para os respectivos pesos em gramas
  - Tabelas de composição centesimal de alimentos: faltam informações sobre conteúdo de vários nutrientes em alimentos ou preparações usual e habitualmente consumidas
  - Comprometimento da memória
  - Sub-relato/subinformação, principalmente nos casos de obesidade.

Para controlar as fontes de erros, é necessário ter cuidado ao:

- Motivar a cooperação do entrevistado
- Treinar/padronizar o processo de entrevista
- Elaborar ou utilizar um instrumento de coleta adequado aos objetivos propostos
- Instruir o preenchimento de questionários ou registros com linguagem clara, de fácil compreensão e com exemplos de preenchimento
- Utilizar auxílio de medidas tradicionais, modelos fotográficos e modelos tridimensionais de alimentos para estimar quantitativamente o consumo
- Utilizar informações confiáveis sobre conversão de medidas em gramas e de composição centesimal de alimentos
- Para alimentos ou preparações cujas informações não se encontram disponíveis em tabelas de composição centesimal, buscar informações nos rótulos, serviços de orientação ao consumidor das empresas, em receitas das preparações, em receitas padrão ou procedendo às análises bromatológicas em laboratórios.

REFERÊNCIAS BIBLIOGRÁFICAS

1. Fisberg RM, Slater B, Marchioni DML, Martini LA. Inquéritos alimentares. Métodos e bases científicas. Barueri: Manole, 2007.
2. Raper N, Perloff B, Ingwersen L, Steinfeldt L, Anand J. An overview of USDA's Dietary Intake Data System. J Food Compost Anal 2004;17(3-4):545-55.
3. Moshfegh AJ, Rhodes DG, Baer DJ, Murayi T, Clemens JC, Rumpler WV et al. The US Department of Agriculture automated multiple-pass method reduces bias in the collection of energy intakes. Am J Clin Nutr 2008;88(2):324-32.
4. Beaton GH. Approaches to analysis of dietary data: relationship between planned analyses and choice methodology. Am J Clin Nutr 1994;59(Suppl):253S-61S.
5. Willet WC. Nutritional epidemiology. 2. ed. New York: Oxford University Press, 1998.
6. Palaniappan U, Cue RI, Payette H, Gray-Donald K. Implications of day-to-day variability on measurements of usual food and nutrient intakes. J Nutr 2003;133(1):232-5.
7. Verly E, Cesar CLG, Fisberg RM, Marchioni DML. Variância intrapessoal da ingestão de energia e nutrientes em adolescentes: correção de dados em estudos epidemiológicos. Rev Bras Epidemiol 2013;16(1):170-7.
8. Gibson RS. Principles of nutritional assessment. New York: Oxford University Press, 1990.
9. Block G, Hartman AM, Dresser CM, Carrol MD, Gannon J, Gardner L. A data-based approach to diet questionnaire design and testing. Am J Epidemiol 1986;124(3):453-69.
10. Burke BS. The dietary history as a tool in research. J Am Diet Assoc 1947;23:1041-6.
11. Fisberg RM, Colucci ACA, Morimoto JM, Marchioni DML. Questionário de frequência alimentar para adultos com base em estudo populacional. Rev Saúde Publica 2008;42(3):550-4.
12. Slater B, Philippi ST, Marchioni DM, Fisberg RM. Validação de questionários de frequência alimentar – QFA: considerações metodológicas. Rev Bras Epidemiol 2003;6(3):200-8.

4 Análise do Consumo Alimentar em Indivíduos e Populações

Cristiane Hermes Sales | *Aline Veroneze de Mello* | *Luana Romão Nogueira* |
Marcela Riccioppo Garcez Molina | *Paula Victória Félix dos Santos* |
Regina Mara Fisberg

INTRODUÇÃO

Uma alimentação adequada e saudável é aquela que contribui para promoção e manutenção da saúde e prevenção de doenças, devendo ser orientada e incentivada desde a infância até a idade adulta.[1] Assim, a alimentação saudável é aquela que atende às necessidades nutricionais do indivíduo, ou seja, que dispõe de energia e de todos os nutrientes em quantidades equilibradas e suficientes.[2] Entretanto, essa condição nem sempre é alcançada, podendo ser influenciada por fatores externos como educação, assistência à saúde e saneamento básico, os quais podem dificultar a adoção de uma alimentação saudável e afetar profundamente a saúde.[1]

Para investigar a participação dos nutrientes na manutenção da saúde e na prevenção de doenças, identificando grupos de risco para deficiências ou para excessos, a avaliação da ingestão alimentar é essencial, por nortear as ações a serem desenvolvidas, tanto no âmbito individual quanto populacional, servindo ainda de base para o desenvolvimento de programas de promoção da saúde e políticas públicas de intervenção.[3]

Neste capítulo, são abordados os princípios dos métodos para análise do consumo alimentar, de acordo com as *Dietary Reference Intakes* (DRI) sugeridas pelos comitês da Food and Nutrition Board (FNB) e do Institute of Medicine (IOM) dos EUA, em parceria com a agência Health Canada.

DIETARY REFERENCE INTAKES

As DRI representam um conjunto de valores de referência desenvolvidos, a princípio, para a população saudável, que pode ser utilizado tanto para avaliar a probabilidade de ingestão adequada ou potencial risco de excesso quanto para planejar a dieta de indivíduos ou grupos populacionais. Esses valores foram sugeridos em substituição às antigas *Recommended Dietary Allowances* (RDA – para norte-americanos) e *Recommended Nutrient Intakes* (RNI – para canadenses), e representam estimativas da ingestão de nutrientes e outras substâncias alimentares de norte-americanos e canadenses.[4]

As publicações das RDA e RNI começaram em 1943, somando 10 edições até 1989. Então, após a publicação de como ocorreriam as modificações das RDA em 1994, a partir de 1997 foram publicadas as recomendações de nutrientes e de outras substâncias alimentares, as quais são revisadas oportunamente, bem como os guias para utilização tanto no âmbito de avaliação como planejamento, com compilados e, mais recentemente, o guia com enfoque nas doenças crônicas não transmissíveis[4,5] (Figura 4.1).

Apesar de as recomendações terem sido formuladas a partir de dados de norte-americanos e canadenses e sugeridas para essas populações, diversos países as adotam como base das recomendações para suas populações, até mesmo pela falta de dados sobre o estabelecimento de recomendações locais, como no caso do Brasil.

Atualmente, as DRI compreendem seis valores:

- Necessidade média estimada (EAR, do inglês *estimated average requirement*)
- Ingestão dietética recomendada (RDA)
- Ingestão adequada (AI, do inglês *adequate intake*)
- Nível superior tolerável de ingestão (UL, do inglês *tolerable upper intake level*)
- Variação da distribuição adequada de macronutrientes (AMDR, do inglês *adequate macronutrient distribution range*)
- Necessidade de energia estimada (EER, do inglês *estimated energy requirement*).

1994	Como as doses diárias recomendadas devem ser revisadas?
1997	Ingestão diária recomendada para cálcio, fósforo, magnésio, vitamina D e fluoreto
1998	Ingestão diária recomendada: um modelo de avaliação de risco para estabelecer níveis superiores de ingestão de nutrientes
1998	Ingestão diária recomendada para tiamina, riboflavina, niacina, vitamina B_6, folato, vitamina B_{12}, ácido pantotênico, biotina e colina
2000	Ingestão diária recomendada: aplicações na avaliação dietética
2000	Ingestão diária recomendada para vitamina C, vitamina E, selênio e carotenoides
2001	Ingestão diária recomendada para vitamina A, vitamina K, arsênico, boro, cromo, cobre, iodo, ferro, magnésio, molibdênio, níquel, silício, vanádio e zinco
2003	Ingestão diária recomendada: aplicações no planejamento dietético
2003	Ingestão diária recomendada: princípios orientadores para rotulagem e reforço
2005	Ingestão diária recomendada para energia, carboidrato, fibra, gordura, ácidos graxos, colesterol, proteína e aminoácidos
2005	Ingestão diária recomendada para água, potássio, sódio, cloreto e sulfato
2006	Síntese de pesquisa para a ingestão diária recomendada: resumo do *workshop*
2006	Ingestão diária recomendada: guia essencial para as necessidades de nutrientes
2008	O desenvolvimento das DRI 1994 a 2004: lições aprendidas e novas mudanças – resumo do *workshop*
2011	Ingestão diária recomendada para cálcio e vitamina D
2017	Princípios para o desenvolvimento da ingestão diária recomendada com base em doenças crônicas

Figura 4.1 Cronologia das publicações das DRI. Adaptada de Kumanyika *et al.*, 2017.[5]

Necessidade média estimada

É o valor médio de ingestão diária estimada para suprir metade das necessidades de indivíduos saudáveis, segundo estágio de vida e sexo. Representa a mediana da distribuição da necessidade de determinado nutriente, de modo que a outra metade (50%) dos indivíduos não tem suas necessidades alcançadas.[4]

Ingestão dietética recomendada

É o nível de ingestão diária requerida para atender a necessidade de um nutriente para aproximadamente todos os indivíduos (97 a 98%), segundo estágio de vida e sexo. A RDA é determinada a partir da EAR, como se pode verificar pela fórmula apresentada a seguir, e corresponde a dois desvios padrões sobre a EAR, assumindo-se que a necessidade do nutriente apresenta distribuição normal, ou seja, a distribuição é simétrica em torno da média, e a média e a mediana são iguais (Figura 4.2).[4]

$$RDA = EAR + 2 \times \text{Desvio padrão}_{EAR}$$

Nos casos em que não for possível estimar o desvio padrão da ingestão, por dados insuficientes ou inconsistência na literatura, assume-se um coeficiente de variação teórico de 10% para a maioria dos nutrientes:[4]

Coeficiente de variação$_{EAR}$ = 10% ↔ RDA = EAR + 2 (EAR × 0,1)

Assim,

$$RDA = 1,2 \times EAR$$

Ingestão adequada

Caso o valor de EAR não seja estabelecido, consequentemente não haverá o valor de RDA, por isso, é proposto um valor de AI. Esta última baseia-se em níveis de ingestão decorrentes de estudos experimentais ou dados de observação em que há adequação nutricional e manutenção do estado global de saúde.[4]

Nível superior tolerável de ingestão

É o maior nível de ingestão diária de dado nutriente, que não acarreta efeitos adversos à saúde em aproximadamente todos os indivíduos de um grupo, segundo estágio de vida e sexo. Conforme a ingestão excede os valores de UL, eleva-se o risco de efeitos danosos à saúde. É um nível de ingestão com alta probabilidade de ser tolerado biologicamente, mas não um nível recomendado de ingestão. Dessa maneira, os profissionais devem se atentar para alguns fatores quando houver suspeita de ingestão acima dos limites recomendados, como fonte do nutriente, estado fisiológico, ingestão habitual elevada do nutriente e utilização de suplementos.[4]

Variação da distribuição adequada de macronutrientes

É a variação de ingestão determinada para as fontes de energia – carboidratos, lipídios e proteínas –, cujos valores dentro dos limites inferiores e superiores atendem às necessidades de nutrientes essenciais e não aumentam o risco de doenças crônicas não transmissíveis. O AMDR é expresso como uma porcentagem do consumo total de energia.[6]

Necessidade de energia estimada

É a média da ingestão energética predita para manter o balanço energético ou para garantir a deposição de tecidos, no caso de gestantes e crianças, ou secreção de leite, no caso de lactantes. A EER é estimada a partir de equações preditivas que consideram idade, sexo, peso, altura e nível de atividade física consistentes com a boa saúde, e pode ser usada como a EAR quando se avaliam indivíduos.[6]

PREMISSAS PARA A ANÁLISE DO CONSUMO ALIMENTAR USANDO AS DRI

O objetivo da avaliação dietética é averiguar se a ingestão do indivíduo ou do grupo está de acordo com suas necessidades nutricionais e se há risco de ocorrer efeitos adversos consequentes do excesso de ingestão.[4] Para isso, é necessário conhecer a ingestão habitual do indivíduo e, depois, compará-la com suas necessidades nutricionais.[7]

É muito importante que os profissionais saibam analisar adequadamente a ingestão dos nutrientes e interpretar o uso das DRI. Para essa análise, alguns elementos são fundamentais:

- Identificar a faixa etária e o sexo do indivíduo
- Obter o consumo médio (pelo menos 2 dias não consecutivos ou 3 dias consecutivos) pelo método recordatório de 24 h (R24h) ou registros alimentares
- Ter conhecimentos em estatística básica (média, mediana, desvio padrão, variância e coeficiente de variação).

ANÁLISE DO CONSUMO ALIMENTAR EM INDIVÍDUOS

A avaliação da ingestão dos nutrientes deve fazer parte do processo de avaliação nutricional de indivíduos na prática clínica, e serve como norte para a tomada de decisão quanto ao planejamento dietético e orientação nutricional.[8] Entre os valores das DRI sugeridos para avaliar a adequação aparente da ingestão de indivíduos, tem-se: EAR, AI (nos casos de não se dispor da EAR), UL, AMDR e EER. É importante salientar que o uso da RDA não é recomendado para a avaliação individual, apenas para o planejamento dietético[4], tema que não será abordado neste capítulo.

Necessidade média estimada

A EAR ajuda a identificar a possibilidade de inadequação de um nutriente, sendo a maneira mais adequada de estabelecer as necessidades individuais, pois não se conhecem as reais necessidades do indivíduo em análise. Para estimar a adequação da ingestão observada de um indivíduo, de acordo com o sugerido pelo IOM[4], a princípio, calcula-se a diferença (D) entre a ingestão habitual do indivíduo ($\bar{y}$) e a mediana da EAR para o estágio de vida e sexo do indivíduo avaliado (Equação 1).

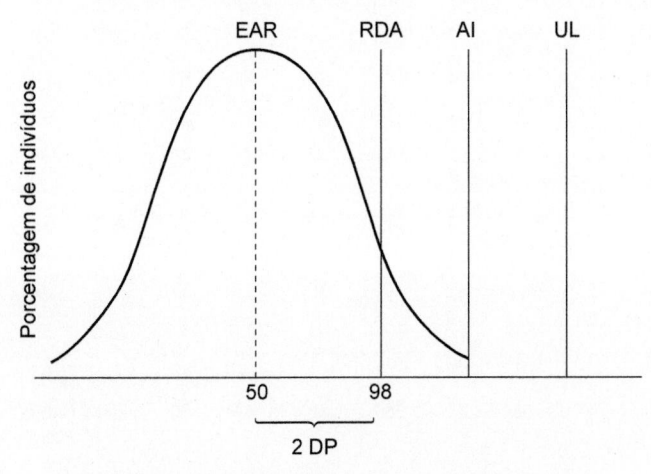

Figura 4.2 Valores dietéticos de referência. DP: desvio padrão.

$$D = \bar{y} - EAR \qquad \text{(Equação 1)}$$

Intuitivamente, se a diferença for grande e positiva, subtende-se que a ingestão está adequada; já se a diferença for grande e negativa, subtende-se que a ingestão está inadequada. No entanto, para interpretar essa diferença, recomendase calcular a variabilidade de D. Para isso, deve-se calcular o desvio padrão de D (DP_D), em que é considerada a variância da EAR [V_{EAR} (Equação 2) – desvio padrão estimado como 10 a 15% da EAR para maioria dos nutrientes; Tabela 4.1], a

variância da ingestão intrapessoal [V_i (Equação 2)] e o número de dias de avaliação da ingestão [n (Equação 3)]. Por fim, calcular a razão de D por DP_D (Equação 4), cuja interpretação pode ser feita com base em uma tabela padrão Z, seguindo o raciocínio apresentado na Tabela 4.2. Vale ressaltar que, caso a ingestão observada esteja acima da RDA, isso não garante que a confiabilidade seja 100%. Quanto maior o número de dias de avaliação da ingestão, melhor será a confiabilidade, por conta da variabilidade intrapessoal.

Tabela 4.1 Estimativas da variação intrapessoal da ingestão, expressa como desvio padrão (DP) e coeficiente de variação (CV), para vitaminas e minerais em crianças, adolescentes e adultos.

Nutrientes	Crianças (4 a 8 anos)				Adolescentes (9 a 18 anos)				Adultos (19 a 50 anos)				Adultos (≥ 51 anos)			
	Feminino (n = 1.002)		Masculino (n = 998)		Feminino (n = 817)		Masculino (n = 883)		Feminino (n = 2.480)		Masculino (n = 2.538)		Feminino (n = 2.162)		Masculino (n = 2.280)	
	DP	CV (%)	DP	CV (%)	DP	CV (%)	DP	CV (%)	DP	CV (%)	DP	CV (%)	DP	CV (%)	DP	CV (%)
Vitamina A (mg)	808	103	723	86	852	109	898	91	1.300	152	1.160	115	1.255	129	1.619	133
Caroteno (RE)	452	167	454	166	549	180	681	197	799	175	875	177	796	147	919	153
Vitamina E (mg)	3	54	3	57	4	67	5	62	5	76	7	176	6	65	9	60
Vitamina C (mg)	61	69	74	76	81	90	93	89	73	87	93	92	61	69	72	71
Tiamina (mg)	0,5	35	0,5	37	0,6	43	0,8	42	0,6	47	0,9	46	0,5	41	0,7	40
Riboflavina (mg)	0,6	35	0,7	35	0,7	42	1,0	41	0,6	50	1,0	44	0,6	42	0,8	40
Niacina (mg)	6	36	7	38	8	46	11	43	9	47	12	44	7	42	9	39
Vitamina B_6 (mg)	0,6	42	0,7	43	0,7	49	1	49	0,8	53	1	48	0,6	44	0,8	42
Folato (mg)	99	48	117	50	128	58	176	60	131	62	180	61	12	52	150	53
Vitamina B_{12} (mg)	9,6	254	4,7	118	5,5	142	5,0	93	12	294	13	212	10	237	14	226
Cálcio (mg)	313	40	353	41	374	48	505	48	325	51	492	54	256	44	339	44
Fósforo (mg)	321	32	352	32	410	38	542	37	395	39	573	38	313	33	408	32
Magnésio (mg)	61	31	71	33	96	41	109	39	86	38	122	38	74	33	94	32
Ferro (mg)	5	45	6	43	6	47	9	50	7	53	9	51	5	44	7	44
Zinco (mg)	3	41	4	42	5	50	8	58	6	61	9	63	5	58	8	66
Cobre (mg	0,4	47	0,4	41	0,5	52	0,6	48	0,6	53	0,7	48	0,5	53	0,7	56
Sódio (mg)	930	38	957	35	1.313	45	1.630	42	1.839	44	1.819	43	1.016	41	1.323	38
Potássio (mg)	631	32	750	35	866	41	1.130	41	851	38	1.147	36	723	31	922	31
Energia (kcal)	427	27	478	27	628	34	800	33	576	34	854	34	448	31	590	29
Lipídios totais (g)	21,3	37	23,9	37	29,8	45	38,2	42	29,9	48	42,7	44	24	45	31,8	42
Gordura saturada (g)	8,5	40	9,6	40	11,3	48	15,3	48	10,9	52	15,9	49	8,6	50	11,4	45
Gordura monoinsaturada (g)	8,6	39	9,9	41	12,4	48	15,5	44	12	50	17,4	46	9,7	48	13	44
Gordura poli-insaturada (g)	5,1	52	5,5	52	7,3	60	8,07	55	8,4	64	11,3	59	7	61	8,8	57
Carboidratos (g)	61,7	29	70,8	30	88,1	35	113	35	75,2	35	109	35	59,9	32	79,5	32
Proteína (g)	19,2	34	20,4	33	26,2	42	33,9	39	26,6	42	40,4	41	22,1	37	28,6	35
Fibra (g)	4,6	43	5,3	45	6,2	51	8,7	56	6,5	49	9,2	51	5,9	43	7,7	43
Colesterol (mg)	129	70	137	66	145	72	199	71	168	77	227	66	144	70	201	66

RE: retinol equivalente.
Adaptada de IOM, 2000.[4]

Variância = Desvio padrão²   (Equação 2)

$$DP_D = \sqrt{V_{EAR} + \frac{V_i}{n}}$$ (Equação 3)

$$Z = \frac{D}{DP_D}$$ (Equação 4)

Para facilitar o entendimento, deve-se considerar o seguinte exemplo: uma mulher de 25 anos apresenta ingestão média de 9,5 mg/dia de zinco (diário alimentar de 3 dias). A EAR de zinco para mulheres na faixa etária de 19 a 30 anos é de 6,8 mg/dia.

- 1º passo: calcular D a partir da Equação 1:

$$D = 9,5 - 6,8 = 2,7 \text{ mg/dia}$$

- 2º passo: calcular o desvio padrão da EAR (considera-se aqui 10%):

$$DP_{EAR} = 10\% \text{ da EAR}$$

$$DP_{EAR} = \frac{6,8}{10} = 0,68 \text{ mg/dia}$$

- 3º passo: obter o desvio padrão da ingestão para mulheres de 19 a 50 anos usando a Tabela 4.1:

$$DP_i = 6 \text{ mg/dia}$$

- 4º passo: calcular as variâncias da EAR e intrapessoal usando a Equação 2:

$$V_{EAR} = DP_{EAR}^2 = 0,68^2 = 0,46 \text{ mg/dia}$$

$$V_{intra} = DP_{intra}^2 = 6^2 = 36 \text{ mg/dia}$$

- 5º passo: calcular o desvio padrão da distância usando a Equação 3:

$$DP_D = \sqrt{0,46 = \left(\frac{36}{3}\right)} = 3,53 \text{ mq/dia}$$

- 6º passo: calcular a razão (R) entre D e DP_D:

$$R = \frac{2,7}{3,53} = 0,76$$

Diante disso, como o valor da razão é > 0,5, conclui-se que a ingestão habitual da mulher avaliada está adequada, com 70% de confiabilidade de que essa conclusão esteja correta (Tabela 4.2).

Ingestão adequada

Para os nutrientes em que a EAR não foi estabelecida, utiliza-se a AI, a qual apresenta uma interpretação diferente do exemplo anterior. Nesse caso, ao comparar a ingestão habitual com a AI, é possível concluir se o consumo a ultrapassou ou não. Nos casos cuja ingestão está abaixo da AI, nada se pode concluir, uma vez que a AI representa uma ingestão cujo valor excede a necessidade de quase todos os indivíduos, além da imprecisão análoga ao estabelecimento da AI.

Nesses casos, para identificar se a ingestão habitual de um indivíduo está adequada, indica-se o cálculo de um teste Z, aplicando-se a Equação 5, em que ȳ é a média da ingestão

Tabela 4.2 Probabilidade para ingestão habitual adequada ou inadequada, segundo valores da razão (R).

D/DP_D	Conclusão	Probabilidade de concluir corretamente
> 2	Ingestão habitual adequada	0,98
> 1,65	Ingestão habitual adequada	0,95
> 1,50	Ingestão habitual adequada	0,93
> 1	Ingestão habitual adequada	0,85
> 0,50	Ingestão habitual adequada	0,70
> 0	Ingestão habitual adequada/ inadequada	0,50
< −0,50	Ingestão habitual inadequada	0,70
< −1	Ingestão habitual inadequada	0,85
< −1,50	Ingestão habitual inadequada	0,93
< −1,65	Ingestão habitual inadequada	0,95
< −2	Ingestão habitual inadequada	0,98

usual do indivíduo, AI é a necessidade estimada, DP_i é o desvio padrão da ingestão diária para o nutriente avaliado (ver Tabela 4.1), e n é o número de dias de ingestão avaliada no indivíduo. A estatística Z obtida é então comparada a valores tabulados para decidir se há ingestão adequada (Tabela 4.3). De maneira geral, se o valor da ingestão média observada do nutriente for maior ou igual a AI, provavelmente está adequada (quando avaliada por um grande número de dias); já se o valor de ingestão observado do nutriente for menor do que a AI, a adequação da ingestão não pode ser determinada.

$$Z = \frac{(\bar{y} - AI)}{\left(\frac{DPi}{\sqrt{n}}\right)}$$ (Equação 5)

Considera-se o exemplo: uma mulher de 25 anos apresenta ingestão média de 900 mg/dia de fósforo (diário alimentar de 3 dias). A AI de fósforo para mulheres na faixa etária de 19 a 30 anos é de 700 mg/dia.

- 1º passo: obter o desvio padrão da ingestão para mulheres de 19 a 50 anos na Tabela 4.1:

$$DP_i = 395 \text{ mg/dia}$$

- 2º passo: calcular o valor de Z a partir da Equação 5:

$$Z = \frac{(900 - 700)}{\left(\frac{395}{\sqrt{3}}\right)}$$

$$Z = 0,88$$

A partir desse resultado, observa-se que o valor da razão é > 0,85 (Tabela 4.3), ou seja, a ingestão habitual para essa mulher de 25 anos é superior ao valor de AI, com confiabilidade de 80% de que esta conclusão esteja correta.

Tabela 4.3 Probabilidades de se identificar se a ingestão habitual é maior que AI ou menor que UL, segundo valores do critério Z.

Z	Conclusão	Probabilidade de concluir corretamente
> 2	Ingestão habitual adequada (excessiva)	0,98
> 1,65	Ingestão habitual adequada (excessiva)	0,95
> 1,50	Ingestão habitual adequada (excessiva)	0,93
> 1,25	Ingestão habitual adequada (excessiva)	0,90
> 1	Ingestão habitual adequada (excessiva)	0,85
> 0,85	Ingestão habitual adequada (excessiva)	0,80
> 0,68	Ingestão habitual adequada (excessiva)	0,75
< 0,50	Ingestão habitual adequada (excessiva)	0,70
> 0	Ingestão habitual adequada (excessiva)/segura	0,50
> −0,50	Ingestão habitual adequada (excessiva)	0,30 (0,70 probabilidade de a ingestão habitual ser segura)
> −0,85	Ingestão habitual adequada (excessiva)	0,20 (0,80 probabilidade de a ingestão habitual ser segura)
> −1	Ingestão habitual adequada (excessiva)	0,15 (0,85 probabilidade de a ingestão habitual ser segura)

Adaptada de IOM, 2000.[4]

Nível superior tolerável de ingestão

Para os nutrientes cuja ingestão é sabidamente elevada, bem como para os que são fortificados ou costumam ser suplementados, a avaliação do consumo excessivo torna-se importante. Nesses casos, utiliza-se como parâmetro a UL. Similar à AI, dada a incerteza na definição da UL, o cálculo é feito de maneira semelhante, subtraindo pela UL, como é possível observar na Equação 6.[4] O resultado de Z estatístico é então comparado a valores tabulados (Tabela 4.3). De maneira geral, se o valor de ingestão média observado do nutriente for maior ou igual a UL, há risco potencial de danos à saúde (quando avaliada por um grande número de dias); já se o valor de ingestão observado do nutriente for menor do que a UL, não há risco potencial, ou seja, é segura (quando avaliada por um grande número de dias).

$$Z = \frac{(\bar{y} - UL)}{\left(\frac{DP_i}{\sqrt{n}}\right)}$$ (Equação 6)

Para facilitar o entendimento, considera-se o exemplo a seguir: uma senhora de 82 anos tem ingestão média de folato de 2.124 µg/dia, avaliada a partir de 2 dias. Sabendo que o UL para folato é de 1.000 µg/dia para mulheres com mais de 70 anos, para determinar o risco de ingestão excessiva, deve-se:

- 1º passo: obter o desvio padrão da ingestão para mulheres > 70 anos (ver Tabela 4.1):

$$DP_i = 12 \text{ µg/dia}$$

- 2º passo: calcular o valor de Z usando a Equação 6:

$$Z = \frac{(1024 - 1000)}{\left(\frac{12}{\sqrt{2}}\right)}$$

$$Z = 2,8$$

A partir desse resultado, observa-se que o valor da razão é > 2 (Tabela 4.3), ou seja, a ingestão habitual da senhora avaliada é excessiva, com confiabilidade de 98% de que essa conclusão esteja correta.

Variação da distribuição adequada de macronutrientes

Esses valores foram estimados para indivíduos com base em evidências que indicam que o desequilíbrio nos macronutrientes pode aumentar o risco de diversas doenças crônicas não transmissíveis. Os valores de carboidratos foram estabelecidos de acordo com a quantidade mínima de glicose utilizada para função cerebral (130 g/dia), e as recomendações de lipídios se basearam nas quantidades mínimas de ácidos graxos essenciais. Os valores de AMDR para proteínas foram estipulados para complementar os valores de AMDR de carboidratos e gorduras, a fim de perfazer um total de 100%. A AMDR deve ser considerada uma distribuição energética "aceitável", e não um parâmetro de adequação ou uma recomendação (Tabela 4.4).[9]

Considera-se o exemplo a seguir: por meio de R24h, observou-se que um homem de 50 anos consome 720 kcal de gorduras, 180 kcal de ácido graxo linoleico, 27 kcal de ácido graxo alfalinolênico, 320 kcal de proteínas e 1.600 kcal de carboidratos.

- 1º passo: somar os valores de cada um dos macronutrientes:

Energia = 720 kcal + 320 kcal + 1.600 kcal = 2.640 kcal consumidas

Tabela 4.4 AMDR definida para carboidratos, proteínas e lipídios.

AMDR	1 a 3 anos	4 a 18 anos	≥ 19 anos
Carboidratos	45 a 65%	45 a 65%	45 a 65%
Proteínas	5 a 20%	10 a 30%	10 a 35%
Lipídios	30 a 40%	25 a 35%	20 a 35%
Ácido graxo linoleico	5 a 10%	5 a 10%	5 a 10%
Ácido graxo alfalinoleico	0,6 a 1,2%	0,6 a 1,2%	0,6 a 1,2%

Fonte: IOM, 2002.[9]

- 2º passo: calcular o percentual de energia de cada um dos macronutrientes:

$$Carboidratos = \frac{(1600 \times 100)}{2640} = 60,6\%$$

$$Proteínas = \frac{(320 \times 100)}{2640} = 12,1\%$$

$$Lípidios = \frac{(720 \times 100)}{2640} = 27,3\%$$

- 3º passo: considerar o percentual de lipídios para o cálculo dos ácidos graxos:

$$Ácido\ graxo\ linoleico = \frac{(180 \times 27,3)}{720} = 6,8\%$$

$$Ácido\ graxo\ alfalinoleico = \frac{(27 \times 27,3)}{720} = 1\%$$

- 4º passo: comparar o percentual de energia de cada um dos macronutrientes calculados e os valores de AMDR (ver Tabela 4.3).

Percebe-se que o homem de 50 anos tem uma distribuição energética considerada aceitável, uma vez que apresenta todos os valores de consumo dentro dos intervalos para adultos de 19 anos ou mais de AMDR.

Necessidade de energia estimada

A EER é definida como o valor médio de ingestão habitual de energia de um indivíduo saudável, segundo idade, sexo, peso atual, altura e nível de atividade física (NAF; Tabela 4.5). A EER fornece uma estimativa do ponto médio, no qual a necessidade estimada de energia de um indivíduo pode variar acima ou abaixo desse ponto médio. Trata-se de um indicador

útil da adequação do consumo de energia habitual em relação ao gasto energético habitual. A fórmula deve ser utilizada para indivíduos com índice de massa corporal (IMC) dentro do intervalo normal de 18,5 até 24,9 kg/m² (adultos). Os indivíduos com IMC maior ou igual a 25 kg/m² devem ter sua necessidade de energia estimada pela fórmula do gasto total de energia (TEE, do inglês *total energy expenditure*; Tabela 4.6). Assim, um IMC abaixo do intervalo normal indica ingestão inadequada de energia, enquanto um IMC acima do intervalo normal indica ingestão excessiva de energia.

Considera-se o exemplo a seguir: um homem de 20 anos, atleta, 1,80 m de altura e 72 kg (IMC = 22,2). O NAF para homens com atividade intensa é de 1,48.

- 1º passo: calcular EER a partir da equação da Tabela 4.5 e NAF da Tabela 4.7:

$$EER = 662 - 9,53 \times Idade\ (anos) + NAF\ [15,91 \times Peso\ (kg) + 539,6 \times Altura\ (m)]$$

$$EER = 662 - 9,53 \times 20 + 1,48\ [15,91 \times 72 + 539,6 \times 1,8] = 3.054,41\ kcal/dia$$

- 2º passo: considerar dois desvios padrões (homens = 199 kcal):

$$EER = 3054,41 - (2 \times 199)$$

$$EER = 3054,41 + (2 \times 199)$$

Portanto, EER está entre 2.656,41 e 3.452,41 kcal/dia.

ANÁLISE DO CONSUMO ALIMENTAR EM POPULAÇÕES

A avaliação das dietas em um grupo de indivíduos pode fornecer informações relevantes para o planejamento de ações de saúde, seja no monitoramento, na intervenção, no estabelecimento e na priorização de políticas públicas, seja para fins de

Tabela 4.5 EER definida para bebês, adolescentes, adultos e idosos.

Sexo	Idade	EER	DP
–	0 a 3 meses	(89 × peso corporal kg – 100) + 175 (kcal de energia de depósito)	–
	4 a 6 meses	(89 × peso corporal kg – 100) + 56 (kcal de energia de depósito)	
	7 a 12 meses	(89 × peso corporal kg – 100) + 22 (kcal de energia de depósito)	
	13 a 35 meses	(89 × peso corporal kg – 100) + 20 (kcal de energia de depósito)	
Masculino	3 a 8 anos	88,5 – 61,9 × idade (anos) + NAF × [26,7 × peso (kg) + 903 × altura (m)] + 20 (kcal de energia de depósito)	58
	9 a 18 anos	88,5 – 61,9 × idade (anos) + NAF × [26,7 × peso (kg) + 903 × altura (m)] + 25 (kcal de energia de depósito)	58
	≥ 19 anos	662 – 9,53 × idade (anos) + NAF [15,91 × peso (kg) + 539,6 × altura (m)]	199
Feminino	3 a 8 anos	135,3 – 30,8 × idade (anos) + NAF × [10 × peso (kg) + 934 × altura (m)] + + 20 (kcal de energia de depósito)	68
	9 a 18 anos	135,3 – 30,8 × idade (anos) + NAF × [10 × peso (kg) + 934 × altura (m)] + 25 (kcal de energia de depósito)	68
	≥ 19 anos	354 – 6,91 × idade (anos) + NAF × [9,36 × peso (kg) + 727 × altura (m)]	162

Adaptada de IOM, 2002.[9]

Tabela 4.6 TEE definida para crianças, adolescentes e adultos com sobrepeso/obesidade.

Sexo	Idade	TEE
Masculino	3 a 18 anos	114 – [50,9 × idade (anos)] + AF × [19,5 × peso (kg)] + [1.161,4 × altura (m)]
	≥ 19 anos	1.086 – [10,1 × idade (anos)] + AF × [13,7 × peso (kg)] + [416 × altura (m)]
Feminino	3 a 18 anos	389 – [41,2 × idade (anos)] + AF × [15 × peso (kg)] + [701,6 × altura (m)]
	≥ 19 anos	448 – [7,95 × idade (anos)] + AF × [11,4 × peso (kg)] + [619 × altura (m)]

AF: atividade física.
Adaptada de IOM, 2002.[9]

Tabela 4.7 NAF definida para crianças, adolescentes e adultos.

Sexo	Idade	NAF		
		Sedentária	Moderada	Intensa
Masculino	3 a 18 anos	1,0	1,2	1,42
	≥ 19 anos		1,11	1,48
Feminino	3 a 18 anos		1,31	1,56
	≥ 19 anos		1,12	1,45

Adaptada de IOM, 2002.[9]

regulamentação de atividades comerciais.[8] Além disso, estudos de prevalência de inadequação de consumo de nutrientes podem fornecer subsídios para o estabelecimento de ações de correção do problema e possibilitar correlacionar fatores relativos a dieta e saúde.[10] Entre os valores das DRI sugeridos para avaliar a probabilidade de adequação/inadequação de um grupo, sugere-se, da mesma maneira que para indivíduos, o uso da EAR, AI (quando não se tem EAR), UL, AMDR e EER. Como visto anteriormente, a RDA corresponde ao valor em que 97 a 98% da população têm suas necessidades nutricionais atingidas, assim, seu uso para avaliar grupos pode levar a superestimação da proporção de indivíduos com risco de inadequação. Dessa maneira, não deve ser utilizada para avaliar a ingestão de grupos.

Necessidade média estimada

A quantidade média de nutrientes ingeridos e suas necessidades podem variar de indivíduo para indivíduo dentro de um grupo. Para determinar com acurácia a proporção de um grupo que tem ingestão usual de um nutriente inferior à recomendação, seriam necessárias tanto informações da ingestão usual quanto das necessidades de nutrientes de cada indivíduo do grupo. Com essas informações, verificando quantos indivíduos não teriam ingestão suficiente para alcançar suas necessidades individuais, o cálculo seria direto. O problema, nesse caso, é que raramente a necessidade individual de um nutriente é conhecida. Portanto, em vez de observar a prevalência de ingestão inadequada de um grupo, a prevalência pode somente ser aproximada utilizando os métodos de abordagem probabilística ou EAR como ponto de corte. Para a utilização de ambos os métodos, é necessário que se conheçam os valores de EAR.[4]

No caso da aproximação probabilística, é necessário conhecer a distribuição da ingestão habitual por determinado grupo de indivíduos e a distribuição da necessidade do nutriente de um grupo que seja similar ao grupo de interesse, e que servirá para comparação.[10] Contudo, esse método não será abordado em detalhes, visto que o método da EAR como ponto de corte é o mais utilizado.

O método da EAR como ponto de corte foi proposto por Beaton[11] e tem como premissas para seu uso que haja independência dos valores de necessidade e ingestão de nutrientes, que a distribuição das necessidades seja (aproximadamente) simétrica, e que a variabilidade da ingestão entre os indivíduos do grupo seja maior do que a variabilidade das necessidades dos indivíduos.[4]

Esse método é utilizado para estimar a prevalência de ingestão inadequada dentro do grupo e é de fácil aplicação, pois a prevalência de ingestão inadequada é a proporção da população com ingestão abaixo da EAR.

Para calcular a área da curva que corresponde à proporção de indivíduos com inadequação de consumo, utiliza-se a distribuição normal. Para realizar essa estimativa, deve-se aplicar a fórmula do escore padronizado, ou seja, escore-Z (Equação 7).

$$Z = \frac{EAR - Média_{ingestão do grupo}}{Desvio\ padrão_{ingestão do grupo}} \quad \text{(Equação 7)}$$

Em termos práticos, considera-se o exemplo a seguir: em um estudo populacional, observou-se que o consumo usual de fósforo de adolescentes de 12 a 15 anos do sexo masculino foi de 970,4 mg/dia, com desvio padrão de 185,8. A EAR para fósforo para este grupo é de 1.055 mg/dia.

- 1º passo: calcular o escore-Z usando a Equação 7:

$$Z = \frac{1055 - 970,4}{185,8} = 0,46$$

- 2º passo: verificar o valor correspondente em uma tabela Z padrão:

$$P(Z < z): 0,46 \rightarrow 67,72\%$$

Assim, a probabilidade de inadequação de fósforo para essa população de adolescentes foi de 68%.

Ingestão adequada

O uso da AI para avaliação da ingestão de populações é limitado. Embora possa ser verificada a porcentagem de indivíduos com valores abaixo da AI, a proporção não pode ser interpretada como ingestão inadequada, já que os níveis de ingestão abaixo da AI não fornecem estimativa acurada da inadequação. A ingestão usual média igual ou superior ao valor proposto para AI implica baixa prevalência de ingestão inadequada. Entretanto, pelo uso de critérios diferentes na definição da AI, a confiança nessa avaliação é questionável, embora possa ser usada para dar uma noção de como está a ingestão da população.[4]

Considere o exemplo a seguir: mulheres residentes do município de São Paulo, com idade maior ou igual a 19 anos, apresentam média de ingestão de manganês de 1,72 mg/dia. A AI para esse grupo é de 1,8 mg/dia e a média do grupo avaliado se aproxima bastante da AI, o que possibilitaria supor que existe baixa prevalência de inadequação de manganês nessa população. No entanto, essa afirmação não é assegurada e nada se pode afirmar sobre quem tem ingestão abaixo da AI.

Nível superior tolerável de ingestão

Os valores de UL devem ser utilizados para estimar a proporção do grupo que apresenta risco potencial de efeitos adversos vindos da ingestão excessiva de dado nutriente. Para alguns nutrientes, não existem dados suficientes para o desenvolvimento do UL, porém não significa que seu consumo elevado não resulte em potenciais efeitos adversos.[4]

O procedimento para estimar a proporção de indivíduos com ingestão acima do UL é feito de maneira similar ao método da EAR como ponto de corte, com a diferença de que o objetivo é verificar a proporção de indivíduos com ingestão excessiva (ou seja, do lado direito da curva). O cálculo pode ser feito a partir da seguinte equação:

$$Z = 1 - \frac{UL - Média_{ingestão\ do\ grupo}}{Desvio\ padrão_{ingestão\ do\ grupo}} \qquad \text{(Equação 8)}$$

Em termos práticos, considera-se o exemplo a seguir: em um estudo populacional, observou-se que o consumo usual de sódio em homens entre 14 e 50 anos foi de 30 g/dia, com desvio padrão de 0,89. O UL de sódio para este grupo é de 2,3 g/dia.

- 1º passo: calcular o escore-Z usando a Equação 8:

$$Z = 1 - \left(\frac{2,3 - 3}{0,89}\right) = 1 - (-0,79) = 1,79$$

- 2º passo: verificar o valor correspondente em uma tabela Z padrão:

$$P(Z < z): 1,79 \rightarrow 96,33\%$$

Assim, a probabilidade de consumo excessivo de sódio para essa população de homens foi de 96,33%.

Variação da distribuição adequada de macronutrientes

Calculam-se os valores da distribuição da AMDR para cada indivíduo e depois se compara o grupo com as recomendações, expressas em porcentagens, determinando a proporção do grupo que fica abaixo, dentro ou acima da AMDR; assim, é possível avaliar a adesão da população às recomendações. Se proporções significativas da população ficarem fora do intervalo, é possível que apareçam consequências adversas.

Necessidade de energia estimada

A abordagem probabilística e o método de ponto de corte EAR não podem avaliar a adequação energética, porque as evidências indicam uma forte correlação entre consumo e necessidade energética. Dessa maneira, o uso do IMC como indicador biológico é aconselhável. A distribuição dos indivíduos segundo categorias do IMC reflete os percentuais de inadequação ou excesso de ingestão energética. Assim, indivíduos com valores de IMC abaixo dos pontos de corte para eutrofia apresentam ingestão usual de energia insuficiente ou inadequada, indivíduos com IMC dentro dos pontos de corte apresentam ingestão usual de energia adequada e indivíduos com valores de IMC acima desses pontos de corte apresenta ingestão usual de energia excessiva.[6,10]

CONSIDERAÇÕES FINAIS

As DRI devem ser utilizadas de acordo com o objetivo do profissional, seja na avaliação de indivíduos ou grupos. É importante enfatizar que os valores estabelecidos para as DRI são constantemente revisados e novas publicações são lançadas em substituição.

Assim, as DRI devem ser utilizadas com muita cautela em nosso meio, uma vez que não são valores absolutos e se baseiam nas necessidades da população dos EUA e do Canadá. Elas referem-se à ingestão de nutriente avaliada ao longo do tempo por indivíduos aparentemente saudáveis, sendo necessário interpretá-la com cuidado e sempre em conjunto com outras informações. Atualmente, estão em estudo proposições de valores para doenças crônicas e abordagens a serem utilizadas para avaliação.

Pontos-chave

- As DRI podem ser usadas para avaliar o consumo alimentar tanto de indivíduos como de populações, sendo adotados métodos específicos para cada caso
- EAR é o valor médio de ingestão diária estimada para suprir metade das necessidades de indivíduos saudáveis; é usada como referência tanto para a avaliação de indivíduos quanto de grupos
- RDA é o nível de ingestão diária requerida para atender à necessidade de um nutriente para aproximadamente todos os indivíduos (97 a 98%), e não é indicada nem para avaliação de indivíduos nem de grupos
- A partir de dois desvios padrões sobre o valor da EAR e considerando a normalidade da necessidade do nutriente, derivam-se os valores de RDA
- Quando o valor de EAR não pode ser estabelecido, e consequentemente RDA, é proposto um valor de AI
- Em indivíduos, se o valor da ingestão média observada do nutriente for maior ou igual à AI, provavelmente está adequada; já se o valor de ingestão observado do nutriente for menor do que a AI, a adequação da ingestão não pode ser determinada. Em populações, embora possa ser verificada a porcentagem de indivíduos com valores abaixo da AI, a proporção não pode ser interpretada como ingestão inadequada
- UL é o maior nível de ingestão diária de dado nutriente que não acarreta efeitos adversos à saúde de aproximadamente todos os indivíduos de um grupo, mas não deve ser usado como recomendação de consumo

Pontos-chave

- AMDR é a distribuição percentual de macronutrientes associados ao atendimento das necessidades nutricionais; para avaliação de indivíduos e populações, estima-se o percentual de abaixo, dentro ou acima dos limites estabelecidos
- Para avaliação da adequação energética, utiliza-se IMC como ponto de corte, no qual indivíduos ou grupos abaixo ou acima do limite para eutrofia apresentam ingestão usual de energia inadequada (insuficiente ou excessiva, respectivamente).

REFERÊNCIAS BIBLIOGRÁFICAS

1. Burity V, Franceschini T, Valente F, Recine E, Leão M, Carvalho MF. Direito humano à alimentação adequada no contexto da segurança alimentar e nutricional – Brasília: ABRANDH, 2010. 204p.
2. Brasil. Ministério da Saúde. Secretaria de Atenção à Saúde. Departamento de Atenção Básica. Guia alimentar para a população brasileira/Ministério da Saúde, Secretaria de Atenção à Saúde, Departamento de Atenção Básica. 2. ed. Brasília: Ministério da Saúde, 2014.
3. Martins C. Análise e padrões de referência para ingestão de alimentos e de nutrientes. In: Martins C. Avaliação do estado nutricional e diagnóstico. Curitiba: NutroClínica, 2008. p.79-111.
4. Institute of Medicine (U.S.). Subcommittee on Interpretation and Uses of Dietary Reference Intakes, Institute of Medicine (US) Standing Committee on the Scientific Evaluation of Dietary Reference Intakes. Dietary reference intakes: applications in dietary assessment. Washington: National Academy Press, 2000.
5. Kumanyika S, Oria MP. Committee on the Development of Guiding Principles for the Inclusion of Chronic Disease Endpoints in Future Dietary Reference Intakes, Food and Nutrition Board (FNB), Health and Medicine Division, National Academies of Sciences, Engineering, and Medicine. Guiding principles for developing dietary reference intakes based on chronic disease. Washington: National Academies Press, 2017.
6. Institute of Medicine (U.S.), Food and Nutrition Board. A Report of the Panel on Macronutrients, Subcommittees on Upper Reference Levels of Nutrients and Interpretation and Uses of Dietary Reference Intakes, Standing Committee on the Scientific Evaluation of Dietary Reference Intakes. Dietary reference intakes for energy, carbohydrate, fiber, fat, fatty acids, cholesterol, protein, and amino acids (macronutrients). Washington: National Academy Press, 2005.
7. National Research Council (U.S.), Subcommittee on Criteria for Dietary Evaluation. Nutrient adequacy: assessment using food consumption surveys. Washington: National Academies Press, 1986.
8. Fisberg RM, Marchioni DML, Slater B. Recomendações nutricionais. In: Fisberg RM, Slater B, Marchioni DML, Martini LA. Inquéritos alimentares: métodos e bases científicos. Barueri: Manole, 2005. p.190-236.
9. Institute of Medicine (IOM). Dietary Reference Intake for energy, carbohydrate, fiber, fat, fatty acids, cholesterol, protein and amino acids. Food and Nutrition Board. Whasington: Nacional Academy Press, 2002.
10. Institute of Medicine (IOM). Dietary Reference Intakes: The Essential Guide to Nutrient Requirements, 2006. Disponível em: www.nap.edu/catalog/11537.html. Acessado em: 25/09/2017.
11. Beaton GH. Approaches to analysis of dietary data: relationship between planned analyses and choice of methodology. Am J Clin Nutr 1994;59 Suppl:253S-61S.

5 Uso de Recursos de Informática e Mídias Sociais para Avaliação do Consumo Alimentar

Ana Claudia Pelissari Kravchychyn | *Paola Próspero Machado* |
Samantha Ottani Rhein | *Ana Raimunda Dâmaso*

INTRODUÇÃO

O processo de inclusão digital é uma necessidade real do mundo contemporâneo, que começou a tornar-se relevante em 2001, quando a Pesquisa Nacional por Amostra de Domicílios (PNAD)[1] foi a campo demonstrando que 12,5% da população brasileira dispunha de acesso a computador em suas casas, sendo que os domicílios com altos percentuais de acesso digital estavam localizados, em sua maioria, no Sudeste urbano e principalmente na região metropolitana de São Paulo. Desde então, muita coisa mudou e, atualmente, a maior parte dos brasileiros de classe média ou alta já incorporaram as novas mídias digitais e o processo de inclusão digital. Com a evolução da tecnologia e os *smartphones* em mãos o tempo todo, tudo ficou mais acessível, facilitando a busca pela novidade. Hoje, por meio de redes sociais, portais, sites, blogs e até aplicativos, o acesso às informações tornou-se muito mais facilitado e ágil.

Ao longo dos anos, a tecnologia foi vista algumas vezes com receio quando utilizada na área da saúde, sendo muitas vezes considerada prejudicial na construção de bons hábitos de vida, pelo fato de vincular informações, muitas vezes sem análise ou boa procedência. Entretanto, atualmente, sua aplicação é inevitável, uma vez que pode atuar como um facilitador na divulgação de informações.

Além disso, a inclusão digital começa a ser vislumbrada como uma aliada aos processos educativos, inclusive nas áreas da saúde, emergindo uma nova perspectiva que proporciona o aprendizado crítico sobre mídia e o fazer midiático que promove a participação. Desse modo, a inclusão digital permite envolver os participantes na conscientização sobre a sociedade e sobre temas de grande relevância ou interesse social.

MÍDIAS SOCIAIS

São uma maneira de se referir aos meios de comunicação contemporâneos com base no uso de equipamentos eletrônicos conectados em rede, portanto, referem-se, ao mesmo tempo, à conexão e ao seu suporte material. Há variados meios de se conectar em rede e eles se entrecruzam diversamente, segundo a junção entre tipo de acesso e equipamento usado.

Portanto, a inclusão digital ainda é um campo em expansão e, para sua concretização, são necessários alguns passos:

1. Oferta de dispositivos conectados em rede.
2. Criação de oportunidades para o aprendizado a partir de suportes técnicos digitais, aplicados no cotidiano da vida e do trabalho.
3. Investimento financeiro institucional.
4. Realização de políticas públicas que favoreçam a inclusão digital.[2]

A incorporação da Tecnologia da Informação nas áreas da saúde e da educação impõe a necessidade de recriação de modelos e a adequação de recursos ao ambiente digital, bem como afirma a necessidade de construção de uma base tecnológica para educação em saúde fundamentada nas práticas modernas vivenciadas atualmente.

EDUCAÇÃO EM SAÚDE PELA INCLUSÃO DIGITAL

A educação é uma prática modificadora, na qual os indivíduos e grupos compõem-se como sujeitos em uma relação de troca; essa relação ocorre entre educador e educando, assim, o educando caracteriza-se como sujeito na medida em que compartilha e comunica seus pensamentos, saberes, anseios e temores com os demais.[3] Torna-se importante estipular limites dentro das profissões atuantes na área da saúde, a fim de que a propagação das informações mantenha-se clara e tecnicamente correta, pois, com o aumento da necessidade e busca por conteúdos, principalmente aqueles voltados para bem-estar, pessoas não profissionais encontraram modos de compartilhar suas experiências e aumentar seu engajamento e visibilidade na mídia, dando início, muitas vezes, a um processo de propagação de informações inadequadas e até mesmo perigosas.[4]

Dessa maneira, frequentemente se depara com uma linha tênue entre o incentivado e o incentivador, na qual o incentivado tem que aprender a selecionar e filtrar as informações, e o incentivador deve ser responsável no momento em que divulga o conteúdo desejado.[3]

IMPACTO DOS APLICATIVOS DE PROGRAMAS DE EDUCAÇÃO EM SAÚDE

As mídias em geral, seja televisão, rádio ou as que utilizam redes sociais, têm forte influência sobre o comportamento das pessoas. Essas mídias atingem cotidianamente as massas, podendo influenciar desde a escolha de alimentos até a escolha de práticas de atividade física, ocupando o espaço antes preenchido pela família, a igreja e a escola na "educação" dos jovens.[4] A partir do estudo de Wilcox e Stephen, em 2013, após a realização de levantamentos com cerca de 100 voluntários, sendo 57% mulheres, foi possível concluir que, ao navegar pelas redes sociais, há uma melhora de estima daqueles que têm laços fortes de amizade com outras pessoas nesses sites; portanto, as mídias podem ser exploradas como uma ferramenta de conhecimento de costumes e de motivação, por sua grande acessibilidade e alcance, assim como sua utilização como instrumento para compartilhamento de informação e experiências, visto seu poder de alcance.[5]

Embora já se reconheça a necessidade de um plano de comunicação voltado para promoção da saúde e da alimentação saudável e adequada nesse ambiente, as iniciativas ainda não representam, na prática, a realidade brasileira, mesmo sendo o tópico Nutrição/Saúde um dos mais acessados e apreciados pela maioria dos usuários.[6] Assim, cabe aos profissionais da saúde, nos espaços de trabalho em que estão inseridos, seja na educação ou em outros contextos, incentivar e colaborar com a construção de plataformas, aplicativos e demais recursos digitais alinhados às reais recomendações para a manutenção da saúde e a preservação da identidade alimentar brasileira, educando e conscientizando a população sobre os riscos dos maus hábitos de vida, entre eles aqueles relacionados com alimentação e prática de dietas de moda e demais condutas sem comprovação científica.

Ao fazer uma busca rápida pela internet sobre os temas "alimentação" e "aplicativos", encontram-se aproximadamente 307 mil resultados para consultas ou *downloads*, ou seja, surgem diariamente aplicativos com dicas de estilo de vida, receitas, orientações nutricionais, informações sobre produtos e suplementos com diversas finalidades. O Conselho Regional de Nutricionistas (CRN3) reconhece essa realidade e reforça[7] a necessidade da presença desse profissional em qualquer instrumento digital que tenha como temática a nutrição e a alimentação, divulgando seu nome, seu registro profissional e jurisdição, o que valida, desse modo, o conteúdo publicado.

PAPEL DOS PROFISSIONAIS DE SAÚDE E ALGUNS INSTRUMENTOS DISPONÍVEIS

O conhecimento, pelo nutricionista, acerca do hábito alimentar do indivíduo ou grupo aconselhado é essencial na elaboração de estratégias e intervenções que possam ser efetivas no alcance dos resultados programados, como emagrecimento, ganho de massa muscular, melhora do rendimento esportivo etc. Para tanto, os programas de cálculo nutricional como Avanutri®, Dietwin®, VirtualNutri®, entre outros, sempre foram bastante utilizados e, muitas vezes, precisam ser reestruturados e ajustados a essa nova fase digital. Alguns *softwares* com objetivo similar têm ganhando espaço também como aplicativos de celulares e plataformas com interface dinâmica e ao alcance de todos, o que facilita o registro de determinado dia alimentar, receita ou até mesmo produto por parte dos usuários, e consequente análise e devolutiva, por parte dos profissionais.

O Sistema de Vigilância de Fatores de Risco e Proteção para Doenças Crônicas por Inquérito Telefônico (VIGITEL)[8] talvez seja o exemplo mais consistente de que é possível inovar metodologias científicas e ferramentas utilizadas na busca de informação ou intervenção, também no segmento da saúde. Trata-se de um levantamento populacional extremamente relevante, com dados coletados a partir de 2006, com o objetivo de monitorar a frequência e a distribuição de fatores de risco e proteção para doenças crônicas não transmissíveis em todas as capitais dos 26 estados brasileiros e no Distrito Federal. A ferramenta utilizada para coleta de informações foi a entrevista telefônica, que, assim como as mídias digitais na época, era um recurso acessível e ágil, tendo certamente contribuído como um facilitador na coleta de informações, construção de indicadores de saúde e orientação para o estabelecimento de estratégias de intervenção.

De acordo com o exemplo anterior, quando bem estruturados, os métodos de registro alimentar podem tornar-se poderosos aliados no processo de atendimento e aconselhamento nutricional, além de garantir ao usuário a possibilidade do autoconhecimento e autoeficácia, uma vez que este precisa relembrar suas escolhas alimentares de maneira detalhada para efetuar o registro. Assim, instrumentos com maior difusão, aplicabilidade e confiabilidade se fazem necessários tendo em vista que mudanças nos determinantes do consumo alimentar acontecem com grande agilidade.

O nutricionista, enquanto educador, deve utilizar, de maneira positiva, todas as facilidades disponíveis por meio de aplicativos, redes sociais e demais ferramentas, para difundir informação de qualidade e confiabilidade. Na área da pesquisa científica, já é possível observar alguns estudos validando estes recursos em diferentes faixas etárias e com variados objetivos.

Nos EUA, quase dois terços dos adultos têm *smartphone* e os avanços tecnológicos permitiram que esses dispositivos controlassem os comportamentos de saúde, como atividade física. Um recente estudo comparou a precisão da aplicação de *smartphones* e *wearable technology* (p. ex., relógios e pulseiras) no monitoramento da atividade física. No entanto, há poucas evidências da acurácia desses equipamentos. Com o propósito de validação desse recurso, um estudo recente avaliou a precisão da aplicação de *smartphones* e *wearable technology* comparando os dados processados por esses equipamentos à observação direta na contagem de passos. Participaram desse estudo 14 adultos saudáveis, com média de idade de 28 anos, que andaram em uma esteira em velocidade de 4,8 km/h fixada para 500 e 1.500 passos. Eles usaram 10 diferentes dispositivos e, ao final de cada atividade (total de 56 atividades: 28 executadas com 500 passos e 28 executadas com 1.500 passos), foram registradas a contagem de passos a partir de cada dispositivo. A Figura 5.1 mostra os resultados da atividade de 500 passos e a Figura 5.2, os da atividade de 1.500 passos. Esses dados foram consistentes entre ambas as atividades, ou

seja, a efetividade dos dispositivos foi similar nas duas situações. Em comparação com a observação direta, o pedômetro e os acelerômetros variaram entre –0,3 e 1% (mostrando alta precisão), os dispositivos portáteis variaram entre –22,7 e –1,5% (certa discrepância) e os *smartphones* variaram entre –6,7 e 6,2% (boa precisão). Como conclusão, esses dispositivos podem servir como estímulo na prática de atividade física e servir como estratégia para estimular a população a adotar hábitos de vida saudáveis.[9]

Em outro estudo, cientistas da Universidade de Leeds trabalharam como desenvolvedores do *software Blueberry Consultants* para criar o "meu companheiro de refeições" (*My Meal Mate*), um aplicativo que ajuda os usuários a controlar sua ingestão de alimentos e exercício, bem como definir metas de perda de peso. O aplicativo envia mensagens de texto e lembretes aos usuários a cada semana sobre seu progresso. Para a validação do *software*, os pesquisadores recrutaram 128 voluntários com sobrepeso e os distribuíram em três grupos, que

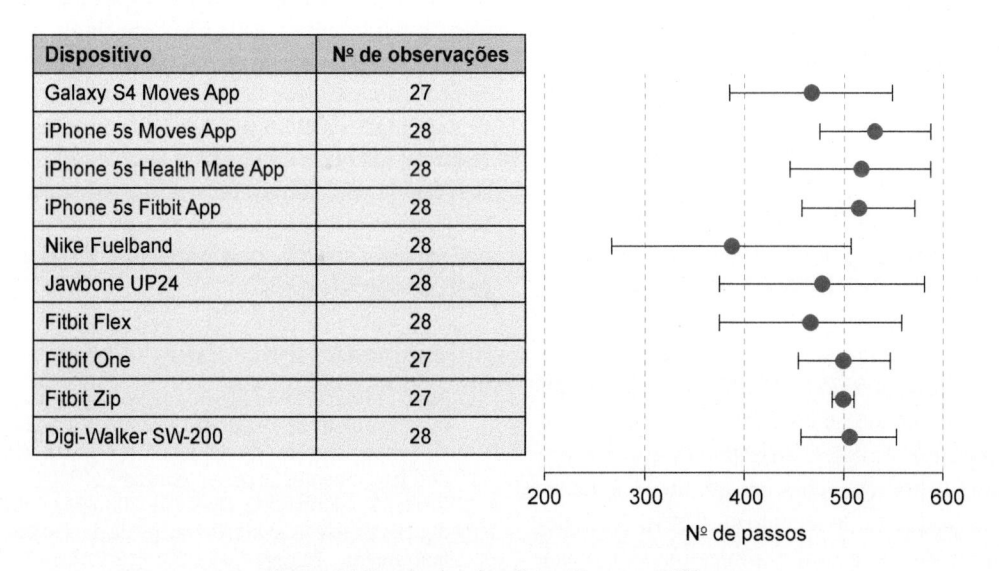

Dispositivo	Nº de observações
Galaxy S4 Moves App	27
iPhone 5s Moves App	28
iPhone 5s Health Mate App	28
iPhone 5s Fitbit App	28
Nike Fuelband	28
Jawbone UP24	28
Fitbit Flex	28
Fitbit One	27
Fitbit Zip	27
Digi-Walker SW-200	28

Figura 5.1 Resultados dos dispositivos para 500 passos.

Dispositivo	Nº de observações
Galaxy S4 Moves App	28
iPhone 5s Moves App	28
iPhone 5s Health Mate App	27
iPhone 5s Fitbit App	27
Nike Fuelband	28
Jawbone UP24	28
Fitbit Flex	28
Fitbit One	26
Fitbit Zip	27
Digi-Walker SW-200	28

Figura 5.2 Resultados dos dispositivos para 1.500 passos.

passariam por um período de estudo de 6 meses. O primeiro grupo contou com o aplicativo "*My meal mate*", o segundo um diário alimentar *on-line* e o último grupo usou uma versão em papel de um diário alimentar (recordatório). Ao final de 6 meses, os pesquisadores mediram as mudanças de peso dos participantes, bem como sua conformidade com a ferramenta de gerenciamento de perda de peso, notando que os usuários do aplicativo perderam mais peso, quando comparados aos que fizeram a dieta por escrito. Confirmaram também a hipótese inicial de que o celular é um companheiro de todos os dias e todas as horas, por esse motivo, os voluntários que utilizaram o aplicativo conseguiram controlar facilmente o peso.[9]

O uso de questionários digitais mostra-se cada vez mais uma alternativa promissora diante dos métodos tradicionais, sobretudo no que se refere à avaliação do consumo alimentar, o que se justifica pelo acesso agilizado, disponibilidade em tempo integral, rapidez no processamento, baixo custo e retorno facilitado, condições que tornam práticos os instrumentos digitais para utilização em hospitais, clínicas e consultórios, principalmente se acessados por meio de dispositivos móveis.[10]

O aplicativo chamado "*Diabetes Food Control*" também ilustra o papel positivo que um aplicativo pode desempenhar na interface entre o paciente e o profissional. Desenvolvido para avaliar os marcadores do consumo alimentar dos diabéticos, com base em um questionário validado, o aplicativo conta com uma anamnese detalhada e, ao final da avaliação, o usuário recebe um *feedback* sobre seu hábito alimentar baseado nos dados fornecidos, que o auxiliará na execução de melhorias e maior autoeficácia. Foram utilizados, no seu desenvolvimento, *Application Programming Interfaces* (API) do Apache Cordova e as linguagens *HTML5*, *CSS* e *JavaScript* para dispositivos portáteis da plataforma Android®. O aplicativo foi avaliado por especialistas da área da nutrição com um questionário adaptado do modelo de aceitação de tecnologia (TAM, do inglês *technology acceptance model*) e com a técnica *thinking aloud*, procedimento que consiste em estimular os participantes a verbalizarem, durante o uso do produto, todos os seus pensamentos, dificuldades e dúvidas, o que possibilita ao investigador uma melhor percepção acerca da satisfação e adequação de seu produto. Os resultados identificaram uma aceitação satisfatória do aplicativo, principalmente quanto à sua utilização, por permitir maior praticidade, facilidade e agilidade na realização da coleta de dados, em relação aos métodos tradicionais em papel, o que reforça a ideia inicial.[10]

A plataforma "*Automated Self-administered 24 hour recall*" (ASA-24) também se baseia na realização do registro alimentar do usuário, tornando-o mais autônomo e consciente de suas falhas e acertos, além de oferecer informações com procedência e fundamentação científicas. Sua versão "*Kids*", voltada para o público entre 9 e 11 anos, foi validada em pesquisa publicada no ano de 2005 e, embora alguns aprimoramentos sejam necessários, apresentou efetividade, além de estar totalmente alinhada às necessidades e à realidade de pacientes da faixa etária mais jovem, justamente aquela com maior familiaridade com aplicativos e soluções digitais.[11-13] Outro aplicativo muito citado nas redes sociais é o "*MyFitnessPal*", com características muito similares aos demais apresentados, incentivando a associação entre a prática de exercícios físicos e alimentação equilibrada.

A versatilidade assumida por esses produtos é infinita, e apresenta diversos objetivos e linguagens; o aplicativo "*iDrinkWater*", por exemplo, possibilita o controle da ingestão de água diária, possibilitando que o usuário programe alertas ao longo do dia e obtenha um gráfico evolutivo para maior controle e percepção de suas falhas. A maioria desses aplicativos é gratuita ou custa um valor acessível, mas nem sempre contam com a credibilidade de um profissional capacitado, condição que requer atenção de quem utiliza a plataforma ou aplicativo, além da vigilância dos conselhos e entidades de classe.

CONSIDERAÇÕES FINAIS

Embora o cenário atual seja satisfatório, muito ainda deve ser feito quando o assunto é a utilização das mídias digitais na área da saúde, em especial no conhecimento do consumo alimentar. Certamente, após os aperfeiçoamentos, os usuários e os profissionais serão beneficiados com a grande acessibilidade e agilidade na divulgação das informações. Enquanto isso, é essencial um olhar cuidadoso e ético diante de todos os recursos disponíveis, a fim de determinar as informações realmente relevantes e que agregarão no processo de autoconhecimento, por parte do usuário, e na assertividade das intervenções, por parte dos profissionais.

REFERÊNCIAS BIBLIOGRÁFICAS

1. Brasil. Ministério do Planejamento, Orçamento e Gestão. Instituto Brasileiro de Geografia e Estatística – IBGE. Pesquisa Nacional por amostra de domicílios (PNAD). Brasília: Ministério do Planejamento, Orçamento e Gestão, 2008.
2. Becker V, Gambaro D, De Souza Filho G. O impacto das mídias digitais na televisão brasileira: queda da audiência e aumento do faturamento. Palabra Clave. 2015;18(2):341-73.
3. Cruz DI, Paulo RRD, Dias WS, Martins VF, Gandolfi PE. O uso das mídias digitais na educação em saúde. Cadernos da FUCAMP. 2011;10(13):130-42.
4. Silva M de JS, Linhares RN, Chagas AM, dos Santos MGM. Reflexões sobre a produção acadêmica em mídias, saúde e educação no Brasil. In: Simpósio Internacional em Educação e Comunicação 2015;5:99-104.
5. Duerson MH. Facebook use may increase risk of eating disorders, low self-esteem: study. New York Daily News, 2012.
6. Gomes TG, Martens IG, Costa VVL. educação alimentar e nutricional através de mídias sociais. In: III Congresso de Educação em Saúde da Amazônia (COESA), Universidade Federal do Pará – 12 a 14 de novembro de 2014.
7. Conselho Federal de Nutricionistas. Recomendação: o nutricionista e a mídia. Disponível em: www.cfn.org.br/index.php/recomendacao-o-nutricionista-na-midia/.
8. Brasil. Ministério da Saúde. Secretaria de Vigilância Sanitária. Departamento de Análise de Situação de Saúde. Vigilância de Fatores de Risco e Proteção para Doenças Crônicas por Inquérito Telefônico, VIGITEL 2007. Brasília: Ministério da Saúde, 2008.
9. Zheng Y, Manson JE, Yuan C. Associations of weight gain from early to middle adulthood with major health outcomes later in life. JAMA 2017;318:255-69.

10. Baldo C, Zanchim MC, Kirsten VR, De Marchi ACB. Diabetes food control – Um aplicativo móvel para avaliação do consumo alimentar de pacientes diabéticos. Rev Eletron de Comun Inf Inov Saúde 2015;9(3).

11. National Cancer Institute. The Automated Self-Administered 24-hour Dietary Recall (ASA24): a resource for researchers, clinicians and educators from the National Cancer Institute. J Acad Nutr Diet 2012;112(8):1134-7.

12. Krehbiel CF, DuPaul GJ, Hoffman JA. A validation study of the automated self-administered 24-hour dietary recall for children, 2014 version, at school lunch. J Acad Nutr Diet 2017;117(5):715-24.

13. Assis MA, Benedet J, Kerpel R, Vasconcelos F de A, Di Pietro PF, Kupek E. Validation of the third version of the Previous Day Food Questionnaire (PDFQ-3) for 6-to-11-years-old schoolchildren. Cad Saúde Pública 2009;25(8):1816-26.

6 Técnicas de Composição Corporal na Avaliação Nutricional

Sandra Maria Lima Ribeiro

INTRODUÇÃO

Os diferentes métodos para a avaliação da composição corporal são aplicados em diferentes áreas, como Saúde Pública, Nutrição, Ciências do Esporte, Fisiologia, Medicina e outras. Esse grande espectro de aplicações tem levado ao desenvolvimento de diferentes técnicas. Todas elas levam em consideração os diferentes elementos químicos que constituem o organismo vivo. Esses elementos refletem os nutrientes e outros substratos acumulados ao longo da vida pela alimentação e por ações do ambiente.[1] A partir da análise da presença e da concentração desses elementos, é possível identificar os componentes corporais.

Wang *et al.*[2-4] propuseram a padronização dos termos e dos níveis de análise da composição corporal. Foram propostos cinco diferentes níveis de organização do corpo humano, com complexidade crescente: atômico (nível elementar); molecular; celular; sistemas de tecidos e corpo como um todo (níveis funcionais). O Quadro 6.1 representa essa divisão.

De acordo com o método ou a técnica escolhida para a análise, a avaliação pode ser feita a partir de um, dois ou vários compartimentos. O modelo de dois compartimentos é habitualmente o mais utilizado, dada a simplicidade e a objetividade de sua aplicação em relação aos demais modelos. Nesse modelo, um compartimento consiste de gordura corporal ou massa gorda e o outro de massa magra. A massa gorda é um compartimento relativamente homogêneo formado praticamente de gordura; já a massa magra é formada por vários componentes, como água, proteína, ossos, glicogênio, lipídios essenciais (fosfolipídios, esfingolipídios e colesterol) e uma pequena quantidade de outros constituintes.

Apesar da praticidade do modelo de dois compartimentos, sua aplicação desconsidera os diferentes componentes da massa magra, daí surgindo a importância dos modelos multicompartimentais, no quais, a cada novo compartimento adicionado, é possível estimar um novo componente corporal, o que permite uma avaliação mais elaborada da composição corporal.

Embora os modelos multicompartimentais sejam os mais indicados para obter informações mais precisas da

Quadro 6.1 Divisão do corpo humano de acordo com o nível de organização.

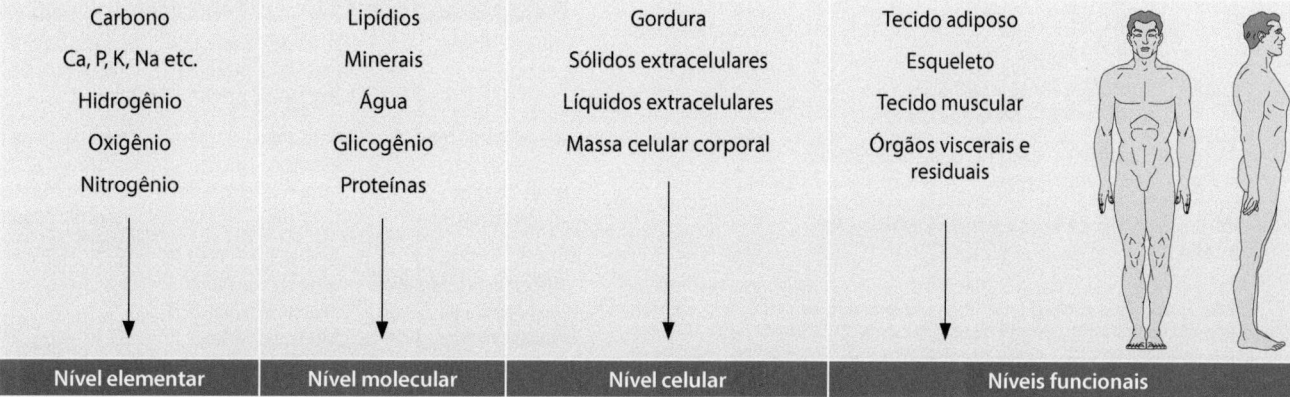

Carbono	Lipídios	Gordura	Tecido adiposo
Ca, P, K, Na etc.	Minerais	Sólidos extracelulares	Esqueleto
Hidrogênio	Água	Líquidos extracelulares	Tecido muscular
Oxigênio	Glicogênio	Massa celular corporal	Órgãos viscerais e residuais
Nitrogênio	Proteínas		
Nível elementar	**Nível molecular**	**Nível celular**	**Níveis funcionais**

Adaptada de Wang *et al.*, 1992[2]; 1993[3]; 1995[4]; Ellis, 2000.[5]

composição corporal, eles representam dificuldades para determinações da água e dos minerais, principalmente pela falta de equipamentos e tempo, além dos custos elevados. A Tabela 6.1 apresenta os níveis de complexidade e o número de compartimentos.

Os métodos empregados para se determinar a composição corporal podem ser diretos ou indiretos. Os métodos diretos levam à mensuração do elemento que compõe o corpo sem medidas intermediárias. A grande vantagem do método direto para a composição corporal é permitir o acesso direto à estrutura de interesse. Entretanto, o único método completamente direto é a dissecação de cadáveres.

Com relação aos métodos indiretos, parte da literatura refere os termos "métodos indiretos" e "duplamente indiretos". Métodos indiretos são aqueles validados a partir da dissecação de cadáveres; os duplamente indiretos são aqueles validados a partir de um método indireto. Essa denominação é confusa, pois há pouca informação na literatura sobre os estudos que foram validados por métodos diretos. Desse modo, na maioria das vezes, consideram-se somente método direto e indiretos.

Os estudos existentes sobre dissecação de cadáveres (método direto) para avaliação da composição corporal não são totalmente conhecidos e nem todos são completos e confiáveis. Clarys et al.[6] realizaram uma busca na literatura sobre o assunto e dividiram todos os estudos encontrados em três grandes grupos:

- Estudos realizados até o século 19: são descritos na literatura alguns realizados principalmente por anatomistas alemães. Grande parte das dissecações está incompleta,

sobretudo por se tratar de cadáveres originados de assassinatos violentos, acidentes, entre outros
- Estudos realizados no período de 1945 a 1968: foram encontrados os estudos mais completos
- Estudos belgas realizados entre 1979 e 1991: representam três projetos de dissecação de cadáveres. Destes, Lee e Nieman[7] destacam o CAS – Brussels Cadaver Analysis Study, um trabalho com mais de 30 cadáveres entre 1979 e 1983.

A somatória desses três grandes grupos totaliza 51 adultos, descritos na literatura em termos de composição corporal. De todo o levantamento realizado, Clarys et al.[6] destacaram os seguintes estudos publicados em periódicos científicos: Forbes[8,9], Moore[10] e Widdowson.[11] É importante ressaltar que esses estudos utilizaram duas diferentes formas de análise:

- Anatômica: consiste em dividir o corpo em tecidos identificáveis, como pele, osso, músculo e órgãos. Essa concepção, de acordo com a proposta de Wang et al.[2], significaria o nível de "sistemas"
- Química: consiste na análise química por técnicas de laboratório para dividir o corpo em moléculas, como gordura, água, proteína etc. Esse método, por sua vez, corresponderia ao nível "molecular" proposto por Wang et al.[2]

Assim, Clarys et al.[6] propuseram a classificação de métodos e técnicas para análise da composição corporal em três níveis, conforme apresentado na Tabela 6.2.

Para avaliar a composição corporal, podem ser empregados instrumentos que medem diretamente essas medidas ou ainda utilizar variáveis indiretas, que são, portanto, estimadas a partir de uma medida direta. No que diz respeito aos processos de medição, é importante lembrar que estes apresentam erros que podem enviesar o valor real da medida. Assim, é necessário associar ao processo de medidas os conceitos de tratamento e redução de ruídos e erros de medida e instrumentação. Por sua vez, as estimativas são bastante utilizadas e são importantes quando os elementos de interesse não podem ser tocados ou acessados diretamente. Na grande maioria das vezes, o processo de estimativa implica a elaboração de equações cuja determinação de suas constantes também apresenta erros e/ou níveis de confiabilidade.

Tabela 6.1 Descrição simplificada do corpo humano, em termos atômicos, moleculares, celulares, teciduais.

Nível	Componentes do modelo	Número de compartimentos
Atômico	MC = O + C + H + N + Ca + P + S + K + Na + Cl + Mg +...	> 11
Molecular	MC = MG + MLG	2
	MC = MG + Mo + Residual	3
	MC = MG + ACT + Sólidos (exceto gordura)	3
	MC = MG + ACT + TProt + Min	4
	MC = MG + ACT + TProt + Min + Glic	5
	MC = MG + ACT + TProt + Mo + MTM + CHO	6
Celular	MC = Células + LEC + SEC	3
	MC = MG + MCC + LEC + SEC	4
Tecidos e órgãos	MC = TA + ME + Ossos + Vísceras + Outros tecidos	5
Corpo inteiro	MC = Cabeça + Tronco + Membros	3

MC: massa corporal; MG: massa gorda; MLG: massa livre de gordura; Mo: minerais ósseos; ACT: água corporal total; TProt: proteínas corporais totais; Min: minerais; Glic: glicogênio; MTM: minerais de tecidos macios; CHO: carboidratos; LEC: líquidos extracelulares; SEC: sólidos extracelulares; MCC: massa celular corporal; TA: tecido adiposo; ME: músculo esquelético.

Adaptada de Ellis, 2000.[5]

Tabela 6.2 Classificação das diferentes técnicas de avaliação da composição corporal e pressupostos considerados.

Nível da validação	Técnicas	Pressupostos
Nível I: direto	Dissecação seguida de análise química Contagem por K[40]	O peso da massa magra tem 68,1 mEq/kg de K
Nível II: indireto, baseado em pressupostos quantitativos	Métodos densitométricos Água corporal total	Densidade da massa magra = 1.100 g/mℓ Peso da massa magra = Água corporal total/0,732
Nível III: duplamente indiretos, validados contra métodos de nível II	Antropometria Impedância elétrica Condutividade	–

Adaptada de Clarys et al., 1999.[6]

A escolha de uma ou mais técnicas para realização de estudos clínicos ou de pesquisa depende de uma série de aspectos. É necessário definir qual a necessidade da pesquisa. Quanto maior a quantidade de componentes a serem avaliados ou a complexidade necessária para o estudo, mais específica e abrangente deve ser a técnica a ser utilizada. Garrow e Webster[12] apontam alguns aspectos que devem ser levados em consideração na escolha:

- Custo inicial
- Treinamento dos avaliadores
- Custos de operação e manutenção
- Precisão
- Acurácia.

REFERÊNCIAS BIBLIOGRÁFICAS

1. Shen W, St-Onge MP, Pietrobelli A, Wang J, Wang Z, Heshka S et al. Four-compartment cellular level body composition model: comparison of two approaches. Obes Res 2005;13(1):58-65.
2. Wang ZM, Pierson RN Jr., Heymsfield SB. The five level model: a new approach to organizing body composition research. Am J Clin Nutr 1992;56:19-28.
3. Wang ZM, Ma R, Pierson RN Jr., Heymsfield SB. Five-level model: reconstruction of body weight at atomic, molecular, cellular, and tissue-system levels from neutron activation analysis. Basic Life Sci 1993;60:125-8.
4. Wang ZM, Heshka S, Pierson RN Jr., Heymsfield SB. Systematic organization of body-composition methodology: an overview with emphasis on component-based methods. Am J Clin Nutr 1995;61(3):457-65.
5. Ellis KJ. Human body composition: in vivo methods. Physiol Rev 2000;80:649-80.
6. Clarys JP, Martin AD, Marfell-Jones MJ, Janssens V, Carboor D, Drinkwater DT. Human body composition: a review of adult dissection data. Am J Human Biol 1999;11:167-74.
7. Lee RD, Nieman DC. Nutritional assessment. 2. ed. St Louis: Mosby, 1995. 689p.
8. Forbes RM, Cooper AR, Mitchell HH. The composition of adult human body as determined by chemical analysis. J Biol Chem 1953;203:359-66.
9. Forbes RM, Mitchell HH, Cooper AR. Further studies on the gross composition and mineral elements of the adult human body. J Biol Chem 1956;223:969-75.
10. Moore FD, Lister J, Boyden CM, Ball MR, Sullivan N, Daghr FJ. The skeleton as a feature of body composition. Hum Biol 1968;40:136-88.
11. Widdowson EM, McCance RA, Spray CM. The chemical composition of the human body. Clin Sci 1951;10:113-25.
12. Garrow JS, Webster J. Quetelet's index (W/H2) as a measure of fatness. Int J Obes Relat Metab Disord 1985;9:147-53.

7 Avaliação da Composição Corporal por Técnicas Antropométricas

Dartagnan Pinto Guedes

INTRODUÇÃO

Os procedimentos laboratoriais oferecem estimativas suficientemente precisas sobre os componentes de gordura e de massa magra e se torna, portanto, a primeira opção para a análise da composição corporal. No entanto, muitas vezes, em razão do custo de seus equipamentos, da sofisticação metodológica e das dificuldades em envolver os avaliados nos protocolos de medida, sua utilização é limitada.

Nesse sentido, a simplicidade de utilização, a inocuidade, a relativa facilidade de interpretação e as menores restrições culturais, por se tratar de medidas externas das dimensões corporais, elegeram a técnica antropométrica como a de maior aplicabilidade e encorajaram quantidade cada vez maior de profissionais a recorrer a seus protocolos.

Na análise da composição corporal envolvendo dois compartimentos (gordura e massa magra), a medida de espessura das dobras cutâneas é o indicador antropométrico mais comumente utilizado, embora, em abordagens relacionadas com a distribuição regional da gordura corporal, devam ser incluídas também informações sobre medidas de perímetros.[1] No entanto, a proposta mais simples direcionada à análise da composição corporal com a participação de dimensões antropométricas é a construção de índices que envolvem medidas equivalentes ao peso corporal e à estatura.

ÍNDICES DAS MEDIDAS DE PESO CORPORAL E ESTATURA

Esses índices são definidos pela medida de peso corporal dividido por alguma potência da medida de estatura (peso corporal/estatura^p). A função exponencial p é estabelecida com a finalidade de fornecer correlações máximas entre a quantidade de gordura corporal e a ocorrência de excesso de peso corporal. O índice peso corporal/estatura mais empregado na área da composição corporal é traduzido por valor de p = 2, que resulta no que se denomina índice de massa corporal (IMC), ou originalmente estabelecido como índice de Quetelet (peso corporal expresso em kg dividido pela estatura em m^2):

$$IMC\ (kg/m^2) = \frac{Peso\ corporal\ (kg)}{Estatura\ (m^2)}$$

Embora, no âmbito epidemiológico, os valores do IMC sejam utilizados como importantes indicadores da composição corporal, sua interpretação, no contexto individual, deve ser feita com cautela. Na realidade, chama-se a atenção para o fato de que os valores do IMC são um ajuste matemático das medidas equivalentes ao peso corporal e à estatura. Logo, deve-se admitir que o maior acúmulo de gordura corporal induz a um aumento nas medidas do peso corporal e, por sua vez, nos valores do IMC, o que justifica o fato de muitos indivíduos com peso corporal acima dos indicadores referenciais apresentarem também excesso de gordura corporal. Contudo, é possível que o peso corporal mais elevado não reflita a condição de maior acúmulo de gordura corporal, considerando que esse sobrepeso pode ser consequência da participação de outros constituintes, e não pelo componente de gordura corporal. Portanto, é possível que o maior acúmulo de gordura corporal possa induzir ao excesso de peso corporal; porém, o inverso pode não ser verdadeiro, admitindo-se que o aumento da medida de peso corporal pode não traduzir necessariamente uma elevação na quantidade de gordura corporal. Nesses casos, para definir se o indivíduo apresenta excesso de peso corporal acompanhado de maior acúmulo de gordura, ou se apresenta sobrepeso apenas por conta de um maior desenvolvimento da massa magra, é preciso recorrer a outros procedimentos antropométricos que permitam estabelecer estimativas das frações de gordura e de massa magra.

Contudo, se, por um lado, tem-se apontado a precária associação entre os valores de IMC e indicadores da quantidade de gordura corporal em indivíduos não obesos[2], por outro, em indivíduos com quantidade de gordura corporal consideravelmente maior, verifica-se que o valor de IMC é uma informação altamente associada à gordura corporal.[3] Em vista disso, na falta de outra informação relacionada com a quantidade de gordura corporal, apesar de suas limitações metodológicas e conceituais, os valores de IMC têm apresentado aceitação na comunidade científica como importante alternativa para o rastreamento do excesso de peso corporal e da obesidade.

Esta preferência pela utilização do IMC é justificada em razão do peso corporal e da estatura serem medidas simples, de elevada reprodutibilidade e apropriadas para uso em ambiente clínico. Também os riscos associados aos eventos adversos para a saúde tornam-se diretamente proporcionais ao aumento dos valores de IMC, a partir de pontos de corte específicos.[4]

Em adultos, parece existir consenso entre os estudiosos da área quanto à proposição de pontos de corte direcionados à classificação do excesso de peso corporal e da obesidade a partir dos valores de IMC. A Organização Mundial da Saúde (OMS) e outras entidades vinculadas à saúde pública[5] definem como excesso de peso corporal os indivíduos adultos que apresentam IMC entre 25 e 29,9 kg/m² e obesos os que apresentam IMC ≥ 30 kg/m². A proposição desses pontos de corte esta alicerçada em revisão de estudos de grande repercussão na área, os quais procuram demonstrar que os riscos aumentados para a saúde em consequência do excesso de peso corporal tendem a iniciar quando os valores de IMC ultrapassam 25 kg/m², e se elevam ainda mais acentuadamente quando os valores ultrapassam 30 kg/m². Atualmente, em razão dos pressupostos que oferecem subsídios à sua proposição, esses pontos de corte têm sido amplamente empregados em intervenções em diferentes regiões do mundo e, portanto, permitem realizar comparações uniformes quanto à presença de sobrepeso e obesidade entre e intrapopulações.

No entanto, em crianças e adolescentes, a definição dos pontos de corte relacionados com o excesso de peso corporal e à obesidade não está tão clara. Considerando implicações morfológicas e funcionais relacionadas com os processos de crescimento físico e de maturação biológica que surgem nessa fase de desenvolvimento, o significado dos valores equivalentes ao IMC para a saúde dos jovens solicita diferenciações mais complexas do que aquelas atribuídas aos adultos. Estudos envolvendo sofisticados delineamentos de pesquisa relatam que, para valores idênticos equivalentes ao IMC, na mesma faixa etária, homens podem apresentar menores proporções de gordura corporal que mulheres; e, no mesmo sexo, jovens com menos idade podem apresentar maiores proporções de gordura que jovens com mais idade.[6]

Assim, diferentemente do que ocorre com adultos, para identificar o excesso de peso corporal e a obesidade em crianças e adolescentes, foram propostos e têm sido empregados dois critérios diagnósticos diferentes idealizados por grupos de especialistas envolvidos com a OMS[7,8] e com a International Obesity Task Force (IOTF).[9,10]

Em síntese, a proposta apresentada pela OMS é baseada em critérios probabilísticos, tendo como referência dois conjuntos de dados, em que os valores de IMC equivalentes aos percentis 85 e 95 são apontados como os pontos de corte para identificar o excesso de peso corporal e a obesidade, respectivamente.

O primeiro conjunto de dados é proveniente de estudo multicêntrico concluído em 2006, envolvendo crianças com idade ≤ 5 anos de diferentes grupos étnicos (EUA, Noruega, Brasil, Ghana, Índia e Oman). O segundo conjunto de dados é de jovens norte-americanos de 5 a 19 anos analisados inicialmente em 1971 a 1974, por ocasião do primeiro *National Health and Nutrition Examination Survey* (NHANES I) e do estudo longitudinal FELS, ajustado e atualizado mais recentemente pelo Center for Disease Control and Prevention (CDC). Para proposição dos critérios diagnósticos, a OMS reprocessou os dados do CDC, de maneira a atenuar limitações detectadas anteriormente, e ajustou os valores de IMC aos do estudo multicêntrico de 2006 de modo que, ao final da adolescência, viesse a apresentar pontos de corte próximos aos de adultos jovens.

Por outro lado, a proposta idealizada pela IOTF provém de dados equivalentes ao IMC de amostras de corte transversal representativas de seis países (EUA, Grã-Bretanha, Brasil, Cingapura, Holanda e Hong-Kong), coletadas entre 1963 e 1993. Os pontos de corte para identificar o excesso de peso corporal e a obesidade em jovens com idades entre 2 e 20 anos foram definidos mediante critério epidemiológico, a partir de ajustes de modelos matemáticos específicos para sexo e idade, em que, aos 20 anos, apresentam interceptação com valores de IMC representativos de riscos aumentados para presença de desfechos de saúde no início da vida adulta em consequência do excesso de peso corporal, ou seja, 25 e 30 kg/m², respectivamente.

MEDIDAS DE ESPESSURA DAS DOBRAS CUTÂNEAS

Informações equivalentes às medidas de espessura das dobras cutâneas como procedimento direcionado à análise da composição corporal estão alicerçadas na observação de que grande proporção da gordura corporal se localiza no tecido subcutâneo e, desse modo, dimensões de sua espessura são utilizadas como indicador da quantidade de gordura nele localizado.[1] Mediante estudos em cadáveres, foi observada estreita relação estatística entre as medidas de espessura de dobras cutâneas utilizando-se compassos e a espessura do tecido subcutâneo medida diretamente por intermédio de incisão realizada no mesmo local onde o compasso foi colocado.[11,12]

Como a disposição da gordura localizada no tecido subcutâneo não se apresenta de modo uniforme por todo o corpo, medidas de espessura de dobras cutâneas devem ser realizadas em várias regiões, a fim de se obter visão mais clara sobre sua disposição. Em relação às estratégias de interpretação, as medidas de espessura de dobras cutâneas podem ser analisadas de duas maneiras. Uma delas é considerar as medidas de espessura das dobras cutâneas de diferentes regiões anatômicas separadamente, procurando oferecer informações sobre a distribuição relativa da gordura subcutânea de região para região do corpo. A segunda maneira é seu envolvimento em equações de regressão, com intenção de predizer valores associados à densidade corporal e, posteriormente, aos de gordura em relação ao peso corporal.

A grande vantagem das medidas de espessura das dobras cutâneas reside no fato de que, além de fornecer informações com relação às estimativas da quantidade de gordura corporal, há possibilidade de conhecer o padrão de distribuição do tecido adiposo subcutâneo pelas diferentes regiões anatômicas. Desse modo, considerando as fortes evidências de que nem sempre todos os depósitos de tecido adiposo subcutâneo são semelhantes na plasticidade e na contribuição para o risco de saúde associado ao excesso de gordura corporal, o método de espessura das dobras cutâneas caracteriza-se como um dos procedimentos mais importantes na análise da composição corporal.

Por outro lado, deve-se ter presente que os valores de espessura de dobras cutâneas, apesar de razoavelmente válidos, apresentam interferências pela participação de outros tecidos subcutâneos, resultando, portanto, apenas em valores aproximados, e não na quantidade efetiva de gordura subcutânea. Somado a isso, nas comparações entre medidas de espessura de dobras cutâneas, torna-se necessário assumir outras importantes limitações. Por exemplo, a compressibilidade do tecido subcutâneo e a espessura da pele.[11]

Ainda, a representatividade do conteúdo de gordura subcutânea em relação às medidas de espessura de dobras cutâneas apresenta elevada variabilidade individual e entre diferentes pontos anatômicos selecionados em um mesmo indivíduo.[12] Logo, duas medidas idênticas de espessuras de dobras cutâneas, em um mesmo indivíduo, podem significar diferentes depósitos de gordura subcutânea de acordo com o ponto anatômico considerado.

O nível de exatidão e de precisão das medidas de espessura das dobras cutâneas depende do tipo de compasso utilizado, da familiarização dos profissionais com as técnicas de medida e da perfeita identificação do ponto anatômico a ser medido. Com relação aos compassos, vários tipos têm sido advogados e utilizados; no entanto, os do tipo *Lange*® (Beta Technology Incorporated) e *Harpenden*® (British Indicators) são os que têm demonstrado maior precisão nas espessuras observadas e na consistência em repetidas medidas.[13] Um compasso de fabricação nacional, do tipo *Cescorf*® (Cescorf Equipamentos

Ltda.), com mecânica e *design* muito similares ao do tipo *Harpenden*®, também tem sido recomendado. Outras opções de compassos de fabricação nacional, do tipo *Sanny*® (American Medical do Brasil Ltda.) e *OpusMax*® (Terrazul Tecnologia), ainda merecem novos estudos antes de serem recomendados para uso rotineiro (**Figura 7.1**).

Apesar da qualidade das informações apresentadas mediante o uso dos três compassos mais recomendados (*Lange*®, *Harpenden*® e *Cescorf*®), deve-se levar em conta diferenças importantes nas características de cada um deles, o que ocasiona medidas de espessura das dobras cutâneas sistematicamente diferentes. Para abertura das hastes dos compassos entre 2 e 40 mm, a pressão média das molas é de 10 g/mm², com variação máxima de 2 g/mm² nos três compassos. Contudo, a área de contato do compasso do tipo *Lange*® com a superfície da pele é de 30 mm² (5 × 6 mm), enquanto a dos compassos do tipo *Harpenden*® e *Cescorf*® é de 90 mm² (6 × 15 mm). Assim, como o nível de compressibilidade dos compassos depende da relação entre sua área de contato com a superfície da pele e a pressão exercida por suas molas[14], maior área de contato sem alteração na pressão das molas deve acarretar compressibilidade mais elevada entre os compassos do tipo *Harpenden*® e *Cescorf*®.

Além disso, as mandíbulas significativamente menores observadas no compasso do tipo *Lange*® também devem interferir na compressão das dobras cutâneas a serem medidas. Assim, embora os três tipos de compassos possam apresentar características semelhantes de pressão das molas, pelas diferenças em relação ao *design*, o compasso do tipo *Lange*® deve apresentar menores dimensões para uma mesma espessura de dobra cutânea comparativamente com os compassos do tipo *Harpenden*® e *Cescorf*®. Evidências experimentais revelam que, para uma mesma espessura de dobra cutânea, o compasso do tipo *Lange*® tende a apresentar medida mais elevada em comparação com o compasso do tipo *Harpenden*®.[13]

As divergências em relação à definição das medidas são mais um item a ser observado em caso de eventuais comparações entre as medidas de espessuras das dobras cutâneas

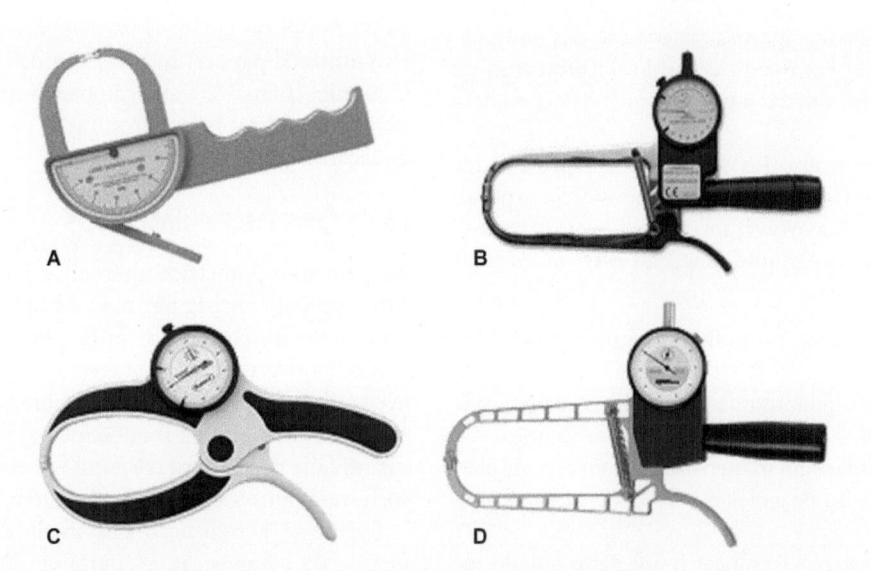

Figura 7.1 Compassos específicos para medida de espessura de dobras cutâneas. A. *Lange*®. B. *Harpenden*®. C. *Sanny*®. D. Cescorf®.

realizadas pelo compasso *Lange®* em relação aos outros dois. O compasso do tipo *Cescorf®* apresenta definição de medida de 0,1 mm; o do tipo *Harpenden®*, 0,2 mm, com possibilidade de alcançar 0,1 mm mediante interpolações na escala de medida; e o compasso do tipo *Lange®*, de 1 mm. Essas diferenças na definição de medida praticamente inviabilizam qualquer tentativa de comparação mais segura e efetiva entre as medidas de espessura das dobras cutâneas realizadas por intermédio do compasso do tipo *Lange®* e dos compassos dos tipos *Harpenden®* e *Cescorf®*.

Outro aspecto importante relacionado com as medidas de espessura das dobras cutâneas é a familiarização dos profissionais com a técnica. Para isso, um elemento básico deve ser considerado: a influência das variações na reprodutibilidade intra e interavaliadores. Com relação à reprodutibilidade de medida intra-avaliador, observa-se que a magnitude de seus índices varia em razão da experiência do profissional com o protocolo adotado e da região a ser medida. Contudo, a quantidade de gordura apresentada pelo indivíduo permite que repetidas medidas, na mesma região, realizadas pelo mesmo profissional, concordem mais estreitamente entre dimensões menores que entre dimensões mais elevadas. Assim, a possibilidade de ocorrerem variações intra-avaliador deve aumentar proporcionalmente às dimensões das medidas.[15]

Relativamente à determinação de índices aceitáveis para a reprodutibilidade intra-avaliador, existem tentativas de se estabelecerem referenciais nesse tema. Portanto, antes de iniciar com os procedimentos de medida de espessura das dobras cutâneas, sugere-se que cada profissional ou investigador determine seu próprio índice de reprodutibilidade intra-avaliador para que se possam obter informações realmente confiáveis e úteis para futura análise da composição corporal.

Ao serem considerados os índices de reprodutibilidade interavaliadores, percebe-se que, como as medidas de espessura das dobras cutâneas são feitas em tecido mole, existe a possibilidade de cada profissional individualmente diferir na exata localização e definição dos pontos anatômicos a serem medidos. Consequentemente, seus índices podem alcançar até 2 vezes mais que os de reprodutibilidade intra-avaliador.[15] Desse modo, somente com rigorosa observação das padronizações adotadas e com acentuado domínio do protocolo de medida será possível minimizar a possibilidade de ocorrência dessas variações.

No que se refere aos protocolos de medida de espessura das dobras cutâneas voltadas à análise da composição corporal, especialistas da área desenvolveram procedimentos padronizados que têm recebido grande aceitação entre os adeptos dessa técnica (Figura 7.2):

- Realizar as medidas sempre no hemicorpo direito do indivíduo
- Identificar e marcar cuidadosamente com lápis dermográfico o ponto anatômico correspondente à dobra cutânea
- Definir o tecido celular subcutâneo das estruturas mais profundas por intermédio do polegar e do dedo indicador da mão esquerda
- Destacar a dobra cutânea e colocar o polegar e o dedo indicador, separados por aproximadamente 8 cm entre si,

sobre uma linha perpendicular ao eixo que acompanha a dobra da pele. Quanto mais espesso for o tecido subcutâneo, maior deve ser a distância entre o polegar e o dedo indicador para destacar a dobra cutânea
- Elevar a dobra cutânea por volta de 1 cm acima do ponto de medida
- Manter a dobra cutânea elevada enquanto estiver realizando a medida
- Aplicar a borda superior do compasso perpendicular à dobra cutânea e a cerca de 1 cm abaixo do ponto exato de reparo
- Soltar a pressão das hastes do compasso lentamente
- Aguardar por volta de 2 a 3 segundos e depois soltar a pressão das hastes do compasso para que a leitura da medida seja realizada.

Alguns outros cuidados devem ser tomados para aprimorar a qualidade das medidas. A realização de uma série de três medidas no mesmo local, tomadas de maneira alternada em relação às demais, é um procedimento interessante para minimizar os erros de medida. Na eventualidade de ocorrerem discrepâncias superiores a 5% entre as medidas de valores extremos no mesmo local, nova série de três medidas deve ser realizada. Para efeito de cálculo, considera-se a dimensão da medida intermediária como valor adotado para cada ponto.

Não é aconselhável realizar as medidas de espessura das dobras cutâneas imediatamente após a realização de esforço físico mais intenso. Nesse caso, o deslocamento de fluidos corporais em direção à pele, em consequência de adaptações biológicas resultantes do esforço físico realizado, tende a aumentar as espessuras das dobras cutâneas. Além disso, deve-se realizar as medidas sempre diretamente na pele do indivíduo, quando esta estiver seca e sem nenhum produto que possa ocasionar o deslizamento dos dedos do avaliador ou das bordas do compasso. Sempre que possível, deve-se evitar a utilização de compassos de plástico e procurar obter definição mínima de 0,1 mm, mesmo que esta seja alcançada por interpolação da escala original de medida.[16]

Os pontos anatômicos para realizar as medidas de espessura das dobras cutâneas variam conforme a equação preditiva utilizada para estimar a quantidade de gordura corporal. Contudo, chama-se a atenção para a necessidade de acompanhar rigorosamente a padronização proposta pelos autores da equação escolhida.

MEDIDAS DE PERÍMETROS

Método antropométrico alternativo para análise da composição corporal consiste nas medidas de perímetros em regiões específicas do corpo. Em princípio, medidas de perímetros apresentam as mesmas vantagens de simplicidade, facilidade e aceitabilidade das espessuras de dobras cutâneas; contudo, tem sido demonstrada sua fragilidade como variável preditora da quantidade de gordura corporal em razão de suas dimensões incluírem outros tecidos e órgãos além do tecido adiposo.[17]

Sugere-se a utilização das medidas de perímetros para análise da composição corporal em duas situações. Na primeira, quando o indivíduo apresentar quantidade de gordura

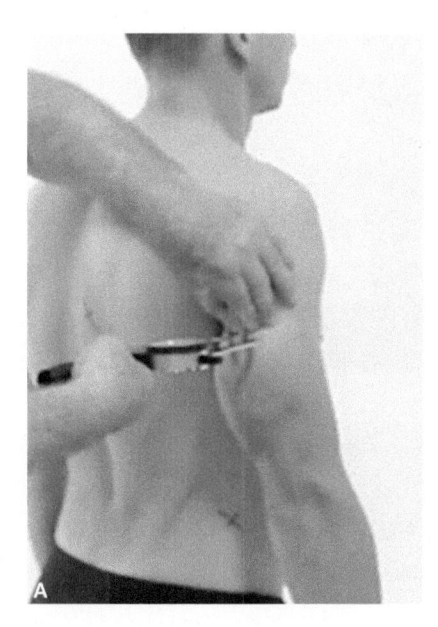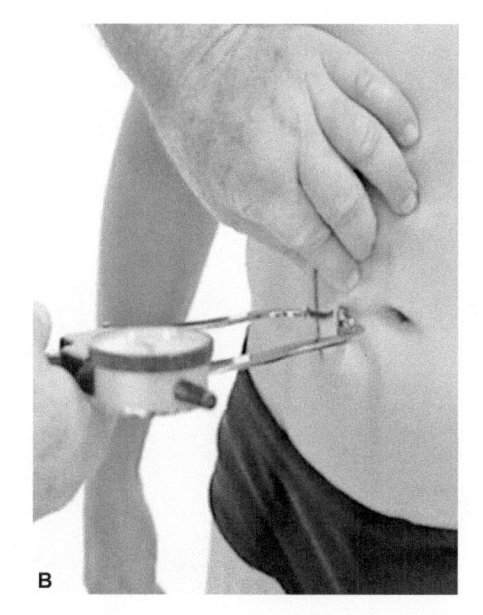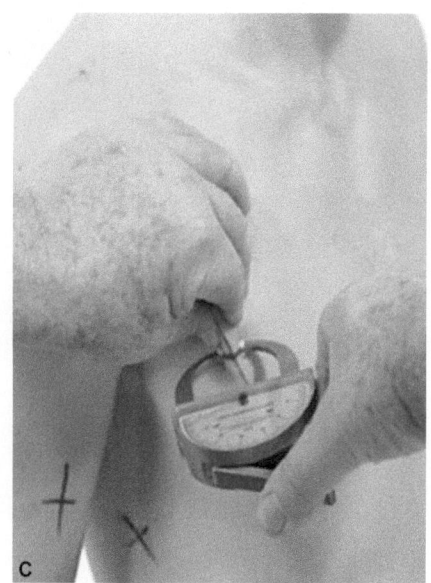

Figura 7.2 A a C. Medidas de espessura de dobras cutâneas.

corporal excessivamente elevada, o que faz as espessuras de dobras cutâneas ultrapassarem o limite recomendável para assegurar medidas de boa qualidade (> 40 mm); na segunda, quando o objetivo é reunir informações direcionadas ao padrão de distribuição regional da gordura corporal.[11]

Certa preocupação quanto ao padrão de distribuição regional da gordura corporal justifica-se pela estreita associação observada entre algumas complicações para a saúde decorrentes de disfunções cardiometabólicas e do maior acúmulo de gordura na região central do corpo, independentemente da idade e da quantidade total de gordura corporal.[18]

Conceitualmente, o maior acúmulo de gordura na região central do corpo, ou um padrão centrípeto de distribuição regional de gordura corporal, é caracterizado pela maior quantidade de gordura nas regiões do tronco, principalmente na cintura, e relativamente menor quantidade de gordura nas extremidades. Em contrapartida, o padrão periférico da distribuição de gordura corporal é definido pelo maior depósito de gordura nas extremidades, sobretudo nas regiões de quadris, glúteos e coxa superior em comparação com o tronco.

A razão entre o perímetro da cintura e dos quadris vem sendo empregada frequentemente para caracterizar se a gordura corporal é reunida predominantemente na região central do corpo ou na extremidade:

$$\text{Razão cintura/quadril} = \frac{\text{Perímetro de cintura (cm)}}{\text{Perímetro de quadris (cm)}}$$

Para realizar as medidas de perímetro, é empregada fita antropométrica flexível que permita aplicar pressão constante sobre a superfície da pele durante toda a medição. O perímetro de cintura é determinado no plano horizontal, no ponto coincidente com a distância média entre a última costela e a crista ilíaca. A medida é obtida ao final de uma expiração normal, sem compressão da pele. O perímetro do quadril é também determinado no plano horizontal, no nível de maior

protuberância posterior dos glúteos. Para realizar a medida de perímetro da cintura, o profissional deve postar-se à frente do indivíduo, enquanto, para a realização da medida de perímetro de quadril, o profissional deve colocar-se lateralmente ao indivíduo (Figura 7.3).

Sobre a interpretação dos valores encontrados na razão cintura/quadril, a literatura dispõe de indicadores referenciais que podem identificar a intensidade do risco predisponente ao aparecimento e ao desenvolvimento de disfunções cardiometabólicas de acordo com a idade e o sexo (Tabela 7.1).[19]

Outra sugestão para predizer o risco associado à saúde decorrente do maior acúmulo de gordura na região central do corpo é a recorrência da razão entre medida de perímetro da cintura e estatura. Nesse caso, dimensões da razão cintura/estatura maiores que 0,50 tendem a aumentar a incidência de disfunções cardiometabólicas.[20]

$$\text{Razão cintura/estatura} = \frac{\text{Perímetro de cintura (cm)}}{\text{Estatura (cm)}}$$

A principal vantagem do uso da razão cintura/estatura, em comparação com a razão cintura/quadril, refere-se ao fato de que, em tese, esta deve apresentar maior sensibilidade para a análise do padrão de distribuição de gordura, considerando-se a provável variação conjunta das medidas de perímetros da cintura e do quadril durante o processo de maior acúmulo e de redução da gordura corporal. Além disso, essas medidas permitem comparações imediatas quanto à distribuição de gordura corporal de indivíduos que apresentam diferentes medidas de estatura.

O chamado índice de conicidade é mais uma opção antropométrica direcionada a oferecer informações sobre perfil de distribuição da gordura corporal. Esse índice baseia-se no pressuposto de que o perfil morfológico do corpo humano, ao apresentar maior concentração de gordura na região central,

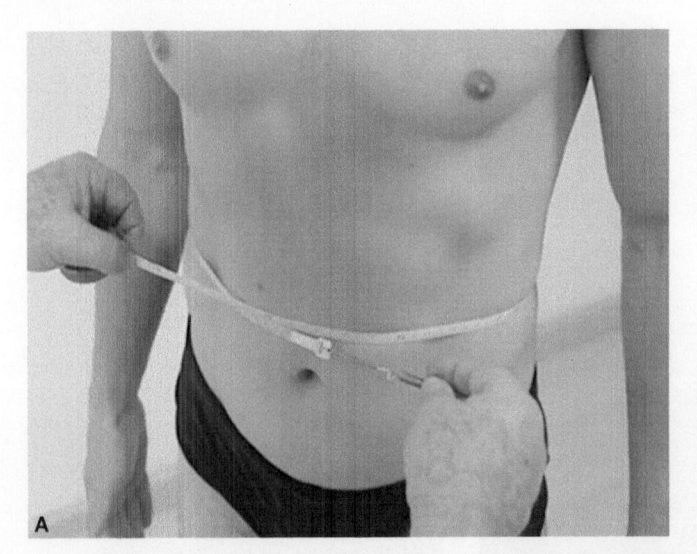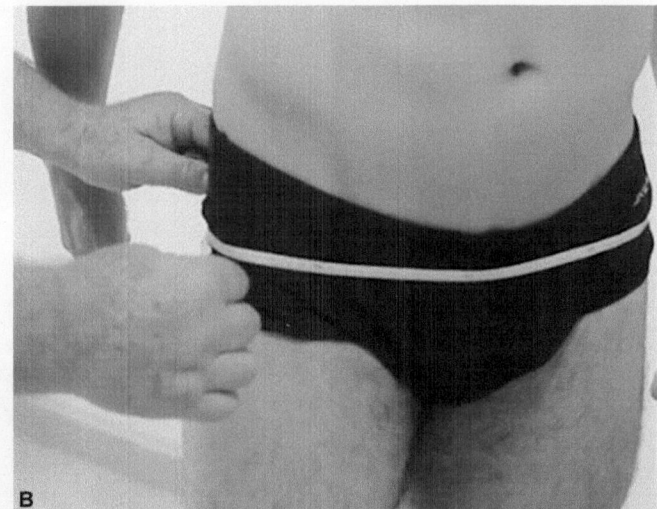

Figura 7.3 Medidas dos perímetros de cintura (A) e quadris (B).

Tabela 7.1 Indicadores referenciais da razão cintura/quadril direcionados à identificação do risco para a saúde de acordo com sexo e idade.

Sexo	Idade (anos)	Risco para a saúde			
		Baixo	Moderado	Alto	Muito alto
Mulheres	20 a 29	< 0,71	0,71 a 0,77	0,78 a 0,82	> 0,82
	30 a 39	< 0,72	0,72 a 0,78	0,79 a 0,84	> 0,84
	40 a 49	< 0,73	0,73 a 0,79	0,80 a 0,87	> 0,87
	50 a 59	< 0,74	0,74 a 0,81	0,82 a 0,88	> 0,88
	60 a 69	< 0,76	0,76 a 0,83	0,84 a 0,90	> 0,90
Homens	20 a 29	< 0,83	0,83 a 0,88	0,89 a 0,94	> 0,94
	30 a 39	< 0,84	0,84 a 0,91	0,92 a 0,96	> 0,96
	40 a 49	< 0,88	0,88 a 0,95	0,96 a 1	> 1
	50 a 59	< 0,90	0,90 a 0,96	0,97 a 1,02	> 1,02
	60 a 69	< 0,91	0,91 a 0,98	0,99 a 1,03	> 1,03

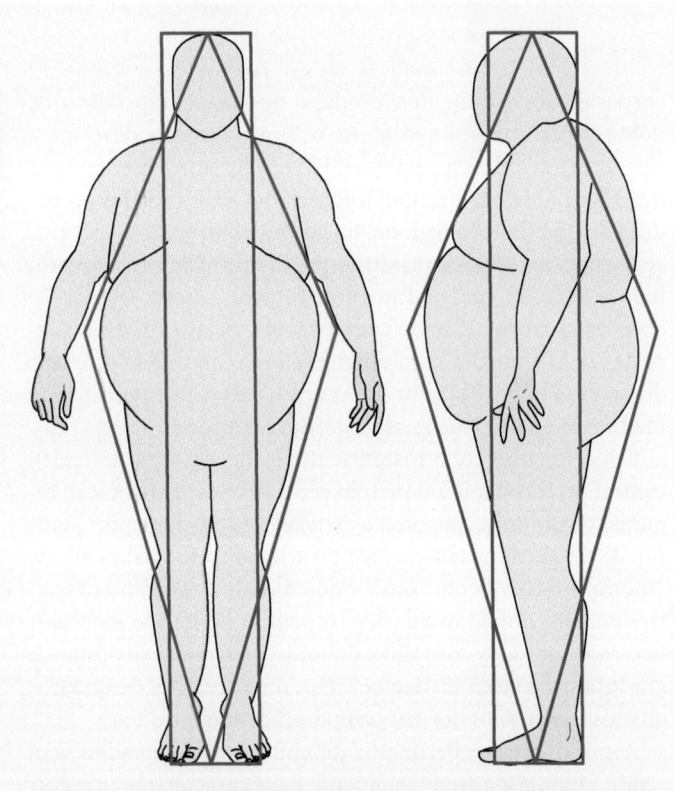

Figura 7.4 Perfil morfológico associado a um duplo cone e a um cilindro direcionado à descrição da distribuição da gordura corporal.

apresenta um formato parecido com um duplo cone com uma base comum, enquanto ao apresentar menores quantidades de gordura na região central do corpo, apresenta aparência similar a um cilindro[21] (Figura 7.4).

Para o cálculo, são envolvidas as medidas do perímetro de cintura e da estatura, expressas em metros, e do peso corporal, consignado em quilogramas:

$$\text{Índice de conicidade} = \frac{\text{Perímetro de cintura (m)}}{0{,}109 \sqrt{\dfrac{\text{Peso corporal (kg)}}{\text{Estatura (m)}}}}$$

Apesar de valores elevados no índice de conicidade estarem mais fortemente associados aos fatores de risco predisponentes às doenças cardiovasculares e metabólicas que outros indicadores antropométricos de obesidade abdominal[22], uma limitação importante relacionada com seu uso refere-se à falta de indicadores referenciais direcionados à identificação do risco para a saúde.

Nesse particular, até então, tem-se sugerido adotar valores próximos de 1 (perfil morfológico similar a de um cilindro perfeito) como indicativos de baixo risco para o aparecimento e o desenvolvimento de disfunções cardiovasculares e metabólicas. Em contrapartida, valores próximos de 1,73 (perfil morfológico similar a de um duplo cone perfeito) são considerados indicativos de elevado risco para o aparecimento e o desenvolvimento de disfunções cardiovasculares e metabólicas.[23]

EQUAÇÕES PREDITIVAS COM MEDIDAS ANTROPOMÉTRICAS

Com base na estreita relação entre as medidas de densidade corporal e as dimensões de espessura das dobras cutâneas, o que credencia a técnica antropométrica como boa opção para as estimativas associadas à quantidade de gordura corporal, e tendo em vista que os procedimentos densitométricos são empregados para validar outras técnicas, têm sido propostas equações preditivas que viabilizam enormemente o emprego das medidas de espessura das dobras cutâneas na análise da composição corporal.

Quando se utilizam equações de regressão com essa finalidade, considera-se o somatório das medidas de algumas espessuras de dobras cutâneas um bom indicador da gordura subcutânea, e os valores equivalentes à densidade corporal da quantidade total de gordura do corpo. Contudo, evidências experimentais têm demonstrado que o comportamento da relação espessura de dobras cutâneas-densidade corporal é influenciado por variações biológicas associadas a sexo, idade e quantidade de gordura corporal apresentada pelo indivíduo:[24]

- Mulheres apresentam maiores depósitos de gordura intramuscular, intermuscular e nos órgãos internos (gordura visceral) que homens para idêntica quantidade de gordura subcutânea
- Indivíduos de mais idade, do mesmo sexo e com valores de densidade corporal similares apresentam proporcionalmente menores quantidades de gordura subcutânea que seus equivalentes mais jovens
- Indivíduos com menores quantidades de gordura corporal total apresentam proporção mais elevada de gordura interna que os mais gordos e, à medida que a quantidade total de gordura corporal aumenta, a proporção de gordura localizada internamente diminui.

Levando-se em conta esses pressupostos, as inúmeras equações de regressão à disposição na literatura podem ser classificadas em dois grupos: equações específicas e equações generalizadas. As equações específicas são desenvolvidas com base em informações apresentadas por grupos homogêneos de indivíduos relativamente ao sexo, à idade e aos níveis de gordura corporal. Portanto, devem ser empregadas em segmentos específicos da população com características similares.

Por outro lado, na proposição das equações generalizadas, são envolvidos indivíduos que apresentam diferentes quantidades de gordura corporal dentro de uma faixa etária bastante ampla. Desse modo, procura-se minimizar a participação do grau de adiposidade e do processo de envelhecimento orgânico na relação estatística entre a gordura corporal total e a gordura subcutânea.

A princípio, parece claro que as equações específicas apresentam maior validade preditiva quando utilizadas em indivíduos pertencentes ao mesmo segmento da população da qual se originou a equação; entretanto, quanto maior a especificidade da equação, menor sua aplicação. Desse modo, equações generalizadas e idealizadas com base em amostras representativas de populações heterogêneas em relação à idade e ao nível de adiposidade podem aumentar as opções de aplicação.

Os erros de predição associados à utilização de equações para estimativas da quantidade de gordura corporal são estabelecidos em valores por volta de 5%, apesar de, conforme a equação utilizada e o indivíduo analisado, poderem ser encontrados vieses entre 3 e 9% da gordura corporal real.[25]

Ao optar pela utilização de uma equação envolvendo medidas de espessura de dobras cutâneas para predição da quantidade de gordura corporal, deve-se observar o princípio de validação dessa mesma equação em amostras de indivíduos pertencentes à população que se pretende utilizar. A proposição de equações desse tipo, acompanhada por baixos erros de estimativa, não significa necessariamente que elas possam ser utilizadas em todas as populações. Nesse particular, torna-se necessário submetê-las a um processo de validação, a fim de ajustar seus coeficientes preditivos e estabelecer os novos erros de estimativas específicos para determinada população. Portanto, deve-se ter atenção especial ao processo de validação das equações antropométricas com intenção de estabelecer estimativas mais precisas sobre a quantidade de gordura corporal.

Em estudos que procuraram validar as equações específicas com base em amostras de indivíduos norte-americanos, europeus e asiáticos, verificou-se que estas produzem vieses acentuados quando comparadas com a utilização dos procedimentos densitométricos na análise da quantidade de gordura corporal de indivíduos da população no Brasil. Nesse caso, foram identificados erros de estimativas equivalentes até um quarto da quantidade de gordura corporal de mulheres e homens brasileiros reunidos nos estudos. Em vista disso, na sequência, procurou-se a proposição de novas equações específicas para segmentos da população adulta brasileira que possam atender melhor à realidade nacional.[26]

Essas equações de regressão surgiram de estudos com sujeitos de ambos os sexos entre 18 e 30 anos de idade e tinham como variáveis preditivas a aproximação logarítmica do somatório das espessuras de três dobras cutâneas. Os homens envolvidos na amostra de proposição da equação apresentavam quantidades de gordura relativas ao peso corporal entre 4 e 30%; e as mulheres, entre 13 e 37%. As medidas de espessura das dobras cutâneas foram realizadas com compassos do tipo *Harpenden®*. Com relação aos erros de estimativa produzidos pelas equações – mediante validação cruzada em amostras diferentes das envolvidas na proposição das equações –, verifica-se que estes variaram entre 1,5 e 3% em indivíduos de diferentes quantidades de gordura corporal, em uma prova de que os valores de densidade corporal podem ser estimados com precisão dentro dos limites admissíveis, independentemente do perfil de adiposidade dos indivíduos analisados (Tabela 7.2).

A localização dos pontos anatômicos das dobras cutâneas envolvidas nessas duas equações deve ser definida com o indivíduo em posição ortostática e em repouso. A espessura da dobra cutânea tricipital é determinada paralelamente ao eixo longitudinal do braço, na fase posterior, sendo seu ponto exato de reparo a distância média entre a borda superolateral do acrômio e o olécrano. Para mensuração da espessura da dobra cutânea suprailíaca, o indivíduo afasta levemente o braço direito para trás, procurando não influenciar o profissional na obtenção da medida. Essa dobra cutânea é individualizada no sentido oblíquo, acima da crista ilíaca anterossuperior, na altura do prolongamento da linha axilar anterior. Na região

Tabela 7.2 Equações específicas para predição dos valores de densidade corporal com base em espessuras de dobras cutâneas de adultos brasileiros.

Sexo	Equação de regressão	R^2	Erro de estimativa
Mulheres	DENS = 1,1665 − 0,0706 Log_{10} (X_1)	0,853	0,0053
Homens	DENS = 1,1714 − 0,0671 Log_{10} (X_2)	0,894	0,0057

DENS: valores preditos de densidade corporal (g/mℓ); X_1: somatório das espessuras de dobras cutâneas medidas nas regiões subescapular, suprailíaca e da coxa proximal; X_2: somatório das espessuras de dobras cutâneas medidas nas regiões tricipital, suprailíaca e abdominal.

abdominal, a dobra cutânea é determinada no sentido paralelo ao eixo longitudinal do corpo, aproximadamente a 2 cm à direita da borda lateral da cicatriz umbilical. A espessura da dobra cutânea subescapular é obtida obliquamente ao eixo longitudinal, seguindo orientação dos arcos costais, e localizada a 2 cm abaixo do ângulo inferior da escápula. Para obter a medida de espessura da dobra cutânea da coxa proximal, a perna direita é deslocada ligeiramente à frente, e o peso corporal é sustentado quase totalmente sobre a perna esquerda. Destaque-se a dobra cutânea no sentido paralelo ao eixo longitudinal da perna, sobre o músculo do reto femoral, no terço superior da distância entre o ligamento inguinal e o bordo superior da patela (Figura 7.5).

Estimado o valor equivalente à densidade corporal, pode-se então calcular a gordura relativa ao peso corporal com base na expressão matemática proposta por Siri:[27]

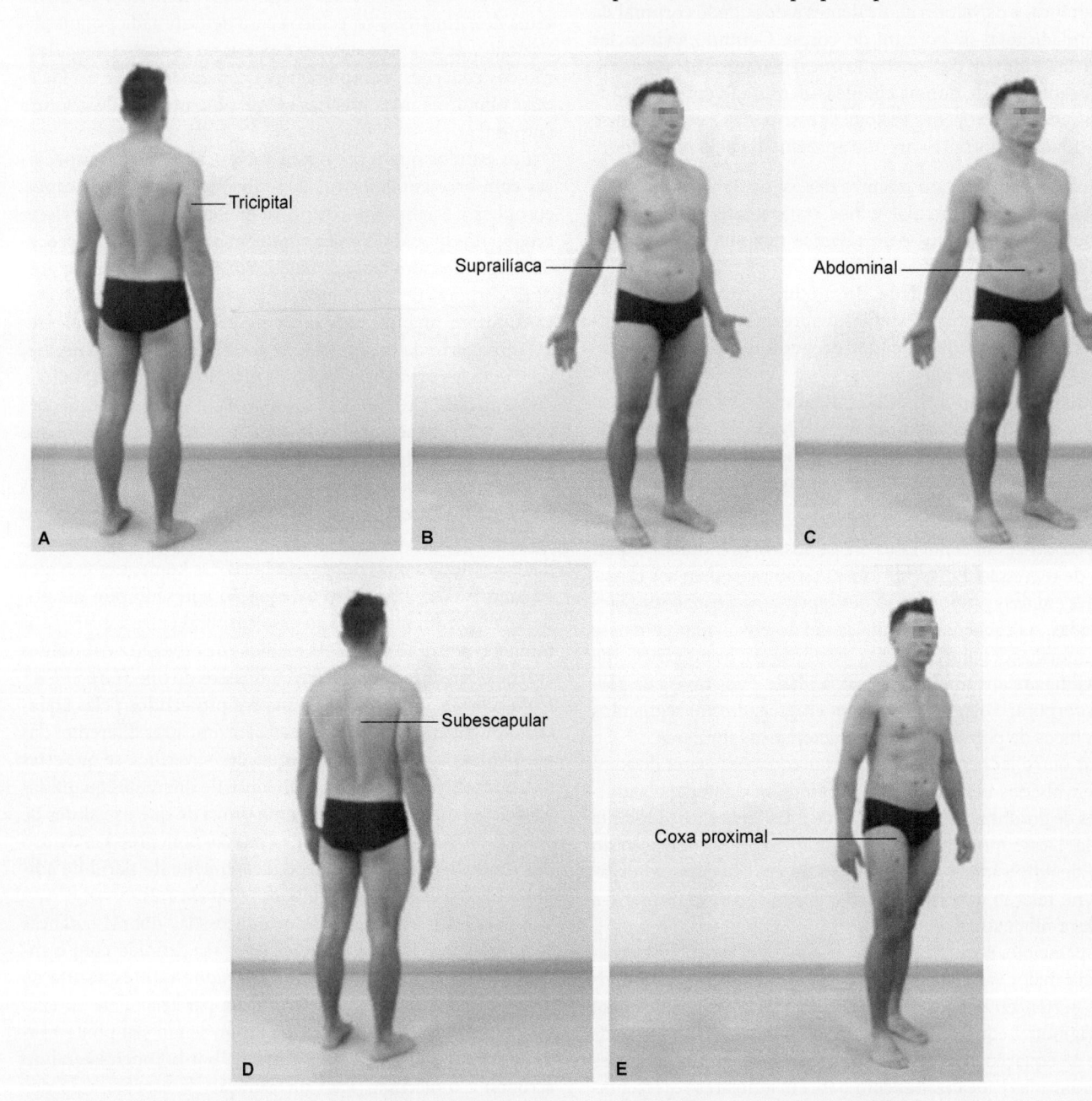

Figura 7.5 Localização anatômica das medidas de espessura das dobras cutâneas destacadas nas regiões tricipital (A), suprailíaca (B), abdominal (C), subescapular (D) e da coxa proximal (E) utilizadas nas equações específicas propostas por Guedes e Guedes.[26]

$$\text{Gordura relativa (\%)} = \left(\frac{4,95}{\text{Densidade corporal}} - 4,50 \times 100 \right)$$

Com a finalidade de ilustrar a sequência de cálculo das equações de regressão, assume-se, como exemplo hipotético, um homem de 28 anos e 78,8 kg. Com relação às espessuras das dobras cutâneas, consideram-se dimensões de 15,9, 21,7 e 24,6 mm para as regiões tricipital (TR), suprailíaca (SI) e abdominal (AB), respectivamente.

$$\begin{aligned}
\text{Densidade corporal (g/m}\ell\text{)} &= 1,1714 - 0,0671 \, \text{Log}_{10} \, (\text{TR} + \text{SI} + \text{AB})\\
&= 1,1714 - 0,0671 \, \text{Log}_{10} \, (15,9 + 21,7 + 24,6)\\
&= 1,1714 - 0,0671 \, \text{Log}_{10} \, (62,2)\\
&= 1,1714 - 0,0671 \times 1,7934\\
&= 1,05106 \, \text{g/m}\ell
\end{aligned}$$

$$\begin{aligned}
\text{Gordura relativa (\%)} &= \left(\frac{4,95}{\text{Densidade corporal}} - 4,50 \times 100 \right)\\
&= \left(\frac{4,95}{1,05106 \, \text{g/m}\ell} - 4,50 \times 100 \right)\\
&= 20,95\%
\end{aligned}$$

$$\begin{aligned}
\text{Gordura absoluta (kg)} &= \text{Peso corporal} \left[\frac{\text{Gordura relativa (\%)}}{100} \right]\\
&= 78,8 \, \text{kg} \left(\frac{20,95\%}{100} \right)\\
&= 16,5 \, \text{kg}
\end{aligned}$$

$$\begin{aligned}
\text{Massa magra (kg)} &= \text{Peso corporal} - \text{Gordura absoluta}\\
&= 78,8 \, \text{kg} - 16,5 \, \text{kg}\\
&= 62,3 \, \text{kg}
\end{aligned}$$

Por apresentar erro de predição nos limites toleráveis para um critério de validação satisfatório e pela reduzida quantidade de espessura de dobras cutâneas envolvida em seus cálculos, além da amplitude de idade dos indivíduos analisados, as equações generalizadas idealizadas pelo grupo de trabalho liderado por Jackson e Pollock[28,29] têm tido reconhecida aceitação e aplicação no campo da nutrição. Em suas proposições, foram envolvidos homens de 18 a 61 anos de idade com quantidades de gordura relativa ao peso corporal entre 1 e 33% e mulheres de 18 a 55 anos com quantidades de gordura corporal entre 4 e 44%. Seus proponentes optaram por utilizar compassos do tipo *Lange*® para as medidas de espessura das dobras cutâneas (Tabela 7.3).

Em relação à localização dos pontos anatômicos relacionados com as dobras cutâneas envolvidas em seus cálculos, aquelas destacadas nas regiões tricipital, suprailíaca e abdominal coincidem com a padronização proposta anteriormente para as equações específicas. No entanto, com relação à espessura da dobra cutânea da coxa, em vez de a medição ser realizada no terço superior da distância entre o ligamento inguinal e o bordo superior da rótula, esta se situa na distância média entre esses dois pontos. A espessura da dobra cutânea peitoral é determinada obliquamente ao eixo longitudinal e acompanha o sentido entre a linha axilar anterior e o mamilo. Sua localização corresponde à distância média entre esses dois pontos (Figura 7.6).

Tabela 7.3 Equações generalizadas para predição dos valores de densidade corporal com base em medidas de espessura de dobras cutâneas idealizadas por Jackson e Pollock.[28,29]

Sexo	Equação de regressão	R^2	Erro de estimativa
Mulheres	DENS = 1,0994921 – 0,0009929 (X_1) + 0,0000023 (X_1)² – 0,0001392 (Idade)	0,84	0,0086
Homens	DENS = 1,109380 – 0,0008267 (X_2) + 0,0000016 (X_2)² – 0,0002574 (Idade)	0,91	0,0077

DENS: valores preditos de densidade corporal (g/mℓ); X_1: somatório das medidas de espessuras das dobras cutâneas destacadas nas regiões tricipital, suprailíaca e da coxa medial; X_2: somatório das medidas de espessura das dobras cutâneas destacadas nas regiões peitoral, abdominal e da coxa medial; idade: a do indivíduo em anos completos.

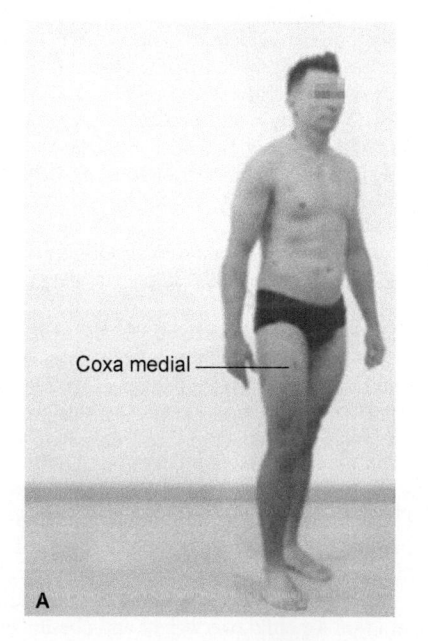

Coxa medial

A

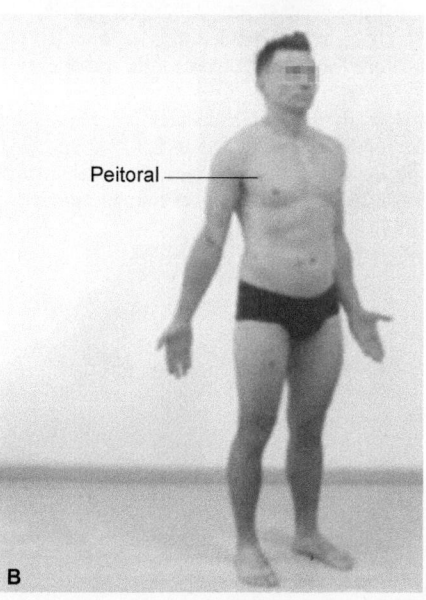

Peitoral

B

Figura 7.6 Localização anatômica das medidas de espessura das dobras cutâneas destacadas nas regiões da coxa (**A**) e peitoral (**B**) utilizadas nas equações generalizadas propostas por Jackson e Pollock.[28,29]

Apesar de algumas tentativas nesse sentido, a inexistência de estudos que possam ter validado a utilização de equações generalizadas em amostras da população brasileira nos limites de erros de estimativas aceitáveis – mesmo admitindo-se que seus referenciais teóricos podem superar algumas limitações biológicas apresentadas pelas equações específicas – torna sua utilização no país, até o momento, uma incógnita no que tange ao índice de precisão na predição da quantidade de gordura corporal.

REFERÊNCIAS BIBLIOGRÁFICAS

1. Wang J, Thornton JC, Kolesnik S, Pierson RN. Anthropometry in body composition: an overview. Ann NY Acad Sci 2000;904:317-26.
2. Cornier MA, Després JP, Davis N, Grossniklaus DA, Klein S, Lamarche B et al. Assessing adiposity a scientific statement from the American Heart Association. Circulation 2011;124:1996-2019.
3. Ortega FB, Sui X, Lavie CJ, Blair SN. Body mass index, the most widely used but also widely criticized index: would a criterion standard measure of total body fat be a better predictor of cardiovascular disease mortality? Mayo Clin Proc 2016;91(4):443-55.
4. Global BMI Mortality Collaboration, Di Angelantonio E, Bhupathiraju ShN, Wormser D, Gao P, Kaptoge S et al. Body-mass index and all-cause mortality: individual participant-data meta-analysis of 239 prospective studies in four continents. Lancet 2016;388(10046):776-86.
5. World Health Organization (WHO). Obesity: preventing and managing the global epidemic. Report of a WHO Consultation on Obesity. Geneva: WHO, 1998.
6. Daniels SR, Khoury PR, Morrison JA. The utility of body mass index as a measure of body fatness in children and adolescents: differences by race and gender. Pediatrics 1997;99:804-7.
7. World Health Organization (WHO). Child growth standards based on length/height, weight and age. Acta Paediatr Suppl 2006;450:76-85.
8. de Onis M, Onyango AW, Borghi E, Siyam A, Nishida C, Siekmann J. Development of a WHO growth reference for school-aged children and adolescents. Bull World Health Organ 2007;85(9):660-7.
9. Cole TJ, Bellizzi MC, Flegal KM, Dietz WH. Establishing a standard definition for child overweight and obesity worldwide: international survey. BMJ 2000;320(7244):1240-3.
10. Cole TJ, Lobstein T. Extended international (IOTF) body mass index cut-offs for thinness, overweight and obesity. Pediatr Obes 2012;7:284-94.
11. Clarys JP, Martin AD, Drinkwater DT, Marfell-Jones MJ. The skinfold: myth and reality. J Sport Sci 1987;5:3-33.
12. Clarys JP, Provyn S, Marfell-Jones MJ. Cadaver studies and their impact on the understanding of human adiposity. Ergonimics 2005;48:1445-61.
13. Gruber JJ, Pollock ML, Graves JE, Colvin AB, Braith RW. Comparison of Harpenden and Lange calipers in predicting body composition. Res Q Exerc Sport 1990;61:184-90.
14. Gore CJ, Carlyon RG, Franks SW, Woolford SM. Skinfold thickness varies directly with spring coefficient and inversely with jaw pressure. Med Sci Sports Exerc 2000;32:540-6.
15. Ulijaszek SJ, Kerr DA. Anthropometric measurement error and the assessment of nutritional status. Br J Nutr 1999;82:165-77.
16. Schmidt PK, Carter JE. Static and dynamic differences among five types of skinfold calipers. Hum Biol 1990;62:369-88.
17. Garcia AL, Wagner K, Hothom T, Koebnick C, Zunft HJ, Trippo U. Improved prediction of body fat by measuring skinfold thickness, circumferences, and bone breadths. Obes Res 2005;13:626-34.
18. Pou KM, Massaro JM, Hoffmann V, Lieb K, Vasar RS, O'Donnell CL et al. Patterns of abdominal fat distribution: the Framingham Heart Study. Diabetes Care 2009;32:481-5.
19. Björntorp P. The association between obesity, adipose tissue distribution and disease. Acta Med Scand 1988;723:121-34.
20. Ashwell M, Gunn P, Gibson S. Waist-to-height ratio is a better screening tool than waist circumference and BMI for adult cardiometabolic risk factors: systematic review and meta-analysis. Obes Rev 2012;13:275-86.
21. Valdez R. A simple model-based index of abdominal adiposity. J Clin Epidemiol 1991;44(9):955-6.
22. Yasmin MTCGN. Adiposity indices and their relationship with some risk factors of coronary heart disease in middle-age Cambridge men and women. Ann Hum Biol 2000;27(3):239-48.
23. Valdez R, Seidell JC, Ahn YL, Weiss KM. A new index of abdominal adiposity as an indicator of risk for cardiovascular disease. A cross-population study. Int J Obes Relat Metab Disord 1993;17(2):77-82.
24. Lohman TG. Skinfolds and body density and their relation to body fatness: a review. Hum Biol 1981;53:181-225.
25. Jackson AS, Pollock ML. Prediction accuracy of body density, lean body weight, and total body volume equations. Med Sci Sports Exer 1977;4:197-201.
26. Guedes DP, Guedes JERP. Proposição de equações para predição da quantidade de gordura corporal em adultos jovens. Semina 1991;12:61-70.
27. Siri WE. Body composition from fluid spaces and density: analysis of methods. In: Brozek J, Henschel A (eds.). Techniques for measuring body composition. Washington: National Academy of Science, 1961. p.223-44.
28. Jackson AS, Pollock ML. Generalized equations for predicting body density for men. Br J Nutr 1978;40:497-504.
29. Jackson AS, Pollock ML, Ward A. Generalized equations for predicting body density of women. Med Sci Sports Exer 1980;12:175-82.

8 Avaliação do Estado Nutricional por Impedância Bioelétrica

Lara Bérgamo Silva | *Ana Paula Pagano* | *Juliana Maria Faccioli Sicchieri* |
Mirele Savegnago Mialich Grecco | *Karina Pfrimer*

INTRODUÇÃO

A avaliação da composição corporal é um importante pilar da avaliação do estado nutricional dos indivíduos. A impedância bioelétrica (BIA) é um dos métodos mais amplamente difundidos, por ser não invasivo, seguro, fácil de usar, portátil e ter custo relativamente baixo em comparação com outros métodos clinicamente disponíveis.[1,2]

A composição corporal é um dos componentes da avaliação que facilita o diagnóstico nutricional. A BIA faz parte dessa fundamental análise. Somente a antropometria não consegue mensurar a estrutura corporal do indivíduo. A importância relativa de conhecer a composição do corpo depende muito da questão de interesse. A necessidade de avaliar a composição corporal geralmente surge nas investigações sobre obesidade e desnutrição, composição de perda de peso após cirurgia bariátrica, perda de músculo, sarcopenia, lipodistrofia, estados de hidratação alterados e osteopenia/osteoporose.[3] Assim, essa medida de avaliação da composição corporal auxilia no diagnóstico nutricional, sendo mais fidedigno e preciso.

A BIA é um método comumente usado para avaliações de composição corporal em prática clínica e estudos de pesquisa, sendo baseada na condução de uma corrente elétrica indolor, de baixa intensidade, aplicada por meio de cabos conectados a eletrodos ou superfícies condutoras, colocados em contato com a pele e que permitem a quantificação de compartimentos corporais em massa livre de gordura (MLG), massa gorda (MG), massa celular corporal (MCC) e água corporal total (ACT).

Como a corrente elétrica é primariamente limitada às soluções eletrolíticas, o único parâmetro biológico direto mensurável pela BIA está relacionado com o componente da água corporal. Os demais componentes da composição corporal são estimados seguindo uma abordagem em passos sequenciais. Em uma segunda etapa, a partir da água corporal, estima-se a MLG ao assumir um fator de hidratação constante entre elas. Em uma terceira etapa, o valor da massa de gordura é obtido a partir da subtração da MLG do peso corporal.[4,5] As estimativas da composição corporal obtidas pela BIA podem ser calibradas contra métodos de referência por técnicas de diluição isotópica, absorciometria com raios X de dupla energia (DEXA), pletismografia gasosa, pesagem hidrostática, entre outros.[6]

Uma vez validadas, as equações de predição ficam disponíveis para utilização posterior, necessitando-se apenas da coleta de variáveis que podem ser obtidas facilmente, como características demográficas e antropométricas, além dos dados referentes ao exame da BIA. Contudo, vale destacar que essas equações de predição são dimensionadas para um método de referência particular e podem produzir erro quando avaliadas em relação a um método de referência diferente. Por exemplo, uma equação de BIA desenvolvida para MLG do DEXA pode produzir erros substanciais de escala quando comparados com as medidas de ACT geradas pela diluição do deutério em um estudo diferente.

Assim, cinco possíveis erros devem ser considerados: o na mensuração da bioimpedância; o intrínseco do método de referência utilizado na validação; o padrão da estimativa de regressão; o do modelo do volume corporal admitido como um cilindro uniforme; e o da variabilidade biológica entre os indivíduos.[7]

As inovações recentes considerando as tecnologias da BIA envolvem sistemas que incorporam frequências múltiplas (MF-BIA) e diversos segmentos corporais.[3] Atualmente, encontram-se disponíveis três categorias de equipamentos de impedância bioelétrica: frequência única (SF-BIA), frequência múltipla (MF-BIA) e espectroscopia (BIS). Embora os dispositivos de uma única frequência tenham sido os primeiros comercializados e sejam os mais abundantes no mercado, os dispositivos de múltiplas frequências e espectroscopias estão se tornando cada vez mais acessíveis. As principais limitações do uso da BIA incluem pressupostos envolvendo uma hidratação fixa, sendo que, em situações clínicas nas quais a hidratação é alterada, o uso de SF-BIA para estimativas de composição corporal é impreciso.[3] Outra limitação de seu uso são pacientes portadores de marca-passos, não sendo recomendado o uso por conta da atividade elétrica da BIA.

Em síntese, a BIA constitui-se em uma ferramenta promissora a ser incorporada na pesquisa clínica e na rotina de avaliação e cuidado nutricional de pacientes de diferentes especialidades médicas, pois um crescente interesse em novas aplicações de bioimpedância para o cenário clínico que vão além da quantificação da composição do corpo, sendo este um interesse global e significativo para a avaliação do estado nutricional. A introdução de segmentação e MF-BIA melhorou consideravelmente as limitações relacionadas às diferenças entre os indivíduos no comprimento dos membros e tronco e as diferenças na forma do corpo.

Assim, neste capítulo, serão abordados os principais tópicos referentes ao método da BIA, como fundamentação teórica, tipos, procedimentos para avaliação e aplicações na prática clínica.

PRINCÍPIOS DA IMPEDÂNCIA BIOELÉTRICA

A BIA é um método utilizado para avaliar a composição corporal por meio de uma corrente elétrica aplicada ao corpo por eletrodos aderidos à superfície corporal.[8] A corrente é fraca e alternada (500 a 800 µA), podendo ter uma (≈50 kHz) ou mais frequências.[9] Os eletrodos podem ser aderidos à pele de diversas maneiras, no entanto, o método mais comum para a avaliação corporal total é a disposição tetrapolar, em que são fixados dois eletrodos injetores de corrente e dois eletrodos sensores de tensão.[9] Dois dos eletrodos são colocados na superfície dorsal da mão (terceiro osso metacarpal) e pé (terceiro osso metatarsal), ambos do lado direito do corpo. Os outros dois eletrodos são fixados na superfície dorsal do pulso direito (no nível da mão dos ossos radiais e ulnares) e na superfície anterior do tornozelo direito (entre as porções salientes dos ossos tibiais e fibulares[10] (Figura 8.1).

Com a corrente lançada ao corpo pelos cabos conectados nos eletrodos distais (injetores), ocorre uma queda de tensão causada pela impedância e capturada pelos eletrodos proximais (sensores).[11]

No organismo, a corrente é carreada por íons com cargas (como sódio e potássio), pois eles são capazes de se mover no interior dos fluidos corporais.[12] Assim, tecidos contendo maiores quantidades de eletrólitos e água conduzem bem a corrente elétrica[11], já que a resistência gerada é menor.[12] Nesse sentido, tecidos biológicos (sangue, vísceras e músculos) são bons condutores, enquanto tecido adiposo, ossos e ar são maus condutores.[9,13]

Com a corrente elétrica carreada no organismo pelos íons, ocorre um acúmulo de cargas elétricas nas membranas celulares, modelando suas estruturas eletricamente como capacitores. Isso acontece porque as membranas celulares têm um material não condutor (a camada de material lipídico da membrana) limitado por duas placas condutoras (as proteínas da membrana).[12]

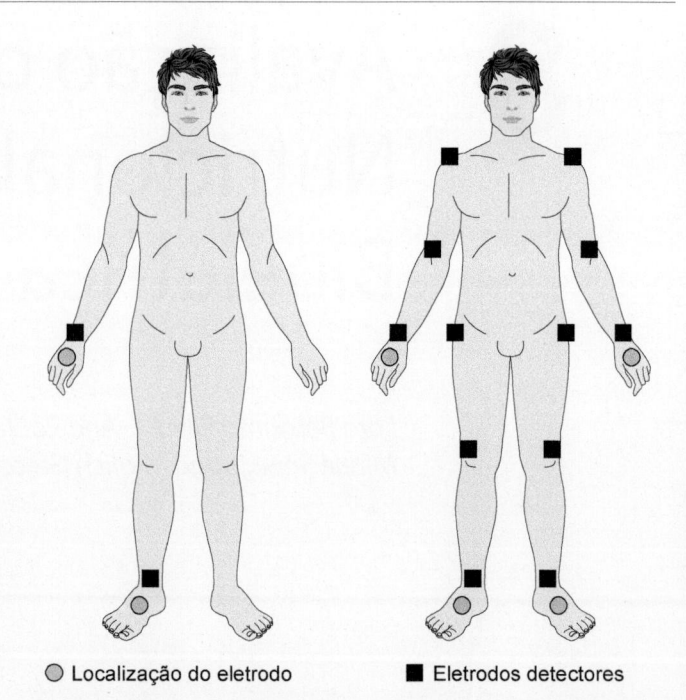

○ Localização do eletrodo   ■ Eletrodos detectores

Figura 8.1 Apresentação esquemática das posições anatômicas de fixação dos eletrodos para análise de BIA corporal total e segmentar. Adaptada de Tanaka *et al.*, 2007.[10]

Essa corrente possibilita a medição dos valores de resistência (R) e reatância (Xc), que, por sua vez, podem ser utilizados para calcular a impedância (Z), pela fórmula[11,14]:

$$\text{Impedância (Z)}^2 = \text{Resistência (R)}^2 + \text{Reatância (Xc)}^2$$

Enquanto a resistência à corrente elétrica aplicada ao corpo é inversamente proporcional à quantidade de água e eletrólitos[8], a capacitância é a propriedade que as membranas celulares têm de armazenar a corrente elétrica por um breve período.[9] A reatância depende da capacitância e da frequência da corrente elétrica aplicada.[15] Em baixas frequências, a corrente flui principalmente pelos tecidos extracelulares, enquanto em frequências mais altas, passa pelos tecidos corporais (intra e extracelulares), propiciando a quantificação da água corporal total.[9] Portanto, a reatância é a resistência gerada pelas membranas celulares agindo como capacitores.[14]

Com a obtenção dos valores de resistência e reatância, a composição corporal pode ser estimada com base em equações de predição disponíveis na literatura. Existem diferentes equações para diferentes grupos específicos[8], e a escolha da equação influencia no resultado da avaliação da composição corporal.[13] Visando a aumentar a acurácia dessas equações, algumas passaram a incluir outros dados como idade, peso, sexo e etnia.[13] Por ser um método de análise indireto, necessita da validação por meio de comparação com outros métodos de referência, como técnicas de diluição isotópica, água triciada e água marcada com O^{18}.[12] Outro ponto a ser levado em consideração é que a BIA se baseia no modelo do condutor cilíndrico, com comprimento e área transversal uniformes e homogêneos, ao qual o corpo se assemelha.[16] Desse modo, a R do comprimento desse condutor é proporcional ao seu comprimento (L) e inversamente proporcional à sua área de seção transversal (A)[1] (Figura 8.2). Por considerar a hidratação constante, a estimativa da MLG é superestimada em casos de hiper-hidratação.[8] Existem poucas equações validadas considerando um modelo de vários compartimentos corporais.[13] Assim, pode haver erro de predição das equações decorrente da soma dos cinco erros descritos anteriormente.[7] No entanto, apesar de o corpo não ser cilíndrico e a condutividade não ser constante, pode-se estabelecer uma relação entre o coeficiente de impedância (H^2/R) e o volume de água que conduz a corrente pelo corpo.[8]

Apesar das limitações, as equações de predição são muito utilizadas na prática clínica, principalmente em casos de doenças orgânicas e alterações hídricas.[12] Há, ainda, a possibilidade de se usar os parâmetros bioelétricos brutos (resistência e reatância) em casos de pacientes que não atendam às proposições das equações preditivas, além do valor direto do ângulo de fase (AF).[12]

MEDIÇÃO POR IMPEDÂNCIA BIOELÉTRICA

Conforme mencionado anteriormente, a corrente elétrica aplicada ao corpo produz valores de resistência (R), inversamente proporcional à quantidade de água e aos eletrólitos; de capacitância, relacionada com as características intrínsecas das membranas celulares; e de reatância (Xc), dependente da capacitância e da frequência da corrente aplicada. Os valores de resistência e reatância podem ser utilizados para calcular a impedância.[11] A partir da resistência, também é possível medir os fluidos de água intracelular (AIC) e de água extracelular (AEC)[11], e a ACT é calculada pela soma de ambos.[8] Como a ACT é considerada uma parte constante da MLG, seu valor também pode ser calculado, assim como os valores de MG e MCC.[8] Além disso, o valor de R e Xc pode ser utilizado para calcular o AF.[11]

Quando a corrente é aplicada ao corpo, carregando eletricamente as membranas celulares, ocorre um deslocamento de fase, o AF. Em uma representação vetorial, a R é representada por um vetor horizontal, enquanto a Xc por um vetor vertical. O vetor resultante (Z) da combinação destes é a impedância total. O tamanho do vetor formado, chamado de módulo ou magnitude (M), define um ângulo com a linha horizontal, o AF[13] (Figura 8.3). O AF é calculado diretamente pela equação:

$$\text{Arco tangente} = (Xc / R) \times 180°/\pi$$

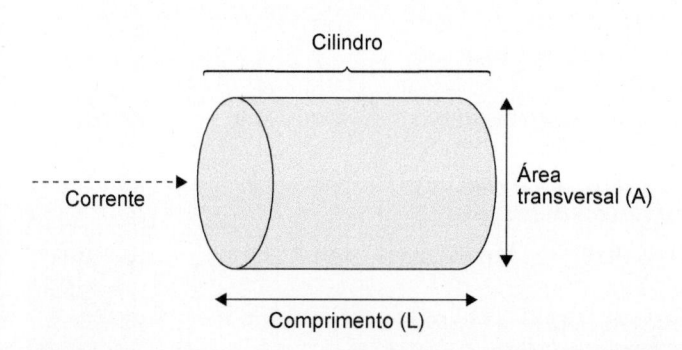

Figura 8.2 Princípios da análise de BIA. Adaptada e traduzida de Kyle *et al.*, 2004.[1]

Pode variar de 0 a 90°, sendo que ângulo de 0° indicaria um circuito resistivo (sem membranas celulares) e um ângulo de 90° indicaria um circuito capacitivo (sem fluido).[8,12]

A seguir, será feita uma descrição dos compartimentos corporais existentes, os quais são compostos por: MLG (vísceras, água extra e intracelular e massa óssea); ACT (água extra e intracelular); MCC (água corporal total e vísceras); e MG, conforme esquematizado na Figura 8.4.

Massa livre de gordura

A MLG inclui tudo no corpo, exceto a MG, portanto, abrange ossos, água extracelular, água intracelular e proteína visceral.[1]

Em pessoas com hidratação corporal normal, pode-se estimar a MLG com o uso da SF-BIA, a partir do uso de equações direcionadas para o grupo em questão[1], já que várias equações estão disponíveis na literatura (Tabela 8.1).

Inicialmente, as equações levavam em conta somente H^2/R, porém, com o tempo, outros parâmetros foram incluídos para aumentar sua acurácia, como sexo, idade, peso, altura e antropometria.[1,8]

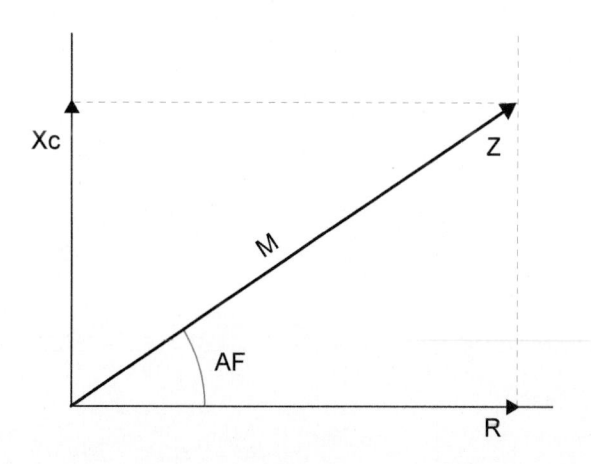

Figura 8.3 Bioimpedância, representada pelo vetor Z, é uma combinação de vetores perpendiculares R e Xc. O vetor Z tem o módulo M e define no eixo horizontal um ângulo de fase AF. Adaptada de Falcão, 2010.[12]

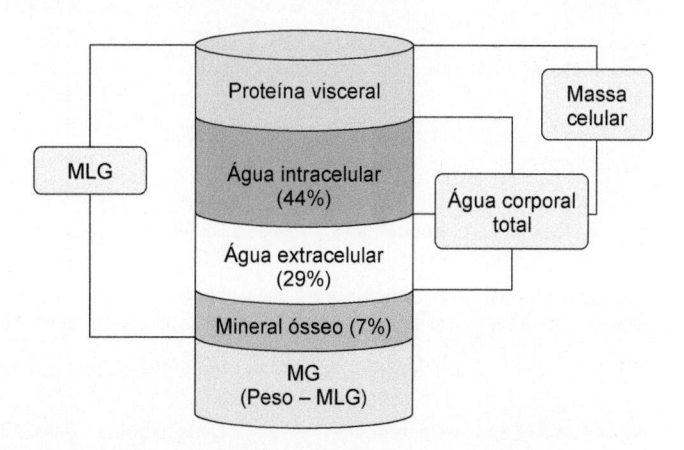

Figura 8.4 Diagrama esquemático de MLG, ACT, AIC, AEC e MCC. Adaptada de Kyle *et al.*, 2004.[1]

Tabela 8.1 Equações para análise de BIA, relatadas na literatura desde 1990 para MLG, classificadas de acordo com as categorias de indivíduos (adulto, idoso ou obeso) e com o erro padrão estimado (SEE).

População	Fonte	n.	Medida de critério	Equação	R^2	SEE	Aparelho de BIA*
Adultos saudáveis de 18 a 94 anos	Kyle *et al.*	343	DEXA	$-4,104 + 0,518\ Ht^2/R50 + 0,231$ peso $+ 0,130\ Xc + 4,229$ sexo	0,97	1,8	Xitron
Adultos saudáveis de 18 a 29 anos	Lohman	153	Densitometria	Mulheres $= 5,49 + 0,476\ Ht^2/R50 + 0,295$ peso	NR	2,1	Valhalla
Adultos saudáveis de 30 a 49 anos	Lohamn	122	Densitometria	Mulheres $= 11,59 + 0,493\ Ht^2/R50 + 0,141$ peso	NR	2,5	Valhalla
Saudáveis, diversas etnias	Kotler *et al.* SF paralela	126	DEXA	Mulheres $= +0,07 + 0,88\ (Ht^{1,97}/Z^0{}_{50}{}^{40})$ $(1,0/22,22) + 0,081$ peso	0,71	6,56% ($\approx$2,6)	RJL – 101
Indivíduos saudáveis > 16 anos	Deurenberg *et al.*	661	Multi – C, Densitometria	$-12,44 + 0,34\ Ht^2/R_{50} + 0,1534$ altura $+ 0,273$ peso $- 0,127$ idade $+ 4,56$ sexo	0,93	2,6	RJL – 101
Indivíduos saudáveis de 12 a 71 anos	Boulier *et al.*	202	Densitometria	$6,37 + 0,64$ peso $+ 0,40\ Ht^2/Z_{1\,MHz} - 0,16$ idade $- 2,71$ sexo (homens = 1, mulheres = 2)	0,92	2,6	IMP BO – 1
Mulheres de 18 a 60 anos	Stolarczyk *et al.*	95	Multi – C	$20,05 - 0,04904\ R_{50} + 0,001254\ Ht^2 + 0,1555$ peso $+ 0,147\ Xc - 0,0833$ idade	0,75	2,6	Valhalla
Adultos saudáveis de 50 a 70 anos	Lohman	72	Densitometria	Mulheres $= 6,34 + 0,474\ Ht^2/R_{50} + 0,180$ peso	NR	2,8	Valhalla
Adultos saudáveis de 18 a 29 anos	Lohman	153	Densitometria	Homens $= 5,32 + 0,485\ Ht^2/R_{50} + 0,338$ peso	NR	2,9	Valhalla
Indivíduos saudáveis de 12 a 94 anos	Sun *et al.*	1.095	Multi – C	Mulheres $= -9,529 + 0,696\ Ht^2/R_{50} + 0,168$ peso $+ 0,016\ R_{50}$	0,83	2,9	RJL – 101
Saudáveis, diversas etnias	Kotle *et al.*	206	DEXA	Homens $= +0,49 + 0,50\ (Ht^{1,48}/Z^0{}_{50}{}^{55})$ $(1,0/1,21) + 0,42$ peso	0,92	5,45% ($\approx$3,2)	–
Adultos saudáveis de 30 a 49 anos	Lohman	111	Densitometria	Homens $= 4,51 + 0,549\ Ht^2/R_{50} + 0,163$ peso $+ 0,092\ Xc$	NR	3,2	Valhalla
Indivíduos saudáveis de 35 a 65 anos	Heithmann	139	Multi – C, H2O, TBK	$-14,94 + 0,279\ Ht^2/R_{50} + 0,181$ peso $+ 0,231$ altura $+ 0,064$ (peso sexo) $- 0,077$ idade	0,90	3,6	RJL – 103
Adultos saudáveis de 50 a 70 anos	Lohman	74	Densitometria	Homens $= -11,41 + 0,600\ Ht^2/R_{50} + 0,186$ peso $+ 0,226\ Xc$	NR	3,6	Valhalla
Indivíduos saudáveis de 12 a 94 anos	Sun *et al.*	734	4 Compart	Homens $= -10,678 + 0,652\ Ht^2/R_{50} + 0,262$ peso $+ 0,015\ R$	0,90	3,9	RJL – 101
Mulheres com sobrepeso de 25 a 45 anos	Jackici *et al.*	123	DEXA	$2,68 + 0,20\ Ht^2/R_{50} + 0,19$ peso $+ 2,55$ etnia (branco = 0, afroamericano = 1) $+ 0,1157$ altura	0,65	8,8	RJL – 101
Mulheres com sobrepeso de 25 a 45 anos	Jackici *et al.*	93	DEXA	$2,04$ a $0,22\ R_{50} + 0,19$ peso $+ 2,63$ etnia (branco = 0, afroamericano = 1) $+ 0,2583$ altura	0,65	8,8	RJL – 101
Mulheres idosas de 62 a 72 anos	Haapala *et al.*	294	DEXA	$-128,06 + 1,85$ IMC $- 0,63$ peso $+ 1,07$ altura $- 0,03\ R_{50} + 10,0$ relação cintura-quadril	0,83	1,6	RJL – 101
Idosos	Roubenoff *et al.*	98	DEXA	Mulheres $= 7,7435 + 0,4542\ Ht^2/R_{50} + 0,1190$ peso $+ 0,0455\ Xc$	0,77	2,09	RJL – 101
Idosos de 65 a 94 anos	Baumgartner *et al.*	106	Multi – C	$-1,732 + 0,28\ Ht^2/R_{50} + 0,27$ peso $+ 4,5,$ sexo $+ 0,31$ circunferência da coxa	0,91	2,5	RJL – 101
Idosos	Dey *et al.*	72	4 Compart	$11,78 + 0,499\ Ht^2/R_{50} + 0,134$ peso $+ 3,449$ sexo	0,91	2,6	RJL – 101
Idosos de 60 a 83 anos	Deurenberg *et al.*	72	Densitometria	$7,0 + 0,360\ Ht^2/R_{50} + 4,5$ sexo $+ 0,359$ peso $- 0,20$ circunferência da coxa	0,92	2,5	RJL – 101

(continua)

Tabela 8.1 (*Continuação*) Equações para análise de BIA, relatadas na literatura desde 1990 para MLG, classificadas de acordo com as categorias de indivíduos (adulto, idoso ou obeso) e com o erro padrão estimado (SEE).

População	Fonte	n.	Medida de critério	Equação	R^2	SEE	Aparelho de BIA*
Idosos de 60 a 83 anos	Deurenberg *et al.*	98	Densitometria	$3,9 + 0,672$ Ht^2/R_{50} $3,1$ sexo	0,88	3,1	RJL – 101
Idosos de 65 a 94 anos	Baumgartner *et al.*	161	Densitometria	$15,44 + 0,34$ $Ht^2/R_{50} + 0,36$ peso $+ 4,3$ sexo $- 0,57$ circunferência do tornozelo	0,87	3,2	RJL – 101
Idosos	Roubenoff *et al.*	445	DEXA	Homens: $9,1536 + 0,4273$ $Ht^2/R_{50} + 0,1926$ peso $+ 0,0667$ Xc	0,72	3,4	RJL – 101
Idosos	Roubenoff *et al.*	–	DEXA	$5,741 + 0,4551$ $Ht^2/R_{50} + 1,1405$ peso $+ 0,0573$ Xc $+ 6,2467$ sexo	–	–	RJL – 101

R: resistência; Ht^2/R: altura^2/resistência; Xc: reactância; V: volume corporal; Z: impedância a 5 kHz; Z_{100}: impedância a 100 kHz – 1 para homens, 0 para mulheres, salvo indicação contrária; NR: não relatada; altura em cm; peso em kg; circunferência da coxa em cm; resistência em Ohm.

As equações da BIA estão apresentadas na ordem crescente de SEE. Elas estão limitadas aos estudos em indivíduos saudáveis, que incluíram pelo menos 40 indivíduos, e são validadas comparadas com a medida de critério.

*RJL System, Inc; Clinton TWP, ML; Xitron Technologies, San Diego, CA; Valhalla Scientific, San Diego, CA; BIA-2000-M, Data Input, Germany; IMP-BO-1 (2 eletrodos subcutâneos), l'Impulsion, Caen, France. Todos os indivíduos são brancos, exceto Jackici (brancos e afro-americanos), Stolarczyk *et al.* (nativos americanos) e Sun (brancos e afro-americanos).

• %MG = [(4,570/densidade corporal) – 4,142] 100
• %MG = [(4,95/densidade corporal) – 4,5] 100
• %MG = [(6,38/densidade corporal) – 3,961 massa mineral óssea – 6,090] 100
• %MG = [(1,34/densidade corporal) – 0,35 idade + 0,56 conteúdo mineral – 1] 205

Água corporal total

O compartimento de ACT abrange a AIC e a AEC.

Em baixas frequências, como no caso da SF-BIA (geralmente 50 kHz), há uma limitação na estimativa da AIC e da AEC. Já com a MF-BIA, há melhor diferenciação entre ACT, AIC e AEC. Isso é relevante, pois permite avaliar as alterações de fluidos corporais e possíveis alterações de hidratação em algumas situações, como as doenças renais.[8] Nos casos em que há alterações hídricas, não há acurácia da estimativa da ACT pela SF-BIA nem pela MF-BIA, porque estas não são capazes de fazer uma boa avaliação de ACT e AEC. Da mesma maneira, as equações preditivas desenvolvidas a partir de grupos de indivíduos saudáveis não são aplicáveis a pacientes nessas condições[1], pois as alterações no balanço eletrolítico causadas nessa condição alteram a razão AEC:AIC.[8] A SF-BIA avalia AEC (proporção constante da ACT), em condições normais de hidratação. Um aumento na AEC ou na razão AEC/ACT pode indicar edema ou subnutrição.[1]

Massa celular corporal

Não existe um consenso sobre o significado fisiológico de MCC ou AIC.[1]

A MCC corresponde ao compartimento rico em proteína afetado no estado catabólico, e sua perda está associada a piores resultados clínicos. Em pacientes com alterações hídricas, não há acurácia na determinação da perda proteica, por conta da expansão de AEC. Em casos de grandes alterações hídricas, as diferenças de hidratação do tecido muscular entre os indivíduos provavelmente são muito grandes para se desenvolver equações uniformes que permitam avaliar a MCC.[1]

Equações

Há diversas fórmulas utilizadas para estimar a MLG a partir dos valores de R e Xc.[14]

As Tabelas 8.2 a 8.6 apresentam algumas equações de predição já publicadas (a partir de 1990) para MLG (ver Tabela 8.1), MG (Tabela 8.2), ACT (Tabela 8.3), AEC (Tabela 8.4) e AIC (Tabela 8.5). As equações demonstradas são limitadas a estudos com pelo menos 40 indivíduos, todos saudáveis, e validadas contra uma medida de critério.[1]

TIPOS DE IMPEDÂNCIA BIOELÉTRICA

Impedância bioelétrica de frequência única

A SF-BIA (50 kHz) é baseada em teorias de mistura e equações empíricas, desenvolvidas a partir de indivíduos saudáveis e em homeostase biológica.[1] Foi um dos primeiros métodos propostos para avaliar compartimentos corporais.[15] A maneira mais comum é por meio de eletrodos aderidos na mão e no pé (ver Figura 8.1). No entanto, ainda existem os métodos em que os eletrodos podem ser fixados em ambos os pés ou em ambas as mãos. Apesar de poder ser usada para estimar ACT (por meio da soma de AIC e AEC), não demonstra diferenças na AIC.[1] Permite, ainda, estimar a MLG, que é derivada da ACT, assumindo uma hidratação constante a 73,2%.[9] Embora não apresente acurácia na avaliação de indivíduos com alterações hídricas, pode ser usada em condições de homeostase.[8]

Impedância bioelétrica segmentar

A BIA segmentar (SEG-BIA) é muito utilizada para avaliar situações em que ocorrem alterações hídricas[8] e determinar mudanças de fluido e distribuição de fluidos em algumas doenças (como ascite, insuficiência renal e cirurgia), podendo ser útil para fornecer informações sobre o acúmulo de líquido na região pulmonar ou abdominal.[1]

Nesse método, dois eletrodos adicionais são colocados no pulso e no pé no lado oposto, ou então em pulso, ombro (acrômio), crista ilíaca superior e tornozelo, ou ainda na porção

Tabela 8.2 Equações para análise de BIA, relatadas na literatura desde 1990 para MG, classificadas de acordo com o SEE.

População	Fonte	nº	Medida de critério	Equação	r^2	SEE	Aparelho de BIA*
Massa gorda (%) em idosos de 65 a 94 anos	Baumgartner *et al.*	98	Multi-C	$-23{,}58 + 20{,}02$ (R_{50} peso)/$Ht^2 + 0{,}29$ circunferência da coxa $- 4{,}99$ sexo $+ 0{,}52$ circunferência do braço	0,73	3,80%	RJL – 101
Idosos de 65 a 94 anos	Baumgartner *et al.*	98	Densitometria	$-18{,}89 + 22{,}12$ (R_{50} peso)/$Ht^2 + 0{,}64$ circunferência da panturrilha $- 4{,}13$ sexo	0,55	5%	–
Massa gorda (kg) em indivíduos saudáveis de 21 a 64 anos BIA segmentar	Organ *et al.*	104	Pesagem embaixo d'água, H_2O	Mulheres: $-5{,}9150 + 0{,}7395$ peso $- 0{,}3327$ altura $- 0{,}0846$ idade $+ 0{,}048$ membro superior $R_{50} + 0{,}2705$ tronco R50 $+ 0{,}0384$ membros inferiores $R_{50} - 0{,}1219$ membros inferiores Xc	0,93	1,9	Na
Indivíduos saudáveis de 21 a 64 anos BIA segmentar	Organ *et al.*	96	Pesagem embaixo d'água, H_2O	Homens: $-4{,}2422 + 0{,}7368$ peso $- 0{,}0482$ altura $+ 0{,}1170$ idade $+ 0{,}0393$ membros superiores $R_{50} + $ * $0{,}5110$ tronco $R_{50} + 0{,}0654$ membros inferiores $R_{50} - 0{,}2560$ membros inferiores Xc	0,93	2,8	Na
Indivíduos saudáveis de 35 a 65 anos	Heithmann	139	FM Multi-C	$14{,}94 - 0{,}079$ Ht^2/R50 $+ 0{,}818$ peso $- 0{,}231$ altura $- 0{,}064$ sexo peso $+ 0{,}077$ idade	0,90	3,6	RJL – 103

R: resistência; Ht^2/R: altura^2/resistência; Xc: reactância; V: volume corporal; Z: impedância a 5 kHz; Z_{100}: impedância a 100 kHz – 1 para homens, 0 para mulheres, salvo indicação contrária.

As equações da BIA são apresentadas na ordem crescente de SEE. Elas estão limitadas aos estudos em indivíduos saudáveis, que incluíram pelo menos 40 indivíduos e são validadas comparadas com a medida de critério.

* RJL System, Inc; Clinton TWP, ML; Xitron Technologies, San Diego, CA; Valhalla Scientific, San Diego, CA; BIA-2000-M, Data Input, Hofheim, Germany.

• %MG = [(1,34/densidade corporal) – 0,35 idade + 0,56 conteúdo mineral – 1] 205

• %MG = [(4,95/densidade corporal) – 4,5)] 100

Tabela 8.3 Equações para análise de BIA, relatadas na literatura desde 1990 para ACT, classificadas de acordo com o SEE*.

População	Fonte	nº	Medida de critério	Equação	r^2	SEE	Aparelho de BIA**
Indivíduos saudáveis	Deurenberg *et al.*	139	H_2O	$6{,}69 + 0{,}34573$ Ht^2/$Z_{100} + 0{,}17065$ peso $- 0{,}11$ idade $+ 2{,}66$ sexo	0,95	1,73	Human-IM Scanner
Indivíduos saudáveis	Deurenberg *et al.*	139	H_2O	$6{,}53 + 0{,}36740$ Ht^2/$Z_{50} + 0{,}17531$ peso $- 0{,}11$ idade $+ 2{,}83$ sexo	0,95	1,74	–
Indivíduos saudáveis	Cornish *et al.*	60	H_2O	$0{,}6 + 0{,}50$ Ht^2/$R_0 + 0{,}186$ peso	0,85	2,1 ou 6,1%	SEAC
Indivíduos saudáveis de 35 a 65 anos	Heitmann	139	Multi-C, H_2O, TBK	$-17{,}58 + 0{,}240$ Ht^2/$R_{50} - 0{,}172$ peso $+ 0{,}040$ sexo peso $+ 0{,}165$ altura	–	3,47	RJL – 103
Indivíduos saudáveis, etnias diversas	Kotler *et al.* SF Paralela	206	H_2O, TBK	Homens $= (-3{,}66 + 0{,}58$ ($Ht^{1,62}$/$Z^{0,7}_{50}$ 1,0/1,35) $+ 0{,}32$ peso)	0,83	7,80%	RJL – 101
Indivíduos saudáveis, etnias diversas	Kotler *et al.* SF Paralela	126	H_2O	Mulheres $= (-0{,}86 + 0{,}76$ ($Ht^{1,99}$/$Z^{0,58}_{50}$ 1,0/18,91) $+ 0{,}14$ peso)	0,67	8,20%	RJL – 101
Indivíduos saudáveis de 17 a 66 anos	Kushner e Schoeller	40	H_2O	Homens $= 8{,}99 + 0{,}396$ Ht^2/$R_{50} + 0{,}143$ peso	0,96	M 1,66	RJL – 101
Indivíduos saudáveis de 17 a 66 anos	Kushner e Schoeller	40	H_2O	Mulheres $= 8{,}315 + 0{,}382$ Ht^2/$R_{50} + 0{,}105$ peso $1{,}726 + 0{,}5561$ Ht^2/$R_{50} - 0{,}0955$ peso	0,95 0,97	F 0,88 1,75	–
Indivíduos saudáveis de 12 a 94 anos	Sun *et al.*	734	Multi-C	Homens $= 1{,}203 + 0{,}449$ Ht^2/$R_{50} + 0{,}176$ peso	0,84	3,8	RJL – 101
Indivíduos idosos	Sun *et al.*	1.095	Multi-C	Mulheres $= 3{,}747 + 0{,}450$ Ht^2/$R_{50} + 0{,}113$ peso	0,79	2,6	Analycor3
Indivíduos idosos	Vache *et al.* Vache *et al.*	58 58	O O	$3{,}026 + 0{,}358$ Ht^2/$R_{50} + 0{,}149$ peso $+ 2{,}924$ sexo $2{,}896 + 0{,}366$ Ht^2/$R_{50} + 0{,}137$ peso $+ 2{,}485$ sexo	0,97 0,86	1,3 3,58	Xitron
Indivíduos saudáveis de 19 a 65 anos	Van Loan e Mayclin	60	H_2O	$14{,}0107 + 0{,}29753$ Ht^2/$R_{224} + 0{,}14739$ peso $- 3{,}63734$ sexo (homens = 0, mulheres = 1) $- 0{,}07299$ idade	0,66	3,1	Xitron
Idosos de 63 a 87 anos	Visser *et al.*	117	H_2O	Homens $= 8{,}3 + 0{,}3228$ Ht^2/$Z_{50} + 0{,}1652$ peso Mulheres $= 11{,}9 + 0{,}2715$ Ht^2/$Z_{50} + 0{,}1087$ peso	0,41	2,7	Xitron

(continua)

Tabela 8.3 *(Continuação)* Equações para análise de BIA, relatadas na literatura desde 1990 para ACT, classificadas de acordo com o SEE*.

População	Fonte	nº	Medida de critério	Equação	r^2	SEE	Aparelho de BIA**
Indivíduos obesos e não obesos saudáveis	Cox-Reijven e Soeters	90	H_2O	$0,08 + 0,458 \ Ht^2/R_{tbw} + 0,06$ peso	0,91	1,9	Xitron
Mulheres obesas	De Lorenzo *et al.*	55	H_2O	$23,1898 + 0,0154 \ (V/Z_1) + 0,3315 \ V/((Z_1 Z_{100})/(Z_1 - Z_{100})$	0,94	2,8	Xitron
Pacientes cirúrgicos	Hannan *et al.*	43	H_2O	$5,82 + 0,446 \ Ht^2/R_{50} + 0,129$ peso	0,90	2,5	Xitron
Pacientes cirúrgicos	Hannan *et al.*	43	H_2O	$5,69 + 0,399 \ Ht^2/R_{500} + 0,114$ peso	0,90	2,5	Xitron
Pacientes cirúrgicos	Hannan *et al.*	43	H_2O	$-1,04 + 0,45 \ Ht^2/R_{500} + 0,46 \ APT + 0,0119 \ Ht^2/Xc_{50} - 0,0106 \ Ht^2/Xc_{500}$	0,93	2,3	Xitron

TBK: potássio corporal total; H_2O: tritétio; H_2O: óxido de deutério.

As equações da BIA estão apresentadas na ordem crescente de SEE. Elas estão limitadas aos estudos em indivíduos saudáveis que incluíram pelo menos 40 indivíduos e são validadas comparadas com a medida de critério.

* RSME: erro quadrado médio; R: resistência; Ht^2/R: altura^2/resistência; Xc: reactância; V: volume corporal; Z: impedância; APT: espessura máxima do comprimento total longo do esterno, medido com calipers; $R_{tbw} = (R_{AlC} R_{AEC})/R_{AlC} + R_{aec})$; Z_5: impedância a 5 kHz; Z_{100}: impedância a 100 kHz – 1 para homens, 0 para mulheres, salvo indicação contrária.
** RJL System, Inc; Clinton TWP, ML; Xitron Technologies, San Diego, CA; Human-IM Scanner, Dietosystem, Milan, Italy; Analycor3, Spengler, France, SEAC, Brisbane, Austrália.

Tabela 8.4 Equações para análise de impedância bioelétrica, relatadas na literatura desde 1990 para ECW, classificadas de acordo com o SEE*.

População	Fonte	nº	Medida de critério	Equação	r^2	SEE	Aparelho de BIA**
Indivíduos saudáveis	Deurenberg *et al.*	139	KBr	$2,30 + 0,19528 \ Ht^2/Z_z + 0,06987$ peso $- 0,02$ idade	0,87	0,98	Human-IM Scanner
Indivíduos saudáveis	Deurenberg *et al.*	139	KBr	$2,53 + 0,18903 \ Ht^2/Z_5 + 0,06753$ peso $- 0,02$ idade	0,86	1,02	–
Indivíduos saudáveis de 19 a 65 anos	Van Loan e Mayclin	60	NaBr	$-5,17753 + 0,09989 \ Ht^2/R_{224} + 0,09322$ peso $- 13962$ sexo***	0,92	1,06	Xitron
Indivíduos saudáveis e doentes	Sergi *et al.*	40	NaBr	$-7,24 + 0,34 \ Ht^2/R_1 + 0,06$ peso $+ 2,63$ (saudável = 1, doente = 2) $+ 2,57$ sexo***	0,89	1,75	RJL – 101
Indivíduos saudáveis e doentes	Sergi *et al.*	40	NaBr	$-5,22 + 0,20 \ Ht^2/R_{50} + 0,005 \ Ht^2/Xc_{20} + 0,08$ peso $+ 1,9$ (saudável = 1, doente = 2) $+ 1,86$ sexo***	0,89	1,75	103
Indivíduos obesos e não obesos saudáveis	Cox-Reijven e Soeters	90	NaBr	$-3,511 + 0,351 \ Ht^2/R_{ecw} + 0,05$ peso	0,77	2	–
Indivíduos saudáveis	Cornish *et al.*	60	NaBr	$-6,3 + 0,352 \ Ht^2/R_o + 0,99$ peso $+ 3,09$ sexo***	0,7	2,1 ou 11,7%	Xitron
Indivíduos saudáveis	Cornish *et al.*	60	NaBr	$1,2 + 0,194 \ Ht^2/R_o + 0,115$ peso	0,65	2,2 ou 12,7%	SEAC
Indivíduos saudáveis	Cornish *et al.*	60	NaBr	$-5,3 + 0,480 \ Ht^2/R_o + 3,5$ sexo***	0,66	2,2 ou 12,6%	SEAC
Idosos de 63 a 87 anos	Visser *et al.*	117	KBr	Homens = $4,8 + 0,2249 \ Ht^2/Z_5$ Mulheres = $1,7 + 0,1998 \ Ht^2/Z_5 + 0,0571$ peso	0,39 0,65	2,2 1	Xitron
Pacientes cirúrgicos	Hannan *et al.*	43	NaBr	$5,75 + 0,01 \ Ht^2/Xc_{50} + 0,165 \ Ht^2/R_5$	0,87	1,7	Xitron
Pacientes cirúrgicos	Hannan *et al.*	43	NaBr	$6,15 + 0,0119 \ Ht^2/Xc_{50} + 0,123 \ Ht^2/R_{50}$	0,87	1,7	Xitron

R: resistência; Ht^2/R: altura^2/resistência; R_{aec}: resistência por Cole-Cole plor; Xc: reactância; V: volume corporal; Z: impedância; Z: impedância a 5 kHz; Z_{100}: impedância a 100 kHz – 1 para homens, 0 para mulheres, salvo indicação contrária; NaBr: brometo de sódio; KBr: brometo de potássio.

* As equações da BIA estão apresentadas na ordem crescente de SEE. Elas estão limitadas aos estudos em indivíduos saudáveis que incluíram pelo menos 40 indivíduos e são validadas comparadas com a medida de critério.

** Human-IM Scanner, Dietosystem, Milan, Italy; Xitron Technologies, San Diego, CA; RJL Systems, Inc, Clinton TWP, MI; SEAC, Brisbane, Austrália.

*** Sexo: masculino = 0, feminino = 1.

Tabela 8.5 Equações para análise de BIA, relatadas na literatura desde 1990 para AIC, classificadas de acordo com o SEE*.

População	Fonte	n°	Medida de critério	Equação	r^2	SEE	Aparelho de BIA**
Idosos de 60 a 80 anos	Dittmar e Reber, SF BIA	159	TBK	$9,182 + 0,285\ Ht^2/Z_5 + 7,114\ PA_5 + 2,113\ sexo$	0,93	0,9	BIA-2000-M
Homens saudáveis de 23 a 53 anos	De Lorenzo et al.	57	TBK	$12,2 + 0,37065\ Ht^2/R_{aic} - 0,132\ idade + 0,105\ peso$	0,69	1,9	Xitron

TBK: potássio corporal total; R_{aic}: resistência intracelular; Ht^2/Z_5: altura²/impedância a 5 kHz – 1 para homens e 0 para mulheres.

*As equações da BIA estão apresentadas na ordem crescente de SEE. Elas estão limitadas aos estudos em indivíduos saudáveis que incluíram pelo menos 40 indivíduos e são validadas comparadas com a medida de critério.

** Xitron Technologies, San Diego, CA; BIA-2000-M, Data Input, Hofheim, Germany.

Tabela 8.6 Equações para análise de BIA, relatadas na literatura desde 1990 para MCC, classificadas de acordo com o SEE*.

População	Fonte	n°	Medida de critério	Equação	r^2	SEE	Aparelho de BIA**
Idosos de 60 a 90 anos	Dittmar e Reber, SF-BIA	160	TBK	$1{,}898\ Ht^2/X_{cp50} - 0,051\ peso + 4,180\ sexo + 15,496$	0,84	1,71	BIA-2000-M
Idosos de 60 a 90 anos	MF-BIA	160	TBK	$1,118\ Ht^2/R_{Ic5/50} + 4,250\ sexo + 14,457$	0,84	1,73	RJL-101
Idosos de 60 a 90 anos	MF-BIA	160	TBK	$0,822\ Ht^2/R_{Ic5/100} + 4,158\ sexo + 14,096$	0,84	1,73	–
Saudáveis, diversas etnias	Kotler et al., SF paralela	206	TBK	Homens = $1/120\ ((0,76\ (59,06\ Ht^{1,6}/X^{0,5}_{cp50}) + (18,52\ peso) - 386,66)$	0,83	9,96%	–
Saudáveis, diversas etnias	Kotler et al., SF paralela	126	TBK	Mulheres = $1/120\ (0,96\ (1,3\ Ht^{2,07}/X^{0,36}_{cp50}) + (5,79\ peso) - 230,51)$	0,56	12,3%	–

RSME: erro quadrado médio; TBK: potássio corporal total; R: resistência.

Ht^2/X_{cp50}: altura²/reactância paralela a 50 kHz; $R_{Ic5/50}$, $R_5R_{50}/(R_5 - R_{50})$, $R_{Ic5/100}$, $R_5R_{100}/(R_5 - R_{100})$; 1 para homens e 0 para mulheres.

*As equações da BIA estão apresentadas na ordem crescente de SEE. Elas estão limitadas aos estudos em indivíduos saudáveis que incluíram pelo menos 40 indivíduos e são validadas comparadas com a medida de critério.

** BIA-2000-M, , Data Input, Hofheim, Germany; RJL Systems, Inc, Clinton Twp, MI.

proximal do antebraço, na parte inferior da perna, no tronco, no ombro e na parte superior da coxa (ver Figura 8.1).[8]

Apesar de ser um método simples, barato e uma alternativa prática para técnicas de referência visando à avaliação da composição corporal total ao nível da população[8], ainda necessita de padronização quanto à posição e ao tipo de eletrodo utilizado, além de mais pesquisas na área para melhor avaliar sua precisão.[1]

Análise vetorial por impedância bioelétrica

A BIA avalia o paciente a partir da medição direta do vetor de impedância, de modo independente de equações ou modelos.[1] A análise do vetor da impedância (BIVA) estima o estado de hidratação usando os dados de resistência e reatância padronizados pela altura.[15] Essa abordagem, que foi desenvolvida por Piccoli et al.[7], só é afetada pelo erro de medição de impedância e pela variabilidade biológica de indivíduos.

Na BIVA, são traçados vetores pontuais no plano R-Xc. Um vetor individual pode ser comparado com as elipses de referência de 50, 75 e 95% de tolerância calculadas na população saudável de mesmo sexo e raça. A elipse varia conforme idade e tamanho do corpo.[1] As elipses de tolerância de 50, 75 e 95% determinam o aumento e a diminuição da massa corporal (se o menor vetor cai à esquerda ou à direita da elipse de 50%)

e aumento ou diminuição da hidratação (se o maior vetor cai abaixo ou acima da elipse de 50%; Figura 8.5).[15] Assim, Kyle et al.[1] explicam que, vetores que se afastam da elipse de tolerância de 75%, indicam impedância anormal do tecido, que pode ser interpretada da seguinte maneira: deslocamentos vetoriais paralelos ao eixo principal das elipses de tolerância indicam mudanças progressivas na hidratação do tecido (vetores longos, fora do polo superior indicam desidratação; vetores curtos, fora do polo inferior, indicam hiper-hidratação); e vetores acima (esquerda) ou abaixo (direita) indicam mais ou menos massa corporal, respectivamente, contidos em tecidos magros do corpo.

Impedância bioelétrica de múltiplas frequências

Tanto a SF-BIA quanto a MF-BIA têm boa precisão, com variabilidade de 1 a 2%, contudo essa variabilidade é maior em pacientes hiper-hidratados.[14]

Assim como a SF-BIA, a MF-BIA também utiliza modelos de regressão linear empírica, porém em múltiplas frequências (0, 1, 5, 50, 100, 200 a 500 kHz). Possibilita avaliar MLG, ACT, AIC e AEC. Tem reprodutibilidade baixa em frequências inferiores a 5 kHz e superiores a 200 kHz, principalmente para a Xc em baixas frequências.[1]

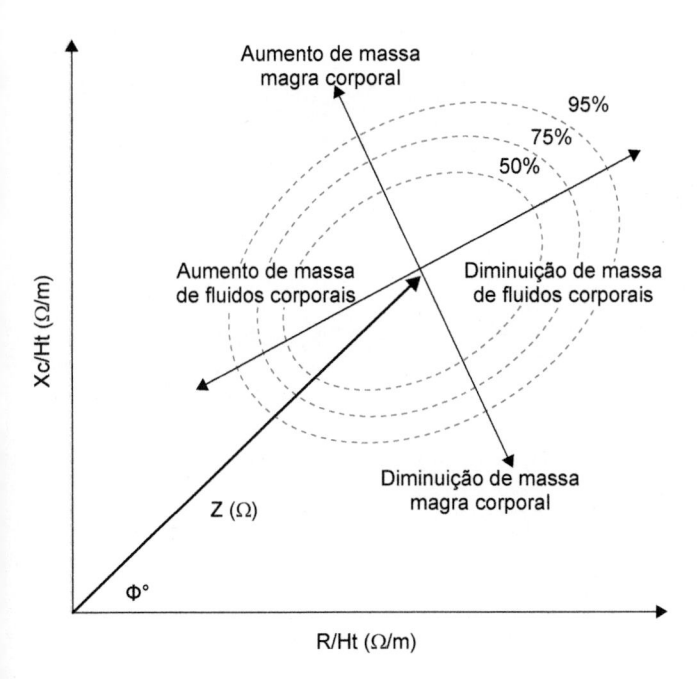

Figura 8.5 BIVA e elipses de tolerância. Adaptada de Khalil, 2014.[15]

Em geral, a MF-BIA não melhora a estimativa da composição corporal quando comparada à SF-BIA, mas pode promover uma estimativa mais acurada e precisa de ACT e AEC.[8]

Espectroscopia

A BIS é um método que utiliza dados da impedância medida sob um espectro de frequências, variando 5 a 1.000 kHz. A BIS vem acompanhada de um *software* para determinar os volumes dos fluidos corporais, sendo esta a maneira mais prática para sua aplicação clínica.[17]

Diferentemente dos métodos anteriores, a BIS utiliza modelos matemáticos e equações de mistura, como o modelo de Cole-Cole.[1] Nesse modelo, inclui-se resistência associada a AEC (Re), resistência associada a AIC (Ri), capacitância da membrana celular (Cm) e o exponente α. A frequência em que os efeitos da capacitância da membrana celular são máximas – frequência característica (Fc) – é posteriormente calculada. Os termos do modelo de Cole-Cole são então aplicados em equações derivadas da teoria da mistura de Hanai, que se baseia essencialmente na noção de que o corpo é um meio condutor de água, eletrólitos e tecido magro, além de material não condutor em seu interior (p. ex., osso e gordura). A AEC e a AIC são calculadas individualmente, enquanto a ACT é

calculada como a soma de ambas. As constantes de resistividade para AEC e AIC foram desenvolvidas de modo separado para homens e mulheres a partir de dados de diluição.[17]

Os modelos e as equações da BIS desenvolvidos a partir de populações saudáveis mostraram-se precisos, com viés mínimo em indivíduos sem alterações fisiológicas. No entanto, as técnicas de modelagem precisam de mais refinamento em casos de doença.[1]

BIA PARA AVALIAÇÃO CLÍNICA E NUTRICIONAL | NOVAS APLICAÇÕES

As diferentes características e condutividade dos tecidos corporais (adiposo, muscular e ósseo) afetam as medições de impedância, mostrando valores que devem ser interpretados conforme quadro clínico, tratamento ou mudanças do estilo de vida do avaliado.[18] Nesse contexto, será abordada a interpretação dos dados obtidos nas avaliações por BIA e como explorar seus recursos e particularidades em diversas situações clínicas.

Na interpretação dos resultados da aferição dos compartimentos corporais como massa magra e MG, deve-se lembrar de associá-las ao quadro clínico do avaliado.[18] A Tabela 8.7 aponta alguns indicadores que diferenciam doenças crônicas, como cardiopatias e doença pulmonar obstrutiva crônica (DPOC), e eventos agudos, como traumas e cirurgias.

Os índices de massa magra e massa gordurosa contribuem para uma interpretação mais detalhada da composição nutricional, pois fazem um ajuste de ambas pela altura, possibilitando uma comparação entre indivíduos de estaturas diferentes que realizam o mesmo tipo de tratamento ou são submetidos ao mesmo tipo de intervenção.[14,19] Alguns estudos associam índices de MLG menores a um pior prognóstico e índices de MG maiores a múltiplas comorbidades e períodos de internação mais longos.[20,21] Os índices de MLG e de MG abaixo do percentil 10 são considerados muito baixos; acima do percentil 90, são muito elevados.[14] A Tabela 8.8 apresenta a descrição desses valores.

Variações nas fórmulas para estimativas de MLG e MG já foram abordadas neste capítulo. Algumas equações consideram ainda o quadro clínico e devem ser utilizadas conforme diagnóstico e tratamento. Esses recursos possibilitam uma interpretação mais fidedigna, evitando falhas associadas à condição clínica do paciente, como desidratação, edema e excesso de tecido adiposo, e são mais confiáveis quando comparadas em um seguimento.[18,22] Na Tabela 8.9, são descritos alguns desses recursos.

Tabela 8.7 Interpretações da composição corporal associada ao quadro clínico do paciente.

Quadro clínico	Eventos agudos		Doença crônica	
	Não grave	Grave*	Não grave	Grave
Perda de massa gordurosa	Discreta	Moderada	Discreta	Grave
Perda de massa magra	Discreta	Moderada a grave	Discreta a moderada	Grave
Aumento de fluidos	Discreta	Moderada a grave	Discreta	Grave

*Grave: considerar perda ponderal > 2% em 1 semana ou > 5% em 1 mês ou > 7,5% em 3 meses.
Adaptada de Wierdsma, 2017.[14]

Tabela 8.8 Percentis para índice de MLG e MG para homens e mulheres por faixa etária.

Idade (anos)	P5		P10		P25		P50		P75		P90		P95	
	M	F	M	F	M	F	M	F	M	F	M	F	M	F
Índice de MLG (kg/m²)														
18 a 34	16,8	13,8	17,2	14,1	18	14,7	18,9	15,4	19,8	16,2	20,5	17,1	21,1	17,6
35 a 54	17,2	14,4	17,6	14,7	18,3	15,3	19,2	15,9	20,1	16,7	21,1	17,5	21,7	18
55 a 74	17	14,1	17,6	14,6	18,4	15,4	19,4	16,2	20,3	17,4	21,1	18,4	22,1	19
> 75	16,6	12,9	16,9	13,7	17,6	14,7	18,5	15,9	19,4	17	20,9	18,1	21,2	18,7
Índice MG (kg/m²)														
18 a 34	2,2	3,5	2,5	3,9	3,2	4,6	4	5,5	5	6,6	6,1	7,8	7	8,7
35 a 54	2,5	3,4	2,9	3,9	3,7	4,8	4,8	5,9	6	7,2	7,2	8,8	7,9	9,9
55 a 74	2,8	4,5	3,4	5,4	4,3	6,5	5,7	8,3	7,2	8,4	8,4	12,0	9,3	13,5
> 75	3,7	4,9	4,3	5,6	5,2	7,5	6,4	9,3	7,6	9	9	13,5	10,1	14,3

P: percentil; M: masculino; F: feminino.

Adaptada de Wierdsma, 2017[14]; Schutz et al., 2002.[21]

Tabela 8.9 Fórmulas para estimar MLG pela BIA em diferentes condições clínicas.

Referência	Amostra estudada (N); sexo, faixa etária, origem do estudo, método de referência e modelo de aparelho usado	Fórmula para estimar a MLG
Adultos hígidos		
Kyle et al.	N = 343 (202 homens,141 mulheres); faixa etária de 22 a 94 anos; Suíça; DEXA; aparelho: Xitron 4000b	$MLG = -4,104 + (0,518 \times H~(cm^2)/R) + (0,130 \times Reac) + (4,229 \times sexo*)$
Adultos com obesidade mórbida		
Horie et al.	N = 119 (36 homens, 83 mulheres); faixa etária de 18 a 62 anos; Brasil; BodPod; aparelho: Quadscan	$MLG = P~(kg) - 23,25 + 0,13 \times idade) + (1 \times P(kg) + (0,09 \times R) - (0,80 \times H~(cm)$
Adultos com DPOC		
Rutten et al.	N = 1.087 (641 homens, 446 mulheres); idade > 50 anos; Holanda; DEXA; aparelho: Bodystat	$MLG = -11,81 + (0,245 \times P(kg) + (0,298 \times H(cm^2)/impedância) + (0,148 \times H~(cm)) + (5,284 \times sexo*)$
Adultos com DRC em HD		
Formica et al.	N = 42; faixa etária de 17 a 53 anos; Austrália DEXA; aparelho: Holtain	Mulheres: $MLG~(kg) = 11,49 + 0,55~(H(cm)2/Z)$ Homens: $MLG~(kg) = 16,69 + 0,55~(H~(cm)2/Z)$

*Sexo: feminino = 0; masculino = 1.

DPOC: doença pulmonar obstrutiva crônica; DRC: doença renal crônica; HD: hemodiálise; R: resistência (Ohms); Reac: reactância (Ohms); H: altura; Z: impedância (Ohms).

Adaptada de Wierdsma, 2017.[14]

Outra medida muito abordada na literatura, além das equações para situações clínicas específicas, é o AF, que se tornou um importante indicador prognóstico, usado em diversos tratamentos, pois aponta uma forte relação entre celularidade e integridade de membrana celular.[23] O AF corresponde ao desvio de corrente criado quando parte dela é armazenada pelas membranas celulares. É também um importante preditor de MCC e, por isso, muito utilizado como indicador nutricional de adultos e crianças.[23,24] Doenças, inflamação, desnutrição e períodos prolongados de inatividade física podem alterar as características de condutividade dos tecidos e, assim, influenciar o AF.[3] Valores de AF menores que o P5 estão associados a um pior prognóstico geral; importante destacar que a condição de hidratação pode mascarar esses resultados, portanto, os dados devem ser interpretados em conjunto.[25] A Tabela 8.10 mostra valores de AF conforme sexo, IMC e faixa etária.

Esses recursos são instrumentos importantes na avaliação nutricional, pois além de indicarem variações na composição corporal, apontam prognóstico e funcionalidade dos pacientes, o que pode contribuir para decisão de estratégias terapêuticas e funcionar como indicador da terapia adotada.

APLICAÇÃO PRÁTICA

O exame de BIA tem sido amplamente utilizado em pesquisas e na prática clínica e hospitalar por se tratar de um método relativamente barato, pouco inconveniente para o indivíduo, poder ser operado por técnicos não qualificados e por apresentar resultados reproduzíveis e precisos.[26] A BIA, em suas diferentes modalidades (MF-BIA, BIS e BIVA), é amplamente utilizada em toda a comunidade científica como ferramenta de diagnóstico para mudanças na composição corporal.[27]

Tabela 8.10 Percentis (P) de ângulo de fase distribuídos conforme sexo, IMC e faixa etária.

	Mulheres		Homens	
IMC de 18,5 a 25	**P10**	**P5**	**P10**	**P5**
18 a 19 anos	5,20	4,97	5,93	5,47
20 a 29 anos	5,19	5,01	6,02	5,79
30 a 39 anos	5,26	5,07	5,79	5,53
40 a 49 anos	5,18	4,98	5,64	5,41
50 a 59 anos	4,94	4,74	5,48	5,23
60 a 69 anos	4,69	4,41	4,73	4,23
≥ 70 anos	4,13	3,85	3,95	3,82
IMC > 25 a 30	**P10**	**P5**	**P10**	**P5**
18 a 19 anos	5,31	5,04	6,25	5,79
20 a 29 anos	5,32	5,12	6,14	5,80
30 a 39 anos	5,40	5,19	6,07	5,85
40 a 49 anos	5,32	5,11	5,84	5,60
50 a 59 anos	5,07	4,87	5,54	5,27
60 a 69 anos	4,79	4,58	5,14	4,92
≥ 70 anos	4,41	4,17	4,45	4,20
IMC > 30 a 35	**P10**	**P5**	**P10**	**P5**
18 a 19 anos	5,35	5,16	5,87	5,67
20 a 29 anos	5,40	5,19	6,15	5,87
30 a 39 anos	5,49	5,28	6,09	5,82
40 a 49 anos	5,37	5,15	5,90	5,67
50 a 59 anos	5,11	4,88	5,59	5,32
60 a 69 anos	4,77	4,55	5,13	4,85
≥ 70 anos	4,44	4,22	4,52	4,27
IMC > 35 a 40	**P10**	**P5**	**P10**	**P5**
18 a 19 anos	5,25	5,02	5,93	5,75
20 a 29 anos	5,42	5,20	5,97	5,72
30 a 39 anos	5,46	5,26	6,05	5,71
40 a 49 anos	5,33	5,12	5,76	5,52
50 a 59 anos	5,07	4,84	5,49	5,10
60 a 69 anos	4,71	4,47	5	4,70
≥ 70 anos	4,36	4,12	4,48	4,22
IMC > 40 a 50	**P10**	**P5**	**P10**	**P5**
18 a 19 anos	5,28	5,06	5,58	5,43
20 a 29 anos	5,34	5,12	5,80	5,55
30 a 39 anos	5,37	5,15	5,77	5,44
40 a 49 anos	5,25	5	5,49	5,24
50 a 59 anos	4,98	4,78	5,29	5,03
60 a 69 anos	4,67	4,42	4,80	4,45
≥ 70 anos	4,21	3,98	3,90	3,63

Adaptada de Wierdsma, 2017.[14]

Atualmente, o uso da BIA e suas variantes (MF-BIA, BIVA e BIS), além de abranger a composição corporal, pode auxiliar nos métodos utilizados em diferentes situações clínicas, sobretudo dentro de hospitais, como o uso da BIA para paciente com doenças hepáticas, indivíduos nefropatas e em diálise, e pacientes com doenças de Alzheimer.

No que diz respeito a doenças hepáticas, uma avaliação correta da obesidade visceral é essencial para estratificação de risco para o desenvolvimento de doença hepática gordurosa não alcoólica. O depósito de gordura no fígado está relacionado com a presença de gordura visceral, e não à presença de obesidade em si.[28] Exames como a ressonância magnética (RM) e a tomografia computadorizada (TC), embora sejam precisos, são caros e não são rotineiramente úteis, porém existem estudos demonstrando que a BIA tem resultados muito similares aos da RM e que é um método preciso para medir o depósito de gordura hepática.[29,30]

Em estudo com pacientes com cirrose hepática, a BIA foi usada para avaliar seu prognóstico; porém, a medida utilizada para tentar prever a mortalidade foi o AF[31], parâmetro derivado produzido pela BIA que pode refletir o tamanho da célula, a integridade da membrana celular e/ou a distribuição de água nos compartimentos extra e intracelular.[18,32] Matematicamente, ele pode ser obtido a partir do arctangente da reatância ao índice de resistência medido pela BIA. Assim, os valores de AF não dependem de equações e de seus pressupostos inerentes, em contraste com a composição corporal derivada de BIA, isto é, MG e massa sem gordura.[33] Como resultado, os autores concluíram que o AF pode ser uma ferramenta de cabeceira útil e confiável para avaliar o prognóstico em cirrose, principalmente em paciente do sexo masculino. Vários estudos e a prática clínica usam o AF como um parâmetro da avaliação nutricional por ser um marcador de mortalidade.

Como a BIA fornece apenas uma medida indireta da composição corporal, sua precisão é amplamente determinada por métodos matemáticos, modelos e seus pressupostos, que, em geral, foram validados em populações brancas saudáveis. Outros modelos de aparelhos que avaliam a quantidade de líquido, gordura e massa muscular foram sendo fabricados a partir da BIA. Esses aparelhos também utilizam a corrente elétrica, os valores de resistência e reatância, porém são mais acurados para avaliar ACTT, por exemplo.

Um desses aparelhos derivados da BIA é a BIS. Esse exame utiliza uma ampla gama de frequências e algoritmos matemáticos não lineares, que oferecem uma estimativa superior de fluido extracelular.[11] A BIS do corpo total determina fluido extracelular, fluido intracelular e ACT. Esse aparelho tem integração com um modelo fisiológico do estado de hidratação, massa magra e massa gorda.[34,35] O exame ainda é capaz de fornecer informações adicionais sobre os diferentes compartimentos de fluidos. Em alguns estudos[36], já é comum a utilização da BIS para determinar a hipervolemia em paciente renais dialíticos e prever sua mortalidade.

Já a BIVA é mais precisa, pois não requer o uso de equações preditivas.[37] Por avaliar o volume extracelular, a BIVA facilita a prevenção de eventos cardiovasculares e a perda de função renal residual. Em todas as suas modalidades, a diálise controla o volume com base no AF com resistência, e a manutenção de pacientes em um estado euvolêmico é um desafio para os nefrologistas.[7,38]

A diálise produz mudanças importantes em composição corporal em um curto espaço de tempo, e é nesse ponto que a BIVA tem sido mais usada, para estabelecer a composição corporal apropriada e controlar fatores de morbidade e mortalidade, como desnutrição, inflamação e risco cardiovascular. Nos últimos anos, estabeleceu-se como uma ferramenta que auxilia na tomada de decisão em pacientes com hemodiálise e diálise peritoneal.[39] A BIVA evoluiu o conceito de "peso seco" em uma situação mais fisiológica e menos arbitrária, conforme o peso apropriado ou a "composição corporal apropriada".[40]

A BIVA não requer o uso de equações preditivas, as quais podem levar a erros de estimativa substanciais, particularmente em indivíduos mais velhos, nos quais há grande variabilidade na densidade de massa mineral, hidratação e teor de proteína da MLG.[41]

A BIVA tem recebido atenção como uma ferramenta valiosa para analisar o estado de hidratação e a massa celular[42,43] e tem demonstrado valor prognóstico em condições como pré-operatório, câncer, infecção por vírus de imunodeficiência (HIV) ou na doença de Alzheimer.[44-46] Em estudo anterior[46], a BIVA se mostrou uma ferramenta promissora para a triagem e o monitoramento de nutrição e estado de hidratação na doença de Alzheimer, principalmente por ter apresentado diferenças significativas no estado nutricional entre pacientes e indivíduos controle, o que não foi detectado com o IMC.

As alterações do peso e do IMC são indicadores úteis do estado nutricional em idosos, mas não são parâmetros precisos para a medição de mudanças na MLG e na MG associada à idade.[47] Isso, associado ao fato de que as equações preditivas da BIA apresentam erros quando aplicadas em pessoas idosas, tornam o uso da BIVA mais adequado para essa população, por possibilitar o monitoramento rotineiro de variações nos fluidos corporais e no estado nutricional dos idosos saudáveis e em situações que requerem cuidados especiais, como caquexia.[44] Sua desvantagem é a falta de referências específicas de diferentes estados nutricionais, pois as referências existentes são escassas.

A desnutrição afeta o prognóstico em muitos grupos de pacientes. Embora as ferramentas de triagem estejam disponíveis para identificar adultos em risco de estado nutricional deficiente, existe a necessidade de melhorar a avaliação da desnutrição identificando a perda de tecidos funcionais que podem levar a fragilidade, comprometimento da função física e aumento do risco de morbidade e mortalidade, particularmente entre pacientes hospitalizados, doentes e adultos mais velhos. A análise de BIA oferece uma abordagem prática para identificar a desnutrição e o prognóstico, avaliando a qualidade da membrana celular do corpo inteiro e representando a distribuição de fluidos para um indivíduo.[2]

O AF tende a diminuir com a idade, relaciona-se com a distribuição de fluidos intra e extracelulares e varia com o teor de lipídios das membranas celulares; por isso, sugeriu-se que ele poderia refletir a integridade geral ou a vitalidade do tecido vivo.[48-50] Atualmente, há um crescente interesse no potencial do AF para prever resultados adversos, como a mortalidade[23,51,52], principalmente em idosos, faixa etária para a qual ainda não há equações que possam ser aplicadas.

Um estudo com pessoas com mais de 65 anos mostrou que os quartis do AF estão associados à mortalidade quando usados outros dispositivos de BIA, por mais que os resultados de AF difiram de um aparelho para outro.[33,53,54] Entretanto, apenas dispositivos de BIA que mensurem a impedância e o tempo de atraso da corrente e tensão, que indicam capacitância (Xc), podem ser usados para avaliação do AF.[2]

Por exemplo, pela análise do comprimento do vetor, é possível observar que uma pessoa em hemodiálise pode ter o mesmo AF antes e após o procedimento, mas com o vetor mais alongado após – assim como um atleta e uma pessoa com excesso de peso podem ter o mesmo AF, mas um vetor mais curto no excesso de peso. Contudo, tanto uma pessoa com excesso de peso, super-hidratada ou com peso normal, porém desidratada, quanto um adulto desnutrido podem compartilhar um AF comum, mas prolongam progressivamente os vetores e o estado do fluido. Finalmente, um peso normal, mas edemaciado, pode ter um AF semelhante a um indivíduo caquético desidratado. Assim, a interpretação dos valores do AF, no contexto do estado de hidratação, melhora a avaliação da desnutrição e o prognóstico para um indivíduo, mesmo obtendo o mesmo AF.[2]

Quando se utiliza BIA na prática clínica ou em pesquisas, algumas recomendações pré-exame devem ser seguidas para obter resultados fidedignos, como:

- O aparelho deve estar devidamente calibrado para garantir fidedignidade das medidas realizadas
- A bateria, que deve ter autonomia para realizar mais de 20 testes, deve estar carregada, a fim de evitar alterações da corrente
- Verificar se existem valores anormais de impedância, como ocorre em casos de paquidermia (espessamento de pele), que acusam valores de resistência bastante elevados
- Os cabos devem medir até 2 m de comprimento e o diâmetro deve seguir a recomendação dos fabricantes
- Os eletrodos devem ter área de superfície maior que 4 cm² e devem ser compatíveis com o equipamento
- Recomenda-se armazenar os eletrodos em embalagens fechadas e protegidos do calor, para assegurar a aderência
- A estatura e o peso devem ser aferidos com precisão de 0,5 cm e 0,1 kg, respectivamente (não são válidos peso e estatura relatados pelo indivíduo)
- Se necessário, a altura deve ser estimada a partir da altura do joelho ou envergadura
- O paciente deve estar em jejum de alimentos, líquidos e bebidas alcoólicas por, no mínimo, 8 h (períodos mais curtos podem ser aceitos na prática clínica)
- O paciente deve esvaziar a bexiga antes do exame
- O paciente não deve praticar exercícios por, no mínimo, 8 h, antes do exame
- Para estudos longitudinais, os exames devem ser realizados no mesmo horário do dia e preferencialmente em locais com mesma temperatura ambiente
- Deve-se realizar o exame no mesmo período do ciclo menstrual

- Os eletrodos devem ser colocados sempre no mesmo lado (direito/esquerdo) do corpo e nos mesmos pontos anatômicos
- Caso a pele esteja com alguma lesão no local especificado, deve-se colocar o eletrodo o mais próximo possível
- A pele deve ser higienizada com álcool para melhorar a aderência do eletrodo
- Os eletrodos devem ser colocados a uma distância mínima de 5 cm entre si, movendo-se o eletrodo proximal se necessário
- O paciente deve permanecer deitado por, no mínimo, 5 min antes de iniciar o exame, para garantir distribuição homogênea de fluidos corporais
- Para protocolos de pesquisa, esse tempo deve ser padronizado (checar se o paciente está acamado)
- Durante o exame, o paciente deve permanecer deitado, acordado, parado, com os braços afastados cerca de 30° do tronco e as pernas separadas cerca de 45° entre si
- O paciente não deve tocar superfícies (maca) ou objetos metálicos (objetos pessoais) durante o exame
- O ambiente onde o exame é realizado não deve ser próximo de fontes elétricas ou magnéticas importantes.[55]

Assim como existem recomendações quanto ao ambiente e ao indivíduo, há recomendações para evitar problemas técnicos que possam atrapalhar o resultado. Cada marca pode ter uma recomendação específica. Os cuidados que devem ser tomados para não haver erros de interpretação da BIA incluem recomendações sobre indivíduos com diferentes graus de hidratação; por exemplo, índices de água na massa magra acima de 75% podem indicar retenção hídrica, enquanto índices abaixo de 69% podem indicar desidratação, eventualmente em razão das seguintes causas:

- Consumo de álcool
- Uso de medicação diurética
- Ingestão de cafeína ou refeição pesada
- Atividade física intensa
- Hiper ou hipotermia.

Na hidratação da massa magra abaixo de 69%, ocorre uma leitura de biorresistência acima dos valores normais, podendo levar a uma superestimativa da gordura percentual em até 5%. Em relação ao peso corporal total, homens geralmente apresentam índices de hidratação entre 50 e 60%, enquanto as mulheres normalmente apresentam entre 45 e 60% de seu peso corporal em água.[56]

É importante também atentar-se às fórmulas utilizadas para cada população, já que as equações preditivas são geradas a partir da água corporal, fornecendo ACT e de MLG.[57] Por exemplo, para utilizar em crianças e adolescentes, devem-se considerar equações específicas para sexo e idade, pois a concentração de água e eletrólitos varia muito nesses grupos[58-60]; e para idosos, grupo em que as perdas de água corporal, cerca de 0,6% ao ano, a diminuição da densidade óssea e a redução de massa muscular têm-se relacionado com erros na estimativa dos componentes corporais.[61,62] Outro grupo que pode ter resultados não precisos são os portadores de obesidade de grau III, os quais apresentam a ACT concentrada principalmente

no espaço extracelular, o que prejudica a mensuração de percentual de gordura corporal e superestima a massa magra corporal.[63,64] Além disso, a configuração geométrica não cilíndrica do corpo e a utilização da BIA de frequência simples podem prejudicar a predição da porcentagem de gordura corporal.[65-67] Apesar de existirem equações que validam a BIA para paciente obesos, estas podem ter falha para indivíduos com IMC acima de 34 kg/m^2.[18,64,68]

Na prática clínica, as BIA portáteis que dependem de bateria devem ser conferidas antes de serem usadas para evitar erros de aferições decorrentes da pouca energia. Outro aspecto importante refere-se a eletrodos reaproveitados ou não aderidos a pele, que podem produzir interpretações erradas de resistência e reatância. Dependendo do fabricante, recomenda-se somente uma aferição por eletrodo por vez. Sugere-se manter os eletrodos em temperatura ambiente ou de preferência em geladeira para evitar variações de temperatura, principalmente temperaturas elevadas.

REFERÊNCIAS BIBLIOGRÁFICAS

1. Kyle UG, Bosaeus I, Lorenzo AD De, Manuel G, Lilienthal B, Kent-Smith L et al. Bioelectrical impedance analysis – part I: review of principles and methods. 2004;1226-43.
2. Lukaski HC, Kyle UG, Kondrup J. Assessment of adult malnutrition and prognosis with bioelectrical impedance analysis: phase angle and impedance ratio. Curr Opin Clin Nutr Metab Care 2017;20(5):330-9.
3. Lemos T, Gallagher D. Current body composition measurement techniques. Curr Opin Endocrinol Diabetes Obes 2017; 24(5):310-14.
4. Ellis JK, Bell SJ, Chertow GM, Chumlea WC, Knox TA, Kotler DP et al. Bioelectrical impedance methods in clinical research: a follow-up to the NIH Technology Assessment Conference. Nutr J 1999;15(11-12):874-80.
5. Pietrobelli A, Rubiano F, St-Onge MP, Heymsfield SB. New bioimpedance analysis system: improved phenotyping with whole-body analysis. Eur J Clin Nutr. 2004;58(11):1479-84.
6. Pierson RN, Wang J, Colt EW, Neumann P. Body composition measurements in normal man: The potassium, sodium, sulfate and tritium spaces in 58 adults. J Chronic Dis 1982;35(6):419-28.
7. Piccoli A. Bioelectric impedance measurement for fluid status assessment. Contrib Nephrol 2010;164:143-52.
8. Mialich MS, Maria J, Sicchieri F, Afonso A, Junior J. Analysis of body composition: a critical review of the use of bioelectrical impedance analysis. International Journal of Clinical Nutrition 2014;2(1):1-10.
9. Mulasi U, Kuchnia AJ, Cole AJ, Earthman CP. Bioimpedance at the bedside. Nutr Clin Pract 2015;30(2):180-93. Disponível em: http://journals.sagepub.com/doi/10.1177/0884533614568155.
10. Tanaka NI, Miyatani M, Masuo Y, Fukunaga T, Kanehisa H. Applicability of a segmental bioelectrical impedance analysis for predicting the whole body skeletal muscle volume. J Appl Physiol 2007;103:1688-95.
11. Jaffrin MY, Morel H. Body fluid volumes measurements by impedance: a review of bioimpedance spectroscopy (BIS) and bioimpedance analysis (BIA) methods. Med Eng Phys 2008;30(10):1257-69.
12. Falcão TR. Valores de referência do vetor de bioimpedância elétrica corporal total em lactentes e pré-escolares. (Dissertação de Mestrado). Instituto Fernandes Figueira, Instituto Oswaldo Cruz; 2010.
13. Leite MJCIC. Métodos de avaliação da composição corporal (Tese de Doutorado). Faculdade de Ciências da Nutrição e Alimentação da Universidade do Porto, 2004.

14. Wierdsma N, Kruizenga H, Stratton R. Dietetic pocket guide adults. Amsterdam: VU University Press, 2017. 288p.

15. Khalil SF, Mohktar MS, Ibrahim F. The theory and fundamentals of bioimpedance analysis in clinical status monitoring and diagnosis of diseases. Sensors 2014;14(6):10895-928.

16. Eickemberg M, Oliveira C, Roriz AK, Sampaio LR. Bioelectric impedance analysis and its use for nutritional assessments. Rev Nutr 2011;24(6):883-93.

17. Earthman C, Traughber D, Dobratz J, Howell W. Bioimpedance spectroscopy for clinical assessment of fluid distribution and body cell mass. Nutr Clin Pract 2007;22(4):389-405.

18. Kyle UG, Bosaeus I, Lorenzo AD De, Go M, Lilienthal B, Deurenberg P et al. Bioelectrical impedance analysis – part II: utilization in clinical practice. Clin Nutr 2004;23(6):1430-53.

19. Gonzalez MC, Pastore CA, Orlandi SP, Heysmfield SB. Obesity paradox in cancer : new insights provided by body. Am J Clin Nutr 2014;99(5):999-1005.

20. Kyle UG, Pirlich M, Schuetz T, Luebke HJ, Lochs H, Pichard C. Prevalence of malnutrition in 1760 patients at hospital admission: a controlled population study of body composition. Clin Nutr 2003;22(5):473-81.

21. Schutz Y, Kyle UUG, Pichard C. Fat-free mass index and fat mass index percentiles in Caucasians aged 18 a 98 y. Int J Obes Relat Metab Disord 2002;26(7):953-60.

22. Campanholi DRR, Beraldo RA, Silva BR. Novos recursos para avaliação corporal de pacientes hospitalizados. In: Navarro AM, Japur CC, Sicchieri JMF, Chiarello PG, Diez-Garcia RW (eds.). Atualidades em alimentação e nutrição hospitalar. Rio de Janeiro: Atheneu, 2017. p.515.

23. Norman K, Stobäus N, Zocher D, Bosy-Westphal A, Szramek A, Scheufele R et al. Cutoff percentiles of bioelectrical phase angle predict functionality, quality of life, and mortality in patients with cancer. Am J Clin Nutr 2010;92(3):612-9..

24. Gupta D, Lis CG, Dahlk SL, Vashi PG, Grutsch JF, Lammersfeld CA. Bioelectrical impedance phase angle as a prognostic indicator in advanced pancreatic cancer. Br J Nutr 2004;92(6):957-62.

25. van der Meij BS, de Graaf P, Wierdsma NJ, Langius JE, Janssen JJWM, van Leeuwen PM et al. Nutritional support in patients with GVHD of the digestive tract: state of the art. Bone Marrow Transplant 2013;48(4):474-82.

26. Garrow JS. New approaches to body composition. Am J Clin Nutr 1982;35:1152-58.

27. Teruel JL, Álvarez Rangel JL, Fernández Lucas M, Merino JL. Control de la dosis de diálisis mediante dialisancia iónica y bioimpedancia. Nefrologia 2007;27:69-73.

28. Vitturi N, Soattin M, De Stefano F, Vianello D, Zambon A, Plebano M et al. Ultrasound, anthropometry and bioimpedance: a comparison in predicting fat deposition in non-alcoholic fatty liver disease. Eat Weight Disord 2015;20(2):241-7.

29. Thomas EL, Collins AL, McCarthy J, Fitzpatrick J, Durighel G, Goldstone AP et al. Estimation of abdominal fat compartments by bioelectrical impedance: the validity of the ViScan measurement system in comparison with MRI. European Journal of Clinical Nutrition 2010;64:525-33.

30. Gonzalo MA, Martínez-Beamonte R, Palacios P, Marín J, Castiella T, Surra J et al. Analysis of tissue bioimpedance as a measurement of liver steatosis: experimental model in large animals. Transplantation Proceedings 2012;44:1579-83.

31. Belarmino G, Gonzalez MC, Torrinhas RS, Sala P, Andraus W, D'Albuquerque LAC et al. Phase angle obtained by bioelectrical impedance analysis independently predicts mortality in patients with cirrhosis. World J Hepatol 2017;9(7):401-8.

32. Gonzalez MC, Barbosa-Silva TG, Bielemann RM, Gallagher D, Heymsfield SB. Phase angle and its determinants in healthy subjects: influence of body composition. Am J Clin Nutr 2016;103:712e6.

33. Genton L, Herrmann FR, Spörri A, Graf CE. Association of mortality and phase angle measured by different bioelectrical impedance analysis (BIA) devices. Clin Nutr 2017;S0261-5614(17)30114-0.

34. Moissl UM, Wabel P, Chamney PW, Bosaeus I, Levin NW, Bosy-Westphal A et al. Body fluid volume determination via body composition spectroscopy in health and disease. Physiol Meas 2006;27:921-33.

35. Chamney PW, Wabel P, Moissl UM, Müller MJ, Bosy-Westphal A, Korth O et al. A whole-body model to distinguish excess fluid from the hydration of major body tissues. Am J Clin Nutr 2007;85(1):80-9.

36. Oei EL, Fan SL. Practical aspects of volume control in chronic kidney disease using whole body bioimpedance. Blood Purif 2015;39:32-6.

37. Piccoli A, Rossi B, Pillon L, Bucciante G. A new method for monitoring body fluid variation by bioimpedance analysis: the RXc graph. Kidney Int 1994;46:534-9.

38. Kooman JP, Van der Sande FM, Leunissen KML. Wet or dry in dialysis: can new technologies help? Semin Dial 2009;22:9-12.

39. Espinosa Cuevas MA, Navarrete Rodríguez G, Villeda Martínez ME, Atilano Carsi X. Body fluid volume and nutritional status in hemodialysis: vector bioelectric impedance analysis. Clin Nephrol 2010;73:300-8.

40. Cigarrán Guldrís S. Future uses of vectorial bioimpedance (BIVA) in nephrology. Nefrologia 2011;31:635-43.

41. Buffa R, Floris G, Marini E. Bioelectrical impedance vector analysis in the assessment of nutritional status in the elderly. Nutr Ther Metabol 2009;27:175-82.

42. Piccoli A, Pittoni G, Facco E, Favaro E, Pillon L. Relationship between central venous pressure and bioimpedance vector analysis in critically ill patients. Crit Care Med 2000;28:132-7.

43. Toso S, Piccoli A, Gusella M, Menon D, Crepaldi G, Bononi A et al. Bioimpedance vector pattern in cancer patients without disease versus locally advanced or disseminated disease. Nutrition 2003;19:510-4.

44. Norman K, Smoliner C, Valentini L, Lochs H, Pirlich M. Is bioelectrical impedance vector analysis of value in the elderly with malnutrition and impaired functionality? Nutrition 2007;23:564-9.

45. VanderJagt DJ, Huang Y-S, Chuang L-T, Bonnett C, Glew R H. Phase angle and n-3 polyunsaturated fatty acids in sickle cell disease. Arch Dis Child 2002;87:252-4.

46. Buffa R, Mereu RM, Putzu PF, Floris G, Marini E. Bioelectrical impedance vector analysis detects low body cell mass and dehydration in patients with Alzheimer's disease. Nutr Health Aging 2010;14:823-7.

47. Guida B, Laccetti R, Gerardi C. Bioelectrical impedance analysis and age-related differences of body composition in the elderly. Nutr Metab Cardiovasc Dis 2007;17:175-80.

48. Bellizzi V, Scalfi L, Terracciano V, Marra M, Di Iorio B. The prediction of single-frequency BIA variables from individual characteristics. Acta Diabetol 2003;40(Suppl 1):S233-235.

49. Dittmar M. Reliability and variability of bioimpedance measures in normal adults: effects of age, gender, and body mass. Am J Phys Anthropol 2003;122(4):361-70.

50. VanderJagt DJ, Trujillo MR, Bode-Thomas F, Huang YS, Chuang LT, Glew RH. Phase angle correlates with n-3 fatty acids and cholesterol in red cells of Nigerian children with sickle cell disease. Lipids Health Dis 2003;2:2.

51. Thibault R, Makhlouf AM, Mulliez A, Rotovnic Kozjek N, Gonzalez C, Kekstas G. Bioimpedance phase angle measured at admission predicts 28-day mortality in intensive care unit patients: the international prospective observational study. Phase Angle Project. Intensive Care Med 2016;42:1445e53.

52. Colina-Ramirez E, Castillo-Martinez L, Orea-Tejeda A, Vazquez-Duran M, Rodriguez AE, Keirns-Davis C. Bioelectrical impedance phase angle as a prognostic marker in chronic heart failure. Nutrition 2012;28:901e5.

53. Genton L, Norman K, Spoerri A, Pichard C, Karsegard VL, Herrmann FR. Bioimpedance-derived phase angle and mortality among older people. Rejuvenation Res 2017;20(2):118-24.

54. Piccoli A, Codognotto M, Piasentin P, Naso A. Combined evaluation of nutrition and hydration in dialysis patients with bioelectrical impedance vector analysis (BIVA). Clin Nutr 2014;33:673-7.

55. Leme IA, Penaforte FRO, Rosa FT, Marchini JS. Avaliação da composição corporal por bioimpedância elétrica. In: Avaliação nutricional teoria e prática. Rio de Janeiro: Guanabara Koogan, 2009. p.63-76.

56. Biodynamics Corporation. Manual de instrução: Biodynamics monitor de bioimpedância.

57. Sigulem DM, Devincenzi UM, Lessa, AC. Diagnóstico do estado nutricional da criança e do adolescente. J Pediatr 2000;76 Suppl 3:275-84.

58. Goran MI. Measurement issues related to studies of childhood obesity: Assessment of body composition, body fat distribution, physical activity and food intake. Pediatrics 1998;101:505-18.

59. Rolland-Cachera MF. Body composition during adolescence: methods, limitations and determinants. Hor Res 1993;39(Suppl 3):25-40.

60. Ellis JK. Human body composition: in vivo methods. Phys Reviews 2000;8:649-80.

61. Gariballa SE, Sinclair AJ. Nutrition, ageing and ill health. British Journal of Nutrition 1998;80(1):7-23.

62. Kyle UG, Bosaeus I, De Lorenzo AD, Deurenberg P, Elia M, Manuel Gómez J et al. Bioelectrical impedance analysis-part II: utilization in clinical practice. Clin Nutr 2004;23(6):1430-53.

63. Das SK. Body Composition measurement in severe obesity. Curr Opin Clin Nutr Metab Care 2005;8(6):602-6.

64. Coppini LZ, Waitzberg DL, Campos AC. Limitations and validation of bioelectrical impedance analysis in morbidly obese patients. Curr Opin Clin Nutr Metab Care 2005;8(3):329-32.

65. Deurenberg P. Limitations of the bioelectrical impedance method for the assessment of body fat en severe obesity. Am J Clin Nutr 1996;64(3Suppl):449S-52S.

66. Jacobs DO. Bioelectrical impedance analysis: a way to assess changes in body cell mass in patients with acquired immunodeficiency syndrome? J Parenter Enteral Nutr 1993;17(5):401-2.

67. Kushner RF, Kunigk A, Alspaugh M, Andronis PT, Leitch CA, Schoeller DA. Validation of bioelectrical-impedance analysis as a measurement of change in body composition in obesity. Am J Nutr 1990;52(2):219-23.

68. Sartorio A, Conte G, Morini P, Battistini N, Faglia G, Bedogni G. Changes of bioelectrical impedance after a body weight reduction program in highly obeses subjects. Diabetes Nutr Metab 2000;13(4):186-91.

BIBLIOGRAFIA

Cox-Reijven PL, van Kreel B, Soetres PB. Accuracy of bioelectrical impedance spectroscopy in measuring changes in body composition during severe weight loss. J Parenter Enteral Nutr 2002;26(2):120-7.

9 Avaliação da Composição Corporal por Ultrassonografia

Mariana Staut Zukeran | *Diogo Oliveira Toledo*

INTRODUÇÃO

A avaliação da composição corporal é importante para identificar o estado nutricional. Em razão da mudança epidemiológica, com o aumento da obesidade e o envelhecimento populacional, tornou-se mais importante compreender a composição corporal, pois a redução progressiva de massa muscular e o aumento de tecido adiposo são características do processo de envelhecimento. A baixa quantidade de massa livre de gordura está diretamente relacionada com desfechos clínicos negativos, além de ser um marcador de doenças e do processo do envelhecimento. Portanto, é essencial compreender, além das medidas de peso e índice de massa corpórea (IMC), a distribuição entre o tecido adiposo e a massa livre de gordura.[1-4]

Os exames de imagem exercem um papel importante na avaliação da composição corporal, pois possibilitam visualizar a distribuição dos tecidos pelo corpo. Atualmente, a ultrassonografia compõe a lista de possíveis exames a serem realizados com este objetivo. A ultrassonografia consiste em emissão de ondas sonoras com intuito de produzir uma imagem. O aparelho gera energia elétrica, a qual é convertida em ondas sonoras no transdutor; parte dessas ondas é captada pelo transdutor e parte é absorvida no trajeto. A diferença entre essas ondas forma a imagem observada.[5]

VANTAGENS DA ULTRASSONOGRAFIA

A avaliação da composição corporal por ultrassonografia apresenta vantagens em relação a outros exames de imagem. A tomografia computadorizada (TC) e a absorciometria por raios X de feixe duplo (DEXA) expõem o indivíduo à radiação, mesmo que em doses baixas. Já a ressonância magnética (RM) não expõe o paciente à radiação, porém apresenta alto custo e ainda depende do deslocamento do paciente até um local específico para avaliação. Embora o uso das dobras cutâneas seja de fácil aplicação, portátil e de baixo custo para uso na clínica, é pouco sensível, principalmente em pacientes obesos.[4,6,7]

APLICAÇÕES NA AVALIAÇÃO DA COMPOSIÇÃO CORPORAL

A ultrassonografia propicia a avaliação de tecido adiposo e massa magra sem restrições, inclusive em pacientes obesos e idosos submetidos a situações críticas, nos quais é importante avaliar a possibilidade de perda significativa de massa magra.[6]

A ultrassonografia para avaliação da composição corporal pode ser utilizada nos modos A e B. A ultrassonografia modo A é utilizada para medição do tecido adiposo. Para a avaliação do tecido adiposo no modo A, o transdutor é posicionado transversalmente sobre a área do tecido muscular onde a gordura subcutânea será medida; posteriormente, o transdutor é pressionado sobre esse ponto, sendo lentamente deslizado por 5 mm na respectiva região. Este procedimento identifica pontos na área avaliada. A partir dos pontos medidos pelo ultrassom, são utilizadas equações preditivas, por *softwares* específicos, para estimar os compartimentos corporais. As equações preditivas utilizadas são baseadas na plicometria. Portanto, esse método é portátil, barato e independe da habilidade do operador em relação à força ao pressionar o transdutor na área a ser medida.

A ultrassonografia modo B é a mais utilizada e mede a gordura corporal, especificamente a gordura subcutânea e visceral, e também a massa muscular.[3,8] A avaliação por ultrassonografia modo B é realizada por meio da medida da espessura da gordura subcutânea e do músculo, especialmente reto femoral, quadríceps e bíceps. Torna-se, portanto, uma opção para avaliar a evolução de pacientes que não podem realizar medida direta de força muscular em virtude de imobilização, dor, ferimento, procedimentos cirúrgicos e declínio cognitivo.

O estudo de Gruther *et al.*[9] mostrou que a ultrassonografia é uma ferramenta de medição válida e prática para documentar a massa muscular como parte da rotina diária em UTI. Além disso, o autor apontou que a perda de massa muscular demonstrou correlação negativa com o tempo de permanência na UTI e pareceu ser maior nas primeiras semanas de imobilização. Já o estudo de Parry *et al.*[10] avaliou a relação da perda da massa magra pela ultrassonografia com redução de força e funcionalidade, o que pode permanecer por anos após a alta hospitalar. Entretanto, não há na literatura valores de referência para classificação e interpretação das medidas aferidas por meio da ultrassonografia, tanto para a musculatura como para o tecido gorduroso. Dessa maneira, indica-se a aplicação dessas medidas para acompanhamento da evolução do estado nutricional do paciente em situações nas quais o aumento ou a perda muscular será identificada por meio da comparação entre a medida inicial e as demais medidas obtidas ao longo do tratamento, possibilitando avaliação das intervenções realizadas.[1,11,12]

Outra aplicação da ultrassonografia modo B é a determinação da ecogenicidade do músculo, de modo a identificar a fibrose e a infiltração de gordura tecidual relacionadas com o processo de atrofia muscular.[12,13]

Foram desenvolvidas equações preditivas para estimar o percentual de gordura corporal a partir das medidas isoladas obtidas pela ultrassonografia em homens e mulheres. Contudo, poucas fórmulas foram validadas e são específicas para determinados grupos populacionais, além de parecerem subestimar o percentual de gordura corporal em relação às medidas de avaliação de métodos tricompartimentais.[3,14]

Protocolo para medição por ultrassonografia

A padronização do modo de medição por ultrassonografia é tão importante quanto dos demais métodos de avaliação da composição corporal. Assim, é necessário treinamento do avaliador para minimizar a possibilidade de viés do método.[15] Sugere-se utilizar a metodologia descrita a seguir.

Avaliação da espessura da gordura subcutânea em membro superior[6,8]

O indivíduo deve ser estar deitado em posição supina, com o braço alinhado com o corpo. Em seguida, medir a distância de 15 cm a partir da cabeça do úmero; posicionar o transdutor na parte ventral e intermediária do bíceps, sem exercer pressão sobre a área a ser medida.

Deve-se utilizar o transdutor linear de 5 a 10 mHz para cálculo da medida em milímetros; a medida pode ser realizada nos planos longitudinal ou transverso.

A medida da espessura do tecido adiposo é a distância entre a pele e a fáscia do músculo; a medida da espessura da musculatura é a distância entre a fáscia músculo e o úmero. As medidas devem ser realizadas 3 vezes e, posteriormente, é calculada a média dos valores, que é o resultado final.

Quadríceps femoral[6,15,16]

O indivíduo deve ser estar deitado em posição supina; em seguida, mede-se a distância de 15 cm da parte superior da patela em direção ao quadríceps femoral. O transdutor é posicionado na parte ventral na linha média da coxa, sem exercer pressão sobre a área a ser medida.

Deve-se utilizar o transdutor linear de 5 a 10 mHz para o cálculo da espessura, em milímetros, do tecido adiposo sub-

cutâneo e da espessura muscular. A medida pode ser realizada em plano longitudinal ou transverso.

A medida da espessura do tecido adiposo é a distância entre a pele e a fáscia do músculo, e a medida da espessura da musculatura é a distância entre a fáscia do reto femoral e o fêmur (Figura 9.1). As medidas devem ser realizadas 3 vezes e, posteriormente, é calculada a média entre os valores para se obter o resultado.

Avaliação da espessura da gordura subcutânea e visceral na região abdominal[17,18]

O indivíduo deve estar em jejum, posicionado em decúbito dorsal. Utiliza-se transdutor convexo de 2 a 5 mHz transversalmente, posicionado 1 cm acima da cicatriz umbilical. A imagem deve ser congelada em fase expiratória, sem exercer pressão sobre o abdome para não distorcer a imagem.

Após a imagem congelada, a medida da espessura subcutânea é obtida a partir da distância, medida em centímetros, entre a pele e a face externa da fáscia do músculo reto abdominal. Posteriormente, a medida da gordura visceral, em centímetros, é obtida pela distância entre a face interior do músculo reto abdominal e o plano da parede posterior da aorta.

A imagem e a medida devem ser realizadas 3 vezes, sendo calculada a média dos três valores para obter o valor final.

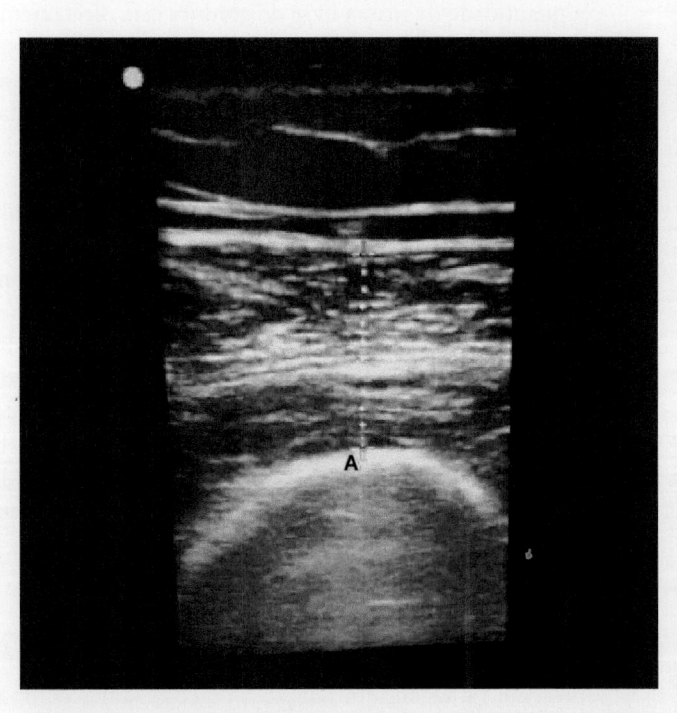

Figura 9.1 Corte ultrassonográfico transversal da espessura do fêmur com a indicação da espessura do tecido muscular (A).

CONSIDERAÇÕES FINAIS

A ultrassonografia é um método de médio custo para medição dos compartimentos de massa magra e tecido adiposo. Essa técnica de avaliação é importante para acompanhamento de pacientes com incapacidade de deslocamento e que não conseguem realizar medidas de força muscular. Seu uso possibilita o acompanhamento evolutivo do estado nutricional e a avaliação da eficácia de intervenções, principalmente aquelas de reabilitação motora. A maior disponibilidade de equipamentos torna o uso dessa ferramenta mais factível na prática clínica em ambiente hospitalar.

 Ponto-chave

• A ultrassonografia é um método de avaliação da composição corporal por imagem mais barato e sem contraindicação, que pode ser utilizado para avaliação evolutiva do paciente. Contudo, é necessário treinamento do profissional para realizá-la.

REFERÊNCIAS BIBLIOGRÁFICAS

1. Pineau J-C, Guihard-Costa A-M, Bocquet M. Validation of ultrasound techniques applied to body fat measurement: a comparison between ultrasound techniques, air displacement plethysmography and bioelectrical impedance vs. dual-energy x-ray absorptiometry. Ann Nutr Metab 2007;51:421-7.
2. De Lucia Rolfe E, Sleigh A, Finucane FM, Brage S, Stolk RP, Cooper C et al. Ultrasound measurements of visceral and subcutaneous abdominal thickness to predict abdominal adiposity among older men and women. Obesity (Silver Spring) 2010;18(3):625-31.
3. Bielemann RM, Gonzalez MC, Barbosa-Silva TG, Orlandi SP, Xavier MO, Bergmann RB et al. Estimation of body fat in adults using a portable A-mode ultrasound. Nutrition 2016;32(4):441-6.
4. Bielemann RM, Horta BL, Orlandi SP, Barbosa-Silva TG, Gonzalez MC, Assunção MC et al. Is adductor pollicis muscle thickness a good predictor of lean mass in adults? Clin Nutr 2016;35(5):1073-7.
5. Barreré APN, Freitas BJdF, Horie LM, Barbosa-Silva TG. Avaliação da composição corporal. In: Piovacari SMF, Toledo DO, Figueiredo EJA. Equipe multiprofissional em terapia nutricional em prática. Rio de Janeiro: Atheneu, 2017. p.85.
6. Pereira AZ, Marchini JS, Carneiro G, Arasaki CH, Zanella MT. Lean and fat mass loss in obese patients before and after Roux-en-Y gastric bypass: a new application for ultrasound technique. Obes Surg 2012;22(4):597-601.
7. Ribeiro-Filho FF, Faria AN, Azjen S, Zanella MT, Ferreira SR. Methods of estimation of visceral fat: advantages of ultrasonography. Obes Res 2003;11(12):1488-94.
8. Pereira AZ, Marchini JS, Carneiro G, Zanella MT. Ultrasound evaluation of obesity: fat and muscle thickness, and visceral fat. J Clin Nutrology 2012;5(2):71-3.
9. Gruther W, Benesch T, Zorn C, Paternostro-Sluga T, Quittan M, Fialka-Moser V et al. Muscle wasting in intensive care patients: ultrasound observation of the M. quadriceps femoris muscle layer. J Rehabil Med 2008;40(3):185-9.
10. Parry SM, El-Ansary D, Cartwright MS, Sarwal A, Berney S, Koopman R et al. Ultrasonography in the intensive care setting can be used to detect changes in the quality and quantity of muscle and is related to muscle strength and function. J Crit Care 2015;30(5):1151.e9-14.
11. Berger J, Bunout D, Barrera G, de la Maza MP, Henriquez S, Leiva L et al. Rectus femoris (RF) ultrasound for the assessment of muscle mass in older people. Arch Gerontol Geriatr 2015;61(1):33-8.
12. Strasser EM, Draskovits T, Praschak M, Quittan M, Graf A. Association between ultrasound measurements of muscle thickness, pennation angle, echogenicity and skeletal muscle strength in the elderly. Age (Dordr) 2013;35(6):2377-88.
13. Watanabe Y, Yamada Y, Fukumoto Y, Ishihara T, Yokoyama K, Yoshida T et al. Echo intensity obtained from ultrasonography images reflecting muscle strength in elderly men. Clin Interv Aging 2013;8:993-8.
14. Smith-Ryan AE, Fultz SN, Melvin MN, Wingfield HL, Woessner MN. Reproducibility and validity of A-mode ultrasound for body composition measurement and classification in overweight and obese men and women. PLoS One 2014;9(3):e91750.
15. Toledo D, Freitas B, Santos D, Carneiro D, Dib R, Piovacari S et al. Bedside ultrasound is a practical measurement tool for assessing quadriceps muscle: a pilot study. Crit Care 2017;21(Supp 2: P30).
16. Tillquist M, Kutsogiannis DJ, Wischmeyer PE, Kummerlen C, Leung R, Stollery D et al. Bedside ultrasound is a practical and reliable measurement tool for assessing quadriceps muscle layer thickness. J Parenter Enteral Nutr 2014;38(7):886-90.
17. Leite CC, Matsuda D, Wajchenberg BL, Cerri GG, Halpern A. Correlação da medida de espessura intra-abdominal medida pela ultra-sonografia com os fatores de risco cardiovascular. Arquivos Brasileiros de Endocrinologia & Metabologia 2000;44(1):49-56.
18. Ribeiro-Filho FF, Faria AN, Kohlmann O, Ajzen S, Ribeiro AB, Zanella MT et al. Ultrasonography for the evaluation of visceral fat and cardiovascular risk. Hypertension 2001;38(3 Pt 2):713-7.

10 Avaliação da Composição Corporal pela Interactância por Infravermelho

Helton de Sá Souza | *Camila Maria de Melo*

INTRODUÇÃO

O interesse em identificar os diferentes componentes corporais ocorre desde a Antiguidade, entretanto, é nos tempos atuais que diversos profissionais da área da saúde buscam compreender de maneira mais específica como ocorre a distribuição dos diferentes constituintes corporais de um indivíduo. Essa incessante busca se deve principalmente a uma associação forte entre o acúmulo de gordura corporal e o aumento de morbidade e mortalidade, como o decorrente de síndrome metabólica e doenças coronarianas, por exemplo. Assim, é possível afirmar que as distribuições dos componentes corporais podem estar diretamente relacionadas com o estado de saúde de um indivíduo.[1]

A partir dessas associações, alguns estudiosos passaram a defender que avaliar e acompanhar alterações na composição corporal é um fator importante no diagnóstico do *status* nutricional ou na identificação das quantidades de diferentes componentes corporais, fatores pelos quais se torna possível modular as condutas clínicas mais apropriadas ou até mesmo acompanhar a evolução de um indivíduo diante de uma intervenção profissional específica.[2] É importante ressaltar que esse acompanhamento mais preciso só foi possível a partir do século 19, período histórico em que ocorreu o advento de novos métodos, tipos e técnicas de avaliação da composição corporal.[1]

Com relação aos métodos para identificação da composição corporal, é possível classificá-los de três maneiras diferentes:

- Direto: no qual é necessária a dissecação física ou físico-química de cadáver
- Indireto: no qual são utilizados modelos matemáticos a partir de princípios químicos e físicos que visam à extrapolação das quantidades de gordura e de massa magra, validados a partir de um método direto, por exemplo, na pesagem hidrostática e na absorciometria com raios X de dupla energia (DEXA)

- Duplamente indireto: emprega modelos matemáticos para predizer os constituintes corporais. Este método é validado a partir de um método indireto, assim como ocorre com a antropometria e a bioimpedância elétrica.[2-4]

Independentemente do método utilizado para a avaliação da composição corporal, a aplicação correta de técnicas específicas para se obter dados qualitativos e quantitativos tem se tornado cada vez mais importante, pois, ao serem interpretados, esses dados podem descrever a condição física de um indivíduo, comparando-o com tabelas populacionais ou consigo mesmo.[5,6]

Além disso, o modo como as avaliações da composição corporal são realizadas depende do objetivo de cada profissional. Assim, as avaliações também podem ser divididas de três maneiras:

- Diagnóstica: quando se busca identificar pontos positivos e negativos em detrimento de certa característica
- Formativa: na qual é possível entender as modificações causadas por determinada intervenção ao longo de todo o processo, indicando ao profissional o nível de desenvolvimento do paciente
- Somativa: cujo intuito é identificar, ao fim de cada unidade do planejamento, o quadro geral do paciente.[7]

Após conhecer os métodos de avaliações possíveis e as maneiras de avaliar um indivíduo, faz-se necessário escolher a técnica de avaliação da composição corporal mais adequada para cada situação. Um fator importante é que, no geral, as técnicas que utilizam métodos menos indiretos são mais precisas, porém são mais caras e menos usuais na prática clínica, enquanto as técnicas mais indiretas têm menor custo e maior adesão na prática clínica.[8]

Assim, entre os métodos duplamente indiretos, menos custosos e possíveis de ser aplicados na prática clínica, destaca-se a interactância por infravermelho (NIR), embora seja pouco conhecida e aplicada no Brasil. A NIR é uma técnica desenvolvida em meados da década de 1960, originalmente com o intuito principal de determinar a quantidade de água, proteína e amido em sementes oleaginosas e grãos, ou ainda para medir a octanagem da gasolina e até as propriedades químicas dos revestimentos de fitas adesivas.

O equipamento mais usual para medir a concentração dessas substâncias é fabricado pela empresa Futrex Tech, Inc. (Figura 10.1), fundada por um dos principais gerentes técnicos do Programa *Apollo* da NASA, que enviou o primeiro homem à Lua. Sua especialidade era medir a luz da estrela de baixo nível e usar essa luz para determinar a composição química de muitas substâncias.[9]

Apesar de mais de seis décadas do uso dessa técnica em escala comercial, a prática de NIR para análise da composição corporal em humanos é relativamente recente. Os conceitos aplicados – utilização de luz não ofensiva/radioativa para medir a quantidade de gordura corporal – são exatamente os mesmos utilizados para identificar a composição química de outras estruturas.

A técnica de medição da composição corporal por meio da NIR é baseada nos princípios da reflexão e absorção de luz a partir da análise da densidade óptica. Essa análise é feita utilizando um espectrofotômetro de infravermelho de feixe único por sonda constituída de fibra óptica, emitindo comprimentos de ondas lineares que variam de 600 a 2.500 nm. Para tanto, a sonda de fibra óptica conduz a radiação infravermelha do monocromador para o local de avaliação, ao mesmo tempo que capta a quantidade de radiação que interage com os tecidos. Assim, é calculada a interação entre luz e tecido a cada comprimento de onda, dividindo-os por um sinal padrão de

reflectância para se obter a quantidade de gordura segmentar, uma vez que há uma relação linear entre a quantidade de energia e a concentração desse componente corporal.[9]

No primeiro artigo de validação da técnica, os autores comparam a quantidade de gordura analisada pela NIR com cinco locais anatomicamente bem definidos (tríceps, bíceps, subescapular, suprailíaca e coxa), os quais eram usados para predição de gordura corporal pelos métodos de dobras cutâneas e pela ultrassonografia, obtendo uma correlação positiva entre os métodos (r = 0,91). Assim, para análise da composição corporal a partir da utilização da NIR, foi padronizada a realização do procedimento no bíceps em dois comprimentos de ondas que podem atingir uma profundidade de até 4 cm e, então, a partir de modelos matemáticos, predizer a composição de corpo inteiro.[9]

Posteriormente, ao divulgar os resultados de confiabilidade de teste-reteste de dez voluntários, o fabricante demonstrou uma correlação intraclasse de 0,94, e a média de três medidas gerou um coeficiente de confiabilidade de 0,98. Além disso, uma validação simultânea do Futrex com a pesagem hidrostática produziu um valor de correlação de 0,83.[10]

Ao comparar a NIR com a pesagem hidrostática, Hicks *et al.*[11] observaram uma subestimação no percentual de gordura de aproximadamente 5,5%. Resultados similares foram mostrados por McLean e Skinner[12], quando a NIR apresentou resultados superestimados de gordura corporal em indivíduos magros e com sobrepeso e obesidade quando comparados à pesagem hidrostática. No mesmo sentido, Evans *et al.*[13] demonstraram que, ao comparar a NIR com a DEXA em indivíduos fisicamente ativos, pode haver uma diferença de aproximadamente 1% na distribuição da gordura corporal naqueles que apresentavam entre 5 e 37% de gordura corporal. Já em remadores de elite, a NIR demonstrou baixos valores de coeficiente de validade e valores de erro total abaixo do desejável, sendo recomendadas restrições à utilização desse método nessa população.[14]

Outros autores sugerem que a NIR parece ser um método possível de ser utilizado em pacientes hospitalizados em diálise[15] ou com insuficiência cardíaca crônica[16] quando não for possível utilizar a DEXA ou não houver técnicos capacitados em avaliações antropométricas. Por outro lado, Pajunen *et al.*[17] não recomendam o uso de NIR em âmbito populacional, uma vez que não foi observado qualquer poder preditivo adicional além das medidas mais simples da obesidade, como índice de massa corporal (IMC) ou relação cintura-quadril.

A partir dessas informações, é possível elencar algumas vantagens e desvantagens do uso de NIR, como demonstrado no Quadro 10.1.

Para a realização desse tipo de avaliação, é necessário seguir algumas recomendações:

- Após ligar o equipamento, é necessário conectar a haste de leitura óptica respeitando as marcações de alinhamento, o que garante a manutenção do padrão óptico
- Tarar o emissor/leitor óptico
- Em seguida, devem-se introduzir as informações de massa corporal, altura, frequência de atividade de prática esportiva (de acordo com os padrões do equipamento) e sexo

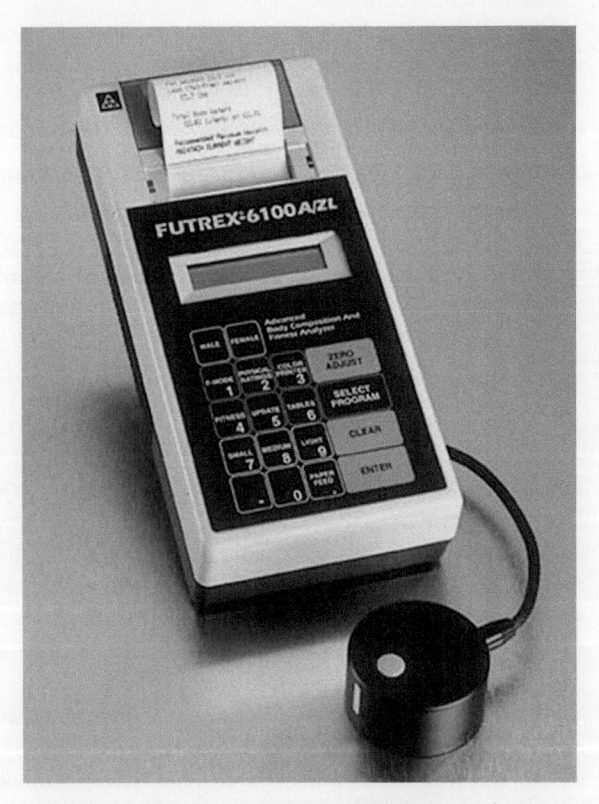

Figura 10.1 Equipamento Futrex-6100 (Futrex Tech, Inc.).

Quadro 10.1 Vantagens e desvantagens do uso de NIR.

Vantagens
• Não utiliza corrente elétrica
• Portátil
• Não invasivo
• Fácil aplicação
• Baixo custo
• Pode ser utilizado em leito hospitalar

Desvantagens
• Validação pouco abrangente
• Resultados variáveis
• Dificuldade de utilização em indivíduos obesos ou muito magros

- Com os braços estendidos, é necessário identificar o ventre muscular do bíceps e, com o acessório de marcação que acompanha o equipamento, deve-se identificar a porção média anterior do braço dominante
- O avaliado deve estar sentado com os cotovelos levemente estendidos, o antebraço apoiado e a palma da mão voltada para cima. Nesse momento, é necessário solicitar ao avaliado que não contraia os músculos
- Pressionar a haste firmemente no ventre muscular identificado, utilizando força suficiente para deixar um ligeiro anel no braço quando a haste for removida
- Após o fim da leitura, retirar a haste do local de aferição e repetir o procedimento
- São necessárias pelo menos duas avaliações para cada indivíduo.

REFERÊNCIAS BIBLIOGRÁFICAS

1. Heyward, VH, Stolarczyl LM. Avaliação da composição corporal. São Paulo: Manole, 2000.
2. Lee SY, Gallagher D. Assessment methods in human body composition. Curr Opin Clin Nutr Metab Care 2008;11(5):566-72.
3. Chumlea WM, Guo SS. Assessment and prevalence of obesity: application of new methods to a major problem. Endocrine 2000;13(2):135-42.
4. Heymsfield SB, Lohman TG, Wang ZM, Going SB. Human body composition. 2. ed. Champaign: Human Kinetics, 2005.
5. Udinsky BF, Osterlind SJ, Lynch SW. Evalution resource handbook: gathering, analyzing, reporting data. San Diego: EdITS Publishers, 1981.
6. Marins JCB, Giannichi RS. Avaliação e prescrição de atividade física. Rio de Janeiro: Shape, 2003.
7. Machado AF, Abad CCC. Manual de avaliação física. 2. ed. São Paulo: Ícone, 2012.
8. Martin AD, Drinkwater DT. Variability in the measures of body fat. Assumptions or technique? Sports Med 1991;11(5):277-88.
9. Conway JM, Norris KH, Bodwell CE. A new approach for the estimation of body composition: infrared interactance. Am J Clin Nutr 1984;40(6):1123-30.
10. Davis PO, Paynter L. Evaluation of a commercial near-infrared instrument for body composition analysis. Technical note 87-42. Human Performance Centers, Inc.
11. Hicks VL, Stolarczyk LM, Heyward VH, Baumgartner RN. Validation of near-infrared interactance and skinfold methods for estimating body composition of American Indian women. Medicine and Science in Sports and Exercise. 2000;32(2):531-9.
12. McLean KP, Skinner JS. Validity of Futrex-5000 for body composition determination. Med Sci Sports Exerc 1992;24(2):253-8.
13. Evans J, Lambert MI, Micklesfield LK, Goedecke JH, Jennings CL, Savides L et al. Near infrared reactance for the estimation of body fatness in regularly exercising individuals. Int J Sports Med 2013;34(7):612-5.
14. Fukuda DH, Wray ME, Kendall KL, Smith-Ryan AE, Stout JR. Validity of near-infrared interactance (FUTREX 6100/XL) for estimating body fat percentage in elite rowers. Clin Physiol Funct Imaging 2017;37(4):456-8.
15. Bross R, Chandramohan G, Kovesdy CP, Oreopoulos A, Noori N, Golden S et al. Comparing body composition assessment tests in long-term hemodialysis patients. Am J Kidney Dis 2010;55(5):885-96.
16. Oreopoulos A, Kalantar-Zadeh K, McAlister FA, Ezekowitz JA, Fonarow GC, Johnson JA et al. Comparison of direct body composition assessment methods in patients with chronic heart failure. J Card Fail 2010;16(11):867-72.
17. Pajunen P, Jousilahti P, Borodulin K, Harald K, Tuomilehto J, Salomaa V. Body fat measured by a near-infrared interactance device as a predictor of cardiovascular events: the FINRISK'92 cohort. Obesity (Silver Spring) 2011;19(4):848-52.

11 Composição Corporal por Densitometria | Pesagem Hidrostática e Pletismografia

Sandra Maria Lima Ribeiro | Emilson Colantonio

INTRODUÇÃO À DENSITOMETRIA

A densidade (D) de um material é equivalente à relação entre sua massa (M) e seu volume (V):

$$D = M/V$$

Para estimar a densidade do corpo humano, tomando-se por base o modelo de dois compartimentos, o peso corporal pode ser dividido em gordura e massa magra da seguinte maneira:

$$D = G/DG + MM/DMM$$

Em que D é densidade corporal e G/DG e MM/DMM são as proporções de gordura (G) e massa magra (MM) divididas por suas respectivas densidades (DG e DMM).

Como se sabe, a massa magra é bastante heterogênea e pode ser subdividida em seus constituintes: água (A), proteínas (P) e minerais (Mi). Desse modo, a fórmula correta seria:

$$D = G/DG + A/DA + P/DP + Mi/DMi$$

Em que A/DA, P/DP e Mi/DMi são as frações de água, proteínas e minerais divididas por suas respectivas densidades.[1] Key e Brozek,[2] assim como Brozek et al.,[3] estimaram a densidade dos constituintes corporais (gordura, água, proteínas e minerais) derivando, assim, a densidade da massa magra (Tabela 11.1).

Algumas equações, como as desenvolvidas por Siri[4] e Brozek et al.,[3] são as mais usadas para estimar a gordura corporal a partir da densidade. Essas equações utilizam um padrão de referência corporal a partir do qual as variações são consideradas como ganho ou perda de gordura. Dentro dos limites de 1,09 a 1,03 g × mℓ^{-1}, essas equações apresentam entre si uma alta correlação (r = 0,999), com estimativas da gordura (0,5 e 1%) praticamente idênticas. Para indivíduos com mais de 30% de gordura corporal, a equação de Siri parece superestimar os valores, quando comparada à equação de Brozek. A Tabela 11.2 apresenta essas equações.

É importante destacar que a densidade da massa magra não é constante para todos os indivíduos; ela varia com a idade, o nível de gordura corporal, a atividade física e a etnia. Um exemplo seria de atletas altamente treinados. O treinamento pode elevar a massa mineral óssea, a massa muscular e o volume líquido extracelular. Quanto à idade, Lohman[5] propôs fórmulas ajustando os valores de densidade. A Tabela 11.3 apresenta tais equações.

A medida da massa corporal é relativamente fácil de obter utilizando-se uma balança calibrada. Assim, a principal necessidade para se determinar a densidade (D) é a medida do volume corporal (V). Uma vez conhecido o V, aplicam-se equações para obter a densidade corporal e, posteriormente, outras para o percentual de gordura corporal.

Tabela 11.1 Composição e densidade dos tecidos e a referência corporal.

Componente	Densidade (g/mℓ)*	Massa magra (%)	Referência corporal (%)
Água (A)	0,9937	73,8	62,4
Proteínas (P)	1,34	19,4	16,4
Minerais (MI)	3,038	6,8	5,9
Tecidos ósseos	2,982	5,6	4,8
Tecidos não ósseos	3,317	1,2	1,1
Gordura (G)	0,9007		15,3
Massa magra (MM)	1,100	100	84,7
Referência corporal	1,064		100

*Densidade a 36°C.

Adaptada de Keys e Brozek, 1953[2]; Brozek et al., 1963.[3]

Tabela 11.2 Equações para estimativa do percentual de gordura a partir de métodos densitométricos.

Equação	Referência
Gordura (%) = (4,95/D) – 4,50) × 100	Siri[4]
Gordura (%) = (4,570/D) – 4,142) × 100	Brozek et al.[3]

Tabela 11.3 Ajuste da fórmula de acordo com a idade.

Idade	Sexo	
	Masculino	Feminino
7 a 8 anos	(5,38/D) – 4,97	(5,43/D) – 5,03
9 a 10 anos	(5,30/D) – 4,89	(5,35/D) – 4,95
11 a 12 anos	(5,23/D) – 4,81	(5,25/D) – 4,84
13 a 14 anos	(5,07/D) – 4,64	(5,12/D) – 4,69
15 a 16 anos	(5,03/D) – 4,59	(5,07/D) – 4,64
17 a 19 anos	(4,98/D) – 4,53	(5,05/D) – 4,62
20 a 50 anos	(4,95/D) – 4,50	(5,03/D) – 4,59

Fonte: Lohman, 1986.[5]

Tabela 11.4 Correção da densidade da água de acordo com a temperatura.

Temperatura (°C)	Densidade (g × mℓ$^{-1}$)	Temperatura (°C)	Densidade (g × mℓ$^{-1}$)
21	0,9980	31	0,9954
22	0,9978	32	0,9951
23	0,9975	33	0,9947
24	0,9973	34	0,9944
25	0,9971	35	0,9941
26	0,9968	36	0,9937
27	0,9965	37	0,9934
28	0,9963		
29	0,9960		
30	0,9957		

Fonte: Robergs e Roberts, 1996.[10]

Várias técnicas para medir o volume corporal foram desenvolvidas. Entre elas, destacam-se a pesagem hidrostática e, mais recentemente desenvolvida, a pletismografia por deslocamento de ar.

PESAGEM HIDROSTÁTICA

Também denominada hidrodensitometria ou pesagem subaquática, é baseada no princípio de Arquimedes, que afirma que um corpo submerso em água sofre a ação da força de empuxo, evidenciada pela perda de peso proporcional ao peso do líquido deslocado.[6] Assim, quando o indivíduo é submerso em um tanque com água, o volume corporal é calculado pela diferença entre o peso corporal fora e o peso corporal dentro da água.[7]

Na pesagem hidrostática, alguns procedimentos devem ser seguidos. O avaliado deve usar roupas de banho apropriadas para que ocorra a menor variação possível. Inicialmente, procede-se à pesagem do indivíduo fora da água. Em seguida, se necessário, é colocado um cinto de mergulhador ao redor da cintura de pessoas mais obesas para garantir que elas não flutuem durante a submersão. O avaliado é, então, acomodado na cadeira de pesagem, que é suspensa pela balança. O peso subaquático do cinto de mergulhador e da cadeira usados na pesagem é determinado previamente e subtraídos da massa total do indivíduo submerso. Este deve fazer uma expiração máxima forçada com a cabeça abaixada sob a água. Para que haja uma adaptação ao meio líquido, o indivíduo deve repetir esse procedimento algumas vezes. Para melhor adaptação do indivíduo, a temperatura ideal da água deve ficar em torno de 27 a 32°C.

Após a submersão, a respiração deve ser interrompida por 5 a 10 segundos, enquanto o peso do indivíduo submerso é anotado. Para isso, deve-se utilizar uma balança digital ou analógica, com precisão de ±10 g. A temperatura da água é anotada para a correção da densidade. A Tabela 11.4 apresenta a conversão da densidade da água de acordo com a temperatura. É importante também evitar sujidades na água, que podem modificar sua densidade.

O procedimento deve ser repetido entre 8 e 12 vezes, e geralmente se adotam as três medidas mais semelhantes, ou é realizada a média desses valores.[8,9] É importante lembrar que, nos procedimentos de pesagem, no início, o avaliado ainda não está totalmente adaptado com a manobra necessária. Por outro lado, após muitas repetições, ele pode ficar cansado e não eliminar o ar necessário dos pulmões.

Assim como no deslocamento da água, o volume residual pulmonar (VR) deve ser determinado para que seja subtraído do volume corporal total. Um erro de 100 mℓ no cálculo do VR leva a um erro aproximado de 1% na estimativa da gordura corporal. O ideal é que se determine o VR por meio da diluição de oxigênio em um sistema espirométrico ou, ainda, por marcadores como o nitrogênio ou o hélio[9], mas isso nem sempre é possível. Por isso, na maioria das vezes, utilizam-se estimativas desse volume. Alguns autores referem uma grande diferença de valores quando se compara as medidas e as estimativas do VR[11], enquanto outros afirmam existir muito pouca diferença, por volta de 0,003 g × mℓ$^{-1}$.[12]

A Tabela 11.5 apresenta algumas equações possíveis de serem utilizadas para estimar esse volume, que obedece a características populacionais, divididas em idade e sexo (Tabela 11.6).

O volume residual gastrintestinal (GI) é consideravelmente menor. Buskirk[13] propôs o uso de uma constante de correção de 100 mℓ para aproximar o volume de gás no trato gastrintestinal. De qualquer maneira, para que o método seja confiável, é solicitado que o indivíduo proceda à pesagem de preferência com o conteúdo intestinal esvaziado.

Tabela 11.5 Equações para predição do VR.

Equações*	R	EE
Mulheres[1] VR = 0,0210 × (Idade) + 0,023 × (Estatura) – 2,978	0,70	0,461
Homens[2] VR = 0,0115 × (Idade) + 0,019 × (Estatura) – 2,240	0,57	0,531

EE: erro de estimativa; VR: litros; idade: anos; estatura: cm.

*Wilmore[14] propôs valores para o VR de indivíduos de ambos os sexos com idade entre 6 e 30 anos, baseando-se em uma amostra da população norte-americana. A Tabela 11.6 apresenta esses valores.

Fonte: adaptada de Buskirk, 1961[13]; Black et al., 1974.[15]

Tabela 11.6 Valores médios para o VR (mℓ) determinados por idade e sexo.

Idade	Sexo	
	Masculino	Feminino
6 a 10 anos	900	600
11 a 15 anos	1.100	800
16 a 20 anos	1.300	1.000
21 a 25 anos	1.500	1.200
26 a 30 anos	1.700	1.400

Fonte: Wilmore, 1969.[14]

Após executados todos os procedimentos, devem ser feitos os cálculos para obtenção da densidade corporal. As fórmulas I e II a seguir demonstram esses cálculos:

$$\text{Volume corporal} = \frac{(\text{Peso real} - \text{Peso na água})}{\text{Densidade da água}}$$
(Fórmula I)

$$\text{Densidade corporal (g} \times \text{m}\ell^{-1}) = \frac{\text{Peso real}}{\text{Fórmula I} - \text{Volume pulmonar residual} + 100}$$
(Fórmula II)

A partir da determinação da densidade corporal, procede-se à conversão de densidade corporal em percentual de gordura. As equações de Siri[4] e Brozek *et al.*[3] são as mais usadas para estimar a gordura corporal por meio da densidade (ver Tabela 11.2).

A seguir, é descrito um exemplo do cálculo de uma avaliação por pesagem hidrostática. A avaliação foi feita em um homem de 25 anos e 178,6 cm de estatura. O peso corporal real (fora da água) foi de 83,5 kg. Após o cálculo da média das pesagens, submerso e subtraído o peso subaquático da cadeira, o valor obtido foi de 3,3 kg. A densidade da água a partir de um densímetro foi de 0,9959 g $\times$ mℓ^{-1}. Aplicando-se a fórmula para cálculo do VR:

$$\text{VR} = 0{,}0115\ (\text{idade}) + 0{,}019\ (\text{estatura}) - 2{,}240$$

$$\text{VR} = 0{,}0115 \times 25 + 0{,}019 \times 178{,}6 - 2{,}240$$

$$\text{VR} = 1{,}441\ \ell$$

Assim, a densidade corporal foi calculada:

$$D = \text{Pr}/[(\text{Pr} - \text{Pa})/\text{Da}] - (\text{VR} + 100)$$

$$D = 83.500/[(83.500 - 3.300/0{,}9959)] - (1.441 + 100)$$

Densidade = 1,0558 g $\times$ mℓ^{-1}

A fórmula de Siri[4] foi adotada para conversão de densidade em percentual de gordura:

$$\text{Gordura (\%)} = (4{,}95/(\text{Densidade}) - 4{,}50 \times 100$$

$$= (4{,}95/1{,}0558) - 4{,}50 \times 100$$

$$= 18{,}8\%$$

A Figura 11.1 exemplifica alguns momentos de uma pesagem realizada no Laboratório de Avaliação Física da Universidade Cidade de São Paulo (Unicid).

Embora a pesagem hidrostática tenha sido considerada o padrão-ouro por muito tempo, atualmente, diversos motivos têm despertado questionamentos, entre eles:

- Facilidade de ocorrerem erros no procedimento, pois a técnica requer operadores experientes

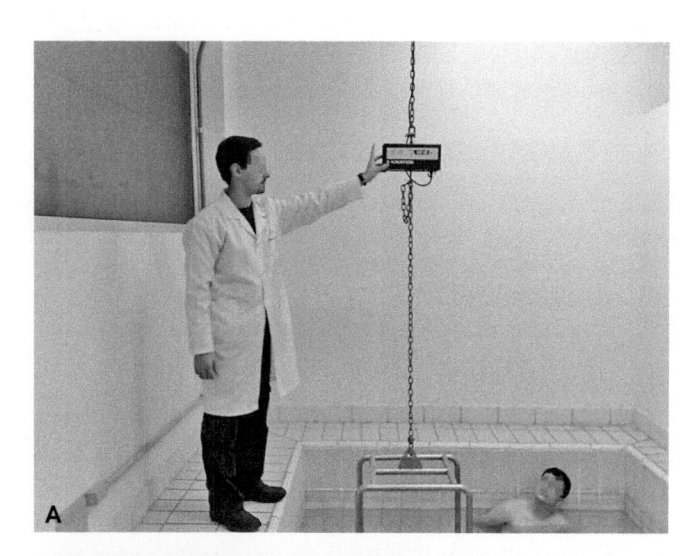
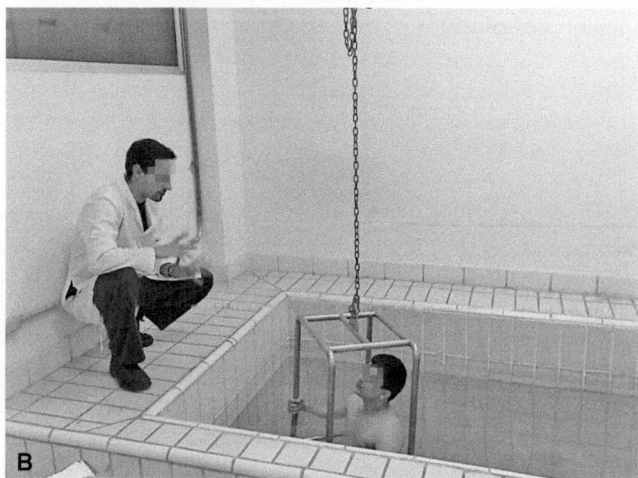
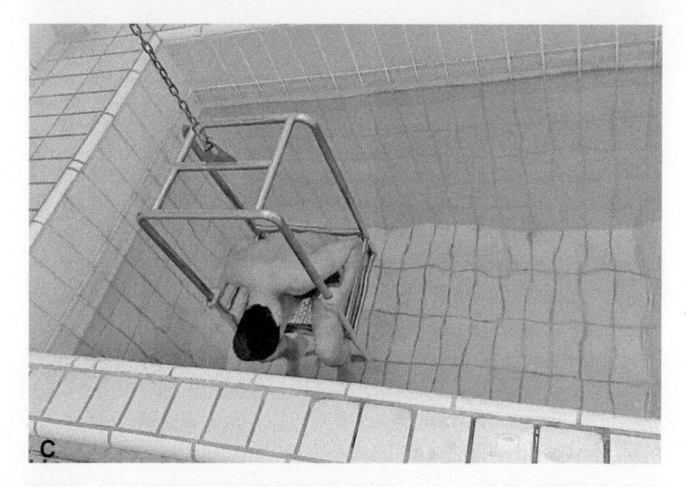

Figura 11.1 A a C. Procedimentos para a realização da pesagem hidrostática. Reprodução autorizada pela Unicid e por todos os envolvidos.

- Alterações na hidratação e, consequentemente, no peso corporal, como período pré-menstrual, horário do dia, prática de exercícios físicos, presença de doenças e uso de medicamentos
- Dificuldades em pessoas que apresentam algum tipo de aversão ao processo de imersão em água
- Alterações na densidade dos componentes da massa magra entre os indivíduos.

Assim, outras opções vêm sendo desenvolvidas na busca por um novo padrão-ouro.

PLETISMOGRAFIA POR DESLOCAMENTO DE AR

É uma técnica utilizada há aproximadamente um século como método de medição da composição corporal humana, mas só recentemente se desenvolveu como um sistema de rotina viável.[15]

A pletismografia por deslocamento de ar tem se tornado popular entre os pesquisadores da composição corporal, pois se apresenta como uma técnica não invasiva, solicitando pouca participação do avaliado, dispensando a necessidade de submersão em água, já que o volume corporal é obtido pelo deslocamento de ar em vez de água. Desse modo, torna-se uma técnica mais acessível, principalmente para grupos especiais.

Os aparelhos mais modernos de pletismografia são computadorizados, feitos de fibra de vidro, composto de duas câmaras fechadas, sendo uma a câmara de teste, onde o sujeito senta, e a outra câmara de referência; ambas são separadas por um diafragma que capta as mudanças de pressão e volume entre as câmaras (Figura 11.2).

O funcionamento da pletismografia está baseado na Lei de Boyle (P1V1 = P2V2), em que V1 e P1 são o volume e a pressão do ar antes de o indivíduo entrar na câmara de teste, e V2 e P2 são o volume e a pressão do ar enquanto o indivíduo está dentro da câmara de teste. Assim, o volume corporal do indivíduo é igual ao volume de ar dentro da câmara de teste antes dele entrar menos o volume de ar dentro da câmara de teste quando ele está dentro dela.[16]

Sabendo que a temperatura influencia no volume do ar e que existe uma dificuldade de manter uma condição isotérmica dentro da câmara de teste, o aparelho funciona sob condições adiabáticas (em que há ganho e perda de calor); a Lei de Possion dá características mais exatas da relação pressão/volume na câmara de teste:

$$P1 / P2 = (V1 / V2)^\gamma$$

Em que γ é o valor do calor específico do gás de pressão e volume constantes (1,4 para ar).[13,17]

Apesar das condições adiabáticas, o corpo humano apresenta algumas fontes de ar isotérmicas (ar dos pulmões, a camada de ar que fica entre os cabelos, os pelos e as roupas) que, se presentes no momento do teste, podem levar o valor do volume corporal total a uma subestimação, já que o ar isotérmico é mais compressivo (40%) do que o ar equivalente ao volume de ar adiabático. Por isso, recomenda-se o uso de trajes de banho e touca de natação no momento da execução do teste para minimizar esses efeitos.

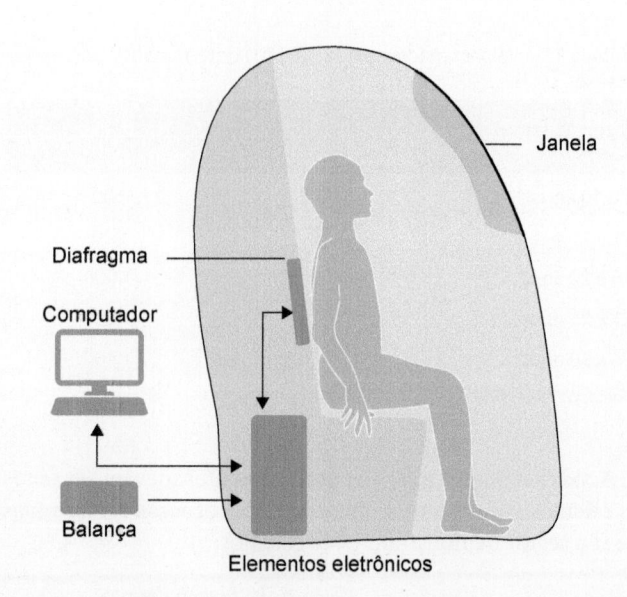

Figura 11.2 Esquema do funcionamento da pletismografia. Adaptada de Ellis *et al.,* 2000.[11]

Assim como na pesagem hidrostática, a quantidade de ar nos pulmões também precisa ser determinada para correção dos valores obtidos na pletismografia. Para tanto, realiza-se a medida durante o procedimento do teste no próprio equipamento. Esse ar é caracterizado pelo volume de gás torácico (VGT) com um processo de inspirações e expirações específicas.[18,19] A Figura 11.3 apresenta momentos do procedimento de avaliação por esse equipamento no Centro de Estudos em Psicobiologia e Exercício da Unifesp, sob coordenação do Prof. Dr. Marco Túlio de Melo.

A partir do volume corporal, o próprio equipamento determina – por meio de seu *software,* que utiliza a equação de Siri[4] e Brosek *et al.*[3] – a densidade corporal, a massa de gordura e, por fim, a porcentagem de gordura.

Apesar de suas inúmeras vantagens no processo de determinação da composição corporal pela pletismografia, sua validação tem contradições. Algumas pesquisas têm comprovado sua validade e confiabilidade quando comparado com pesagem hidrostática[20-23], absorciometria de raios X de dupla energia (DEXA)[24,25] e outros métodos[26,27]; porém outras publicações sugerem a necessidade de mais estudos para fidedignidade dos resultados.[13,28,29]

CONSIDERAÇÕES FINAIS

Embora atualmente existam técnicas bastante sofisticadas e sensíveis para a avaliação da composição corporal, as técnicas densitométricas permanecem uma opção confiável e utilizável. A pletismografia por deslocamento de ar é uma substituição à pesagem hidrostática, principalmente no que diz respeito à praticidade e ao conforto para o avaliado.

REFERÊNCIAS BIBLIOGRÁFICAS

1. Roche AF, Heymsfield SB, Lohman TG. Human body composition. Champaing: Human Kinetics, 1996. 366p.

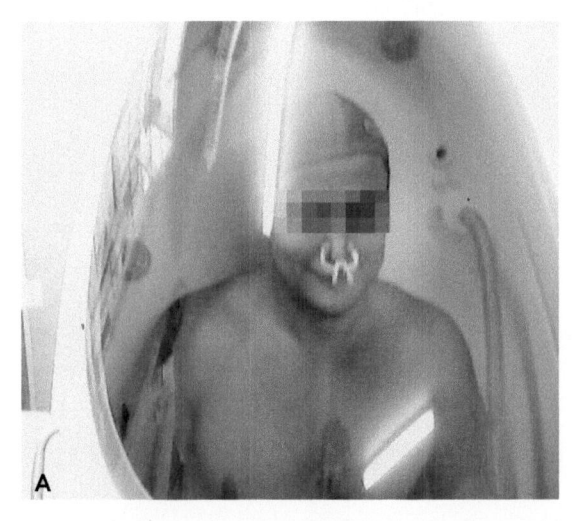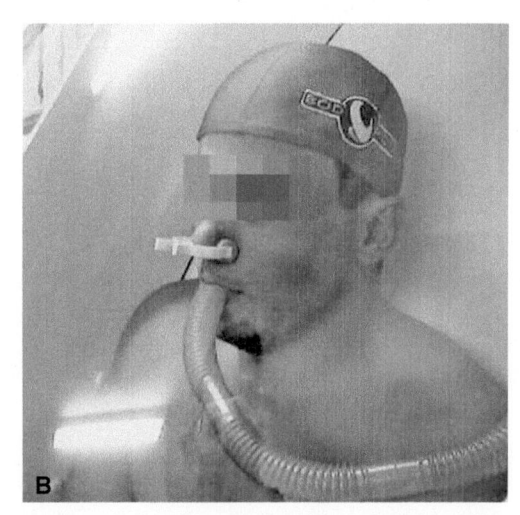

Figura 11.3 A e B. Procedimentos para realização da análise por pletismografia por deslocamento de ar.

2. Keys A, Brozek J. Body fat in adult man. J Physiol Rev 1953; 33(3):245-325.
3. Brozek J, Grande F, Anderson JT, Keys A. Densitometric analysis of body composition: revision of some quantitative assumptions. Ann N Y Acad Sci 1963;26;110:113-40.
4. Siri WE. Body composition from fluid space and density. In: Brozek J, Hanschel A (eds.). Techniques for measuring body composition. Washington: National Academy of Science, 1961.
5. Lohman TG. Applicability of body composition techniques and constants for children and youths. Exerc Sport Sci Rev 1986;14:325-57.
6. Behnke AR Jr., Feen BG, Welham WC. The specific gravity of healthy men. Body weight divided by volume as an index of obesity. 1942. Obes Res 1995;3(3):295-300.
7. Lee RD, Nieman DC. Nutritional assessment. 2. ed. St. Louis: Mosby, 1995. 689p.
8. Katch FI. Practice curves and errors of measurement in estimating underwater weight by hydrostatic weighing. Med Sci Sports Exerc. 1969;1(4):212-6.
9. Guedes DP. Composição corporal: princípios, técnicas e aplicações. 2. ed. Londrina: APEF, 1994. 124p.
10. Robergs RA, Roberts SO. Exercise physiology: exercise, performance and clinical applications. St. Louis: Mosby, 1996. 840p.
11. Ellis KJ. Human body composition: In Vivo Methods. Physiol Rev 2000;80:649-80.
12. Morrow JR Jr., Jackson AS, Bradley PW, Hartung GH. Accuracy of measured and predicted residual lung volume on body density measurement Med Sci Sports Exerc 1986;18(6):647-52.
13. Buskirk ER. Underwater weighing and body density: a review of procedures. Brozek J, Henschel A (eds.). Techniques for measuring body composition. Washington: National Academy of Sciences. National Research Council, 1961. p. 90-105.
14. Wilmore JH. A simplified method for determination of residual lung volumes. J Appl Physiol 1969;27(1):96-100.
15. Black LF, Offord K, Hyatt RE Variability in the maximal expiratory flow volume curve in asymptomatic smokers and in nonsmokers. Am Rev Respir Dis 1974;110(3):282-92.
16. Boren HG, Kory RC, Syner JC. The veteran's administration Army cooperative study of pulmonary function: the lung volume and its subdivisions in normal men. American Journal of Medicine 1966;41:96-114.
17. Dempester P, Aitkens S. A new air displacement method for the determination of human body composition. Medicine Science in Sports and Exercise 1995;27:1692-7.
18. Fields DA, Higgins PB, Hunter GR. Assessment of body composition by air-displacement plethysmography: influence of body temperature and moisture. Dynamic Medicine 2004;3(3):1-12.
19. Mattsson S, Thomas BJ. Development of methods for body compositor studies. Physics in Medicine and Biology 2006; 51(13):203-28.
20. McCrory MA, Kim HR, Wright NC, Lovelady CA, Aitkens S, Kilmer DD. Energy expenditure, physical activity, and body composition of ambulatory adults with hereditary neuromuscular disease. Am J Clin Nutr 1998;67(6):1162-9.
21. Ginde SR, Geliebter A, Rubiano F, Silva AM, Wang J, Heshka S et al. Air displacement plethysmography: validation in overweight and obese subjects Obes Res 2005;13(7):1232-7.
22. Demerath EW, Guo SS, Chumlea WC, Towne B, Roche AF, Siervogel RM. Comparison of percent body fat estimates using air displacement plethysmography and hydrodensitometry in adults and children. International Journal of Obesity 2002;26:389-97.
23. Clasey JL, Gater Jr DR. A comparison of hydrostatic weighing and air displacement plethysmography in adults with spinal cord injury. Archives of Physical Medicine and Rehabilitation 2005;86(11):2106-13.
24. Biaggi RR, Vollman MW, Nies MA, Brener CE, Flakoll PJ, Levenhagen DK et al. Comparison of air displacement plethysmography with hydrostatic weighing and bioletrical impedance analysis for the assessment of body composition in healthy adults. American Journal of Clinical Nutrition 1999;69:898-903.
25. Davis JA, Dorado S, Keays KA, Reigel KA, Valencia KS, Pham PH. Reliability and validity of the lung volume measurement made by the Bod Pod body composition system. Clinical Physiology and Functional Imaging 2007;1(27):42-6.
26. Sardinha LB, Lohman TG, Teixeira PJ, Guedes DP, Going SB. Comparison of air displacement plethysmography with dual-energy X-ray absorptiometry and three field methods for estimating body composition in middle-aged men. American Journal of Clinical Nutrition. 1998;68:786-93.
27. Noreen EE, Lemon PW. Reliability of air displacement plethysmography in a large, heterogeneous sample. Medicine Science in Sports and Exercise 2006;38(8):1505-9.
28. Aleán-Mateo H, Huerta RH, Esparza-Romero J, Méndez RO, Urquidez R, Valencia ME. Body composition by the four-compartment model: validity of the Bod Pod for assessing body fat in Mexican elderly. European Journal of Clinical Nutrition 2007;61:830-6.
29. Lockner DW, Heyward VH, Baumgartner RN, Jenkins KA. Comparison of air displacement plethysmography, hydrodensitometry, and dual x-ray absorptiometry for assessing body composition of children 10 to 18 years of age. Annals New York Academy of Sciences 2000;904:72-8.
30. Claros G, Hull HR, Fields DA. Comparison of air displacement plethysmography to hydrostatic weighing for estimating total body density in children. BMC Pediatr. 2005;9(5):37.

12 Avaliação da Composição Corporal por Diluição de Água | Métodos Isotópicos

Eduardo Ferriolli | *Natália Maira da Cruz Alves* | *Júlio Sérgio Marchini* | *Karina Pfrimer*

INTRODUÇÃO

Os isótopos estáveis são marcadores biológicos inócuos ao homem que têm sido progressivamente empregados em pesquisas para avaliação da composição corporal, do gasto energético e do metabolismo de proteínas, carboidratos; medição da resistência à insulina por disposição de glicose, volume de ingestão de leite materno e infecção por *Helicobacter pylori*, em virtude da facilidade de aplicação e da precisão dos resultados.[1-4] Este capítulo aborda a avaliação da composição corporal utilizando isótopos estáveis; trata-se de um método simples, típico e não invasivo, que demanda apenas a ingestão de uma dose de água e coleta de amostras de urina ou saliva. Esse método pode ser empregado em qualquer faixa etária e em diferentes períodos ou condições fisiológicas, como gestação, lactação e doença.

Neste capítulo, são explicados as bases da técnica e os tipos de análise que empregam isótopos estáveis para avaliação da composição corporal, além de apresentar alguns resultados de pesquisas na área.

FUNDAMENTAÇÃO TEÓRICA

Entre os meios de avaliação da composição corporal, os mais comuns são antropometria (medidas de dobras cutâneas), a impedância bioelétrica e a absorciometria com raios X de dupla energia (DEXA). Contudo, esses métodos não são aplicáveis a todas as faixas etárias e períodos da vida. Pacientes portadores de edema, por exemplo, não podem ser avaliados por medidas de dobras cutâneas e por impedância bioelétrica, por conta de erros induzidos pela presença do edema. A impedância elétrica também não deve ser aplicada durante a gestação, a menstruação ou em qualquer situação em que ocorra alteração do balanço hidreletrolítico. Além disso, gestantes não devem ser avaliadas por DEXA, em virtude da radiação.

Isótopos estáveis

Isótopos são elementos que apresentam em seu núcleo o mesmo número de prótons e diferente número de nêutrons,

logo, massas atômicas diferentes. Toma-se como exemplo o hidrogênio, que tem três formas isotópicas, cada uma com número de massa diferente, embora tenham as mesmas características químicas. O átomo de hidrogênio tem um próton e um nêutron, apresentando número de massa atômica igual a 2; o trítio, outro isótopo de hidrogênio, tem um próton e dois nêutrons, apresentando massa atômica igual a 3.[1] Isótopos que não emitem radiação, como o deutério, são classificados como estáveis, e aqueles que emitem radiação, como o trítio, são classificados como radioisótopos.

Assim, o termo isótopo estável é comumente utilizado para designar esta forma pouco abundante de isótopos pesados, não radioativos e, portanto, inócuos aos seres humanos, presentes em quantidade reduzida na natureza, incluindo em seres vivos (Tabela 12.1).

A incorporação de isótopos estáveis em moléculas de interesse biológico possibilita sua utilização em experimentos. No caso do estudo da composição corporal, água marcada com deutério (óxido de deutério, ou ^2H_2O) ou

Tabela 12.1 Abundância dos isótopos estáveis na natureza, no corpo humano, na ingestão diária de alimentos, na água e no ar, e doses dos marcadores biológicos geralmente aplicadas.

Elemento	Símbolo	Massa	Abundância natural
Hidrogênio	H	1,007825	99,9
	^{2}H ou D	2,014102	0,01
Carbono	^{12}C	12	98,89
	^{13}C	13,003354	1,11
Nitrogênio	^{14}N	14,003074	99,635
	^{15}N	15,000108	0,365
Oxigênio	^{16}O	15,994915	99,759
	^{17}O	16,999160	0,037
	^{18}O	17, 999160	0,204

Fonte: Junqueira-Franco *et al.*, 2000.[5]

oxigênio 18 ($H_2^{18}O$) são comumente utilizados. Estudos empregando deutério são os mais frequentes, por causa do alto custo do oxigênio 18.

Princípio do método

A avaliação da composição corporal por meio da diluição de óxido de deutério tem como princípio a diluição desse isótopo no compartimento hídrico do organismo, ou seja, a água marcada com deutério é diluída na água corpórea total, propiciando, por equações de diluição (uma vez que a quantidade de deutério ingerida é conhecida), a determinação de seu volume. A partir do conteúdo de água corporal total, pode-se estimar a quantidade de massa livre de gordura e a quantidade de massa gorda. Para tanto, assume-se que 73,2% da massa magra do organismo são compostos por água (constante de hidratação da massa magra).[6] Essa constante demonstrou-se válida para mamíferos, durante toda vida adulta.[7]

$$MLG = ACT \times 0,732$$

$$MG = P - MLG$$

Em que: MLG = massa livre de gordura; ACT = água corporal total; MG = massa gorda; e P = peso.

APLICAÇÃO PRÁTICA

Dose

As doses de deutério habitualmente empregadas para a determinação da água corporal total são da ordem de 0,11 g/kg de peso. O isótopo pode ser diluído para administração oral da dose.[1] Doses diferentes são sugeridas, conforme a faixa etária e condições nutricionais, por diversos autores (Tabela 12.2).

Protocolo experimental

1. A ingestão da dose deve ser realizada com o sujeito em jejum de 8 h.
2. Antes da ingestão, é coletada amostra basal de urina, saliva ou plasma.
3. Deve-se administrar a dose do isótopo (^2H_2O ou $H_2^{18}O$) e, em seguida, 50 a 100 mℓ de água filtrada, colocada no mesmo copo, para garantir a ingestão integral da dose.
4. Amostras de saliva, plasma ou urina devem ser coletadas 3 a 5 h após administração da dose, para que esta se equilibre com a água corpórea.

A avaliação da composição corporal pela água deuterada não deve incluir pessoas com retenção hídrica; amostras de

Tabela 12.2 Doses utilizadas por diferentes autores para estimar gasto energético e/ou composição corporal.

Sujeitos	Dose (mg/kg peso)		Amostra dosada	Autor
	D_2O	$H_2^{18}O$		
Idoso	120	200	Urina	Pfrimer et al., 2015[8]
	300	–	Saliva	Lizárraga-Canedo et al., 2015[9]
	100	–	Urina	Carneiro et al., 2012[10]
Idoso*	120	200	Urina	de Carvalho Bastone et al., 2017[11]
Adulto	300	–	Ar expirado	Smith et al., 2002[12]
	50	150	Urina/saliva	IDECG, 1990[13]
	900	170	Plasma/urina	Seale et al., 1990[14]
	80	100	Urina	Yao et al., 2002[15]
Adulto**	100	–	Saliva/urina	Schoeller, Kushner e Jones, 1986[7]
Adulto***	120	200	Urina	Fassini et al., 2016[16]
Adulto#	120	200	Urina	Guimarães et al., 2017[17]
5 a 18 anos	50	–	Plasma	Kenneth et al., 2000[18]
6 a 8 anos	50	125	Urina	Rennie et al., 2003[19]
6 a 9 anos	200/300/400	–	Saliva	Bila et al., 2015[20]
10 a 19 anos	100	–	Saliva	Resende et al., 2011[21]
18 anos##	100	–	Urina	Deminice et al., 2016[22]
Bebês	100	280	Saliva	Vasquez-Velasquez, 1988[23]
	80 a 240	240 a 720	Ar expirado	IDECG, 1990[13]
	80	240	Urina	Olhager et al., 2003[24]
Prematuros	240	600	Urina	Roberts et al., 1986[25]
Gestantes	50	150	Urina	Goldberg et al., 1993[26]
Mulheres###	72 a 154	–	Saliva	Braga et al., 2015[3]

*Síndrome da fragilidade; **doença inflamatória intestinal; ***síndrome do intestino curto; #vírus da imunodeficiência humana (HIV); ##atletas; ###pós-parto.

urina devem ser evitadas em pessoas com problemas urinários ou prostáticos, e a saliva em pessoas com dificuldade de salivação.[1,7] Estudo realizado por LaForgia e Withers[27] não demonstrou diferenças entre as dosagens de saliva e urina, podendo ser utilizados, indiferentemente, os dois tipos de amostras.

Espectrometria de massa

A abundância de determinado isótopo estável em relação a outro, em qualquer material biológico, pode ser determinada por espectrômetros de massa de razão isotópica. Eles se baseiam no fato de que, quando acelerados por meio de um campo magnético, os isótopos desenvolvem uma curva de acordo com sua relação carga/massa (m/z). Para empregar esse efeito na determinação da razão isotópica, os espectrômetros dispõem de uma câmara de ionização, em que uma amostra gasosa é ionizada em moléculas positivas (pelo choque com elétrons gerados por um filamento), que são, então, aceleradas por uma diferença de potencial para um tubo ("tubo de voo", ou *flying tube*") que passa através de um magneto. Dentro desse tubo, submetidos ao campo magnético, os isótopos de um elemento realizam diferentes curvas, separando-se em diferentes correntes de íons. No término do tubo, existem coletores de íons, posicionados onde cada corrente os atinge.[28] As correntes de íons que atingem cada coletor são quantificadas e, após processamento eletrônico, é estabelecida a razão da abundância entre o isótopo mais pesado e o isótopo mais leve (razão isotópica)[28] (Figura 12.1).

Transfiguração de Fourier infravermelho

O enriquecimento de deutério em amostras de saliva e urina pode ser medido por espectroscopia de infravermelhos por transformada de Fourier (FTIR), que emprega instrumento de espectroscopia de infravermelho, portátil ou não, equipado com óptica adequada para medições de absorvência em amostras líquidas. Na espectrometria FTIR, o enriquecimento costuma ser expresso em partes por milhão (ppm), como a concentração de deutério. Para calcular a água corporal total (em kg) usando dados FTIR, a dose de óxido de deutério é convertida em mg; assim, o cálculo de água corporal a partir de dados FTIR é muito mais simples que os dados obtidos por espectrometria de massa.[30] Dessa maneira, a utilização desse instrumento para análises de saliva é considerada uma alternativa mais acessível e barata. Equipamentos mais antigos de FTIR demandavam a utilização de doses mais elevadas de água deuterada, porém, os equipamentos mais recentes possibilitam o uso de doses semelhantes às empregadas em espectrometria de massas de razão isotópica.

PESQUISAS SOBRE O TEMA

A introdução do método da água deuterada possibilitou a avaliação de padrões de composição corporal em ambos os sexos, diferentes idades e condições ou períodos fisiológicos. Para a validação de métodos de avaliação da composição corporal utilizando equações antropométricas, dobras cutâneas, bioimpedância e DEXA em diferentes situações (doenças, gravidez, lactantes e prematuros), muitos autores adotaram a técnica da água deuterada como método de referência, tanto para quantificar a água corporal total quanto para o cálculo da composição corporal.[20-33]

Papathakis *et al.*[33] avaliaram a composição corporal de mães africanas portadoras ou não do vírus da imunodeficiência adquirida (HIV), utilizando o método da água deuterada e a bioimpedância. Comparando-se os métodos, não houve diferença significativa entre os valores de água corporal total, massa livre de gordura e gordura corporal total das mães portadoras ou não do HIV, estando os grupos adequados quanto à composição corporal.[34]

LaForgia e Withers[27] estimaram a composição corporal de jovens (18 e 36 anos) sedentários e treinados por meio do método de água deuterada. Não foram verificadas diferenças em massa gorda, massa livre de gordura e água corpórea total.

O estudo de Smith *et al.*[12], que comparou os métodos da água deuterada e de bioimpedância para mensuração da água corporal total em adultos saudáveis, mostrou menor ocorrência de erros sistemáticos pela água deuterada do que pela bioimpedância elétrica.

Já Funkhouser *et al.*[34] compararam diferentes métodos para avaliação da porcentagem de gordura em obesas, antes e após a redução de peso, obtendo resultados bastante semelhantes entre os métodos DEXA, água deuterada e antropometria; contudo, a bioimpedância elétrica apresentou menor acurácia para avaliação no grupo de obesas. Em adultos cardiopatas, Usko-Lencer *et al.*[35] demonstraram que a avaliação da composição corporal utilizando DEXA superestima a massa magra quando comparada à utilização de água deuterada.

Além da composição corporal, o método da água duplamente marcada também avalia o gasto energético. Desde as primeiras publicações na área, em 1985, o método tem sido adotado em vários laboratórios, podendo ser aplicado em gestantes, lactantes, prematuros, idosos, acamados e atletas, sem alterar o cotidiano das pessoas.[33] A avaliação do gasto energético pelo método da água duplamente marcada não discrimina gastos com atividade física e efeito termogênico do alimento. No entanto, a associação desse método à calorimetria indireta possibilita obter dados precisos de gasto energético basal, termogênese e atividade física.[33]

Muitas pesquisas ajudaram a estabelecer os limites e a média do gasto energético em homens e mulheres de diferentes idades e em situações especiais, como doenças, gravidez e lactação, e até para prescrever atividade física.[32]

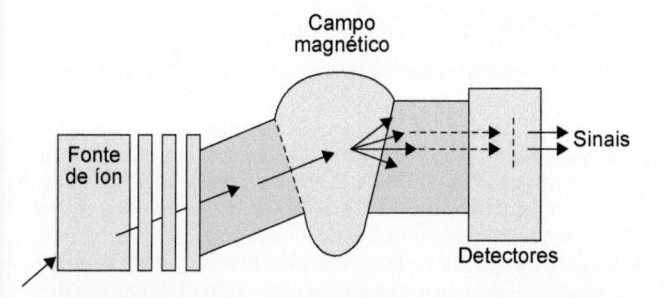

Figura 12.1 Princípio da espectrometria de massa. Adaptada de Lohman, 1996.[29]

Os resultados são utilizados para definir as recomendações de energia da população.

Yao et al.[15] compararam os métodos de água duplamente marcada e de aferição de dobras cutâneas e não encontraram diferenças na composição corporal de chineses adultos saudáveis. Os autores ressaltam os cuidados na escolha da equação e na técnica de aferição de dobras, que deve ser realizada pelo mesmo técnico. Seale et al.[14], ao compararem o método da água duplamente marcada e a calorimetria indireta para mensuração do gasto energético, verificaram que a calorimetria indireta é mais indicada para investigação de efeitos de tratamento, em experimentos controlados.

Com o intuito de avaliar a composição corporal e o gasto energético de gestantes utilizando água duplamente marcada, Goldberg et al.[26] acompanharam 12 gestantes desde antes da concepção até a 36ª semana de gestação. A variação da gordura corporal e do gasto energético até a 36ª semana foi bastante elevada (–2,54 kg a +6,59 kg; e 61 MJ a +869 MJ, respectivamente). Já a variação da massa magra foi de apenas +4,18 kg a +8,52 kg, justificada pelo incremento obrigatório de massa livre de gordura, relativa ao feto, ao útero e à placenta. Embora as gestantes que apresentaram maior gasto energético tenham sido as que acumularam maior quantidade de gordura, os autores ponderam que o aumento do gasto energético diário médio observado (1.660 kJ) é muito superior ao preconizado por Organização das Nações Unidas para Alimentação e Agricultura (FAO)/Organização Mundial da Saúde (OMS)/Universidade das Nações Unidas (UNU; 1.200 kJ/dia) e pelo National Research Council (1.250 kJ/dia), advertindo para a dificuldade em estabelecer recomendações para gestantes, visto suas peculiaridades metabólicas e comportamentais.

Roberts et al.[25] compararam valores de gasto energético total (GET) em prematuros, medidos pela água duplamente marcada e pela calorimetria indireta, e obtiveram resultados bastante semelhantes. A produção de CO_2, avaliada por meio dos métodos citados, também apresentou resultados muito próximos. Esses dados enfatizam a viabilidade da utilização da água duplamente marcada para avaliação do gasto energético e da produção de CO_2 em bebês, mesmo prematuros, e crianças, já que métodos tradicionais são de difícil aplicação para essa população. Segundo Vasquez-Velasquez[23], a precisão de resultados de técnicas como calorimetria indireta depende mais da habilidade do pesquisador em impor condições fisiológicas uniformes do que de limitações técnicas. Esse autor verificou o GET de 82 kcal/kg de peso em crianças de até 3 anos por meio do método da água duplamente marcada.

Rennie et al.[19] avaliaram o gasto energético e a composição corporal a partir da água duplamente marcada de crianças de 6 a 8 anos com risco de obesidade. No grupo de alto risco, verificou-se maior porcentagem de gordura, mas não houve diferença na massa muscular entre os dois grupos. Observou-se, ainda, maior GET naqueles com alto risco para obesidade, quando comparados aos de baixo risco em ambos os sexos.

Em estudo realizado por Matos[36], comparando o grau de hidratação e a composição corporal em idosos saudáveis e desnutridos pelo emprego do método de água deuterada, verificou-se que não há diferenças entre o grau de hidratação de idosos saudáveis e desnutridos, apesar da depleção de massa magra. Observa-se ainda que não há diferenças entre a avaliação da composição corporal pela água deuterada e pelo DEXA.

O estudo de Pfrimer et al.[8] usou o método de água duplamente marcada como referência para comparar dois métodos de avaliação de ingestão de alimentos (questionário de frequência alimentar e recordatório alimentar de 24 h), com o objetivo de verificar a influência da gordura corporal em relatórios insuficientes. Como resultado, observou-se que idosos com maior quantidade gordura corporal tendem a subnotificar a ingestão de alimentos. Assim, métodos mais objetivos, como o método de água deuterada, são mais fidedignos para avaliação nutricional de pessoas idosas.

Recentemente, um espectrômetro de absorção a *laser* ultrassensível está sendo usado para medir os isótopos estáveis de hidrogênio (^2H) e oxigênio (^{18}O) em abundância isotópica natural e urina humana isotopicamente enriquecida. Essa medida econômica dos isótopos estáveis é proposta com o intuito de auxiliar o aumento de estudos utilizando o método da água duplamente marcada[2], pois esse método não é amplamente utilizado em estudos longitudinais por ser relativamente caro e por requerer instrumentação especializada.[37]

Heymsfield et al.[38] verificaram que as publicações sobre a composição corporal vêm aumentando em revistas indexadas: na década de 1980, o número de publicações era próximo de 500, mas, em 2000, atingiu cerca de 3.500 artigos. Os métodos isotópicos de análise da composição corporal e do GET vêm contribuindo, de maneira importante, para a construção do conhecimento nessa área.

CONSIDERAÇÕES FINAIS

O crescente número de estudos e os recentes avanços em análises da composição corporal com a utilização de isótopos estáveis solidificam a validade do método de água deuterada como padrão de referência para a medição da composição corporal e gasto de energia, o que contribui para melhorias no campo de nutrição e saúde.

 Ponto-chave

- A introdução do método da água deuterada possibilitou a avaliação de padrões de composição corporal em ambos os sexos, diferentes idades e condições ou períodos fisiológicos.

REFERÊNCIAS BIBLIOGRÁFICAS

1. Wolfe R. Assessment of body compostition. In: Wolfe R. Radioactive and stable tracers in biomedicine: principles of kinetic analysis. New York: Wiley-Liss, 1992. p.189-97.
2. Berman ES, Fortson SL, Snaith SP, Gupta M, Baer DS, Chery I et al.. Direct analysis of ^2H and ^{18}O in natural and enriched human urine using *laser*-based, off-axis integrated cavity output spectroscopy. Anal Chem 2012;84(22):9768-73.
3. Braga G, Ferriolli E, Quintana SM, Ferriani RA, Pfrimer K, Vieira CS. Immediate postpartum initiation of etonogestrel-releasing implant: a randomized controlled trial on breastfeeding impact. Contraception 2015;92(6):536-42.

4. Iyengar V. Nuclear and isotopic techniques for addressing nutritional problems, with special reference to current applications in developing countries. Food Nutr Bull 2002;23(1):3-10.

5. Junqueira-Franco MVM, Vannuchi H, Ferriolli E, Padovang J, Marchini JS. Aplicações clínicas de isótopos estáveis – Utilização da técnica de espectrometria de massa. Cad de Nutr 2000;18(1):35-54.

6. Baumgartner RN. Eletrical impedance and total body electrical conductivity. In: Roche AF, Heymsfield SB, Lohman TG. Human body compostition. Canada: Human Kinetcs; 1996. p.79-107.

7. Schoeller DA, Kushner RF, Jones PJ. Validation of doubly labeled water for measuring energy expenditure during parenteral nutrition. Am J Clin Nutr 1986;44(2):291-8.

8. Pfrimer K, Vilela M, Resende CM, Scagliusi FB, Marchini JS, Lima NKC et al. Under-reporting of food intake and body fatness in independent older people: a doubly labelled. Age and Ageing 2015;44:103-8.

9. Lizárraga-Canedo J, Robles-Sardin A, Salazar G, Alemán-Mateo H. Influencia del sobrepeso y la obesidad sobre el tiempo de equilibrio del deuterio, pero no en el agua corporal total y la composición corporal em mujeres mayores de 60 años. Nutr Hosp 2015;32(6):2792-99.

10. Carneiro JAO, Vilaça KHC, Pfrimer K, Lima NKC, Marchini JS, Moriguti JC et al. Estudo da composição corporal de idosas ativas pelos métodos óxido de deutério e antropométrico. Rev Bras Cineantropom Desempenho Hum 2012;14(6):615-23.

11. de Carvalho Bastone A, Ferriolli E, Pfrimer K, Moreira BS, Diz JBM, Dias JMD et al. Energy expenditure in older adults who are frail: a doubly labeled water study. J Geriatr Phys Ther 2017.

12. Smith D, Engel B, Diskin AM, Spanel P, Davies SJ. Comparative measurements of total body water in healthy volunteers by online breath deuterium measurement and other near-subject methods. Am J Clin Nutr 2002;76(6):1295-301.

13. International Dietery Energy Consultancy Group (IDECG)/International Atomic Energy Agency (IAEA). The double-labeled water method for measuring energy expenditure: technical recommendations for use in humans. Vienna: Nutritional and Health- Related Environmental Studies, 1990.

14. Seale JL, Rumpler WV, Conway JM, Miles CW. Comparison of doubly labeled water, intake-balance, and direct- and indirect-calorimetry methods for measuring energy expenditure in adult men. Am J Clin Nutr 1990;52(1):66-71.

15. Yao M, Roberts SB, Ma G, Pan H, McCrory MA. Field methods for body composition assessment are valid in healthy Chinese adults. J Nutr 2002;132(2):310-7.

16. Fassini PG, Pfrime K, Ferriolli E, Suen VMM, Marchini JS, Das SK. Assessment of energy requirements in patients with short bowel syndrome by using the doubly labeled water method. Am J Clin Nutr 2016;103:77-82.

17. Guimarães MP, Ferriolli E, Pfrimer K, Navarro AM. Doubly labeled water method and accelerometer for the measurement of energy expenditure in human immunodeficiency virus-infected patients. Ann Nutr Metab 2017;70:66-73.

18. Kenneth JE, Roman JS, Abrams SA, Wong WW. The reference child and adolescent models of body composition: a contemporary comparison. Ann N Y Acad Sci 2000;904:374-82.

19. Rennie KL, McCarthy N, Yazdgerdi S, Marmot M, Brunner E. Association of the metabolic syndrome with both vigorous and moderate physical activity. Int J Epidemiol 2003;32(4):600-6.

20. Bila WC, de Freitas AE, Galdino AS, Ferriolli E, Pfrimer K, Lamounier JA. Deuterium oxide dilution and body composition in overweight and obese schoolchildren aged 6-9 years. J Pediatr 2015;92(1):46-52.

21. Resende CMM, Camelo Junior JS, Vieira MNCM, Ferriolli E, Pfrimer K, Perdoná GSC et al. Body composition measures of obese adolescents by the deuterium oxide dilution method and by bioelectrical impedance. Braz J Med Biol Res 2011;44(11):1164-70.

22. Deminice R, Rosa FT, Pfrimer K, Ferriolli E, Jordao AA, Freitas E. Creatine supplementation increases total body water in soccer players: a deuterium oxide dilution study. Int J Sports Med 2016;37(2):149-53.

23. Vasquez-Velasques L. Energy expenditure and physical activity of malnourished Gambian infants. Proceedings of the Nutrition Society 1988;47:233-9.

24. Olhager E, Flinke E, Hannerstad U, Forsum E. Studies on human body composition during the first 4 months of life using magnetic resonance imaging and isotope. Pediatr Res 2003;54(6):906-12.

25. Roberts SB, Coward WA, Schlingenseipen KH, Nohria V, Lucas A. Comparison of the doubly labeled water ($^2H_2{}^{18}O$) method with indirect calorimetry and a nutrient-balance study for simultaneous determination of energy expenditure, water intake, and metabolizable energy intake in preterm infants. Am J Clin Nutr 1986;44:315-22.

26. Goldberg GR Prentice AM, Coward WA, Davies HL, Murgatroyd PR, Wensing C et al. Longitudinal assessment of energy expenditure in pregnancy by the doubly labeled water method. Am J Clin Nutr 1993;57(4):494-505.

27. LaForgia J, Withers RT. Measurement of total body water using 2 H dilution: impact of different calculations for determining body fat. Br J Nutr 2002;88(3):325-9.

28. Wolfe R. Isotope ratio mass spectrometry: instrumentation and calculation of isotope enrichment. In: Wolfe R. Radioactive and stable tracers in biomedicine: principles of kinetic analysis. New York: Wiley-Liss, 1992. p.23-36.

29. Lohman TG. Dual energy x-ray absorptiometry. In: Roche AF, Heymsfield SB, Lohman TG. Human body compostition. Canada: Human Kinetcs, 1996. p.63-77.

30. International Atomic Energy Agency (IAEA). Introduction to body composition assessment using the deuterium dilution technique with analysis of saliva samples by fourier transform infrared spectrometry. IAEA Human Health Series 2010;12.

31. Elia M, Ward LC. New techniques in nutritional assessment: body composition methods. Proc Nutr Soc 1999;58(1):33-8.

32. Westerterp KR. Body composition, water turnover and energy turnover assessment with labelled water. Proceedings of the Nutrition Society 1999;58:945-51.

33. Papathakis PC. Comparison of isotope dilution with bioimpedance spectroscopy and anthropometry for assessment of body composition in asymptomatic HIV-infected and HIV-uninfected breastfeeding mothers. Am J Clin Nutr 2005;82(3):538-46.

34. Funkhouser ABS, Laferrere B, Wang J, Thornton J, Pi-Sunyer FX. Measurement of percent body fat during weight loss in obese women: comparison of four methods. The New York Academic of Sciences 2000;904:539-541.

35. Uszko-Lencer NH, Bothmer F, van Pol PE, Schols AM. Measuring body composition in chronic heart failure: a comparison of methods. Eur J Heart Fail 2006;8(2):208-14.

36. Matos FD. Estudo da composição corporal de idosos saudáveis e desnutridos [Dissertação de Mestrado]. Ribeirão Preto: Faculdade de Medicina de Ribeirão Preto, 2004.

37. Wong WW, Roberts SB, Racette SB, Das SK, Redman LM, Rochon J et al. The doubly labeled water method produces highly reproducible longitudinal results in nutrition studies. J Nutr 2014;144:777-83.

38. Heymsfield SB, Pietrobelli A, Wang Z, Saris WH. The end of body composition methodology research? Curr Opin Clin Nutr Metab Care 2005;8(6):591-4.

13 Absorciometria com Raios X de Dupla Energia e Outros Métodos de Imagem

Luis Mochizuki | *Sandra Maria Lima Ribeiro* | *Thiago Toshi Teruya*

INTRODUÇÃO

Genericamente, diagnósticos por imagem compõem diferentes métodos para capturar imagens internas do corpo humano, a fim de possibilitar a distinção de estruturas e elementos do corpo, bem como observar o funcionamento fisiológico dos sistemas corporais. A captação dessas imagens, na maioria das vezes, é feita com o mínimo de invasão ou risco para o avaliado.[1] Essas imagens podem ter duas ou três dimensões e podem ser apresentadas de modo estático (fotografia) ou dinâmico (filme). Exemplos de métodos por imagem incluem radiografia, ultrassonografia, tomografia computadorizada (TC), ressonância magnética (RM) e raios X, conforme será descrito ao longo deste capítulo.

ABSORCIOMETRIA POR RAIOS X DE DUPLA ENERGIA

A análise por absorciometria com raios X de dupla energia (DEXA, ou DXA, do inglês *dual energy X-ray absorptiometry*) foi desenvolvida por Mazess *et al.*[2] e consiste na emissão de raios X para o corpo e concomitante medida da densidade das imagens obtidas. Uma fonte de raios X colocada ao lado do indivíduo emite o feixe de raios que atravessa o corpo e é captado no lado oposto. A atenuação do feixe captado em relação ao emitido determina a espessura, a densidade e a composição química do meio atravessado. Esse fenômeno de atenuação dependente da energia do fóton que incide e é regida por dois princípios: o efeito fotelétrico e o espalhamento dos raios incidentes. A resposta à atenuação não é linear e pode ser descrita por uma equação exponencial:

$$I = I_0 e^{-\mu T}$$

Em que: I = intensidade transmitida; I_0 = intensidade incidente; T = espessura do material que absorve a emissão; μ = coeficiente linear de atenuação.

Se a espessura do material é conhecida, essa relação também pode ser expressa como:

$$M = \frac{1}{\mu_m} \ln\left(\frac{I_0}{I}\right)$$

Em que: M = massa do material; μ_m = coeficiente de atenuação da massa.

Se o material é composto de dois ou mais materiais, m_μ é a soma das massas individuais.

As atenuações através de osso, tecido magro e gordura são diferentes por causa das diferenças em sua densidade e composição química. Com o aumento da energia do fóton, as diferenças nas propriedades de atenuação para esses tecidos diminuem. Com base em resultados experimentais[2-4], a relação entre um fóton de baixa energia (L), de aproximadamente 40 keV, um fóton de alta energia (H), de 70 keV, as massas do osso (B) e de tecidos moles (ST) ao longo da emissão pode ser expressa por:

$$M_{ST} = \mu_{BL} LR_H - \left(\frac{\mu_{BH} LR_L}{\mu_{BH}\mu_{STL} - \mu_{STH}\mu_{BL}}\right)$$

$$M_B = \mu_{STL} LR_H - \left(\frac{\mu_{STH} LR_L}{\mu_{STH}\mu_{BL} - \mu_{BH}\mu_{BL}}\right)$$

Em que: $LR_H = \ln(I/I_0)$ na maior energia; LR_L = mesma taxa em baixa energia.

Assim, se a intensidade relativa da emissão transmitida for medida e o coeficiente de atenuação de massa for precisamente conhecido, pode-se estimar a massa óssea e a massa do tecido não ósseo ao redor. Esse modelo também é usado quando a emissão atravessa regiões do corpo não ósseas. Nesses casos, o coeficiente de atenuação é estabelecido para a gordura e outro para o tecido magro.

A análise por DEXA contém dois conjuntos de equações, cada um para descrever um modelo de dois compartimentos; não fornece três medidas independentes, mesmo fornecendo o total de três compartimentos do corpo (conteúdo mineral ósseo, massa de tecido magro e massa de gordura). Assume-se que a composição do tecido mole que circunda o osso tem a mesma relação gordura/não gordura que as medidas de TC de tecidos não ósseos na mesma região avaliada.

No escaneamento do corpo, cerca de 40 a 45% dos pixels são classificados como osso. Os pixels remanescentes servem para estimar gordura/massa magra; esses valores são aplicados para o tecido mole adjacente aos ossos. Assim, a composição relativa de gordura/tecido magro da massa total de tecido mole é baseada em amostragem de metade do corpo total. Investigadores estabeleceram esse fato como uma limitação do método.[2-6]

Outras limitações da utilização por DEXA são frequentemente abordadas, como o estado de hidratação do avaliado – alguns autores afirmam que não há interferência na análise[5,7,8], enquanto outros não descartam essa possibilidade.[6] De qualquer modo, os resultados devem ser analisados com cautela, principalmente em grupos populacionais nos quais se sabe que há alteração ou redistribuição da água corporal (p. ex., pessoas obesas, idosas, com sequelas de lesão medular ou poliomielite).[9] É importante ainda destacar que, quando diferentes aparelhos são utilizados para avaliar a mesma pessoa, são encontradas diferenças nos resultados.[10-12]

Especificamente quanto à utilização de DEXA por obesos, parece haver maior dificuldade para distinguir tecidos moles e osso na região torácica.[6] Além disso, é necessário avaliar o ajuste da pessoa à plataforma do aparelho (geralmente o limite tolerável de massa corporal é em torno de 100 kg).

Com relação aos estudos de validação da DEXA, não há registros de uso de cadáveres, e os trabalhos existentes foram realizados em animais.[13-19] Ainda Heymsfield *et al.*[20] compararam os valores derivados de DEXA (conteúdo mineral ósseo, massa de tecido magro e massa adiposa) com a análise por ativação de nêutrons e obtiveram boa concordância.

O método de DEXA tem sido considerado atualmente o padrão-ouro na identificação da composição corporal; portanto, trata-se de uma alternativa à pesagem hidrostática (PH), por muito tempo considerada o padrão-ouro. A DEXA, comparativamente à PH, requer menos cooperação do indivíduo avaliado e possibilita determinar com eficiência o total de gordura, massa magra e conteúdo mineral ósseo.

A Figura 13.1 apresenta um exemplo de equipamento para análise por DEXA.

Aplicação prática da DEXA

Identificação da densidade óssea para o diagnóstico de osteopenia e osteoporose

A aplicação da DEXA mais usual na prática clínica é a obtenção da densidade mineral óssea em regiões específicas, como coluna lombar e fêmur. A densidade mineral óssea é a taxa de conteúdo mineral ósseo para a área óssea, e a área óssea é a área total na imagem escaneada para todos os pixels classificados como contendo osso. Os resultados de escaneamentos por DEXA também são capazes de fornecer dados sobre a distribuição anatômica dos ossos no corpo.[22]

As Figuras 13.2 e 13.3 apresentam resultados da análise por DEXA de uma mulher, branca, 56 anos, 1,53 m de altura e

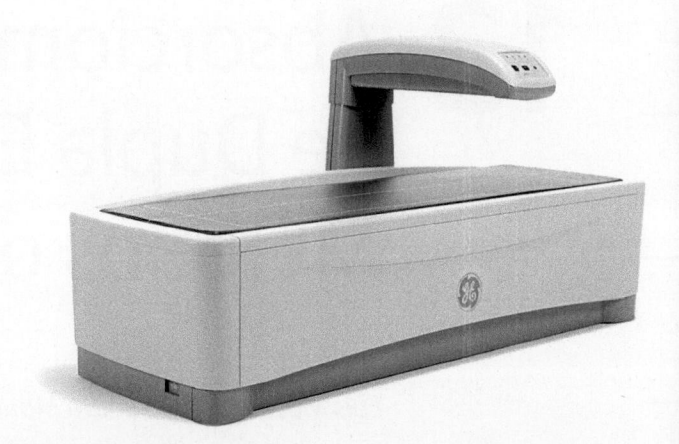

Figura 13.1 Exemplo de equipamento para análise por DEXA (Lunar iDEXA®). Fonte: GE Healthcare.[21]

69 kg. Os gráficos, que variam de acordo com o equipamento utilizado, descrevem os intervalos de classificação obtidos por uma população de referência, e a classificação da pessoa avaliada em relação à referência.

De acordo com a Organização Mundial da Saúde (OMS)[23], a classificação da densidade mineral óssea deve ser realizada a partir de uma população de referência, comparativamente a faixa etária e sexo. De acordo com esse critério, são atribuídos os seguintes valores de escore-Z (número de desvios padrões a partir do valor mediano):

- Densidade óssea normal: ±1 unidade de desvio padrão
- Osteopenia: entre –1 e –2,5 unidades de desvio padrão
- Osteoporose: < –2,5 unidades de desvio padrão.

A avaliação da densidade óssea por DEXA é extensamente utilizada na prática clínica. As situações em que se faz necessário esse tipo de exame são um tópico de bastante debate e requerem estudos mais elaborados de economia em saúde, avaliando custo × benefício. Entretanto, alguns autores descrevem um consenso para a necessidade desse exame. A primeira razão é decorrente de deficiências estrogênicas. Todas as mulheres em processo de menopausa necessitam realizar esse exame. Além disso, situações de menopausa precoce (< 45 anos) e menopausa induzida por processos cirúrgicos ou medicamentosos também requerem esse tipo de acompanhamento. Fraturas de membros inferiores, deformidades ou osteopenias identificadas por exames radiográficos, uso prolongado de corticosteroides e aspectos secundários como hiperparatireoidismo, tireotoxicose, hipogonadismo, síndromes malabsortivas são outras causas que demandam o acompanhamento da massa óssea por DEXA.[24]

Estimativa da gordura corporal

A DEXA, como já mencionado, tem sido considerada o padrão-ouro para a análise da composição corporal. Dessa maneira, a identificação da gordura corporal obtida por essa técnica é realizada tanto na prática clínica quanto em pesquisas. Por exemplo, a DEXA tem sido utilizada na validação de fórmulas preditivas que utilizam dobras cutâneas. Para atender a esses objetivos, a análise por DEXA deve ser feita

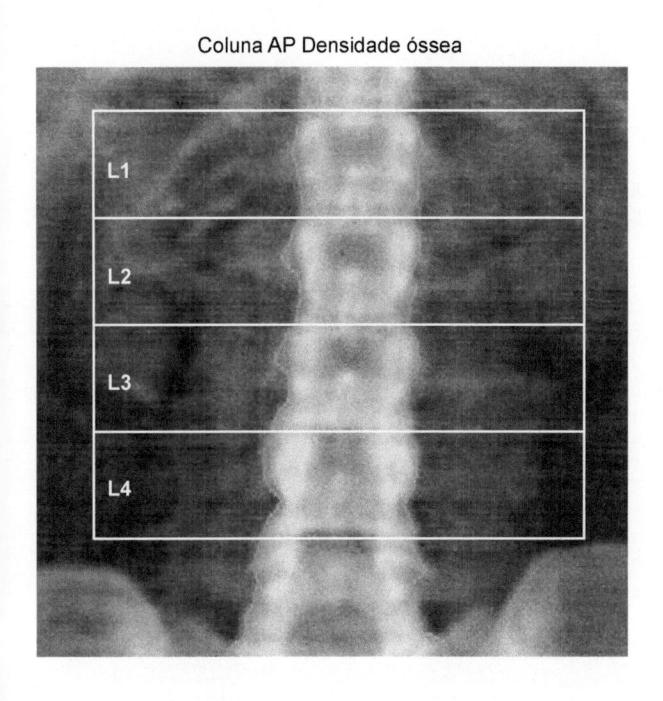

Coluna AP Densidade óssea

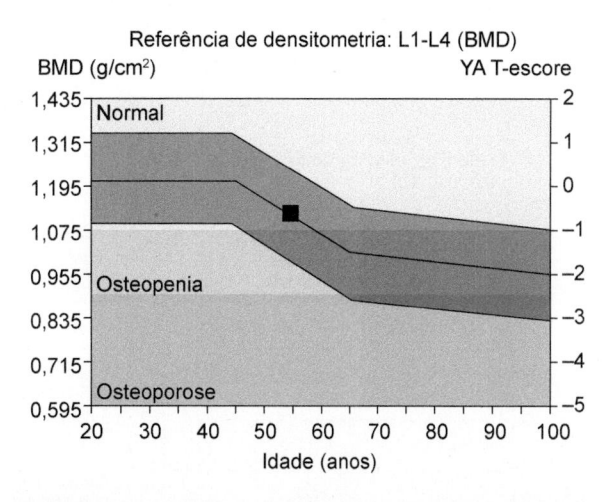

Referência de densitometria: L1-L4 (BMD)

Região	1 BMD (g/cm²)	Jovem (%)	2 Adulto T-escore	3 Corr. etária Escore-Z
L1	1,036	91	−0,9	−0,2
L2	1,040	86	−1,4	−0,8
L3	1,152	95	−0,5	0,1
L4	1,226	101	0,1	0,7
L1-L4	1,121	94	0,6	0,1

Figura 13.2 Análise da região lombar da medula óssea realizada no laboratório SalomãoZoppi Diagnósticos. Imagem obtida com o equipamento GE Lunar Prodigy Advance®, com reprodução autorizada pelo avaliado.

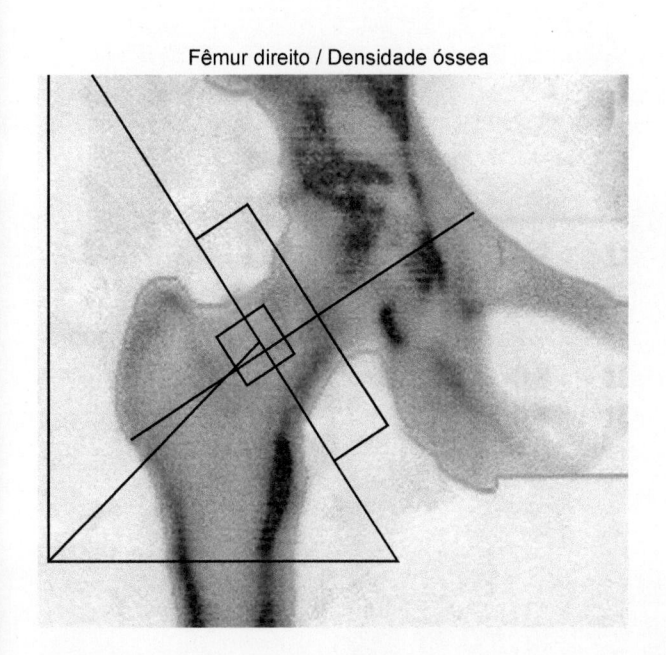

Fêmur direito / Densidade óssea

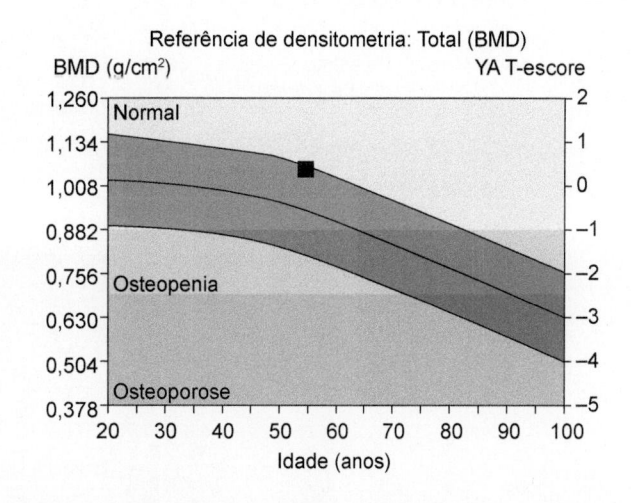

Referência de densitometria: Total (BMD)

Região	1 BMD (g/cm²)	Jovem (%)	2 Adulto T-escore	3 Corr. etária Escore-Z
Colo	1,067	103	0,2	1,1
Total	1,060	105	0,4	1,0

Figura 13.3 Análise femoral realizada no laboratório SalomãoZoppi Diagnósticos. Imagem obtida com o equipamento GE Lunar Prodigy Advance®, com reprodução autorizada pelo avaliado.

levando em consideração o corpo todo. É importante notar que a gordura corporal medida pela DEXA é a soma de todos os elementos gordurosos de todos os tecidos moles, não somente do tecido adiposo, sendo esta uma limitação para

quantificação da porcentagem real de gordura em tecidos específicos.[25]

A Figura 13.4 apresenta os resultados de uma análise de corpo todo. Especificamente com relação ao equipamento

Nome: Advanced WB JJ
Número de identificação do paciente: 65489
Data: 05/1968

Sexo: masculino
Etnia: branca

Altura: 1,81 m
Peso: 83,9 kg
Idade: 41 anos

Referências físicas

Percentual de gordura corporal total

Propensão do compartimento

☐ Gordura　　☐ Massa magra + CMO

Resultados do percentual de gordura corporal total

Data	Idade	Percentual de gordura	Percentil		Alteração versus	
			Normal para jovens	Correspondente à idade	Patamar	Prévia
09/07/2009	41	21,2	29	12	−10,6	−3,1
11/06/2009	41	24,3	48	27	−7,5	−3,4
15/05/2009	41	27,8	68	51	−4,1	−4,1
17/04/2009	40	31,8	84	77		

Resultados da gordura total

Data	Idade	Gordura (%)	Alteração/mês versus		Alteração versus	
			Patamar	Prévia	Patamar	Prévia
09/07/2009	41	18,251	−5513	−3901	−14852	−3461
11/06/2009	41	21,711	−6304	−5349	−11391	−4745
15/05/2009	41	26,456	−7493	−7493	−6646	−6646
17/04/2009	40	33,103				

Resultados do total de massa magra + CMO

Data	Idade	Massa magra + CMO (g)	Alteração/mês versus		Alteração versus	
			Patamar	Prévia	Patamar	Prévia
09/07/2009	41	67731	−1185	253	−3192	224
11/06/2009	41	67507	−1891	−1489	−3416	−1321
15/05/2009	41	68828	−2362	−2362	−2095	−2095
17/04/2009	40	70923				

Resultados do total de massa corporal

Data	Idade	Massa corporal (g)	Alteração/mês versus		Alteração versus	
			Patamar	Prévia	Patamar	Prévia
09/07/2009	41	85981	−6698	−3649	−18044	−3237
11/06/2009	41	89218	−8195	−6838	−14807	−6066
15/05/2009	41	95854	−9855	−9855	−8742	−8742
17/04/2009	40	104026				

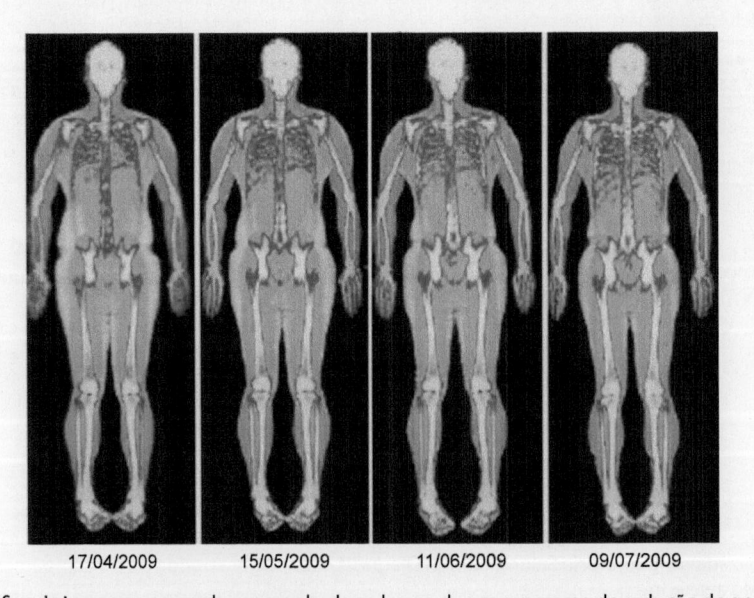

17/04/2009　　　15/05/2009　　　11/06/2009　　　09/07/2009

Figura 13.4 Representação gráfica da imagem corporal acompanhada ao longo de um programa de redução de gordura corporal. CMO: conteúdo mineral ósseo. Fonte: brochura comercial do equipamento (Hologic®).[26]

escolhido para esse exemplo (Hologic®)[26], é oferecida a possibilidade de registros pregressos, de modo que o avaliado acompanhe, por exemplo, o processo de perda de peso, avaliando em quais tecidos corporais (gordura ou massa magra) a redução está ocorrendo. Esse tipo de análise é de extrema importância tanto na prática clínica quanto em pesquisas.

A Figura 13.5 apresenta uma parte dos resultados de uma análise por DEXA realizada no equipamento Lunar®, na qual é possível verificar que os resultados podem ser interpretados de maneira regionalizada. Assim, é possível avaliar e monitorar os três compartimentos (gordura, massa magra e osso), de acordo com a região de interesse no corpo.

Em um estudo desenvolvido em laboratório, foram acompanhadas mulheres obesas, de meia-idade, que realizaram treinamento por exercícios físicos e educação nutricional por 6 meses. Ao início e ao final do estudo, as participantes foram submetidas à análise da composição corporal por DEXA. Na Tabela 13.1, são apresentados os valores iniciais desse estudo, mostrando os diferentes meios adotados para explorar os valores de DEXA.

Identificação do estado muscular para o diagnóstico de sarcopenia

A DEXA tem sido bastante recomendada para avaliação da redução da massa muscular, constituindo um dos passos para a avaliação da sarcopenia.[29] A sarcopenia é frequente sobretudo no envelhecimento e é considerada uma das principais causas do desenvolvimento da fragilidade, aumentando as chances de incapacidades.

Para identificar a redução de massa muscular pelo método de DEXA, diferentes propostas têm sido estabelecidas, e todas elas levam em consideração a região apendicular (somatória dos braços e das pernas). Para atender a esse objetivo, a análise por DEXA deve ser feita no corpo todo, e a interpretação

Tabela 13.1 Exemplos de medidas obtidas pela análise por DEXA.

Variáveis	Medidas	Grupo (n = 24)
Massa corporal	kg	92,1 ± 14,9
IMC	kg/m²	35,8 ± 4
Circunferência da cintura	cm	101,7 ± 9,6
Circunferência do quadril	cm	121,5 ± 10,3
Relação cintura-quadril		0,83 ± 0,07
Massa de gordura corporal	kg	41 ± 8,8
	%	44,2 ± 3
Massa de gordura do braço	kg	7,7 ± 2,3
Massa de gordura da perna	kg	14,4 ± 3,7
Massa de gordura do tronco	kg	18 ± 3,6
Massa magra corporal	kg	51,1 ± 6,4
	%	50,9 ± 3
Massa magra do braço	kg	5,9 ± 1
Massa magra das pernas	kg	15,3 ± 2
Massa magra do tronco	kg	22 ± 3,1
Densidade mineral óssea	g/cm²	1,23 ± 0,06

Adaptada de De Melo *et al.*, 2000.[28]

dos resultados deve ser regionalizada. Observando-se a Figura 13.5, é possível obter a massa magra resultante de ambos os braços (direito e esquerdo) e ambas as pernas. Para a obtenção desses valores, alguns autores propõem a utilização apenas da massa muscular apendicular, e outros propõem a utilização da massa magra apendicular, que inclui também a massa óssea. As diferentes propostas existentes relacionam a massa apendicular com a altura ou com o índice de massa corporal

		Escaneamento: 3,65		23/08/2000			
		Análise: 1,3h		23/08/2000			
Composição corporal							
Região de interesse	Valor R	Tecido gorduroso (%)	Gordura localizada (%)	Tecido (g)	Gordura (g)	Massa magra (g)	CMO (g)
Braço esquerdo	1.322	35,9	34,4	5377	1928	3449	226
Perna esquerda	1.300	46,7	45,4	12845	5996	6849	359
Tronco esquerdo	1.308	42,6	41,7	22944	9782	13162	523
Total da região esquerda	1.309	42,1	40,8	43950	18485	25465	1389
Braço direito	1.323	35,3	33,8	5432	1916	3516	244
Perna direita	1.301	46,2	44,8	12179	5622	6556	375
Tronco direito	1.306	43,4	42,5	21883	9498	12385	474
Total da região direita	1.308	42,4	41,2	41439	17582	23858	1285
Braços	1.322	35,6	34,1	10809	3845	6965	470
Pernas	1.300	46,4	45,1	25024	11619	13405	734
Tronco	1.307	43	42,1	44827	19279	25548	997
Total	1.309	42,2	41	85389	36066	49323	2674

Figura 13.5 Tabela da regionalização dos diferentes tecidos analisados por DEXA de um indivíduo de 33 anos, com sequelas de poliomielite. Imagem reproduzida com autorização (para o desenvolvimento da pesquisa). Adaptada de Ribeiro, 2002.[27]

(IMC). Na Tabela 13.2, são apresentadas quatro propostas, de diferentes autores, para estimativa da massa magra (ou massa muscular) apendicular; também são descritos os respectivos pontos de corte para identificação da sarcopenia.

Por fim, a despeito das limitações, a DEXA representa avanço importante nas técnicas de avaliação da composição corporal. Esse procedimento é rápido, com baixa radiação, e os resultados são obtidos imediatamente. É uma importante ferramenta para avaliar alterações dos três componentes: gordura, massa magra e osso.

RESSONÂNCIA MAGNÉTICA E ESPECTROMETRIA DE PRÓTONS POR RESSONÂNCIA MAGNÉTICA

Os átomos e as moléculas têm um campo eletromagnético e manifestam sua influência em outros elementos por meio da força eletromagnética. Nos materiais magnéticos, como o ímã, a força magnética dos átomos tem mesma orientação, enquanto os materiais não magnéticos têm distribuição aleatória da orientação dos campos eletromagnéticos de seus átomos. A indução magnética é um fenômeno eletromagnético que altera a orientação de um campo eletromagnético pela presença de um campo eletromagnético externo. Isso proporciona ao objeto induzido propriedades magnéticas temporárias, por exemplo, quando se encosta um ímã e um objeto de ferro, e, em seguida, usa-se esse objeto para atrair outros objetos metálicos como um ímã. A duração do efeito magnético depende do tipo de material e da quantidade de átomos que sofreram a indução. Portanto, a indução magnética possibilita o cálculo da quantidade de um elemento em um objeto a partir da medida da variação do campo eletromagnético. Esse fenômeno é conhecido como RM nuclear. A medida desse fenômeno é feita em duas dimensões, por isso um objeto precisa ser "fatiado" em planos para criar uma imagem tridimensional de sua composição.

A indução magnética pode ser aplicada no corpo humano. Esse fenômeno é mais facilmente observado quando o átomo ou íon tem pouca massa. Em particular, os prótons de hidrogênio H^+ têm maior tendência a se alinharem a favor do campo magnético. Embora um percentual baixo dos átomos responda à indução magnética, esse pequeno número é suficientemente detectável quando se retira ou se altera o campo magnético. A frequência com que o retorno ao estado normal é detectado é chamada de frequência de Larmor.[34] A intensidade desse sinal pode ser usada para medir o número de núcleos de H^+ nos tecidos corporais. Esse processo é repetido ao longo do comprimento do corpo até que todo o corpo seja mapeado e seja gerada a imagem de cada "fatia" do corpo.

É possível avaliar a composição corporal pela imagem da RM porque o H^+ é um dos íons mais abundantes do corpo[35], e por haver diferentes densidades de H^+ no tecido adiposo e nos tecidos magros. Contudo, para aumentar o contraste entre gordura e tecido magro, é usada uma segunda característica do núcleo, chamada tempo de relaxamento (T1), que existe quando é encaminhada uma sequência de pulsos magnéticos. Esse é o tempo que o núcleo leva para liberar a energia induzida por radiofrequência e retornar à sua orientação magnética aleatória. O T1 é mais curto para os prótons de lipídios do que da água. O processo total é chamado de sequência de pulso, e um dos tipos mais utilizados é *spin*-eco. Uma estratégia alternativa, também baseada nas diferenças de T1 entre tecido adiposo e tecido magro, é a recuperação por inversão. Entretanto, o tempo necessário para esse método, comparado com a sequência de pulso, é maior, sendo raramente utilizado.[36-39]

Dependendo da sequência de pulsos usada, o tempo para formar uma imagem abdominal varia de 8 a 10 min, embora existam equipamentos que levam apenas 30 segundos para cada fatia.[36,40-42] Para medir o corpo inteiro, é necessário escaneamentos sequenciados que duram ao todo 30 min ou mais. Para reduzir efeitos relacionados com o movimento do corpo, solicita-se ao indivíduo que prenda a respiração a cada "fatia" abdominal. Cortes seccionais obtidos a partir de RM permitem distinguir o tecido adiposo subcutâneo e visceral (ver Figura 13.1). Despres *et al.*[36] validaram o uso de RM a partir da dissecação de três cadáveres para tecidos adiposos e tecidos magros.

Taksali *et al.*[43] relacionaram tercis de gordura visceral e respostas glicêmicas em adolescentes caucasianos (Figura 13.6). A imagem foi obtida a partir do equipamento Siemens Sonata 1,5 Tesla System Pediatric®, propriedade da Yale Pediatric Obesity Clinic. A RM não usa tanta radiação quanto a TC, porém tem limitações para avaliar a adiposidade de obesos em razão do pouco espaço do instrumento.

Outro método semelhante à RM é a espectrometria de prótons por RM (EPRM), que se baseia nos mesmos princípios físicos da RM, mas, em vez de imagens, a informação obtida são frequências específicas dos metabólitos no espectro do sinal de ressonância.[44] Os metabólitos que podem ser identificados são: creatina, N-acetil aspartato, colina, lactato,

Tabela 13.2 Exemplos de equações e pontos de corte para classificação de redução da massa muscular por DEXA, de acordo com diferentes autores.

Referência	Equação	Ponto de corte	
		Homens	Mulheres
Delmonico *et al.*[30]	IMM = MMA/altura^2	7,25 kg/m^2	5,67 kg/m^2
Baumgartner *et al.*[31]	IMM = MMA/altura^2	7,26 kg/m^2	5,45 kg/m^2
Newman *et al.*[32]	IMM = MMA/altura^2	7,23 kg/m^2	5,67 kg/m^2
Studenski *et al.*[33]	ALM$_{IMC}$ = ALM/IMC	0,789	0,512

IMM: índice de massa muscular; MMA: massa muscular apendicular (somatória da massa muscular dos braços e das pernas); ALM$_{IMC}$: massa magra apendicular ajustada pelo IMC (somatória da massa muscular e da massa óssea dos braços e das pernas); IMC: índice de massa corporal.

lipídios, alanina, glicose, glutamina e mioinositol.[45] A Figura 13.7 exemplifica os metabólitos identificados no EPRM, e a Tabela 13.3 mostra os valores dos metabólitos identificáveis na EPRM. Segundo Qayyum[46], a unidade de medida é em partes por milhão (ppm), sendo calculada pela diferença de frequência de dois picos de frequência (do metabólito desejado e de uma referência, como a água), dividida pela frequência de aquisição do sistema de imagens. Esse método tem o processamento de sinais mais elaborado e requer a análise

do espectro de frequências, usando, por exemplo, a transformada de Fourier.[47] O metabólico é identificável quando sua concentração está entre 0,05 e 1 mM.[47] Os usos mais comuns desse método ocorrem na identificação de alterações no encéfalo, diagnóstico de doenças neurológicas e quantificação de gordura no fígado, músculo e tecido cardíaco.[44-48] Goodpaster[25] indica que o erro de medida da EPRM é de cerca de 6%, e sugere o cuidado para posicionar corretamente o paciente no momento de coletar os dados, o que pode interferir na

Masculino

Tercil 1	Tercil 2	Tercil 3
Idade: 14	Idade: 14	Idade: 14
CMO: 35,3	CMO: 34	CMO: 33,1
Percentual de gordura: 41,7%	Percentual de gordura: 39,3%	Percentual de gordura: 38,4%

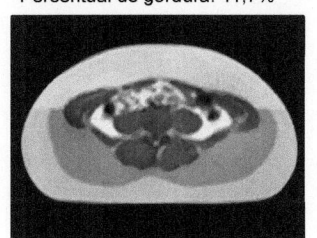 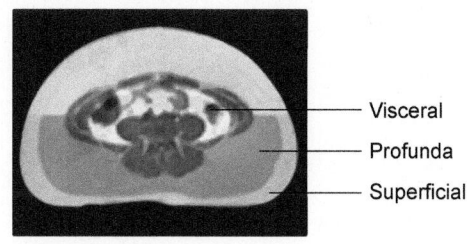 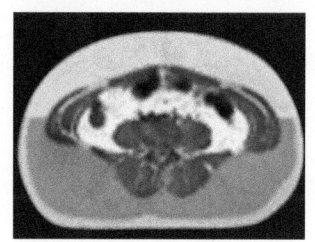

Visceral
Profunda
Superficial

Proporção da gordura visceral: 0,08
Gordura visceral: 56 cm²
Gordura subcutânea: 628 cm²
Razão profunda × superficial: 0,84
Índice Matsuda: 2,60
Insulina rápida: 23 µU/ml
Glicose de 2 h: 80 mg/dl
Triglicerídeos: 100 mg/dl
HDL: 39 mg/dl

A

Proporção da gordura visceral: 0,10
Gordura visceral: 68 cm²
Gordura subcutânea: 616 cm²
Razão profunda × superficial: 2,08
Índice Matsuda: 1,17
Insulina rápida: 33 µU/ml
Glicose de 2 h: 118 mg/dl
Triglicerídeos: 109 mg/dl
HDL: 34 mg/dl

Proporção da gordura visceral: 0,15
Gordura visceral: 89 cm²
Gordura subcutânea: 519 cm²
Razão profunda × superficial: 2,84
Índice Matsuda: 0,82
Insulina rápida: 43 µU/ml
Glicose de 2 h: 124 mg/dl
Triglicerídeos: 140 mg/dl
HDL: 40 mg/dl

Feminino

Tercil 1	Tercil 2	Tercil 3
Idade: 12	Idade: 13	Idade: 11
CMO: 33,3	CMO: 27,7	CMO: 27,6
Percentual de gordura: 40,4%	Percentual de gordura: 38,2%	Percentual de gordura: 37,7%

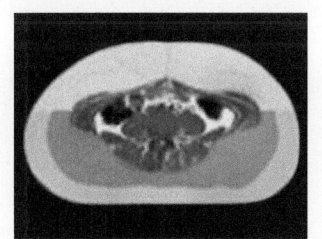 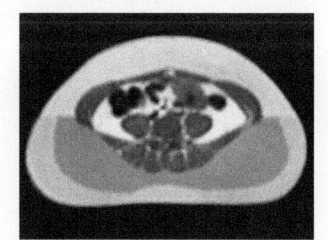 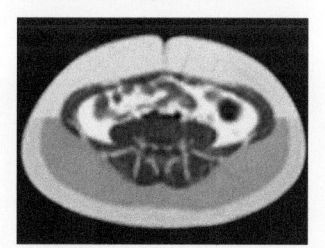

Proporção da gordura visceral: 0,05
Gordura visceral: 28 cm²
Gordura subcutânea: 518 cm²
Razão profunda × superficial: 1,15
Índice Matsuda: 1,90
Insulina rápida: 33 µU/ml
Glicose de 2 h: 95 mg/dl
Triglicerídeos: 15 mg/dl
HDL: 44 mg/dl

Proporção da gordura visceral: 0,11
Gordura visceral: 50 cm²
Gordura subcutânea: 409 cm²
Razão profunda × superficial: 1,26
Índice Matsuda: 1,15
Insulina rápida: 32 µU/ml
Glicose de 2 h: 165 mg/dl
Triglicerídeos: 82 mg/dl
HDL: 61 mg/dl

Proporção da gordura visceral: 0,15
Gordura visceral: 58 cm²
Gordura subcutânea: 338 cm²
Razão profunda × superficial: 1,39
Índice Matsuda: 0,27
Insulina rápida: 77 µU/ml
Glicose de 2 h: 185 mg/dl
Triglicerídeos: 143 mg/dl
HDL: 33 mg/dl

B

Figura 13.6 A e B. Imagens de gordura visceral de adolescentes obesos de acordo com a distribuição da gordura na região abdominal. Adaptada de Taksali *et al.*, 2008.[43]

Tabela 13.3 Valores de referência para os metabólitos identificáveis em EPRM.

Metabólito	Frequência de ressonância (ppm)
Água	4,26
Lipídios	0,8 a 1,5
Lactato	1,33
Glutamina	2,05 a 2,5
Creatina	3 a 3,02
Colina	3,22
Alanina	1,33 a 1,48
Glicose	3,4 a 3,8
N-acetil aspartato	2,02 a 2,6
Mioinositol	3,56

Fonte: Heymsfield *et al.*, 1995.[49]

medida e não distinguir corretamente as gorduras intermuscular e extracelular. Lee e Gallagher[48] apontam que a EPRM tem alta acurácia e reprodutibilidade, porém é um método de alto custo.

TOMOGRAFIA COMPUTADORIZADA

A refração da radiação emitida por uma fonte é a base para os métodos de TC. A radiação refratada é captada por sensores que funcionam como filmes sensíveis à radiação. Cada ponto ou pixel da imagem produzida contém a informação da quantidade de energia refratada após atravessar uma região do corpo. As diferenças entre a TC e a DEXA são o modo de emissão da radiação e de interpretação da radiação refratada.

A técnica de TC está baseada na medida de raios X colimados (raios quase paralelos que se afastam lentamente, como um leque). A emissão de raios X produz raios que atravessam

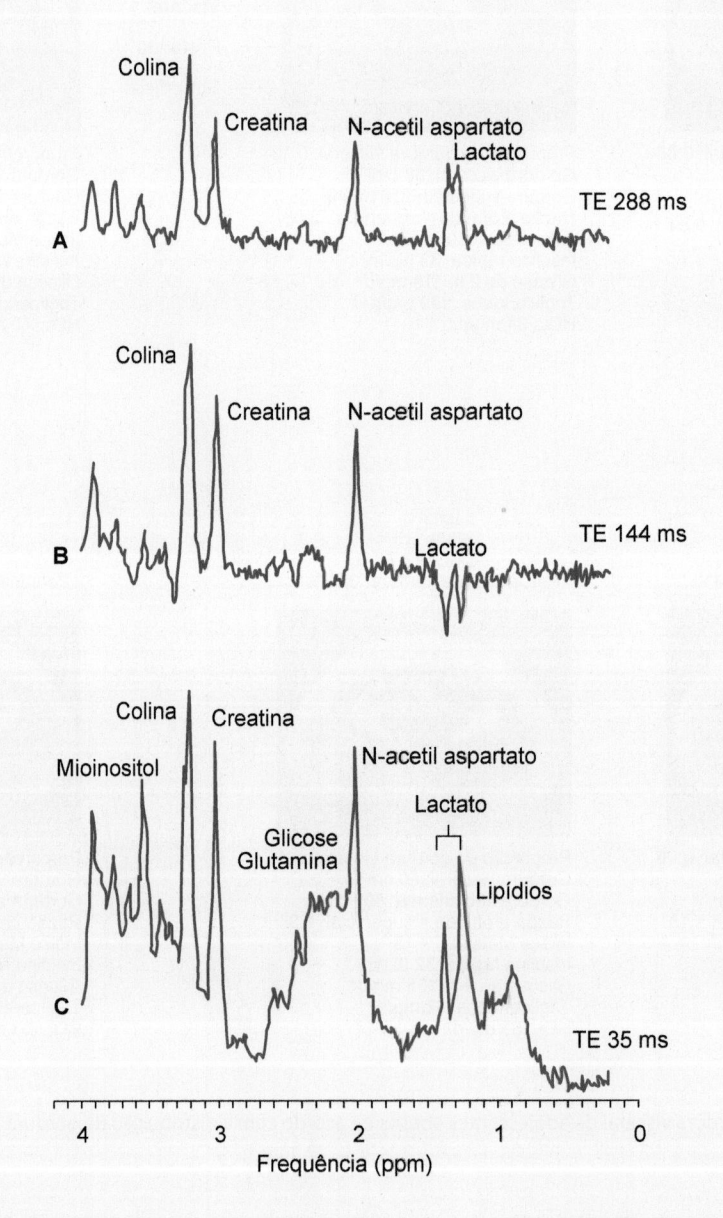

Figura 13.7 Os gráficos mostram a frequência (eixo x) e a intensidade (eixo y) dos metabólitos identificados pela EPRM. Adaptada de Blüml, 2013.[47]

diferentes partes do corpo e são identificados por diferentes detectores posicionados em torno do corpo e da fonte. A fonte dos raios X colimados e os detectores estão organizados para ter o rastreamento de 360°. A cada grau de rotação, cada detector registra a intensidade transmitida, fornecendo informações sobre a estrutura interna ao longo da análise. Essas informações são processadas de modo a transformar a informação registrada pelos sensores em imagem transversal do corpo.[36,42,49,50] Essa imagem anatômica é similar à imagem obtida em RM, exceto a informação sobre densidade do tecido em cada pixel, o que leva a identificar, com mais detalhamento, diferentes tecidos do corpo.

A Figura 13.8 compara a visualização da gordura visceral de um indivíduo jovem com um idoso. A TC tem a desvantagem da radiação, que não pode ser reduzida, para avaliar a composição corporal. Já a resolução necessária para exames de pesquisa de tumores é menor, possibilitando a redução na quantidade de radiação; por isso, é o método mais utilizado para essas finalidades. A padronização do avaliado, em termos de hidratação e medidas antropométricas, é fundamental nessa análise, pois essas variáveis estão associadas à função cardíaca e à diferenciação precisa das massas de gordura e livre de gordura.[49,51]

CONSIDERAÇÕES FINAIS

Embora os métodos de análise por imagem tenham sido prioritariamente desenvolvidos para diagnósticos médicos, eles têm se mostrado extremamente importantes na análise da composição corporal. A sensibilidade e a exatidão das medidas proporcionam a adoção de muitos desses métodos como padrão-ouro, o que possibilita grande avanço nas pesquisas e na prática clínica.

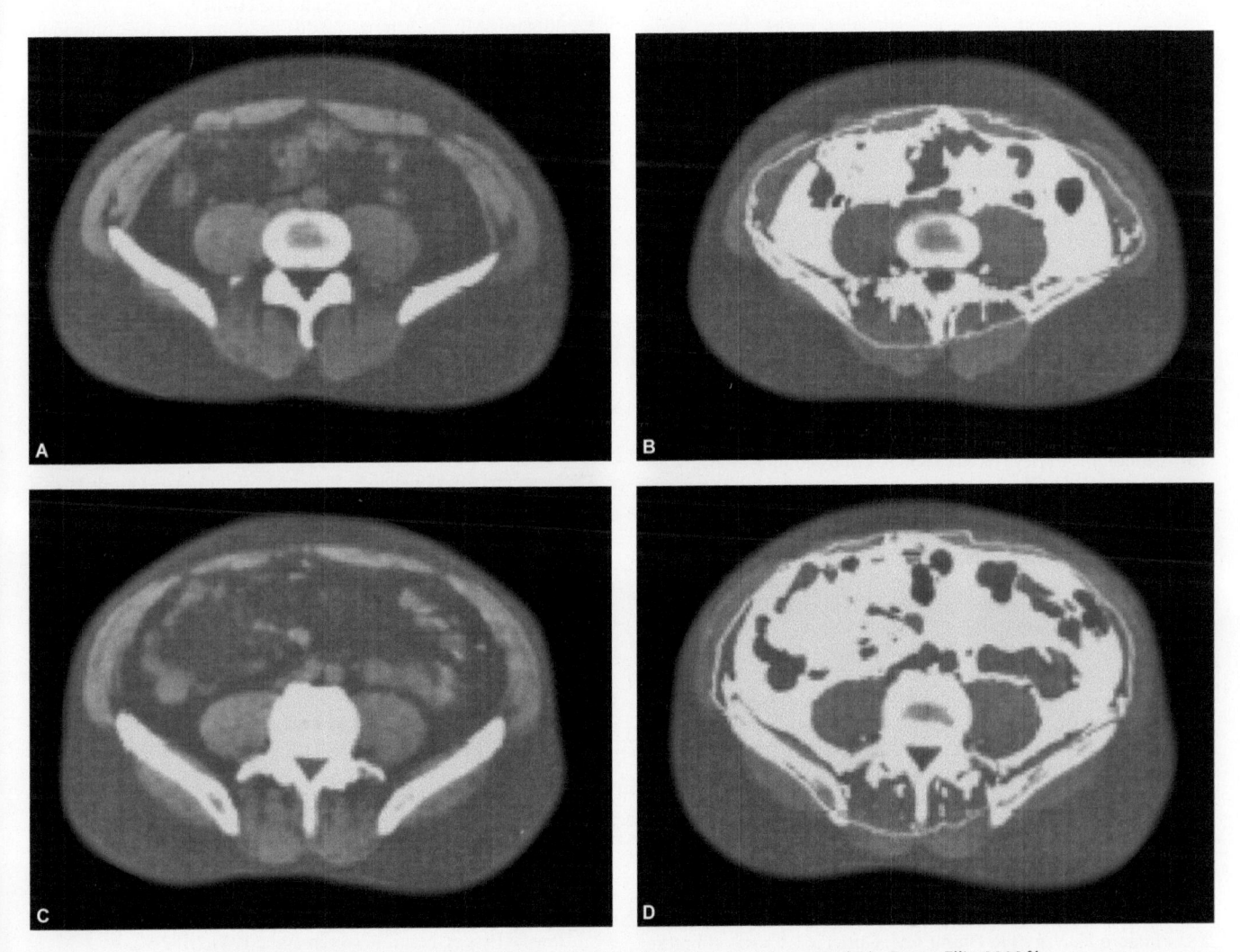

Figura 13.8 A e B. TC de um homem jovem. C e D. TC de um homem de meia-idade. Fonte: Ellis, 2000.[34]

REFERÊNCIAS BIBLIOGRÁFICAS

1. Acharya R, Wasserman R, Steven J, Hinojosa C. Biomedical imaging modalities: a tutorial. Comp Medical Imaging and Graphics 1995;19(1):3-25.
2. Mazess RB, Barden H, Bisek J, Hanson J. Dual energy x-ray absorptiometry for total body and regional bone-mineral and soft-tissue composition. Am J Clin Nutr 1990;51:1106-12.
3. Kelly TL, Berger N, Richardson TL. DXA body composition: theory and practice. Appl Radiat Isotopes 1998;49:511-4.
4. Nord RH. DXA body composition properties: inherent in the physics of specifics to scanner type? Appl Radiat Isotopes 1998;49:517-8.
5. Pietrobelli A, Formica C, Wang Z, Heymsfield SB. Dual energy X-ray absorptiometry body composition model: review of physical concepts. Am J Physiol Endocrinol Metab 1996;271:E941-E951.
6. Roubenoff R, Kehayias JJ, Dawson-Hughes B, Heymsfield SB. Use of dual-energy X-ray absorptiometry in body composition studies: not yet a gold-standard. Am J Clin Nutr 1993;58:589-91.
7. Michael GJ, Henderson CJ. Monte Carlo modeling of extended DXA technique. Physics Med Biol 1998;43:2583-96.
8. Pietrobelli A, Wang Z, Formica C, Heymsfield SB. Dual-energy X-ray absorptiometry: fat estimation errors due to variation in soft tissue hydration. Am J Physiol Endocrinol Metab 1998;274:E808-E816.
9. Williams JE, Wells JCK, Wilson CM, Haroun D, Lucas A, Fewtrell MS. Evaluation of lunar prodigy dual-energy X-ray absorptiometry for assessing body composition in healthy person and patients by comparison with the criterion 4-component model. Am J Clin Nutr 2006;83:1047-54.
10. Tothill P, Avenell A, Reid DM. Precision and accuracy of measurements of whole-body bone mineral: comparision between Hologic, Lunar and Norland dual-energy X-ray absorptiometers. J Bone Miner Res 1997;12:1908-21.
11. Tothill P, Avenell A. Anomalies in the measurement of changes in bone mineral density of the spine by dual-energy X-ray absorptiometry. Calcif Tissue Int 1998;63:126-33.
12. Tothill P, Pye DW. Error due to non-uniform distribution of fat in dual X-ray absorptiometry of the lumbar spine. Br J Radiol 1992;95:807-13.
13. Brunton JA, Bayley HS, Atkinson AS. Body composition analysis by dual energy X-ray absorptiometry compared with chemical analysis of fat, lean and boné mass in small piglets. In: Ellis KJ, Eastman J. Human body composition: in vivo methods, models and assessment. New York: Plennum, 1993. p.157-60.
14. Brunton JA, Weiler HA, Atkinson SA. Improvement in the accuracy of dual energy X-ray absorptiometry for whole body and regional analysis of body composition: validation using piglets and methodologic considerations in infants. Pediatr Res 1997;41:590-6.
15. Ellis KJ, Shypailo RJ, Pratt JA, Pond WG. Accuracy of dual-energy X-ray absorptiometry for body composition measurements in children. Am J Clin Nutr 1994;60:660-5.
16. Mitchell AD, Scholz AM, Pursel VG, Evock-Clover CM. Composition analysis of pork carcasses by dual energy X-ray absorptiometry. J Anim Sci 1997;76:2104-14.
17. Picaud JC, Rigo J, Nyamugabo K, Milet J, Senterre J. Evaluation of dual-energy X-ray absorptiometry for body composition assessment in piglets and term humans neonates. Am J Clin Res 1996;63:157-63.
18. Pintauro SJ, Nagy TR, Duthie CM, Goran MI. Cross-calibration of fat and lean measurements by dual-energy X-ray absorptiometry to pig carcass analysis in the pediatric body weight range. Am J Clin Nutr 1996;63:293-8.
19. Svendsen OI, Haarbo J, Hassager C, Christiansen C. Accuracy of measurements of body composition by dual-energy X-ray absorptiometry in vivo. Am J Clin Nutr 1993;57:605-8.
20. Heymsfield SB, Waki M, Kehayias JJ, Lichtman S, Dilmanian FA, Kamen Y et al. Chemical and elemental analysis of human in vivo using improved body composition models. Am J Physiol Endocrinol Metab 1991;261:E190-E198.
21. GE Healthcare. Disponível em: www3.gehealthcare.com/en/products/categories/bone_and_metabolic_health. Acesso em: 14/11/2017.
22. Ellis KJ, Lee PDK, Pivarnik JM, Bukar JG, Gesundheit N. Body composition of HIV/AIDS males: effects of treatment with insulin-like growth factor (IGF-I) and growth hormone (GH). Appl Radiat Isotopes 1998;49:653-55.
23. World Health Organization (WHO). Assessment of fracture risk and its application to screening for postmenopausal osteoporosis. Report of a WHO Study Group. World Health Organ Tech Rep Ser 1994;843:1-129.
24. Genant HK, Guglielmi G, Jergas M (eds.). Bone densitometry and osteoporosis. Berlin: Springer, 1998. 602p.
25. Goodpaster BH. Measuring body fat distribution and content in humans. Curr Opin Clin Nutr Metab Care 2002;5:481-7.
26. Brochura do equipamento Hologic. Disponível em: www.hologic.com/sites/default/files/product-files/SS-00374_Advanced%20Body%20Compostion%20Assessment%20for%20Healthy%20Weight%20Loss.pdf. Acesso em: 14/11/2017.
27. Ribeiro SML. Caracterização do estado nutricional de indivíduos portadores de deficiência motora praticantes de atividade física [Tese de Doutorado]. São Paulo: Universidade de São Paulo-FEA/FCF/FSP, 2002.
28. De Melo CM, Tirapegui J, Cohen D, Marchini JS, Ribeiro SML. Nutritional status and energy expenditure after a programme of nutrition education and combined aerobic/resistance training in obese women. e-SPEN 2007;5:1-7.
29. Cruz-Jentoft AJ, Baeyens JP, Bauer JM, Boirie Y, Cederholm T, Landi F et al. European Working Group on Sarcopenia in Older People. Age Ageing 2010;39(4):412-23.
30. Delmonico MJ, Harris TB, Lee IS, Visser M, Nevitt M, Kritchevsky SB et al. Health, Aging and Body Composition Study. Alternative definitions of sarcopenia, lower extremity performance, and functional impairment with aging in older men and women. J Am Geriatr Soc 2007;55(5):769-74.
31. Baumgartner RN, Koehler KM, Gallagher D, Romero L, Heymsfield SB, Ross RR et al. Epidemiology of sarcopenia among the elderly in New Mexico. Am J Epidemiology 1998;147(8):755-63.
32. Newman AB, Kupelian V, Visser M, Simonsick E, Goodpaster B, Nevitt M et al. Health ABC Study Investigators. Sarcopenia: alternative definitions and associations with lower extremity function. J Am Geriatr Soc 2003;51(11):1602-9.
33. Studenski SA, Peters KW, Alley DE, Cawthon PM, Mclean RR, Harris TB et al. The FNIH Sarcopenia Project: rationale, study description, conference recommendations, and final estimates. J Gerontol A Biol Sci Med Sci 2014;69(5):547-58.
34. Ellis KJ. Human body composition: in vivo methods. Physiol Rev 2000;80(2):649-80.
35. Sutcliffe JF. A review of in vivo experimental methods to determine the composition of the human body. Physics Med Biol 1996;41:791-893.
36. Despres JP, Ross R, Lemieux S. Imaging techniques applied to the measurement of human body composition. In: Roche AF, Heymsfield SB, Lohman TG (eds.). Human body composition. Champaingn: Human Kinetics, 1996. p.149-66.
37. Foster MA, Hutchison JM, Mallard JR, Fuller M. Nuclear magnetic resonance pulse sequence and discrimination of high and low fat tissues. Magn Reson Imaging 1984;2:187-92.
38. Siedell JC, Bakker CJ, Van Der Kooy. Imaging techniques for measuring adipose tissue distribution – a comparison between computed tomografy and 1.5T megnetic ressonance. Am J Clin Nutr 1990;51:953-7.
39. Terry JG, Hinson WH, Evans GW, Schriner PJ, Hagamn AP, Crouse JR. Evaluation of magnetic resonance imaging for

quantification of intra-abdominal fat in human beings by spin-echo and inversion-recovery protocols. Am J Clin Nutr 1995;62:297-301.

40. Fuller MF, Fowler PA, McNeill G, Foster MA Imaging techniques for the assessment of body composition. J Nutr 1994;124(8 Suppl):1546S-1550S.

41. Ross R. Magnetic resonance imaging provides new insights into the characterization of adipose and lean tissue distribution. Can J Physiol Pharmacol 1996;74:778-85.

42. Rogalla P, Meiri N, Hoksch B, Boeing H, Hamm B. Low-dose spiral computer tomography for measuring abdominal fat volume and distribution in a clinical setting. Eur J Clin Nutr 1998;52:597-602.

43. Taksali SE, Caprio S, Dziura J, Dufour S, Calí AMG, Goodman TR et al. Visceral and low abdominal subcutaneous fat stores in the obese adolescent: a determinant of an adverse metabolic phenotype. Diabetes 2008;57:367-71.

44. Leite CC. Espectroscopia de prótons por ressonância magnética. Radio Bras 2001;34:5-6.

45. Ramin SL, Tognola WA, Spotti AR. Proton magnetic resonance spectroscopy: clinical applications in patient with brain lesions. Sao Paulo Med J 2003;121:254-9.

46. Qayyum A. MR spectroscopy of the liver: principles and clinical applications. Radriographics 2009;29:1653-64.

47. Blüml S. Magnetic resonance spectroscopy: basics. In: Blüml S, Panigrahy A. MR Spectroscopy of pediatric brain disorders. New York: Springer, 2013. p.11-23.

48. Lee SY, Gallagher D. Assessment methods in human body composition. Curr Opin Clin Nutr Metab Care 2008;11:566-72.

49. Heymsfield SB, Gallagher D, Visser M, Nunez C, Wang ZM. Measurement of skeletal muscle: laboratory and epidemiological methods. J Geront 1995;50:23-9.

50. Soares DP, Law M. Magnetic resonance spectroscopy of the brain: review of metabolites and clinical applications. Clin Radiol 2009;64:12-21.

51. Rollins KE, Javanmard-Emamghissi H, Awwad A, Macdonald IA, Fearon KCH, Lobo DN. Body composition measurement using computed tomography: does the phase of the scan matter? Nutrition 2017;41:37-44.

14 Avaliação do Estado Nutricional em Proteínas

Sandra Maria Lima Ribeiro | *Marcelo Macedo Rogero* | *Julio Tirapegui*

INTRODUÇÃO

Proteínas são macromoléculas essenciais para a vida. São formadas por unidades menores, os aminoácidos, os quais estão unidos por ligações peptídicas. As proteínas são específicas para cada ser vivo e, por isso, quando ingeridas na dieta humana, seja por fontes animais, seja por vegetais, são digeridas até aminoácidos. Esses aminoácidos são reorganizados em novas proteínas específicas à espécie e cumprem um grande número de funções. Algumas dessas funções estão descritas na Tabela 14.1.

TRAJETO DAS PROTEÍNAS NO ORGANISMO

Após passarem, na boca, pelos processos mecânicos de mastigação e deglutição, as fontes alimentares de proteínas seguem para o esôfago e, em seguida, para o estômago, onde se inicia efetivamente o processo digestivo. Esse processo ocorre com a participação de ácido clorídrico (para desnaturação) e de algumas proteases específicas. A desnaturação é fundamental para a continuidade do processo, pois possibilita o acesso às enzimas digestivas. O ponto alto da digestão das moléculas de proteínas ocorre no intestino delgado, especificamente no duodeno, com a participação das enzimas pancreáticas e de algumas enzimas da borda em escova do intestino.

Após a digestão, ocorre a absorção dos aminoácidos no duodeno. As diferentes configurações químicas desses aminoácidos (sulfurados, aromáticos, básicos, ácidos e de cadeia ramificada) significam diferentes sistemas de transporte para a absorção.[1,2]

Assim, após a absorção, os aminoácidos passam a exercer seu papel metabólico no organismo. Nesse sentido, é importante relembrar o conceito de essencialidade dos aminoácidos: eles podem ser essenciais (ou indispensáveis) e não essenciais. Os primeiros necessitam obrigatoriamente ser ingeridos na dieta, enquanto os não essenciais podem ser sintetizados no fígado, a partir de processos que envolvem transaminação. Algumas situações específicas, patológicas ou não, levam a uma necessidade aumentada de aminoácidos que normalmente seriam considerados não essenciais; por isso, esses aminoácidos são chamados de condicionalmente essenciais. O Quadro 14.1 apresenta a classificação dos aminoácidos nessas três categorias.

Os aminoácidos absorvidos no intestino, por meio da circulação êntero-hepática, são encaminhados ao fígado, onde recebem diferentes destinos metabólicos. Os aminoácidos podem ser utilizados para a síntese de proteínas; o fígado é responsável pela síntese das chamadas proteínas viscerais, isto é, aquelas que circulam pelo corpo e que cumprem diversas funções, como equilíbrio entre os meios extra e intracelular, transporte de moléculas etc. Ainda no fígado, os aminoácidos podem sofrer transaminação, que consiste na síntese de aminoácidos não essenciais. Finalmente, os aminoácidos podem também ser utilizados para a obtenção de energia, que ocorre por meio das etapas de desaminação, com liberação da amônia e sua transformação em ureia, e posterior aproveitamento do esqueleto

Tabela 14.1 Algumas funções fisiológicas e metabólicas das proteínas no organismo.

Funções	Exemplos
Digestivas e metabólicas	Enzimas
Transporte de nutrientes e diferentes moléculas pela circulação sanguínea	Proteínas transportadoras
Regulação metabólica e sinalização intracelular	Hormônios proteicos
Movimento e manutenção da postura ereta	Proteínas contráteis do músculo (actina, miosina)
Reserva e armazenamento de nutrientes	Ferritina e outras proteínas armazenadoras
Proteínas estruturais	Colágeno e elastina
Crescimento, diferenciação e expressão gênica	Fatores de crescimento
Imunidade	Anticorpos e citocinas
Fonte alternativa de energia	Esqueletos carbônicos da maioria das proteínas corporais

Quadro 14.1 Proposta de classificação atual para os aminoácidos de acordo com sua essencialidade.

Essenciais	Condicionalmente essenciais	Não essenciais
Valina	Glicina	Ácido glutâmico
Isoleucina	Cistina	Alanina
Leucina	Glutamina	Serina
Lisina	Tirosina	Ácido aspártico
Metionina (+ cistina)	Prolina	Asparagina
Fenilalanina (+ tirosina)	Arginina	
Treonina	Taurina	
Triptofano		
Histidina		

Fonte: FAO/WHO/UNU, 1985[3]; 2007.[4]

carbônico. As alterações na síntese hepática de proteínas, que podem ser decorrentes de ingestão inadequada ou de catabolismo elevado, são detectadas rapidamente e podem indicar deficiências em seus estágios iniciais.

Após a passagem pelo fígado, parte dos aminoácidos é finalmente liberada na circulação, possibilitando que as demais células do organismo os utilizem para síntese de suas próprias proteínas. O tecido muscular é especial nesse sentido, pois, à semelhança do fígado, consegue, a partir desses aminoácidos, obter energia.

Ainda com relação ao aproveitamento das proteínas no organismo humano, é importante destacar que não ocorre reserva proteica ou de aminoácidos; portanto, todo consumo em excesso é metabolizado de alguma maneira. Além disso, todos os aminoácidos circulantes, assim como as proteínas sintetizadas, percorrem o organismo por determinado período, o que diz respeito à vida média da molécula. O controle desses processos é fundamental não somente para que a massa corporal seja mantida mas também para a eliminação de moléculas relacionadas a mutações e, consequentemente, doenças degenerativas. Para isso, os metabolismos proteico e oxidativo trabalham de maneira orquestrada. Sabe-se que existe uma complexa maquinaria que regula a presença de aminoácidos nas células e na circulação, que faz parte do *turnover* (que pode ser traduzido como equilíbrio entre síntese e degradação) das proteínas corporais.[1,2]

O *turnover* proteico é elevado na infância e diminui com a idade. Além disso, o *turnover* difere entre os tecidos: o músculo esquelético, que responde por aproximadamente por 50% do conteúdo de proteína corporal, é responsável por cerca de 25% do *turnover*, enquanto o fígado e o intestino, que respondem por menos de 10% do conteúdo proteico do organismo, contribuem com 50% do *turnover*. Ademais, o *turnover* proteico também difere dentro dos tecidos e das células.[5]

Entre as principais variáveis que afetam o *turnover* proteico no organismo humano diariamente, destacam-se:

- Alimentação e as subsequentes alterações na disponibilidade de aminoácidos na circulação sanguínea

- Concentração de hormônios anabólicos (especialmente a insulina) e de hormônios catabólicos (especialmente glucagon e cortisol)
- Exercício físico.

A Figura 14.1 resume esquematicamente todos os caminhos percorridos pelas proteínas no organismo, desde a sua ingestão até o metabolismo e a eliminação de metabólitos.[6]

SÍNTESE PROTEICA

A sequência de aminoácidos de uma proteína em particular é geneticamente controlada. Esse controle é exercido por meio de um polinucleotídio, o ácido desoxirribonucleico (DNA). O DNA é composto de quatro bases nitrogenadas: adenina, guanina, timina e citosina – as quais são condensadas para formar a cadeia de DNA. A sequência de bases no DNA é única para cada proteína sintetizada no organismo. Assim, a sequência de aminoácidos de cada proteína sintetizada no organismo é determinada a partir de uma região da molécula de DNA, denominada gene, que consiste em milhares de bases.[7-9]

As moléculas de ácido ribonucleico (RNA) apresentam diferentes funções na transferência da informação celular. A maioria do RNA celular é ribossômico (rRNA). Ribossomos são grandes complexos de proteínas e RNA que podem realizar o processo de tradução. O RNA mensageiro (mRNA) serve como molde para a síntese de proteínas e transmite a informação a partir do DNA para o ribossomo. O RNA de transferência (tRNA) transporta aminoácidos específicos, a partir do *pool* intracelular de aminoácidos livres, para os ribossomos. Cabe ressaltar que a síntese proteica é dependente da simultânea presença de todos os aminoácidos necessários para a síntese de determinada proteína e do fornecimento de energia. Se houver insuficiência em qualquer um desses fatores, as etapas da biossíntese de proteínas não ocorrem de maneira normal.[10,11]

A partir do ponto de vista nutricional e metabólico, é relevante reconhecer que a síntese proteica é um processo contínuo realizado nas células do organismo. Em estado de equilíbrio, ou seja, quando não há um saldo de aumento ou de diminuição de proteína corporal, verifica-se que a síntese proteica é balanceada por igual quantidade de degradação proteica. A ingestão inadequada de proteínas, tanto em dietas hipoproteicas quanto em dietas com ausência ou baixa concentração de um ou mais aminoácidos indispensáveis (denominados, nesta situação, de aminoácidos limitantes), tem como principal consequência a alteração do balanço proteico, pois a taxa de síntese de algumas proteínas corporais diminui enquanto a degradação proteica continua, o que propicia o fornecimento desses aminoácidos a partir de proteína endógena.[12]

Catabolismo proteico

As proteínas são degradadas intracelularmente por vários sistemas, incluindo a via dependente de ubiquitina, macroautofagia e microautofagia. Quando uma proteína sofre algum tipo de lesão (alteração), essa é "marcada" pela proteína ubiquitina, em uma reação enzimática dependente de trifosfato de adenosina (ATP). A molécula de ubiquitina serve como um

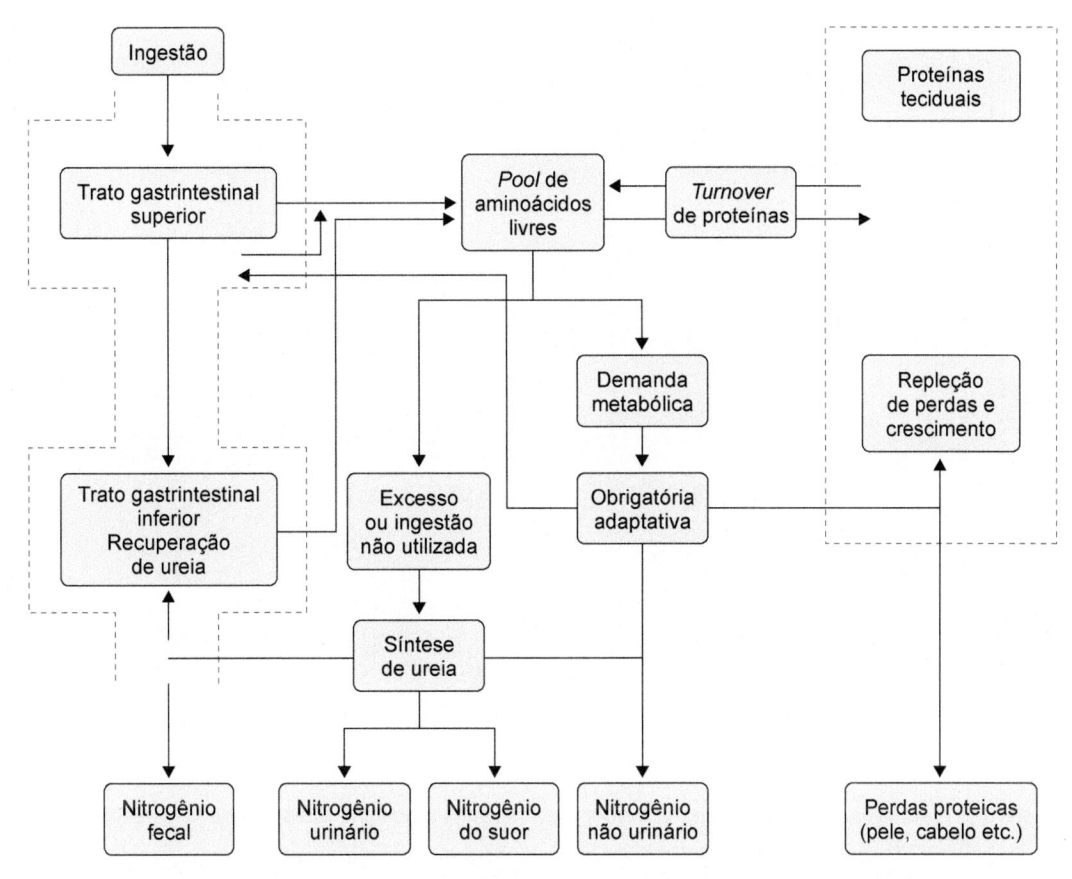

Figura 14.1 Processos relacionados com as proteínas corporais. Fonte: FAO, 2013.[6]

"marcador" que direciona a proteína alterada para ser hidrolisada pelo proteossoma, uma partícula em forma cilíndrica presente no interior celular, como observado na Figura 14.2. O proteossoma é utilizado na degradação de proteínas, resultando na formação de pequenos peptídeos. Além disso, é essencial na degradação de proteínas sinalizadoras, como fatores de transcrição, que, em algumas circunstâncias, precisam estar presentes na célula por períodos limitados. Durante o jejum, a via dependente de ubiquitina é ativada, estimulando a degradação de proteínas e auxiliando no aumento da neoglicogênese.[13]

Macroautofagia e microautofagia são processos que envolvem pequenas vesículas ou vacúolos e ocorrem no citoplasma. Macroautofagia envolve a captura de partes do citoplasma por uma membrana, seguida da hidrólise das proteínas capturadas dentro de uma vesícula. Microautofagia envolve a captura de porções menores do citoplasma por vesículas de pequeno tamanho. Essas vesículas ofertam seus conteúdos para os lisossomos, organelas que contêm uma grande variedade de enzimas hidrolíticas. Além desses sistemas intracelulares de degradação de proteínas, verifica-se no tecido muscular a presença de proteases dependentes de cálcio, as quais são utilizadas para a degradação de proteínas contráteis.[14]

Estudos demonstram aumento da taxa de catabolismo de aminoácidos quando a ingestão proteica excede a necessidade do organismo, pois não existe no organismo um mecanismo de armazenamento do excesso de proteínas ingeridas. Assim, todo aminoácido consumido acima da necessidade imediata é

oxidado e o nitrogênio é excretado. Esse procedimento é um dos principais mecanismos regulatórios do metabolismo proteico durante o consumo de dietas hipoproteicas. Verifica-se o aumento da atividade das enzimas relacionadas com o catabolismo de aminoácidos, o que corrobora a ação do mecanismo regulatório.[14]

A regulação do metabolismo de proteínas também permite o catabolismo seletivo de proteínas "não vitais" para o organismo durante o jejum, disponibilizando aminoácidos para a gliconeogênese. Os mecanismos de regulação atuam durante o jejum prolongado para permitir o saldo de degradação de proteínas "não vitais", enquanto ocorre a conservação daquelas mais relevantes para a sobrevivência do indivíduo, como as proteínas do sistema nervoso central (SNC). Entre as proteínas que podem ser consideradas "menos vitais", inclui-se aproximadamente metade da massa muscular corporal.[9]

Estudos com animais demonstraram que o jejum de curta duração provoca uma diminuição substancial da proteína hepática, mas não muscular. Mais especificamente, o retículo endoplasmático rugoso hepático é degradado nesse período. No tecido muscular, as proteínas não contráteis são prontamente degradadas, porém, durante o jejum prolongado, também ocorre degradação das proteínas contráteis.[9]

Catabolismo de aminoácidos

A transaminação é o primeiro passo no catabolismo da maioria dos aminoácidos e consiste na transferência do grupo

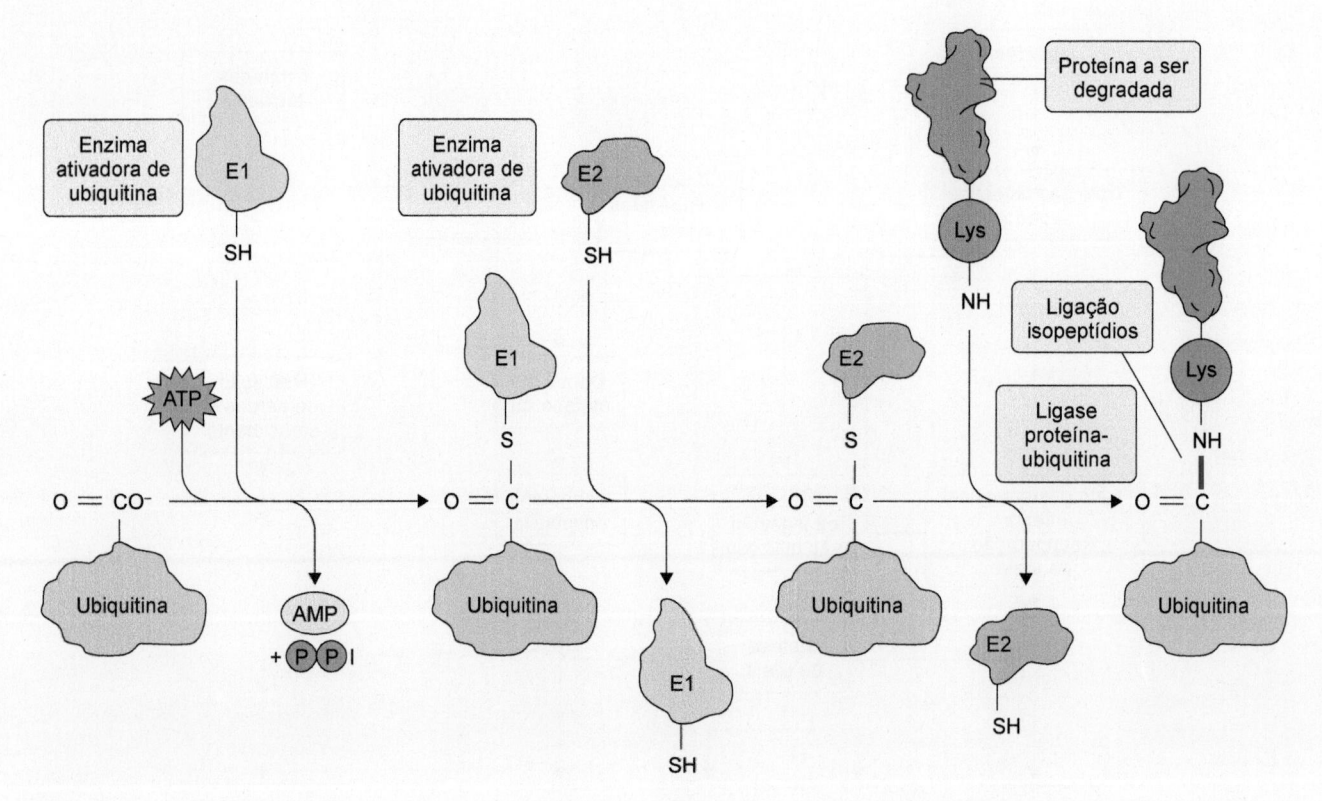

Figura 14.2 A molécula de ubiquitina serve como um "marcador" que direciona a proteína alterada para ser hidrolisada pelo proteossoma. Adaptada de Nelson e Cox, 2005.[2]

alfa-amino de um aminoácido para o alfacetoglutarato, como pode ser observado na Figura 14.3.

Os produtos resultantes dessa reação são alfacetoácido (derivado do aminoácido original) e glutamato. Desse modo, o alfacetoglutarato desempenha um papel fundamental no

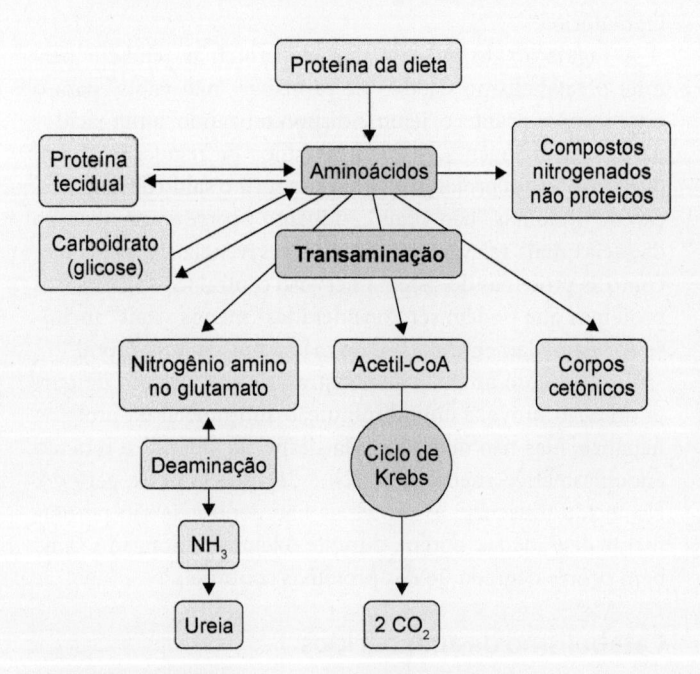

Figura 14.3 Visão geral do metabolismo de aminoácidos e o papel da transaminação. Adaptada de Murray *et al.*, 2000.[15]

metabolismo, por aceitar os grupos amino de outros aminoácidos, tornando-se, assim, glutamato. Por sua vez, o glutamato – que é um produto comum às reações de transaminação – representa um reservatório temporário de grupos amino, provenientes de diferentes aminoácidos. O glutamato produzido por transaminação pode ser oxidativamente desaminado ou utilizado como doador de grupo amino na síntese de aminoácidos dispensáveis.[16]

A transferência de grupos amino de um esqueleto de carbono a outro é catalisada por uma família de enzimas denominadas aminotransferases (ou transaminases). Todos os aminoácidos, com exceção da lisina e da treonina, sofrem transaminação em algum ponto de seu catabolismo. Nas reações catalisadas por aminotransferases, presentes no citosol e na mitocôndria, há a participação da piridoxal-fosfato como coenzima, que é derivada da vitamina B_6, a qual pode ser encontrada na natureza sob três formas: piridoxina, piridoxal e piridoxamina. As aminotransferases são denominadas em relação a seus doadores de grupos amino específicos, porque o aceptor do grupo amino quase sempre é o alfacetoglutarato. As duas reações mais importantes de aminotransferase são catalisadas pelas enzimas alanina aminotransferase (ALT) e aspartato aminotransferase (AST).[16]

A remoção do nitrogênio dos aminoácidos também ocorre por reações de deaminação, que resultam na formação de amônia livre. Um número determinado de aminoácidos pode ser deaminado diretamente (histidina), por desidratação (serina, treonina), pelo ciclo da purina nucleotídio (aspartato) e por deaminação oxidativa (glutamato). Essas reações ocorrem principalmente no fígado e no rim e fornecem alfacetoácidos (os quais podem entrar na rota central do metabolismo energético) e íon amônio (NH_4^+; que é uma fonte de nitrogênio na síntese de ureia).[15]

Posteriormente à remoção dos grupos alfa-amino, que ocorre no processo de catabolismo de aminoácidos, verifica-se também a degradação dos esqueletos de carbono resultantes. O catabolismo dos esqueletos de carbono converge para formar sete produtos: oxaloacetato, alfacetoglutarato, piruvato, fumarato, acetil-coenzima A (acetil-CoA), acetoacetil-CoA e succinil-CoA. Estes produtos entram nas rotas do metabolismo intermediário, resultando na síntese de glicose ou de lipídio ou na produção de energia, por meio de sua oxidação a CO_2 e H_2O pelo ciclo de Krebs.[17]

Aminoácidos degradados para acetil-CoA ou acetoacetil-CoA são denominados cetogênicos (leucina e lisina), porque originam corpos cetônicos. Cabe ressaltar que, em mamíferos, há ausência de uma via metabólica que sintetize glicose a partir de acetil-CoA ou de acetoacetil-CoA. Diferentemente, aminoácidos degradados para oxaloacetato, alfacetoglutarato, piruvato, fumarato ou succinil-CoA são denominados glicogênicos (alanina, asparagina, aspartato, cisteína, glutamato, glutamina, glicina, prolina, serina, arginina, histidina, metionina, treonina e valina). A síntese de glicose a partir desses aminoácidos é possível, pois os intermediários do ciclo de Krebs e o piruvato podem ser convertidos em fosfoenolpiruvato e, posteriormente, em glicose. Além disso, existem aminoácidos que são glicogênicos e cetogênicos (tirosina, isoleucina, fenilalanina e triptofano).[9]

Ciclo da ureia

A ureia é o principal meio de eliminação dos grupos amino derivados dos aminoácidos e responde por mais de 90% dos componentes nitrogenados presentes na urina. Diariamente, cerca de 11 a 15 g de nitrogênio são excretados na urina de um indivíduo adulto saudável que consome de 70 a 100 g/dia de proteína. Além da ureia, existem outros meios de excreção de nitrogênio na urina, como amônia, ácido úrico, creatinina e alguns aminoácidos livres. Ureia e amônia surgem a partir da oxidação parcial de aminoácidos, enquanto o ácido úrico e a creatinina são indiretamente derivados de aminoácidos.[2]

A síntese de ureia é realizada no fígado, por meio do ciclo da ureia ou ciclo de Krebs-Henseleit. Os dois átomos de nitrogênio presentes na molécula de ureia são provenientes de NH_4^+ e aspartato, ambos derivados de glutamato, enquanto o átomo de carbono origina-se do bicarbonato, como observado na Figura 14.4.[18] A ureia sintetizada pelo fígado é, posteriormente, transportada pela circulação sanguínea até os rins, onde é filtrada e excretada na urina. Uma parte da ureia sintetizada no fígado difunde-se do sangue ao intestino e é clivada a CO_2 e NH_3 pela urease bacteriana. Essa amônia é parcialmente perdida nas fezes enquanto outra parte é reabsorvida pelo sangue.[1]

IDENTIFICAÇÃO DO ESTADO NUTRICIONAL PROTEICO

Como já foi descrito neste capítulo, a maior parte das proteínas sintetizadas pelo fígado (proteínas viscerais) são lançadas na circulação sistêmica juntamente com alguns aminoácidos.

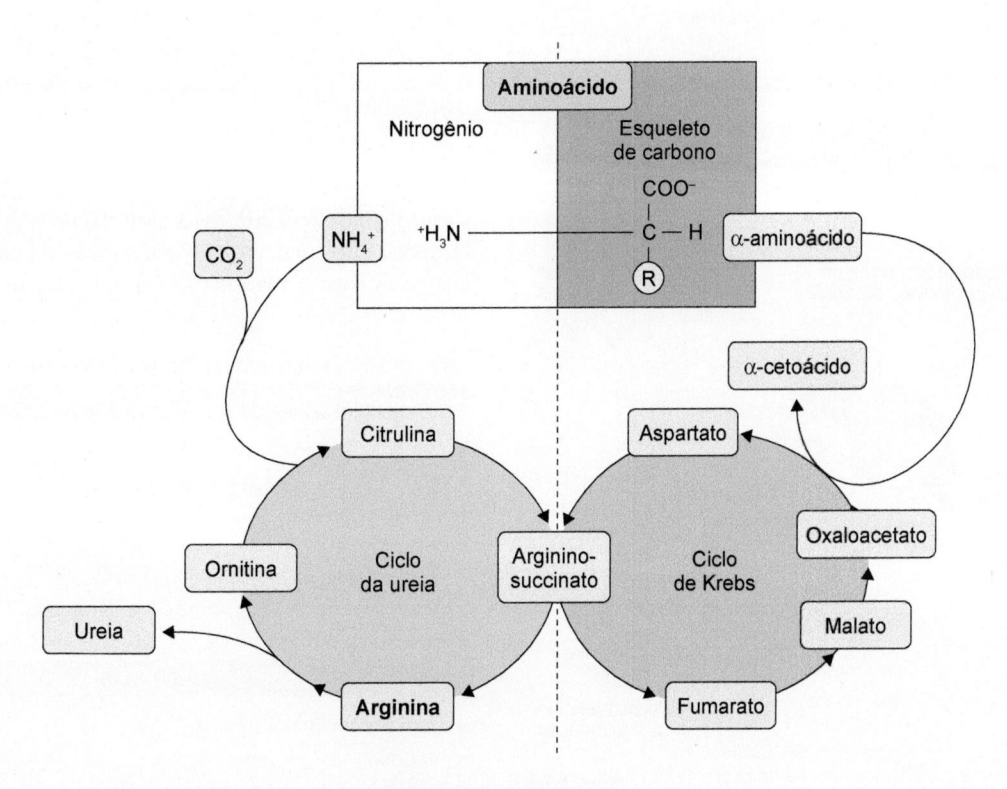

Figura 14.4 Ciclo da ureia.

Esses aminoácidos, que compõem o *pool* circulante, são captados pelos tecidos para síntese de proteínas e compostos nitrogenados. Essa captação de aminoácidos é também realizada pelo músculo esquelético; as proteínas nele sintetizadas constituem a parcela significativa da massa corporal, e são chamadas proteínas somáticas. Alterações no estado nutricional em proteínas somente repercutem na musculatura esquelética após um período relativamente longo, quando comparado às proteínas viscerais. Assim, a escolha de uma proteína ou um modo de avaliação do estado nutricional em proteínas depende das necessidades da análise. Como já citado, o corpo humano não tem um depósito específico para as proteínas. Desse modo, toda vez que ocorre perda proteica, ocorre também perda de moléculas estruturais essenciais. Alterações na ingestão proteica a curto prazo resultam em perda principalmente do *pool* proteico visceral. Já em deficiências crônicas, o maior contribuinte da perda proteica é o músculo esquelético.[19]

A Figura 14.5 demonstra esquematicamente a origem das proteínas somáticas e viscerais.

A perda de massa muscular, juntamente com a perda de tecido adiposo, constituem o estado chamado malnutrição proteico-energética marasmática. Esse quadro é muito frequente em regiões mundiais com fome crônica, mas também em pacientes hospitalizados com doenças crônicas como o câncer. Da mesma maneira, o segundo tipo de malnutrição proteico-energética é o chamado Kwashiorkor, que decorre da ingestão inadequada de proteínas, de perdas acentuadas ou de ambos os processos. Ao contrário do marasmo, o Kwashiorkor não resulta na depleção de músculo esquelético. Em vez disso, o *pool* visceral é depletado, o que leva a edema. A combinação de ambas as situações, o chamado Kwashiorkor marasmático, pode ocorrer tanto em pacientes hospitalizados quanto nas regiões mundiais onde a fome é presente e crônica.[19]

Indicadores do estado nutricional a partir de proteínas viscerais

A maioria das proteínas plasmáticas, com exceção das imuno-globulinas e dos hormônios proteicos, é sintetizada primariamente pelo fígado. Por isso, a concentração plasmática de diferentes proteínas tem sido utilizada para avaliar ometabolismo proteico corporal. Entretanto, mesmo com o avanço das técnicas para dosagens laboratoriais, até o momento não existe nenhuma proteína específica que tenha dosagem sensível o suficiente para o diagnóstico preciso de desnutrição proteico-energética. A medida de proteínas viscerais requer a avaliação simultânea de dados de ingestão alimentar, exame físico, avaliação antropométrica, juntamente com dados clínicos. Portanto, pode-se dizer que a utilização de proteínas viscerais apresenta limitações, principalmente na identificação aguda do estado nutricional.

Clinicamente, um aspecto importante a se avaliar com as proteínas indicativas do estado nutricional é o estado inflamatório; diversas proteínas plasmáticas sintetizadas no fígado são reagentes de fase aguda. Entende-se como fase aguda a resposta sistêmica à inflamação. Mediadores do processo inflamatório, como a liberação de citocinas, induzem o fígado a modificar a síntese de proteínas, priorizando aquelas relacionadas com as capacidades adaptativas de defesa. Na inflamação, é comum ocorrer aumento da degradação de proteínas, assim como perdas de proteínas pelos capilares sanguíneos; desse modo, a concentração de algumas proteínas se eleva (reagentes de fase aguda positivos), enquanto a concentração de outras diminui (reagentes de fase aguda negativos).[20]

Assim, recomenda-se, paralelamente, a dosagem de uma proteína sensível à inflamação, para melhor caracterizar a possível influência do processo inflamatório sobre a concentração de proteínas indicadoras do estado nutricional proteico. A proteína C reativa tem sido uma das mais utilizadas com essa finalidade. O Quadro 14.2 apresenta alguns exemplos de reagentes de fase aguda, negativos e positivos.

Portanto, por ser necessário entender as limitações e outras avaliações paralelas, serão apresentadas a seguir as proteínas viscerais mais utilizadas na avaliação do estado nutricional em proteínas.

Albumina

É a proteína circulante mais abundante, representando mais da metade do total. A principal função da albumina está relacionada com a manutenção da pressão osmótica coloidal

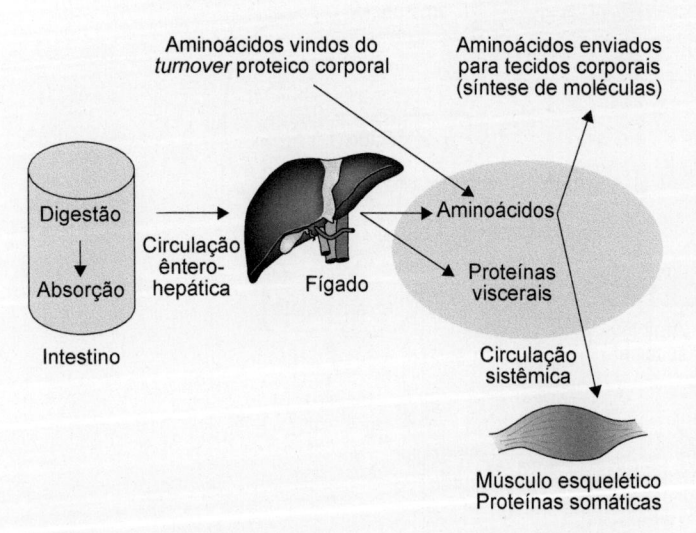

Figura 14.5 Esquema para denominação de proteínas somáticas e viscerais.

Quadro 14.2 Exemplos de reagentes de fase aguda.

Reagentes positivos
• Alfa-1-antitripsina
• Alfa-1-glicoproteína ácida
• Pró-calcitonina
• Haptoglobina
• Ceruloplasmina
• Proteínas C3 e C4 (do sistema complemento)
• Proteína amiloide A sérica

Reagentes negativos
• Transtiretina (pré-albumina)
• Albumina
• Transferrina

entre os espaços extra e intravascular; cabe destacar que 60% da albumina corporal está presente no espaço extravascular. Em situações de equilíbrio (ausência de fatores estressantes), a albumina é preservada e ocorre uma correta mobilização dessa molécula para os tecidos a partir do espaço extravascular. Em média, a concentração de albumina em relação ao peso corporal é de 3 a 5 g/kg.

A albumina pode ser considerada uma molécula apropriada como indicador de mortalidade, morbidade, tempo de internação e gravidade de doenças, pois é inversamente correlacionada com a inflamação. Dessa maneira, a identificação de hipoalbuminemia no paciente internado pode indicar a necessidade de intervenções nutricionais precoces. Entretanto, para pacientes hospitalizados, em fatores como passagem da albumina do espaço intra para o extravascular, meia-vida longa da molécula (15 a 19 dias), presença de desidratação ou de edema e presença constante de inflamação, a albumina não é um marcador sensível de malnutrição proteica.[19]

A Tabela 14.2 descreve algumas situações relacionadas com as alterações nas concentrações de albumina, e a Tabela 14.3 apresenta os valores propostos para normalidade de albumina na ausência de condições estressantes.

Tabela 14.2 Fatores que reduzem e elevam as concentrações de albumina plasmática.

Fatores que reduzem	Fatores que elevam
Respostas de fase aguda	Depleção do volume intravascular
Gravidade da insuficiência renal	Transfusões de sangue
Redistribuição entre os espaços extra e intravasculares (p. ex., gravidez)	Uso de esteroides anabólicos e possivelmente de glicocorticoides
Perdas aumentadas (p. ex., síndrome nefrótica, queimaduras e enteropatias)	
Deficiência grave de zinco	

Adaptada de Charney e Malone, 2009.[21]

Tabela 14.3 Valores de referência para a concentração de albumina (g/dℓ) em crianças, adultos e gestantes.

Idade	Abaixo do aceitável		Aceitável (baixo risco)
	Deficiente (alto risco)	Baixo (médio risco)	
Crianças (0 a 11 meses)	–	< 2,5	≥ 2,5
1 a 5 anos	< 2,8	< 3	≥ 3
6 a 17 anos	< 2,8	< 3,5	≥ 3,5
Adultos	< 2,8	2,8 a 3,4	≥ 3,5
Gestante no 1º trimestre	< 3	3 a 3,9	≥ 4
Gestante no 2º e 3º trimestres	< 3	3 a 3,4	≥ 3,5

Fonte: Grant et al., 1981.[22]

Transferrina

É a principal proteína plasmática transportadora de ferro (Fe^{3+}), por isso, suas concentrações são elevadas nas deficiências de ferro. Comparativamente à albumina, a transferrina está presente primariamente no *pool* intravascular e tem uma menor meia-vida (8 a 10 dias). A Tabela 14.4 mostra os valores de normalidade, juntamente com outros fatores que podem modificar as concentrações de transferrina plasmática. Cabe ainda ressaltar que, além da medida direta da transferrina, existem algumas equações disponíveis que calculam a transferrina a partir da capacidade total de ligação ao ferro. Essas equações acabam por gerar uma grande variabilidade nos valores. Por isso, ao interpretar os resultados, é importante ter a informação do método de obtenção desses valores. Além das limitações, as concentrações de transferrina são marcadamente reduzidas em situações de desnutrição proteica.[20]

Transtiretina ou pré-albumina

A pré-albumina é um carreador de proteína para o hormônio tireoidiano tiroxina e também transporta vitamina A, uma vez que se combina com a proteína transportadora de retinol (RBP). A concentração de transtiretina ou pré-albumina é frequentemente utilizada como um indicador do estado proteico, pois, quando comparada com a albumina ou com a transferrina, apresenta menor meia-vida (2 a 3 dias), menor *pool* plasmático e é menos influenciada pelo volume intravascular ou por doença renal. Todavia, também existem fatores a serem considerados durante sua análise como marcador do estado nutricional proteico; além disso, é um marcador que ainda carece de sensibilidade e especificidade. A Tabela 14.5 apresenta seus valores de normalidade e os principais fatores que modificam sua concentração plasmática.

Proteína transportadora de retinol

A proteína transportadora de retinol (RBP, do inglês *retinol-binding protein*) é uma carreadora de retinol, com um único local de ligação para uma molécula de retinol. O complexo resultante é um dos menores complexos proteicos circulantes. Por isso, é comum que esse complexo circule juntamente com a pré-albumina, formando um complexo trimolecular. O *pool* corporal é pequeno (2 mg/kg) e a meia-vida dessa proteína é bastante curta (cerca de 20 h). Por isso, é uma proteína importante para detectar mudanças rápidas no estado nutricional, como no caso de avaliação de terapia nutricional parenteral. Contudo, é importante lembrar que alterações hepáticas ou doenças renais interferem na concentração dessa proteína e, portanto, devem ser consideradas.

Grant et al.[22] estabeleceram valores de normalidade para RBP entre 2,6 e 2,7 mg/dℓ.

Fator de crescimento semelhante à insulina

O fator de crescimento semelhante à insulina (IGF-I) é um fator de crescimento dependente do hormônio de crescimento (GH), que atua no organismo promovendo a proliferação celular e a síntese de proteoglicanos pelos tecidos cartilaginoso, conectivo e ósseo, mediando o efeito anabólico e de promoção de crescimento linear exercido pelo GH hipofisário. A maioria do IGF-I é secretada pelo tecido hepático e transportada para outros tecidos (ação endócrina). O IGF-I também é secretado por outros tecidos, incluindo as células cartilaginosas, onde age localmente (ação parácrina).

O IGF-I tem sido há muito tempo indicativo de mudanças sensíveis no estado nutricional em proteínas. Por exemplo, estudos com pacientes hospitalizados desnutridos, que receberam suporte nutricional por períodos de 3 a 16 dias, apresentaram elevação plasmática do IGF-I antes da alteração de outras moléculas, como albumina, transferrina, RBP ou transtiretina.[19]

Indicadores do estado nutricional a partir de proteínas somáticas

Excreção urinária de creatinina

A creatinina é formada a partir da creatina, um composto encontrado quase exclusivamente no tecido muscular. Fundamentalmente, a creatina encontra-se no tecido muscular acoplada a um fosfato (creatina-fosfato), constituindo uma fonte imediata de energia para o tecido muscular. Após a utilização do fosfato, a creatina é convertida à creatinina, que não tem função biológica específica; por isso, essa molécula é continuamente liberada para o sangue e, depois, excretada pelos rins. Cerca de 2,5 g de creatina estão contidos em cada kg de músculo esquelético, sendo 2% desse valor diariamente convertidos em creatinina, ou seja, 50 mg/dia de creatinina são excretados por kg de músculo esquelético. A partir desse pressuposto, é corriqueiro, principalmente na prática hospitalar, utilizar a taxa de excreção urinária de creatinina para estimar a massa muscular. Assim,

Massa muscular esquelética (kg) = 4,1 +
[18,9 × Excreção de creatinina de 24 h (g/dia)]

O uso dessa equação é adequado para indivíduos saudáveis, porém não é recomendável para indivíduos engajados em treinamento de força visando à hipertrofia muscular.

Índice creatinina-altura

O índice creatinina-altura (ICA) é um indicador utilizado para avaliar o estado nutricional proteico. Considerando que a creatinina, no músculo esquelético, constitui uma reserva de energia imediata (uma molécula de creatina fosfato ressintetiza um ATP a partir de um ADP), a excreção de creatinina indica a dinâmica do metabolismo energético. A excreção de creatinina é proporcional à quantidade de músculo esquelético do corpo, o que guarda relação com a altura do indivíduo.

$$ICA = \frac{\text{Creatinina de 24 h (mg)} \times 100}{\text{Creatinina esperada (mg)}}$$

A Tabela 14.6 apresenta os valores esperados para excreção de creatinina de acordo com a altura do indivíduo.

Tabela 14.4 Valores de referência e fatores que alteram as concentrações de transferrina plasmática.

Valores de referência	Fatores que reduzem as concentrações de transferrina no plasma	Fatores que aumentam as concentrações de transferrina no plasma
Normalidade: entre 200 e 400 mg/dℓ	Resposta de fase aguda	Deficiência de ferro e/ou perda de sangue
Depleção leve: entre 150 e 200 mg/dℓ	Estágios crônico ou terminal de doença hepática	Gravidez (principalmente a partir do 3º trimestre)
Depleção moderada: entre 100 e 149 mg/dℓ	Uremia	Hepatite aguda
Depleção grave: < 100 mg/dℓ	Estados de perda proteica (p. ex., síndrome nefrótica, queimaduras)	Uso de contraceptivos orais ou estrogênio
	Tratamento com antibióticos	
	Sobrecarga de ferro	
	Deficiência grave de zinco	

Adaptada de Charney e Malone, 2009.[21]

Tabela 14.5 Valores de referência e fatores que alteram as concentrações plasmáticas de pré-albumina.

Valores de referência	Fatores que reduzem as concentrações de pré-albumina no plasma	Fatores que aumentam as concentrações de pré-albumina no plasma
Normalidade: entre 16 e 40 mg/dℓ	Resposta de fase aguda	Aumento moderado na insuficiência renal crônica
Deleção leve: entre 10 e 15 mg/dℓ	Estágio terminal de doenças renais (p. ex., hepatite, cirrose)	Uso de esteroides anabólicos e possivelmente de glicocorticoides
Depleção moderada: entre 5 e 9 mg/dℓ	Hipertireoidismo não tratado	
Depleção grave: < 5 mg/dℓ	Síndrome nefrótica	
	Deficiência grave de zinco	

Adaptada de Charney e Malone, 2009.[21]

Tabela 14.6 Valores de normalidade para excreção urinária de creatinina em homens e mulheres.

Homens		Mulheres	
Altura (cm)	Creatinina (mg)	Altura (cm)	Creatinina (mg)
157,5	1.288	147,3	830
160	1.325	149,9	851
162,6	1.359	152,4	875
165,1	1.386	154,9	900
167,6	1.426	157,5	925
170,2	1.467	160	949
172,7	1.513	162,6	977
175,3	1.555	165,1	1.006
177,8	1.596	167,6	1.044
180,3	1.642	170,2	1.076
182,9	1.691	172,7	1.109
185,4	1.739	175,3	1.141
188	1.785	177,8	1.174
190,5	1.831	180,3	1.206
193	1.891	182,9	1.240

Adaptada de Blackburn *et al.*, 1977.[18]

Ainda, de acordo com Benjamin[23], é possível identificar os valores de ICA que indicam depleção proteica:

- 80%: eutrofia
- 60 a 80%: depleção leve
- 40 a 60%: depleção moderada
- < 40%: depleção grave.

Excreção urinária de 3-metil-histidina

A massa muscular também está relacionada à excreção urinária do aminoácido 3-metil-histidina (3-MH), o qual é formado em decorrência de uma modificação pós-tradução da actina e de alguns tipos de cadeia pesada da miosina. A 3-MH não é reincorporada dentro da proteína ou metabolizada em humanos, sendo logo excretada. Deve ser enfatizado que a 3-MH é um indicador dinâmico que reflete a taxa geral de degradação de proteínas contendo 3-MH. A taxa geral de excreção urinária da 3-MH é uma função não apenas da quantidade de proteína, mas também de sua taxa de renovação fracionada. Alguns estudos sugerem que a excreção de 3-MH pode ser utilizada como indicador da massa muscular, o que implica que o *turnover* proteico seja constante – o que não é real – e, desse modo, seu uso não é justificável. Nesse contexto, a melhor maneira de expressar os resultados relacionados com 3-MH é pela razão 3-MH/creatinina.

Indicadores do estado nutricional a partir da série branca sanguínea | Contagem total de linfócitos

Os linfócitos representam 20 a 40% do total de células brancas sanguíneas. Em indivíduos saudáveis, a medida de lin-

fócitos na circulação periférica é cerca de 2.750 células/mm³. Em estados de malnutrição, há redução dos linfócitos. Blackburn *et al.*[18] definiram os valores para determinação da depleção proteica a partir desse indicador:

- Depleção leve: 1.200 a 2.000/mm³
- Depleção moderada: 800 a 1.999/mm³
- Depleção grave: < 800/mm³.

A fórmula para identificação da contagem total de linfócitos, assim como a classificação dos valores, é:

$$CTL = \frac{\text{Linfócitos (\%)} \times \text{Contagem total de células brancas (mm}^3)}{100}$$

Outros testes imunológicos são propostos para relacionar o estado nutricional proteico, como medidas de linfócitos T, ensaios mitogênicos de linfócitos ou ainda testes de hipersensibilidade cutânea. O Capítulo 15 aborda o sistema imune e detalha com profundidade esse aspecto.

Mudanças metabólicas utilizadas como índices do estado proteico corporal

Como descrito anteriormente, as proteínas corporais estão em constante fluxo. Dessa maneira, técnicas que identifiquem essa dinâmica vêm sendo utilizadas há muito tempo. Nesse contexto, a análise do balanço nitrogenado constitui o método mais antigo e ainda bastante utilizado. Entretanto, é importante destacar a existência de técnicas mais sofisticadas, que possibilitam avaliar essa dinâmica de modo mais específico e agudo, por exemplo, em resposta a refeições.

Balanço nitrogenado

Representa a diferença diária entre a quantidade de nitrogênio consumida e a quantidade de nitrogênio excretada. Essa definição pode ser expressa pela fórmula:

Balanço nitrogenado = Nitrogênio ingerido (g) – Nitrogênio eliminado (g)

A razão proteína/nitrogênio, de acordo com o peso, é de 6,25 para a proteína ingerida habitualmente na dieta. Esse número é utilizado como fator de conversão para expressar a quantidade de proteína da dieta, ou seja, o consumo de 1 g de nitrogênio na forma de proteína equivale ao consumo de 6,25 g de proteínas.

Um adulto ingerindo uma dieta adequada e balanceada está geralmente em equilíbrio nitrogenado (balanço = 0), ou seja, a quantidade de nitrogênio ingerida diariamente está equilibrada com a quantidade excretada. Na condição de balanço nitrogenado negativo (balanço < 0), mais nitrogênio é excretado do que ingerido. Este fato pode ser observado durante o jejum ou em determinadas doenças. Durante o jejum, as cadeias de carbono dos aminoácidos derivados das proteínas são necessárias para a gliconeogênese. Por sua vez, observa-se balanço nitrogenado positivo (balanço > 0), por exemplo, em crianças e adolescentes em fase de crescimento, nos quais há maior incorporação de proteínas para formação tecidual. O balanço nitrogenado positivo pode ocorrer também em resposta ao treinamento físico resistido (exercícios de força), quando há hipertrofia muscular.

Excreção urinária de 3-hidroxiprolina

A 3-hidroxiprolina é um metabólito derivado de colágeno proveniente tanto de tecidos moles quanto calcificados. Em condições de marasmo ou Kwashiorkor marasmático em crianças, a excreção urinária dessa molécula é significativamente menor do que em crianças bem nutridas. Já em adultos, essa molécula pode ser considerada um indicador de ressorção óssea, podendo ser usada, por exemplo, como auxiliar no diagnóstico de doenças ósseas ou metabólicas.

A excreção de 3-hidroxiprolina deve ser analisada de acordo com a idade e o sexo. Por isso, são propostos índices alternativos para sua interpretação. Por exemplo, a razão 3-hidroxiprolina/creatinina é bastante utilizada, pois possibilita a correção do valor em função do tamanho corporal.[22]

Taxa (ou razão) de aminoácidos plasmáticos

A concentração de aminoácidos no plasma mostra-se anormal em situações de marasmo e Kwashiorkor. Estudos com crianças nessas condições nutricionais apresentaram razão alterada entre aminoácidos não essenciais e essenciais. Entretanto, essa análise não é capaz de identificar o tipo nem a gravidade da desnutrição proteica.[18]

Cinética de proteínas

O estudo do metabolismo de proteínas envolvendo a cinética de proteínas é realizado por meio da infusão ou ingestão de um "traçador" (aminoácidos marcados com ^{15}N, ^{13}C, ^{14}C). Esse protocolo propicia estimar a extensão pela qual vários componentes – síntese, degradação e oxidação – contribuem para o balanço proteico corporal.[2]

Testes de função muscular

A perda de massa muscular, como discutido anteriormente, é resultado de diferentes tipos de desnutrição proteica. Essas condições estão associadas a mudanças em funções musculares, como taxa entre contratilidade e relaxamento, e respostas a estímulos elétricos.

Embora seja possível avaliar a função muscular a partir de estímulos elétricos, a força de preensão palmar é, sem dúvida, o método mais prático e, consequentemente, o mais utilizado. Essa avaliação requer um instrumento chamado de dinamômetro.

Para realizar o teste, solicita-se ao avaliado que faça uma contração muscular máxima durante alguns segundos. O teste geralmente é realizado com a mão não dominante, e a contração máxima é obtida a partir de três ou quatro tentativas.[22] Os valores considerados apropriados são associados a sexo, idade e, muitas vezes, ao índice de massa corporal (IMC). Em estudos populacionais específicos, a normalidade é estipulada com base no percentil 25 dessa população.

REFERÊNCIAS BIBLIOGRÁFICAS

1. Guyton AC. Tratado de fisiologia médica. Rio de Janeiro: Guanabara Koogan, 2002. 973p.
2. Nelson DL, Cox MM. Lehninger principles of biochemistry. 4. ed. New York: WH Freeman, 2005.
3. Food and Agriculture Organization of the United Nations (FAO); World Health Organization (WHO); United Nations of University (UNU). Energy and protein requirements. Report of a Joint FAO/WHO/UNU Expert Consultation. WHO Technical Report Series, n. 724. Geneva: WHO, 1985.
4. Food and Agriculture Organization of the United Nations (FAO); World Health Organization (WHO); United Nations of University (UNU). Protein and Amino Acid Requirements in Human Nutrition. WHO Technical Report Series, n. 935. Geneva: WHO, 2007.
5. Tirapegui J. Nutrição: fundamentos e aspectos atuais. São Paulo: Atheneu, 2006.
6. Food and Agriculture Organization of the United Nations (FAO). Dietary protein evaluation in human nutrition. Report of an FAO Expert Consultation. FAO Food and Nutrition paper 92. Rome: FAO, 2013.
7. Bruce A, Bray D, Lewis J, Raff M, Roberts K, Watson JD. Molecular biology of the cell. 4. ed. New York: Garland Science, 2001. 1649p.
8. Campbell MK. Bioquímica. 3. ed. Porto Alegre: Artmed, 2000. 752p.
9. Devlin TM. Textbook of biochemistry: with clinical correlations. 5. ed. New York: Wiley-Liss, 2002. 1216p.
10. Berdanier CD. Advanced nutrition: macronutrients. 2. ed. Boca Raton: CRC Press, 2000. 327p.
11. Kimball SR. Regulation of global and specific mRNA translation by amino acids. J Nutr 2002;132:883-6.
12. Rennie MJ, Bohe J, Wolfe RR. Latency, duration and dose response relationships of amino acid effects on human muscle protein synthesis. J Nutr 2002;132:3225S-3227S.
13. Gillham B, Papachristodoulou DK, Thomas JH. Wills' biochemical basis of medicine. 3. ed. Oxford: Butterworth-Heinemann, 2000.
14. Brody T. Nutritional biochemistry. 2. ed. San Diego: Academic Press, 1999. 1.006p.
15. Murray RK, Granner DK, Mayes, PA, Rodwell VW. Harper: bioquímica. 6. ed. São Paulo: Atheneu, 2000. p.313-22.
16. Brooks GA, Fahey TD, White TP, Baldwin KM. Metabolism of proteins and amino acids. In: Brooks GA, Fahey TD, White TP (eds.). Exercise physiology: human bioenergetics and its applications. 3. ed. California: Mayfield Publishing, 2000. p.144-64.
17. National Academy Press (NRC). Dietary reference intakes for energy, carbohydrates, fiber, fat, protein and amino acids (macronutrients). Washington: NRC, 2002.
18. Blackburn GL, Bistrian BR, Maini BS, Schlamm HT, Smith MF. Nutrtional and metabolic assessment of the hospitalized patient. J Parent Ent Nutr 1977;1:11-22.
19. Gibson R. Principles of nutritional assessment. 2. ed. New York/Oxford: Oxford University Press, 2005. 908p.
20. Burtis CA, Ashwood ER (eds.). Tietz textbook of clinical chemistry. 4. ed. Philadelphia: W.B. Saunders, 2006.
21. Charney P, Malone AM. ADA pocket guide to nutrition assessment. 2. ed. Illinois: American Dietetic Association, 2009.
22. Grant JP, Custer PB, Thurlow J. Current techniques of nutritional assessment. Surgical Clinics of North America 1981;61:437-63.
23. Benjamin DR. Laboratory tests and nutritional assessment: protein-energy status. Pediatric Clinics of North America 1989; 36:139-61.

15 Avaliação da Função Imune

Marcelo Macedo Rogero | *Julio Tirapegui*

INTRODUÇÃO

Antes de tratar da avaliação da imunocompetência, é relevante destacar alguns fatores que podem interferir na adequada escolha e posterior análise dos parâmetros de avaliação da resposta imune. O sistema imune é influenciado por uma variedade de fatores específicos de cada indivíduo e por fatores técnicos, os quais, em um protocolo de estudo "ideal", devem ser estritamente controlados no intuito de reduzir a variação no efeito dos parâmetros de avaliação da resposta imune.

A dieta representa um fator específico, que determina o estado nutricional geral do indivíduo e, desse modo, modula a imunocompetência. Aliado a esse fato, a investigação de deficiências nutricionais e da ingestão de suplementos nutricionais são fatores que interferem na avaliação da resposta imune de um indivíduo.[1]

O sexo representa outro fator relevante que deve ser criteriosamente analisado antes de iniciar a avaliação da imunocompetência em atletas, pois hormônios endógenos sintetizados durante o ciclo menstrual, hormônios exógenos sob a forma de contraceptivos ou aqueles utilizados em terapia de reposição hormonal, afetam a resposta imune (p. ex., síntese de citocinas), o que implica que mulheres sejam classificadas como pré-menopausadas (com ou sem contraceptivos) e pós-menopausadas (com ou sem terapia de reposição hormonal). O índice de massa corporal (IMC) é outro fator específico de cada indivíduo, o qual pode influenciar a função imune, uma vez que indivíduos podem apresentar inflamação associada à obesidade, o que pode interferir nos efeitos imunomodulatórios decorrentes de uma intervenção dietética.[2]

Finalmente, a ausência de infecções e de doenças relacionadas com o sistema imune é pré-requisito fundamental em estudos sobre imunologia nutricional. De acordo com a avaliação dos fatores específicos, os indivíduos podem ser analisados de maneira adequada quanto à sua função imune.

SISTEMA IMUNE

O termo imunidade é derivado da palavra latina *immunitas*, a qual se referia à proteção oferecida por ação legal aos senadores romanos durante seu mandato. Historicamente, imunidade significa proteção a partir de uma doença, mais especificamente, uma doença infecciosa. Uma definição mais global para o termo imunidade é uma reação para substâncias estranhas, incluindo microrganismos, e macromoléculas, como proteínas e polissacarídeos, independentemente da consequência fisiológica ou patológica dessa reação.[3-5]

Qualquer resposta imune envolve, primeiramente, o reconhecimento do patógeno ou outro material estranho e, em segundo lugar, a elaboração de uma reação dirigida a esse elemento, com a finalidade de eliminá-lo. De maneira mais ampla, os diferentes tipos de resposta imune enquadram-se em duas categorias: respostas inatas (ou não adaptativas) e respostas imunes adaptativas. A principal diferença entre esses dois tipos é que a resposta imune adaptativa é altamente específica para um dado patógeno. Além disso, embora a resposta imune inata não se altere mediante exposição a um dado agente infeccioso, a resposta adaptativa torna-se mais eficiente após cada encontro subsequente com o mesmo agressor.[5,6]

As respostas imunes são elaboradas sobretudo pelos leucócitos, que compreendem vários tipos celulares diferentes. Os leucócitos são encontrados em diversos órgãos e tecidos linfoides e na circulação sanguínea e linfática. Essas células originam-se a partir de células-tronco na medula óssea e, posteriormente, sofrem maturação e diferenciação em tecidos linfoides primários – medula óssea e timo (Figura 15.1). Essas células também interagem com outras células e agentes estranhos em tecidos linfoides secundários (linfonodos, baço, intestino).[7]

Um grupo importante de leucócitos compreende as células fagocitárias, como monócitos, macrófagos e neutrófilos. Essas células ligam-se aos microrganismos, englobam estes agentes e os destroem. Uma vez que utilizam sistemas de reconhecimento primitivos e inespecíficos, são as células responsáveis pelas respostas imunes inatas. Em relação à imunidade inata, os principais componentes são: barreiras físicas e químicas, como epitélio e substâncias microbicidas produzidas pela superfície epitelial; proteínas do sangue, incluindo o sistema complemento e outros mediadores do processo inflamatório; células fagocíticas (neutrófilos, macrófagos) e outros leucócitos, como as células *natural killer* (NK).[8,9]

O sistema imune inespecífico de mamíferos utiliza estratégias distintas para o reconhecimento de microrganismos, sendo uma delas baseada no reconhecimento de modelos

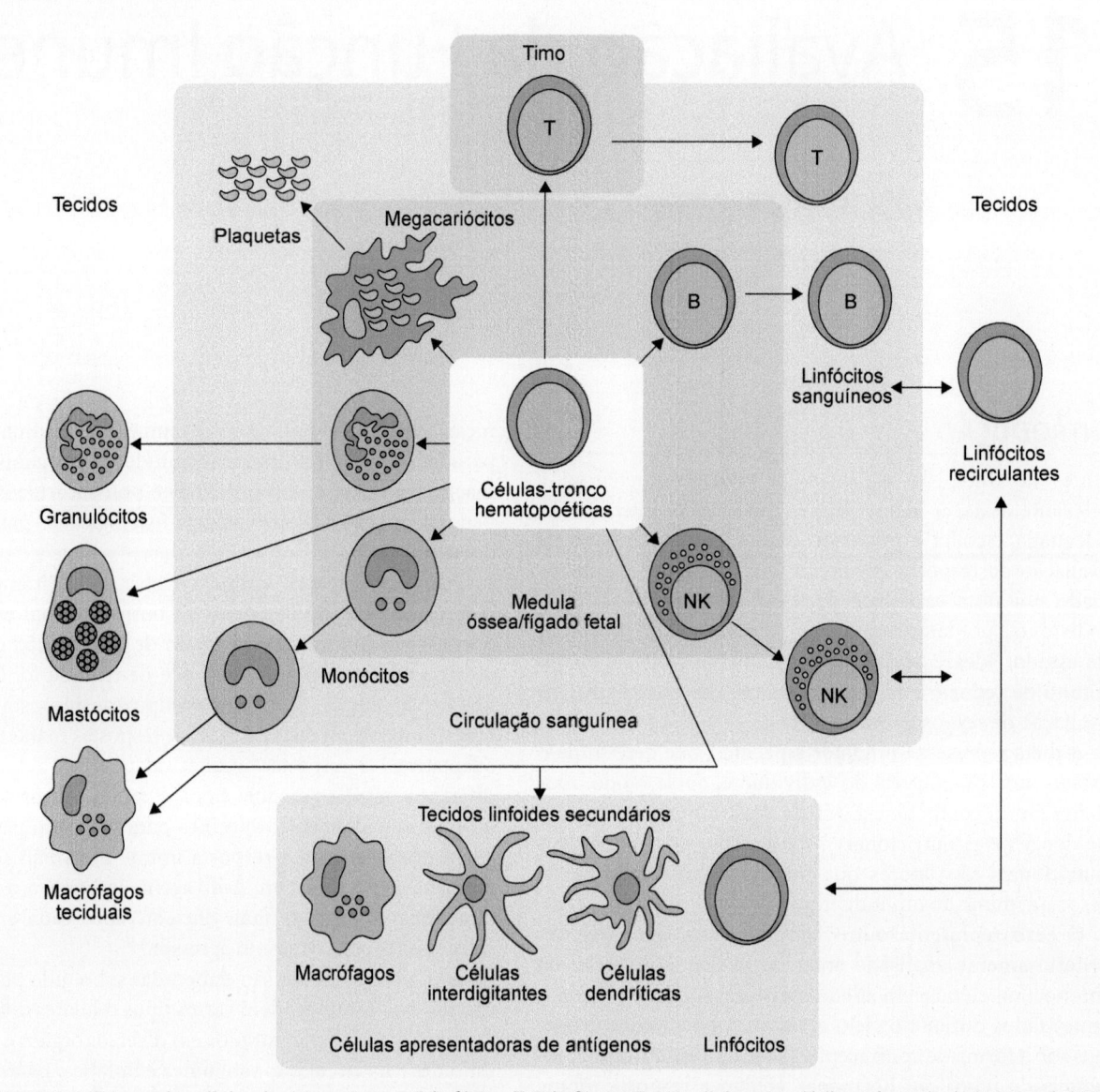

Figura 15.1 Origem das células do sistema imune. T: linfócitos T; B: linfócitos B; NK: célula *natural killer*. Adaptada de Roitt *et al.*, 2005.[4]

molecularesassociadosapatógenos (PAMP, do inglês *pathogen-associated molecular patterns*), os quais são produtos do metabolismo microbiano conservados ao longo da evolução das espécies e distribuídos amplamente entre os patógenos. Por exemplo, o modelo molecular do lipopolissacarídeo (LPS) é comum para todas as bactérias Gram-negativas, porém não é produzido pelo hospedeiro.[5-7]

Em contraste à imunidade inespecífica, há outra resposta imune que é estimulada pela exposição do agente infeccioso e aumenta de magnitude e de capacidade defensiva a cada sucessiva exposição para um microrganismo particular. Como esse tipo de imunidade desenvolve-se e adapta-se como uma resposta frente à infecção, ela é denominada resposta imune adaptativa. Os linfócitos B e T – responsáveis pela resposta imune adaptativa – reconhecem, especificamente, patógenos individuais localizados no interior das células do hospedeiro, nos fluidos teciduais ou no sangue.[5,10]

A resposta imune adaptativa é dividida em dois tipos: imunidade humoral e imunidade mediada por células. A imunidade humoral é mediada por moléculas presentes no sangue e em secreções das mucosas, denominadas anticorpos, os quais são sintetizadas por linfócitos B. Anticorpos reconhecem antígenos microbianos, neutralizam a infectividade de microrganismos e "marcam" esses patógenos para serem eliminados por diversos mecanismos efetores (Figura 15.2). A imunidade humoral é o principal mecanismo de defesa contra microrganismos extracelulares e suas toxinas, uma vez que a ligação dos anticorpos a eles ajuda a eliminá-los.[3]

A imunidade mediada por células, também denominada imunidade celular, decorre da ação de linfócitos T. Microrganismos intracelulares, como vírus e algumas bactérias, sobrevivem e proliferam dentro de fagócitos e outras células do hospedeiro, onde esses patógenos são inacessíveis aos anticorpos circulantes. A defesa contra esse tipo de infecção é desencadeada pela imunidade mediada por células, que promove a destruição dos microrganismos presentes em fagócitos ou a morte de células infectadas, as quais atuam como reservatórios de patógenos.[3,4]

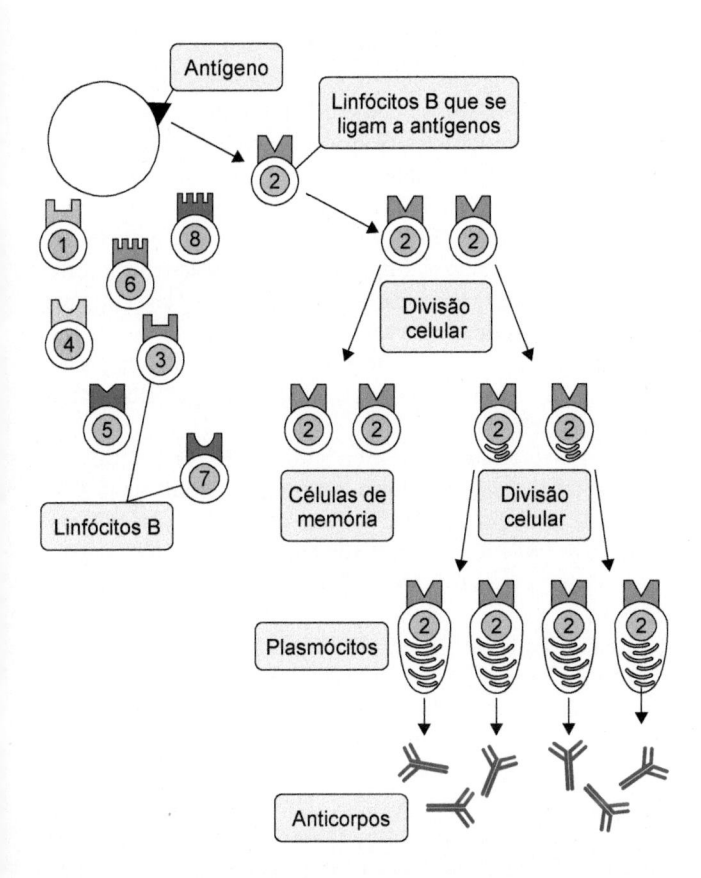

Figura 15.2 A diferenciação de linfócitos B promove a formação de plasmócitos e de linfócitos B de memória. Adaptada de Roitt *et al.*, 2005.[4]

AVALIAÇÃO DO SISTEMA IMUNE

Apesar de não haver um parâmetro único que caracterize a função imunológica, tanto a contagem no sangue periférico e a avaliação da função de células envolvidas na imunidade inata (p. ex., neutrófilos, monócitos e células NK) quanto a contagem de células circulantes envolvidas na imunidade adquirida (linfócitos T e B) e a avaliação de algumas funções (p. ex., resposta proliferativa) ou marcadores de ativação (p. ex., expressão de CD45RO e CD38) dessas células podem ser mensuradas. Os valores normais para indivíduos saudáveis são estabelecidos para a contagem dos principais leucócitos e de algumas subclasses de linfócitos. Contudo, valores absolutos para a maioria das avaliações funcionais não podem ser utilizados para indicar função imune anormal, a menos que comparações simultâneas com um grupo controle sejam feitas ou que valores basais obtidos a partir de indivíduos saudáveis tenham sido previamente estabelecidos. Entre essas avaliações funcionais de imunocompetência, inclui-se a mensuração do *burst* respiratório de neutrófilos e monócitos, da expressão na membrana plasmática de moléculas classe II do complexo de histocompatibilidade principal (MHC II) por monócitos e da capacidade proliferativa de linfócitos.[11,12]

Um aspecto importante na avaliação da imunocompetência é o tamanho do efeito e sua importância fisiológica. Pequenas amplitudes (< 10%) nos índices selecionados da função imune podem não ser clinicamente relevantes, sobretudo se os valores estão dentro da faixa de normalidade. Significativa melhora em um ou mais aspectos da imunocompetência é comumente relacionada à redução do risco de infecção, embora esse risco também dependa do grau de exposição para patógenos, bem como da ocorrência de exposição prévia a ele.[13]

Parâmetros sanguíneos de avaliação da função imune

Apenas 0,2% do total de leucócitos do organismo estão circulando na corrente sanguínea em dado momento, enquanto o restante está no tecido linfoide, na medula óssea e em outros tecidos. Desse modo, seria mais relevante avaliar o estado funcional de leucócitos na pele, nas mucosas e nos linfonodos, preferivelmente, do que no sangue, apesar de esse tipo de avaliação não ser geralmente possível em estudos envolvendo humanos.

Contagem de células

A contagem de leucócitos pode ser facilmente determinada, de acordo com as variações no tamanho e na granulosidade dessas células, sendo essa contagem realizada de modo automatizado, com um coeficiente de variação inferior a 2%.

Valores normais relativos à contagem total e diferencial de leucócitos para indivíduos adultos são descritos na Tabela 15.1.

A avaliação do leucograma (contagem total e diferencial e morfologia) é possível e auxilia no esclarecimento de processos infecciosos (bacterianos ou virais), inflamatórios e tóxicos. A ocorrência de neutropenia (< 1.500 neutrófilos/mm³) e/ou linfopenia está relacionada com casos de infecções de repetição.[7]

Subclasses de linfócitos T

Subclasses de linfócitos (células B, T, NK; razão linfócitos T CD4+/T CD8+) e marcadores de ativação (p. ex., CD45RO e CD38) podem ser determinados com o do uso de anticorpos marcados com substância fluorescente e de um citômetro de fluxo – aparelho utilizado para avaliar a emissão de fluorescência das células.[14]

Linfócitos T medeiam diversas funções. Essas células podem ser classificadas dentro de subpopulações, de acordo com marcadores de superfície celular e funções biológicas.

Tabela 15.1 Contagem total e diferencial de leucócitos para indivíduos adultos.

Leucócitos	Percentil 5%	Percentil 95%
Leucócitos totais (× 10⁹ células/ℓ)	4	11
Neutrófilos (× 10⁹ células/ℓ)	2	7,5
Monócitos (× 10⁹ células/ℓ)	0,2	0,8
Linfócitos (× 10⁹ células/ℓ)	1	3,4
Eosinófilos (× 10⁹ células/ℓ)	0	0,4
Basófilos (× 10⁹ células/ℓ)	0	0,1

Em particular, duas subpopulações de linfócitos T específicas têm sido investigadas *in vitro*: linfócito T auxiliador ou linfócito T CD3$^+$/CD4$^+$ e linfócito T citotóxico ou linfócito T CD3$^+$/CD8$^+$. A identificação e a contagem de células T e suas subpopulações, por meio de anticorpos monoclonais, é uma ferramenta usual para a detecção e a classificação do prejuízo da imunidade mediada por células em estados de deficiências nutricionais e também no monitoramento de intervenções terapêuticas nutricionais.[4,5]

Valores normais relativos à contagem total e das subclasses de linfócitos para indivíduos adultos são descritos na Tabela 15.2.

Função de neutrófilos

Neutrófilos são as principais células fagocíticas no sangue. Diversos aspectos da função de neutrófilos podem ser avaliados, incluindo quimiotaxia, fagocitose, *burst* oxidativo – produção de espécies reativas de oxigênio – e degranulação estimulada por LPS, forbol 12-miristato 13-acetato (PMA), fMLP (peptídio quimiotático) ou bactéria (p. ex., *E. coli*).[5]

A avaliação do *burst* oxidativo é feita pela média ou mediana da intensidade de fluorescência das células que produzem as espécies reativas de oxigênio, obtida por meio de citometria de fluxo. Portanto, esse método apresenta a vantagem de poder avaliar, ao mesmo tempo, tanto a fagocitose quanto o *burst* oxidativo. Essas funções celulares apresentam variações relevantes de acordo com o estado clínico e desempenham importante papel na primeira linha de defesa do organismo contra bactérias e fungos.[15]

A avaliação da fagocitose é baseada na citometria de fluxo, na qual a internalização de partículas ou bactérias marcadas com fluorescência pode ser medida, ao mesmo tempo em que esse método também diferencia partículas ou células internalizadas daquelas ligadas à membrana. Esse método fornece informações sobre o número de neutrófilos envolvidos na fagocitose (percentual de células que fagocitam partículas ou bactérias), bem como do nível de atividade (quantidade de partículas internalizadas por célula ativa expressa como média ou mediana da intensidade da fluorescência).[13]

A resposta de degranulação de neutrófilos (liberação de enzimas) frente ao estímulo com LPS pode ser determinada pela mensuração da quantidade de mieloperoxidase ou elastase liberada após a incubação *in vitro* do sangue total com LPS.[13]

Tabela 15.2 Contagem total e das subclasses de linfócitos para indivíduos adultos.

Linfócitos	Percentil 5%	Percentil 95%
Linfócitos totais ($\times 10^9$ células/ℓ)	1	3,4
Linfócitos T CD4$^+$ ($\times 10^9$ células/ℓ)	0,35	1,5
Linfócitos T CD8$^+$ ($\times 10^9$ células/ℓ)	0,23	1,1
Razão CD4$^+$/CD8$^+$ ($\times 10^9$ células/ℓ)	0,66	3,5
Células NK CD56$^+$ ($\times 10^9$ células/ℓ)	0,2	0,7
Linfócitos B CD19$^+$ ($\times 10^9$ células/ℓ)	0,04	0,7

Função de monócitos/macrófagos

O monócito sanguíneo humano é uma célula grande (10 a 18 µM de diâmetro), se comparada aos linfócitos, e a vida média destas células é relativamente curta (< 70 h). Do ponto de vista estrutural, os monócitos têm membranas onduladas, um complexo de Golgi bem desenvolvido e muitos lisossomos intracitoplasmáticos. Estes lisossomos contêm peroxidase e várias hidrolases ácidas, importantes para a destruição intracelular de microrganismos. As células deste *pool* circulante migram através dos vasos sanguíneos para os vários órgãos e sistemas teciduais, onde se transformam em macrófagos, que constituem uma fase mais avançada na vida da célula mononuclear fagocitária.[16,17]

O *burst* respiratório de monócitos pode ser determinado similarmente à metodologia empregada com neutrófilos. A expressão da proteína MHC II na membrana plasmática de monócitos pode ser determinada com a utilização de anticorpos marcados com substância fluorescente e de um citômetro de fluxo.[18]

A capacidade de síntese de citocinas, como interleucinas (IL) 1 e 6 e fator de necrose tumoral-alfa (TNF-alfa) no sangue total, pode ser determinada *in vitro* por meio da incubação com PMA ou LPS. A produção intracelular de citocinas a partir de monócitos pode ser determinada com o uso de um citômetro de fluxo. Cabe ressaltar que a avaliação da funcionalidade de monócitos pode não ser representativa da atividade de macrófagos presentes nos tecidos, sendo que a maior parte dos estudos que avaliam a função de macrófagos é feita em modelos animais.[9]

Função de linfócitos

Pode ser avaliada quantitativamente *in vitro* pela estimulação com fitoemaglutinina, concanavalina ou *pokweed*, o que resulta no aumento da síntese de DNA, o qual pode ser mensurado por meio da incorporação de precursores radioativos de DNA dentro das células, como a (^{3}H)-deoxitimidina.[13]

A avaliação da proliferação de linfócitos é usual no diagnóstico de imunodeficiências primárias ou secundárias e para o monitoramento de diversas terapias que visam ao sucesso da recuperação funcional do sistema imune.[14]

O resultado é expresso como contagem por minuto (CPM), a qual deve ser maior ou igual a 50% do resultado obtido com um "controle normal", realizado em paralelo com a amostra do paciente, o que possibilita inferir que o indivíduo apresenta valor normal para a resposta imune mediada por células.[14]

A síntese de citocinas (p. ex., IL-2) por linfócitos T estimulados pode ser determinada no sangue total ou mensurada pela determinação da síntese intracelular de citocinas com o uso de um citômetro de fluxo.[13]

A síntese de imunoglobulinas M e G (IgM e IgG), a partir de linfócitos estimulados com mitógenos, pode ser determinada *in vitro*.[15]

Função de células NK

Pode ser mensurada *in vitro* por meio do teste de citotoxicidade de células NK contra células tumorais marcadas com ^{51}Cr.[9,11,12]

Fatores solúveis

A concentração sérica de imunoglobulinas tem sido utilizada para avaliar a imunocompetência. Os valores normais para indivíduos adultos são:

- IgA: 1,4 a 4 mg/mℓ
- IgD: 0 a 4 mg/mℓ
- IgE: 17 a 450 ng/mℓ
- IgG: 8 a 16 mg/mℓ
- IgM: 0,5 a 2 mg/mℓ.[14]

Condições que acarretam prejuízo da síntese proteica, como a desnutrição proteico-energética, resultam em redução da concentração sérica de imunoglobulinas. Contudo, em situações menos graves, a concentração sérica total de imunoglobulinas não é muito responsiva para alterações dietéticas, de modo que pequenas variações não devem ser interpretadas clinicamente, tornando-as de uso limitado em estudos nutricionais. Contudo, conforme já relatado, se o sistema imune é especificamente desafiado por determinada vacina, a detecção de anticorpos específicos para um determinado antígeno no soro é o modo mais fácil de avaliar a resposta imune adaptativa para o antígeno.[19]

A atividade do complemento consiste em uma série de proenzimas plasmáticas sintetizadas pelo fígado que apresentam função relevante na eliminação de patógenos. O complemento pode ser ativado por microrganismos e complexos antígeno-anticorpo. Quando ativada, essa cascata enzimática resulta na lise de microrganismos e no aumento do processo de fagocitose decorrente da opsonização. Fatores do complemento, como C3, têm sido utilizados como indicadores da diminuição da síntese proteica durante a desnutrição proteico-energética, mas não costumam ser responsivos para outras alterações dietéticas em indivíduos não desnutridos. A concentração de fatores do complemento, como C3 e C4, é tipicamente avaliada por meio do ensaio de ELISA e fornece indicação da capacidade de reserva do complemento. As concentrações de fragmentos ativados do complemento, como C3a e C5a, in vivo podem ser utilizadas como um excelente indicador de ativação do complemento e de inflamação.[18]

Resposta para injeção de antígenos

Resposta de hipersensibilidade do tipo tardio

As respostas de hipersensibilidade do tipo tardio (RHTT) são reações locais mediadas por células estimuladas apenas em indivíduos sensibilizados, por meio da administração cutânea de determinado antígeno. A RHTT pode ser mensurada como uma enduração epidermal 24 a 48 h após a aplicação do antígeno, o que reflete o efeito integrado da resposta imune mediada por células. A reação é considerada positiva quando há a formação de pápula igual ou superior a 5 mm de diâmetro.[20,21]

Para avaliação da RHTT, pode-se utilizar o multiteste, desenvolvido para administrar simultaneamente sete preparações de diferentes antígenos comuns. Esse teste tem sido utilizado para estudos de intervenção nutricional, porém o kit multiteste de avaliação da imunidade mediada por células não está amplamente disponível no comércio. Além disso, ressalta-se que o efeito individual do kit multiteste é altamente dependente do histórico de vacinação individual.[22]

Respostas para vacinas

São tipicamente avaliadas por meio do aumento da concentração de anticorpos – séricos ou plasmáticos – específicos para a vacina administrada, sendo os anticorpos dosados por ELISA ou por ensaios de neutralização do patógeno (Figura 15.3). A responsividade dos linfócitos B específicos para a vacina também pode ser avaliada por meio da secreção ex-vivo de anticorpos específicos para a vacina após a estimulação com o antígeno presente na vacina.[23]

Respostas mediadas por células para certas vacinas têm sido avaliadas como uma RHTT ou pela proliferação de linfócitos ou síntese de citocinas após estimulação ex-vivo de linfócitos com o antígeno da vacina. Cabe destacar que a combinação de diferentes ensaios promove a oportunidade de obter informações mais detalhadas sobre a resposta provocada. Além disso, medidas repetidas podem fornecer informações sobre a cinética da resposta dinâmica para uma vacina, ao mesmo tempo em que pode ser utilizada não apenas para avaliar a resposta inicial para a vacinação, mas também para avaliar a persistência do título de anticorpos após alguns meses. Esse último fato é clinicamente importante, por exemplo, no caso de um indivíduo vacinado contra gripe no outono, o qual necessitaria manter altos títulos de anticorpos por ao menos 6 meses para obter proteção durante o período de maior risco de ser acometido pela gripe.[15]

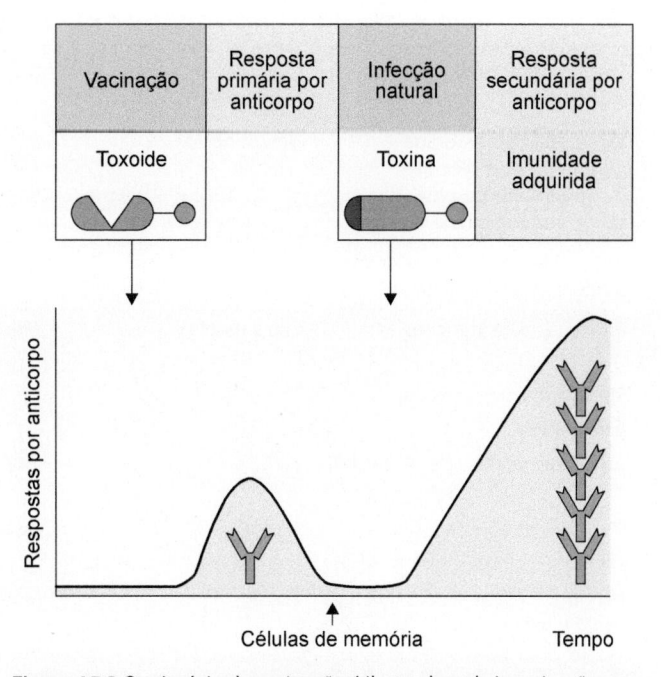

Figura 15.3 O princípio da vacinação é ilustrado pela imunização com o toxoide diftérico. A modificação química da toxina diftérica produz um toxoide que perdeu a toxicidade, mas retém seus epítopos. A resposta primária por anticorpos é produzida após a vacinação com o toxoide. Por ocasião de uma infecção natural, a toxina reestimula os linfócitos B de memória, que produzem uma resposta secundária por anticorpos, mais rápida e mais intensa, contra o epítopo, neutralizando a toxina. Adaptada de Roitt et al., 2005.[4]

Portanto, a determinação da concentração sérica de anticorpos específicos (sarampo, rubéola, poliomielite, tétano e difteria) após a imunização é um excelente parâmetro para a avaliação da imunidade humoral.[18,23]

Imunoglobulina A salivar

É a classe de imunoglobulina predominante nas secreções corporais. Esse anticorpo fornece o mecanismo de defesa primária contra algumas infecções locais e está presente em grandes quantidades na saliva, lágrima, secreção brônquica, muco nasal, fluido vaginal e prostático e nas secreções luminais do intestino delgado. A predominância da IgA secretória nas mucosas sugere que sua principal função não seja destruir antígenos, mas, preferivelmente, inibir o acesso dessas substâncias estranhas ao sistema imune.[24-26]

A determinação da concentração salivar de IgA tem sido utilizada em atletas como um parâmetro de avaliação da imunidade de mucosas. Os valores normais para indivíduos adultos são de 6 a 26,9 mg/dℓ.[14]

CONSIDERAÇÕES FINAIS

Verifica-se que não há um biomarcador único da função imune de humanos (Tabela 15.3). Mesmo assim, tanto a contagem quanto a função das células envolvidas na resposta imune podem ser determinadas. Todavia, valores absolutos para a maioria dos testes funcionais não podem ser utilizados para indicar função imune anormal, a menos que uma comparação simultânea com um grupo controle seja feita ou valores basais tenham sido previamente estabelecidos a partir de indivíduos saudáveis. Diante da necessidade da efetiva mensuração da função imune e da dificuldade de se estabelecer um único parâmetro de avaliação, a resposta de anticorpos específicos para a vacinação é considerada um promissor biomarcador da função imune.

Tabela 15.3 Biomarcadores da função imune em humanos.

Método	Reprodutibilidade (coeficiente de variação)	Precisão	Vantagens	Desvantagens
Contagem de células e subclasses de leucócitos	2 a 5%	Muito boa	Determinação automatizada rápida	Não fornece informações sobre a função celular
Fagocitose de neutrófilos	5 a 10%	Moderada	Ensaio simples	Não necessariamente relaciona-se com a capacidade de *killing* Apenas mede o percentual de células ativadas
Burst oxidativo de neutrófilos ou monócitos	5 a 10%	Muito boa	Resultado é relacionado com a capacidade de *killing*	Atividade depende da dose e do tipo de estímulo utilizado
Degranulação de neutrófilos	Cerca de 10%	Boa	Excelente parâmetro de avaliação funcional	Tempo elevado de ensaio
Expressão na membrana plasmática de moléculas de classe II do complexo de histocompatibilidade principal	Desconhecida	Boa	Relacionada com a atividade de apresentação de antígenos por monócitos	–
Síntese de citocinas a partir de monócitos ou linfócitos	5 a 10%	Moderada	–	Tempo elevado de ensaio
Proliferação de linfócitos	Cerca de 10%	Moderada	–	Ensaio requer diversos dias de incubação
Síntese de anticorpos por linfócitos	10 a 20%	Moderada	–	Tempo elevado de ensaio
Atividade citolítica de células NK	5 a 10%	Boa	–	Ensaio requer células-alvo marcadas com ^{51}Cr
Proteínas do complemento séricas	2 a 5%	Muito boa	Ensaio turbidimétrico simples	–
Imunoglobulinas séricas (IgA, IgG e IgM totais)	2 a 5%	Muito boa	Ensaio turbidimétrico simples	Não fornece informação sobre a concentração de anticorpos específica para determinado antígeno
IgA salivar	Cerca de 10%	Moderada	Ensaio ELISA simples	Concentração de IgA salivar é afetada pela taxa de fluxo da saliva
Resposta de anticorpos específicos para vacinação	5 a 10%	Boa	Resultado é relacionado com a imunidade humoral *in vivo*	Resposta apenas específica para o antígeno testado; teste não pode ser repetido no mesmo indivíduo

(continua)

Tabela 15.3 (*Continuação*) Biomarcadores da função imune em humanos.

Método	Reprodutibilidade (coeficiente de variação)	Precisão	Vantagens	Desvantagens
Resposta de hipersensibilidade do tipo tardia diante da injeção de antígenos na pele	Desconhecida	Moderada	Resultado é relacionado com a imunidade mediada por células *in vivo*	Medidas devem ser feitas 24 a 48 h após a injeção
Incidência de infecção por autoavaliação de sintomas relacionados com infecções do trato respiratório superior	Desconhecida	Ruim	Simples e de baixo custo. Apenas requer questionários	Presença de outras variáveis na interpretação dos resultados

REFERÊNCIAS BIBLIOGRÁFICAS

1. Calder PC, Kew S. The immune system: a target for functional foods? Br J Nutr 2002;88:S165-77.
2. Beery TA. Sex differences in infection and sepsis. Crit Care Nurs Clin North Am 2003;15:55-62.
3. Janeway CA, Travers P, Walport M, Capra JD. Immunobiology. 6. ed. London: Garland Publishing, 2005.
4. Roitt I, Brostoff J, Male D. Imunologia. Barueri: Manole, 2005.
5. Abbas AK, Lichtman AH, Pober JS. Cellular and molecular immunology. Philadelphia: W.B. Saunders, 2005.
6. Calich VLG, Vaz CAC. Imunologia básica. São Paulo: Artes Médicas, 2001.
7. Beutler E, Lichtman MA, Coller BS, Kipps TJ, Seligsohn UM. Williams hematology. 6. ed. London: McGraw-Hill, 2001.
8. Pedersen BK, Hoffman-Goetz L. Exercise and the immune system: regulation, integration, and adaptation. Physiol Rev 2000;80:1055-81.
9. Woods JA, Davis JM, Smith JA, Nieman DC. Exercise and cellular innate immune function. Med Sci Sports Exerc 1999;31:57-66.
10. Frisina JP, Gaudieri S, Cable T, Keast D, Palmer TN. Effects of acute exercise on lymphocyte subsets and metabolic activity. Int J Sports Med 1994;15:36-41.
11. Nieman DC, Pedersen BK. Nutrition and exercise immunology. Boca Raton: CRC Press, 2000.
12. Mackinnon LT. Advanced in exercise immunology. Champaign: Human Kinetics, 1999.
13. Saris WH, Antoine JM, Brouns F, Fogelholm M, Gleeson M, Hespel P et al. PASSCLAIM – Physical performance and fitness. Eur J Nutr 2003;42 Suppl 1:50-95.
14. Fleury Medicina Diagnóstica. Disponível em: www.fleury.com.br/Sist/manual_exames/Pages/Coleta.aspx?usuario=medico. Acesso em: 31/10/2007.
15. Albers R, Antoine JM, Bourdet-Sicard R, Calder PC, Gleeson M, Lesourd B et al. Markers to measure immunomodulation in human nutrition intervention studies. Br J Nutr 2005;94:452-81.
16. Mushegian A, Medzhitov R. Evolutionary perspective on innate immune recognition. J Cell Biol 2001;155:705-10.
17. Tsan MF, Gao B. Endogenous ligands of Toll-like receptors. J Leuk Biol 2004;76:514-9.
18. Ferreira AW, Avila SLM (eds.). Diagnóstico laboratorial das principais doenças infecciosas e autoimunes. Rio de Janeiro: Guanabara-Koogan, 2000.
19. Chandra RK. 1990 McCollum Award Lecture: Nutrition and immunity: lessons from the past and new insights into the future. Am J Clin Nutr 1991;53:1087-101.
20. Henningsen GM, Koller LD, Exon JH, Talcott PA, Osborne CA. A sensitive delayed-type hypersensitivity model in the rat for assessing *in vivo* cell-mediated immunity. J Immunol Methods 1984;70:53-165.
21. Titus RG, Chiller JM. A simple and effective method to assess murine delayed type hypersensitivity to proteins. J Immunol Methods 1981;45:65-78.
22. Lesourd BM, Wang A, Moulias R. Serial delayed cutaneous hypersensitivity skin testing with multiple recall antigens in healthy volunteers: booster effect study. Ann Allergy 1985;55:729-35.
23. Fletcher MA, Saliou P. Vaccines and infectious disease EXS 2000;89:69-88.
24. Karacabey K. Effect of regular exercise on health and disease. Neuro Endocrinol Lett 2005;26:617-23.
25. Mckenzie DC. Markers of excessive exercise. Can J Appl Physiol 1999;24:66-73.
26. Nieman DC. Exercise, upper respiratory tract infection, and the immune system. Med Sci Sports Exerc 1994;26:128-39.

16 Avaliação do Estado Nutricional em Vitaminas

Patrícia Helen de Carvalho Rondó | *Perla Pizzi Argentato* |
Andréia Madruga de Oliveira | *Julicristie Machado de Oliveira* |
Ligia Cardoso Reis | *Adriana de Azevedo Paiva*

INTRODUÇÃO

Vitaminas são compostos orgânicos não produzidos em quantidades adequadas pelos seres humanos, pois estes não dispõem de sistemas enzimáticos para tal; por isso, dependem de dietas balanceadas para obtê-las. Classificadas como lipossolúveis ou hidrossolúveis, são cruciais para o equilíbrio e o desenvolvimento normal do organismo.

VITAMINAS LIPOSSOLÚVEIS

As vitaminas lipossolúveis A, D, E e K são compostos apolares que dependem dos lipídios, da função pancreática e da bile para serem absorvidos. São armazenadas principalmente no fígado, exceto a vitamina E, que é armazenada no tecido adiposo e, embora se assemelhem quanto a solubilidade, apresentam funções distintas no organismo.

Vitamina A

É um termo genérico para designar uma família de compostos lipossolúveis essenciais que são estrutural e biologicamente relacionados com o álcool retinol (Figura 16.1). A vitamina A engloba todos os derivados da betaionona, excluindo-se os carotenoides, que têm atividade biológica de all-trans-retinol, como o retinol, o ácido retinoico e o retinaldeído.[1]

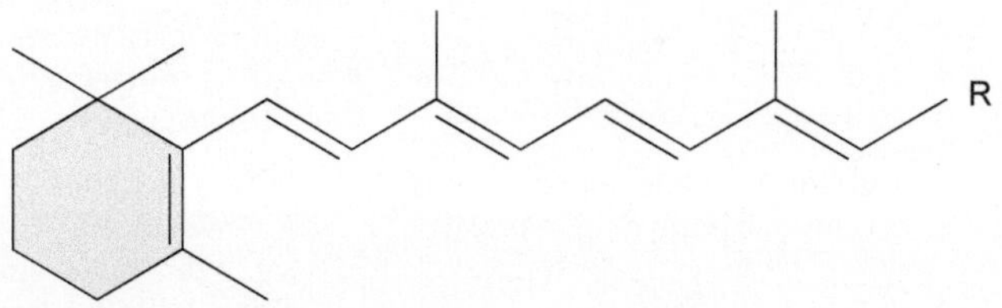

R = CH$_2$OH: *all-trans*-retinol
R = CHO: retinaldeído
R = COOH: ácido retinoico

Figura 16.1 Estrutura química da vitamina A.

Em todos os tecidos, suas funções são desempenhadas principalmente pela forma ácida, o ácido retinoico, exceto no caso da função visual, cujo composto ativo é o retinal.[1,2] O termo retinoides inclui tanto as formas naturais como um grande número de análogos sintéticos do retinol que podem ou não apresentar atividade de vitamina A.

A principal e mais conhecida função da vitamina é participar do processo visual (formação de pigmentos dos bastonetes e cones da retina), porém ela também atua na manutenção das estruturas da pele e mucosas, participando da diferenciação das células epiteliais e secretoras de muco, no crescimento[3,4] e na reprodução. Além disso, a vitamina A atua no sistema imunológico[5-7] e sua deficiência está relacionada com o aumento da morbimortalidade.[8,9] A deficiência de vitamina A (DVA) é uma carência nutricional de elevada prevalência em certos grupos populacionais, como crianças menores de 5 anos e puérperas no pós-parto imediato pertencentes às áreas endêmicas de deficiência dessa vitamina (região Nordeste ao Vale do Jequitinhonha em Minas Gerais e Vale do Ribeira em São Paulo).[10] Tanto no Brasil quanto em alguns países da América Latina, a DVA subclínica é considerada um problema de saúde pública.[11,12] Nesse sentido, foi instituído o Programa Nacional de Suplementação de Vitamina A, segundo a Portaria nº 729/2005, com o intuito de prevenir e controlar essa deficiência no país.[12]

Avaliação nutricional clínica

Clinicamente, a DVA é identificada sobretudo pela presença de manifestações oculares, denominadas genericamente de xeroftalmia. Essas manifestações podem ocorrer na retina, na conjuntiva e na córnea, compreendendo também alterações funcionais.[1,13] A cegueira noturna (diminuição da visão em ambientes com pouca luz) geralmente representa a primeira manifestação da DVA.[14]

De acordo com a Organização Mundial da Saúde (OMS)[13], a xeroftalmia deve ser considerada um problema de saúde pública quando as prevalências dos sinais oculares em crianças de 6 a 71 meses de idade ultrapassam percentuais que variam de 0,01% (xerose da córnea e/ou ulceração/ceratomalácia) a 1% (cegueira noturna).

Outras características da DVA incluem sinais e sintomas de anemia, como apatia e descoramento de mucosas (em decorrência de menor mobilização de ferro dos depósitos corporais e diminuição da eritropoese), restrição de crescimento, aumento da morbidade e mortalidade (em decorrência de infecções), perda de apetite e alterações na pele.[15]

Além de uma nutrição inadequada, certas doenças pancreáticas, hipotireoidismo, tuberculose e síndrome carcinoide são situações clínicas em que a vitamina A pode estar diminuída. O consumo de suplementos de vitamina A pode aumentar seus níveis plasmáticos[15], no entanto, durante a gestação, é recomendado evitar o uso de suplementos de vitamina A indiscriminadamente e em doses elevadas por sua teratogenicidade.

Parâmetros laboratoriais

Impressão citológica conjuntival

É utilizada para detectar danos oculares, consistindo na coleta de células superficiais da conjuntiva com a utilização de papel-filtro de acetato de celulose e posterior coloração e análise microscópica. A diminuição ou a ausência de células secretoras de muco (globosas) e de células epiteliais indicam deficiência dessa vitamina.[1,2] As limitações da impressão citológica conjuntival (CIC), que requer grande cooperação do paciente, habilidade e experiência do examinador e padronização da técnica, podem restringir seu uso. Esse método encontra-se em desuso, pois não tem sido empregado em estudos recentes.

Retinol sérico

Apesar de não existir um indicador com elevada sensibilidade e especificidade para o diagnóstico de deficiência de vitamina A, o retinol sérico é o parâmetro bioquímico mais utilizado. O retinol sérico reflete as reservas corporais dessa vitamina no fígado (quando há baixos depósitos no fígado, o retinol do plasma diminui). Assim, essa medida apresenta limitações, como:

- Refletir as reservas corporais somente quando estão muito baixas ou muito elevadas
- Em indivíduos com reserva hepática adequada de vitamina A, as concentrações de retinol sérico são homeostaticamente controladas, permanecendo constantes e sem refletir as reservas corporais dessa vitamina.[16,17]

Níveis de retinol sérico maiores que 30 mg/dℓ indicam reservas hepáticas de vitamina A adequadas e inferiores ou iguais a 10 mg/dℓ indicam reservas esgotadas e geralmente vêm acompanhados de sinais clínicos.[18] Considerando-se que a DVA se caracteriza como um problema de saúde pública em regiões onde a prevalência de valores deficientes ou baixos de retinol atinja mais de 20% da população, a OMS adota os pontos de corte apresentados na Tabela 16.1 para o diagnóstico de deficiência dessa vitamina.[13]

Concentração de vitamina A no leite materno

Tanto a vitamina A no leite como o retinol no sangue são determinados pelo método de cromatografia líquida de alta eficiência (CLAE). A vitamina A no leite é um indicador que possibilita avaliar concomitantemente o estado nutricional em relação à vitamina A da mãe e do lactente. Em populações com níveis adequados dessa vitamina, a concentração média no leite materno varia de 1,75 a 2,45 mmol/ℓ; em populações deficientes, os valores médios são inferiores a 1,4 mmol/ℓ. A OMS[13] recomenda o ponto de corte $\leq$ 1,05 mmol/ℓ (ou $\leq$ 8 mg/g de gordura) de vitamina A no leite materno para o diagnóstico da DVA. As taxas de prevalência para estabelecer a gravidade da DVA para saúde pública, com base nas concentrações dessa vitamina no leite materno, podem ser vistas na Tabela 16.1.

Testes de dose-respostas e de dose-resposta relativa modificada

Outros indicadores bioquímicos são: o teste de dose-resposta relativa (RDR, do inglês *relative dose response*) e o teste de dose-resposta relativa modificada (mRDR).[13] Esses ensaios de dose-resposta estimam as reservas hepáticas de vitamina A, com base no princípio de que a proteína transportadora de retinol (RBP, do inglês *retinol binding protein*) se acumula no fígado de indivíduos deficientes e é rapidamente liberada quando a vitamina é ingerida. No RDR, obtém-se a concentração basal de retinol no soro do indivíduo em jejum e, posteriormente, administra-se uma dose de palmitato de retinil por via oral (VO; 450 a 1.000 mg). Após 5 h, uma nova coleta de sangue é realizada para a segunda dosagem do retinol sérico. Um aumento de 20% em relação ao valor basal indica reserva hepática inadequada de vitamina A.[2,13]

Tabela 16.1 Critérios para caracterizar a xeroftalmia e a deficiência de vitamina A como problema de saúde pública em uma população.

Critérios	Prevalência
Clínico*	
Cegueira noturna (XN)	1%
Xerose da conjuntiva (X1A)	Não utilizado
Mancha de Bitot (X1B)	0,5%
Xerose da córnea (X2) e/ou ulceração/ceratomalácia (X3A, X3B)	0,01%
Cicatriz na córnea (XS)	0,05%
Fundo xeroftálmico (XF)	Não utilizado
Laboratoriais – bioquímicos	
Retinol sérico < 0,70 mmol/ℓ**	• 2 a 10% – problema de saúde pública – leve • 11 a 19% – problema de saúde pública moderado • $\geq$ 20% – problema de saúde pública grave
Vitamina A no leite materno $\leq$ 1,05 mmol/ℓ ($\leq$ 8 mg/g de gordura)***	• < 10% – problema de saúde pública leve • 11 a 24% – problema de saúde pública moderado • $\geq$ 25% – problema de saúde pública grave

Com base nas prevalências da deficiência de vitamina A em: *< 6 anos de idade; **> 1 ano de idade; ***lactentes.

Adaptada de WHO, 1996.[13]

O mRDR diferencia-se do RDR pela substituição do palmitato de retinil pelo 3,4-didesidrorretinol (desidrorretinol ou vitamina A)[2], composto natural e biologicamente ativo da vitamina A que se liga à RBP sem alterar as concentrações séricas do retinol. Uma dose de 3,4-didesidrorretinol é administrada VO e, após 5 h, é realizada uma coleta de sangue para avaliação da concentração de retinol sérico (SR) e de didesidrorretinol (SDR). Uma relação SDR/SR superior a 0,06 indica reserva hepática inadequada.[2,13] No entanto, limitações no uso do RDR e mRDR são a ampla variação para um mesmo indivíduo (por causa das variações na absorção intestinal) e o alto custo do didesidrorretinol.[17]

Carotenoides séricos

Em populações que recebem a maior parte de sua dieta de fonte animal, os carotenoides fornecem pouca informação a respeito do estado nutricional em vitamina A. Atualmente, há cerca de 600 carotenoides conhecidos, no entanto, 50 deles atuam como precursores da vitamina A. Um carotenoide precursor tem pelo menos um anel de betaionona não substituído e cadeia lateral poliênica com um mínimo de 11 carbonos. Entre os carotenoides, o betacaroteno é o mais abundante em alimentos e o que apresenta a maior atividade de vitamina A.[18] Para sua determinação sérica, são utilizadas técnicas de CLAE e espectrometria de massa.[19] Como não há estudos epidemiológicos determinando os diferentes percentis de distribuição de valores para carotenoides na população, os estudos utilizam, muitas vezes, o recomendado pela OMS[13] para o retinol sérico. Valores inferiores a 1,05 mmol/ℓ (< 30 mg/dℓ) são sugestivos de depleção crítica das reservas de vitamina A; valores considerados adequados, portanto, são aqueles iguais ou superiores a 1,05 mmol/ℓ (≥ 30 mg/dℓ[13]; Tabela 16.2).

Em decorrência das insaturações, os carotenoides são sensíveis a luz, temperatura, acidez e reações de oxidação. Além disso, sabe-se que os resultados dos níveis séricos de carotenoides podem sofrer influência de idade, dieta, sexo, ingestão de álcool, estado fisiológico, índice de massa corporal (IMC) e estação do ano.[18]

Fontes alimentares e toxicidade

A vitamina A é encontrada pré-formada (retinol) em alimentos de origem animal e como precursores (carotenoides) em alimentos de origem vegetal. Destacam-se como fontes de

Tabela 16.2 Critérios para diagnóstico da deficiência de vitamina A com base nos valores de retinol sérico.

Retinol sérico	Interpretação
< 0,35 mmol/ℓ	Níveis deficientes de retinol
≥ 0,35 mmol/ℓ a < 0,7 mmol/ℓ	Níveis baixos de retinol
≥ 0,7 mmol/ℓ a < 1,05 mmol/ℓ	Níveis aceitáveis de retinol
≥ 1,05 mmol/ℓ	Níveis adequados de retinol

Adaptada de WHO, 1996.[13]

vitamina A pré-formada: fígado, leites integrais e derivados e gema de ovo. As fontes vegetais mais ricas em carotenoides são vegetais folhosos escuros, legumes como abóbora, cenoura, entre outros, e frutas como o buriti. A vitamina A contida nos alimentos é geralmente expressa em equivalentes de retinol (ER), que correspondem à soma da vitamina A pré-formada e dos carotenoides.[17]

Vitamina D

É um termo genérico para um grupo de substâncias lipossolúveis incluindo a vitamina D_2 (ergocalciferol), a vitamina D_3 (colecalciferol) e seus metabólicos (Figura 16.2). Entretanto, apenas a vitamina D_3 apresenta propriedades antirraquíticas.[20]

A exposição moderada à luz solar é a maior fonte de vitamina D para a maioria dos humanos, considerando-se que os alimentos (fortificados ou que naturalmente contêm a vitamina D) não conseguem satisfazer as recomendações[21], tanto para crianças como adultos. Atualmente, a deficiência de vitamina D é caracterizada por alguns autores como uma pandemia.[22] A vitamina D é formada pela exposição à luz solar, por ação dos raios ultravioleta que são absorvidos na pele por meio do 7-deidrocolesterol para formar uma pré-vitamina D_3. A exposição ao sol por aproximadamente 5 a 15 min (dependendo de latitude, horário e grau de pigmentação da pele), 2 a 3 vezes/semana, é suficiente para suprir as necessidades de vitamina D do organismo. A pré-vitamina D_3 é instável e rapidamente transformada em vitamina D_3, dependendo da temperatura.[23]

A vitamina D é, a princípio, biologicamente inativa e requer hidroxilações no fígado e nos rins para a formação da 1,25-di-hidroxivitamina D (1,25(OH)$_2$D$_3$), forma biologicamente ativa dessa vitamina. A produção do 1,25(OH)$_2$D$_3$ é

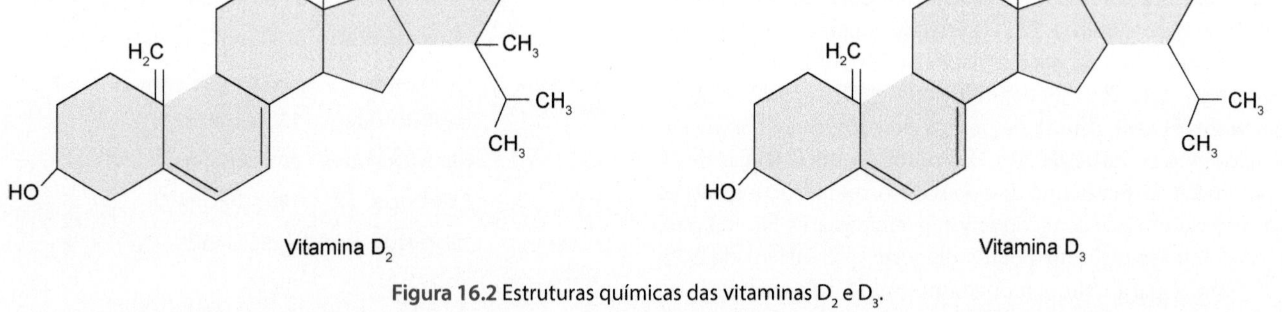

Vitamina D_2

Vitamina D_3

Figura 16.2 Estruturas químicas das vitaminas D_2 e D_3.

regulada principalmente pela ação dos hormônios da paratireoide e da tireoide em resposta às concentrações sanguíneas de cálcio e fósforo[20], tendo por função aumentar ou diminuir a absorção de cálcio e fósforo provindos da dieta, além de mobilizar ou incorporar os depósitos destes nutrientes nos ossos. Dessa maneira, essa vitamina mantém as concentrações séricas de cálcio e fósforo em uma taxa que sustenta os processos celulares, a função neuromuscular e a calcificação óssea.[20,23]

Avaliação nutricional clínica

A deficiência de vitamina D se manifesta como raquitismo nas crianças e osteomalacia nos adultos, podendo também influenciar o desenvolvimento de osteoporose em adultos, uma vez que essa vitamina contribui para a eficiência da absorção de cálcio.

No raquitismo, observa-se amolecimento do crânio (craniotabes) acompanhado por alargamento das epífises dos ossos longos e da junção costocondral (rosário raquítico) com anormalidades nos membros inferiores. A osteomalacia caracteriza-se como falência na mineralização da matriz orgânica dos ossos, resultando em enfraquecimento e amolecimento generalizado do esqueleto, enfraquecimento da musculatura proximal e elevação do número de fraturas.

A deficiência de vitamina D também tem sido associada com maior risco para desenvolvimento de câncer, doenças autoimunes, doenças infecciosas e hipertensão.[22] Atualmente, constatou-se que a suplementação dessa vitamina no pré-natal impacta na redução do risco de doenças na primeira infância.[23]

Em contrapartida, a hipervitaminose D, estado raro, produz um aumento anormal nas concentrações de cálcio no sangue, que tende a se depositar nos tecidos moles do organismo, rins e vasos sanguíneos, causando esclerose.[17,20]

Parâmetros laboratoriais

25-hidroxivitamina D sérico

Dos metabólitos da vitamina D, o 25-hidroxivitamina D [25(OH)D] sérico é o mais abundante, com a meia-vida mais longa e avalia tanto a vitamina D ingerida pela dieta como a vitamina D sintetizada pela pele. As concentrações séricas em adultos normais variam entre 20 e 130 nmol/ℓ (dependendo em parte da exposição à luz ultravioleta).[17] Dois métodos são utilizados para interpretar as concentrações séricas de 25(OH)D: um deles com duas etapas e outro com etapas múltiplas (Tabela 16.3). O método com duas etapas é mais simples e utiliza dois pontos de corte para classificar hipo e hipervitaminose D. Na hipovitaminose D, os depósitos de vitamina D estão depletados e as concentrações de hormônio da paratireoide ou paratormônio (PTH) estão levemente elevados, embora ainda dentro da normalidade. No NHANES III, o ponto de corte de 25(OH)D foi definido como ≤ 37,5 nmol/ℓ. Segundo Nesby-O'Dell et al.[24], os pontos de corte mais baixos em adultos podem variar de 20 a 37,5 nmol/ℓ, e em crianças de 30 a 50 nmol/ℓ, dependendo da população estudada e dos fatores que interferem nas concentrações de vitamina D. No entanto, alguns autores utilizam pontos de corte que variam de 50 a 100 nmol/ℓ para definir hipovitaminose D.[17] Pontos de corte

indicativos de hipervitaminose D ainda não estão claramente definidos. Entretanto, valores > 200 nmol/ℓ têm sido considerados excessivos, e entre 400 e 1.250 nmol/ℓ estão associados a distúrbios indicativos de hipervitaminose D.[17]

O método com etapas múltiplas admite cinco estágios na avaliação do estado nutricional de vitamina D: deficiência, insuficiência, hipovitaminose, suficiência e toxicidade. A deficiência associou-se com o ponto de corte de 25(OH)D < 12,5 nmol/ℓ e com evidências graves de hiperparatireoidismo, má absorção de cálcio e doenças ósseas (raquitismo e osteomalacia). A insuficiência de vitamina D associou-se com pontos de corte de 25(OH)D variando de 12,5 a 100 nmol/ℓ e com hiperparatireoidismo moderado, reduções nas absorções de cálcio, na densidade mineral óssea e possivelmente na miopatia. Os pontos de corte da hipovitaminose D são os mesmos do método com duas etapas, associando-se a elevadas concentrações de PTH e sinais e sintomas de baixas reservas de vitamina D.[17] A suficiência de vitamina D considera pontos de corte de 25(OH)D variando entre 100 e 200 nmol/ℓ; já a toxicidade, valores > 250 nmol/ℓ; essa última situação também esteve associada a um aumento da absorção de cálcio e reabsorção óssea.[17,25] Além da latitude e da exposição ao sol, as concentrações de vitamina D sofrem influência do uso de suplementos/fortificação, idade, sexo, fumo, obesidade, anticonvulsivantes, contraceptivo oral e certas doenças (p. ex., osteodistrofia renal).[20]

1,25-hidroxivitamina D sérico

O 1,25-hidroxivitamina D [25(OH)$_2$D] sérico não é muito utilizado porque sua meia-vida é extremamente curta (4 a 6 h) e, para determiná-lo, deve-se atentar ao adequado funcionamento dos rins.

Fosfatase alcalina sérica

É uma medida indireta do estado nutricional de vitamina D, pois aumenta proporcionalmente com a gravidade da deficiência de vitamina D. Em geral, encontra-se mais elevada no sexo feminino e em crianças e gestantes (principalmente no último

Tabela 16.3 Guia de interpretação das concentrações séricas de 25(OH)D, de acordo com os métodos laboratoriais: duas e múltiplas etapas.

Método	Estágios	Pontos de corte de 25(OH)D
Duas etapas	Hipovitaminose	• 20 a 37,5 nmol/ℓ (adultos) • 30 a 50 nmol/ℓ (crianças)+ paratormônio (PTH) > 6,4 pmol/ℓ
	Hipervitaminose	> 200 nmol/ℓ
Múltiplas etapas	Deficiência	< 12,5 nmol/ℓ
	Insuficiência	12,5 a 100 nmol/l
	Hipovitaminose	20 a 37,5 nmol/l
	Suficiência	100 a 200 nmol/l
	Toxicidade	> 250 nmol/ℓ

Adaptada de Gibson, 2005.[17]

trimestre da gravidez) do que no sexo masculino. Os valores de referência para adultos normais variam de 30 a 135 U/ℓ.[26]

Hormônio da paratireoide sérico ou plasmático

Para a utilização do PTH, recomenda-se a associação das determinações das concentrações de PTH com as concentrações séricas de 25(OH)D. Os pontos de corte variam de 40 a 78 nmol/ℓ.[27,28] É importante ressaltar que, geralmente, as concentrações desse hormônio podem aumentar com a idade.

Cálcio e fósforo séricos e urinários

Recomenda-se a utilização dessas determinações em associação com as determinações de 25(OH)D e PTH, pois as concentrações de cálcio e fósforo no sangue e na urina não são específicas para a determinação do estado nutricional em relação à vitamina D. Concentrações mais baixas são observadas quando as concentrações de 25(OH)D estão baixas e as de PTH elevadas; o inverso ocorre nos casos de intoxicação por essa vitamina.[17]

Consumo alimentar e fontes nutricionais

Poucos alimentos *in natura* contêm vitamina D. Óleos de peixes de água salgada, como atum e salmão, e ovos de galinha suplementada com vitamina D são alguns exemplos de alimentos que contêm essa vitamina. Muito da ingestão provém de alimentos fortificados.[21]

A vitamina D promove uma absorção eficiente de cálcio e fósforo consumidos pela dieta. Quando o indivíduo apresenta deficiência de vitamina D, apenas 10 a 15% do cálcio e 50 a 60% do fósforo consumidos pela dieta são absorvidos. A absorção reduzida de cálcio causa diminuição nos níveis séricos desse mineral, resultando em um aumento da síntese e secreção do PTH.[29]

A adição de provitamina D_2 ao leite, seguida de irradiação ultravioleta, tornou-se amplamente praticada nos EUA e Europa por volta de 1930. Alguns alimentos fortificados são as fórmulas infantis (400 UI, 10 mg de vitamina D_2 ou vitamina D_3)[20], ou enriquecidos, como cereais matinais, óleos vegetais e margarina.[30]

Vitamina E

É um termo genérico que se refere aos oito compostos naturais, quatro tocoferóis (alfa, beta, gama e delta) e quatro tocotrienóis (alfa, beta, gama e delta), derivados do 6-cromanol. A diferença entre tocoferóis em tocotrienóis homólogos está na insaturação da cadeia lateral e na posição do grupo metil em diferentes posições no anel aromático, como observado no alfatocoferol da Figura 16.3.[17,31]

O transporte da vitamina E para os tecidos é possibilitado pelas lipoproteínas de muito baixa densidade (VLDL), de baixa densidade (LDL) e de alta densidade (HDL).[32,33] A vitamina E desempenha uma importante ação antioxidante *in vivo* e *in vitro*, sendo o principal agente antioxidante nas membranas. Outras funções específicas atribuídas à vitamina E são: envolvimento em mecanismos imunológicos, antiateroscleróticos e anticarcinogênicos, manutenção da elasticidade dos vasos, prevenção da perda da espermatogênese e da reabsorção fetal em modelos animais.[34-36]

Avaliação nutricional clínica

Não há descrição de casos de deficiência de vitamina E em humanos que consomem uma dieta normal. Quando constatada, pode estar diretamente relacionada com defeitos genéticos na proteína de transferência do alfatocoferol ou na síntese de lipoproteínas e desnutrição proteico-calórica. Secundariamente, a deficiência dessa vitamina pode estar relacionada com as síndromes de má absorção de gorduras.[37-39] Bebês prematuros podem desenvolver deficiência, caracterizando um quadro de anemia hemolítica causada por má absorção transitória de alfatocoferol e baixas reservas.[40] A neuropatia periférica é um dos primeiros sintomas de deficiência dessa vitamina em humanos. Outros sintomas incluem ataxia espinocerebelar, miopatia esquelética e retinopatia pigmentada.[41]

Parâmetros laboratoriais

Não há, até o momento, um biomarcador adequado que reflita a ingestão ou as reservas corporais da vitamina E. No entanto, o alfatocoferol sérico é o biomarcador mais utilizado, pois, além de ser a forma natural mais abundante entre os oito compostos da vitamina E, também é o mais biodisponível.

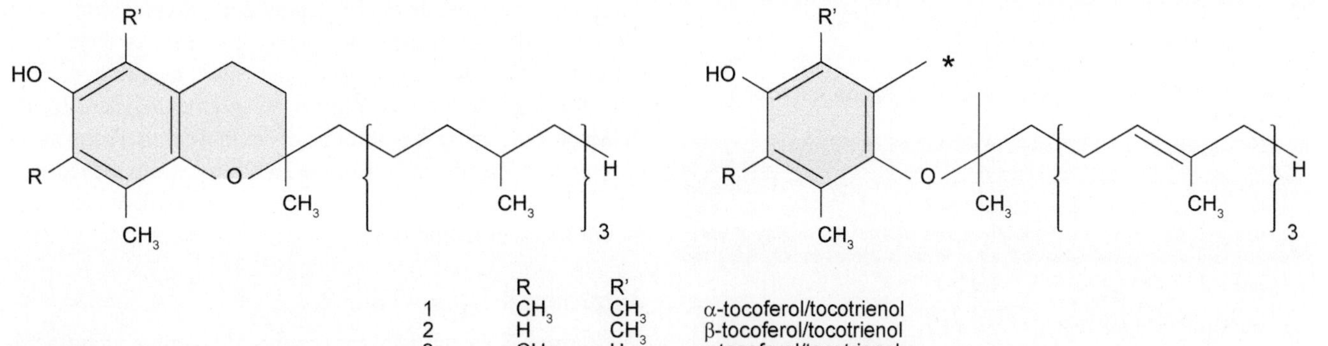

	R	R'	
1	CH_3	CH_3	α-tocoferol/tocotrienol
2	H	CH_3	β-tocoferol/tocotrienol
3	CH_3	H	γ-tocoferol/tocotrienol
4	H	H	δ-tocoferol/tocotrienol

*A cadeia lateral insaturada difere os grupos

Figura 16.3 Estrutura química da vitamina E.

As demais formas, ainda que bem absorvidas a partir da dieta, são liberadas, mesmo que minimamente, em lipoproteínas plasmáticas a partir do fígado.[17,42,43] Os fatores que podem influenciar nas concentrações de alfatocoferol são idade, raça, uso de suplementos contendo vitamina E, lipemia, tabagismo, prematuridade, síndromes de má absorção das gorduras e defeitos genéticos.[17]

Alfatocoferol sérico

A maior parte da vitamina E em humanos encontra-se na fração LDL das lipoproteínas e mais de 90% estão na forma de alfatocoferol. A CLAE, por apresentar uma técnica relativamente simples e adequada para estudos populacionais (100 a 200 μg de plasma), é o método preferencial para essa medida. Em adultos, os valores plasmáticos ou sorológicos das concentrações de alfatocoferol < 11,6 mmol/ℓ normalmente indicam deficiência de vitamina E. Como existe forte correlação entre alfatocoferol e lipídios plasmáticos totais, em particular com o colesterol, recomenda-se que as concentrações de alfatocoferol sejam lipídio-correlacionadas e os valores expressos na razão alfatocoferol (μmol/ℓ):colesterol (mmol).[44]

Tocoferol nos eritrócitos

Estudos que avaliam esse parâmetro em humanos são limitados na literatura em razão da dificuldade técnica dos procedimentos em relação à dosagem plasmática. Sabe-se que os eritrócitos acumulam cerca de 20% dos tocoferóis do plasma (Tabela 16.4). Estudo experimental correlacionou as concentrações plasmáticas e eritrocitárias de vitamina E[45]; no entanto, um segundo estudo[46] mostrou ocorrer variações nos níveis eritrocitários de tocoferol em ratos alimentados com os mesmos níveis dietéticos de vitamina E. Além dos resultados controversos, esse método não é utilizado rotineiramente para avaliação.

Teste de hemólise dos eritrócitos

Baseia-se nas propriedades antioxidantes da vitamina E, que mede a habilidade de as células vermelhas resistirem ao dano oxidativo *in vitro* quando colocadas em contato com o peróxido de hidrogênio. A taxa de hemólise correlaciona-se inversamente com os níveis de tocoferóis totais, aumentando com a deficiência de vitamina E. Tecnicamente, o teste é relativamente fácil e requer pequena quantidade de sangue. Entretanto, alterações dos níveis de outros nutrientes e fatores não relacionados podem interferir no resultado final, conferindo-lhe pouca especificidade.[47]

Tocoferol nas plaquetas

As plaquetas contêm concentrações significativas de alfatocoferol e pequenas quantidades de gamatocoferol. A maior concentração de alfatocoferol garante a inibição da agregação plaquetária; contudo, tanto a deficiência quanto o excesso de alfatocoferol parecem alterar essa função.[17] Os níveis de tocoferol das plaquetas são independentes das concentrações de lipídios plasmáticos. Dessa maneira, o tocoferol nas plaquetas apresenta uma vantagem relativa em relação à avaliação da concentração plasmática de tocoferol. Tanto os tocoferóis plaquetários quanto o colesterol total diminuem com o avanço da idade[49], no entanto, o efeito dessa diminuição na função plaquetária em idosos ainda não é conhecida.

Tocoferol nos tecidos

Podem ser obtidos por meio de amostras de tecido hepático e adiposo (porção superior da nádega) provenientes de biopsia. Diante da dificuldade de ser realizado em estudos populacionais, por se tratar de um método invasivo, amostras de células da mucosa bucal são uma alternativa para avaliar o *status* do alfatocoferol, porém, os critérios de interpretação ainda não estão bem estabelecidos.[49,50]

Medidas de produtos de peroxidação lipídica

As técnicas mais utilizadas para essas medidas são as que medem os gases hidrocarbonados pentano e etano, provenientes do catabolismo de produtos de peroxidação de ácidos graxos poli-insaturados da família ômega-6 e ômega-3, e o malondialdeído, produto da oxidação do ácido araquidônico, principalmente. No entanto, fatores específicos da análise e presença de outros antioxidantes podem interferir nessas medidas.[51]

Fontes nutricionais e ingestão dietética

Os isômeros da vitamina E, principalmente o alfa e o gamatocoferol, são naturalmente encontrados em alimentos de origem vegetal, como os óleos de gérmen de trigo, de girassol e outros óleos vegetais, sementes oleaginosas e vegetais verde-escuros. A vitamina E, na forma de alfatocoferol, difunde-se também em alimentos de origem animal como fígado de peru, galinha, boi e gema de ovo.[52] Dependendo do país, em função do tipo e da quantidade dos óleos utilizados na dieta, existem grandes diferenças na oferta *per capita* de alfatocoferol.[53] No Brasil, os dados dos últimos levantamentos de disponibilidade domiciliar de alimentos, incluídos na Pesquisa de Orçamento Familiar (POF 2008-2009), mostram a média do consumo dessa vitamina em mg por sexo e idade, mas não quantifica seus isômeros.[54]

Vitamina K

A vitamina K é originalmente conhecida como a vitamina da coagulação[55], sendo essencial no processo de coagulação sanguínea e de formação óssea.[56-59] Os compostos com atividade de vitamina K têm o núcleo 2-metil-1,4-naftoquinona, podendo

Tabela 16.4 Critérios de interpretação do estado nutricional da vitamina E.

Classificação	Alfatocoferol plasma/soro		
	Alfatocoferol (mmol/ℓ)	Alfatocoferol: colesterol (mmol/ℓ:mmol)	Hemólise eritrocitária (%)
Deficiência	< 11,6	< 2,2	> 20
Valores baixos	11,6 e 16,2	2,2 a 5,2	10 a 20
Valores aceitáveis	> 16,2	> 5,2	< 10

Adaptada de Gey, 1995[44]; Sauberlich, 1999.[48]

ser encontrados naturalmente em plantas sob as formas denominadas filoquinonas (vitamina K_1) ou ser sintetizados pelas bactérias da flora intestinal, como menaquinonas (vitamina K_2)[55,57]. O composto sintético denominado menadiona (vitamina K_3), capaz de se transformar em menaquinonas no fígado, é biologicamente mais potente que as formas naturais de vitamina K (Figura 16.4).[60]

Avaliação clínica do estado nutricional

A palidez pode ser um sinal de alerta de possível sangramento[61], principal alteração observada em caso de deficiência de vitamina K, quando podem surgir episódios hemorrágicos nos tratos respiratório e gastrintestinal (hematêmese e melena), rins (hematúria) e pele (esquimoses)[61,62], em consequência da diminuição dos fatores de coagulação II (protrombina), VII (proconvertina), IX (Christmas) e X (Stuart).[55] A deficiência da vitamina K também pode decorrer do uso de fármacos anticoagulantes cumarínicos (varfarina), que inibem a biossíntese de fatores dependentes dessa vitamina.[61,62]

Recém-nascidos, adultos que ingerem dieta pobre em vitamina K e aqueles que apresentam má absorção e/ou utilizam antibióticos são grupos de risco para deficiência da vitamina K.[62] A doença hemorrágica do recém-nascido, observada sobretudo em prematuros ou mais tardiamente em crianças em aleitamento materno exclusivo, encontra-se associada, desde o desenvolvimento fetal, à transferência placentária precária dessa vitamina, bem como à incapacidade de manter uma microflora intestinal que a sintetize.[60] Essas alterações podem estar relacionadas com os seguintes fatos: a placenta é um órgão relativamente incapaz de transferir lipídios ao feto; o fígado do recém-nascido apresenta-se imaturo para sintetizar a protrombina; o intestino permanece praticamente estéril ou tem uma pequena diversidade de bactérias nos primeiros dias de vida; e o leite materno contém reduzida concentração de vitamina K, levando a hemorragias decorrentes da não ativação das proteínas dependentes dessa vitamina.[62]

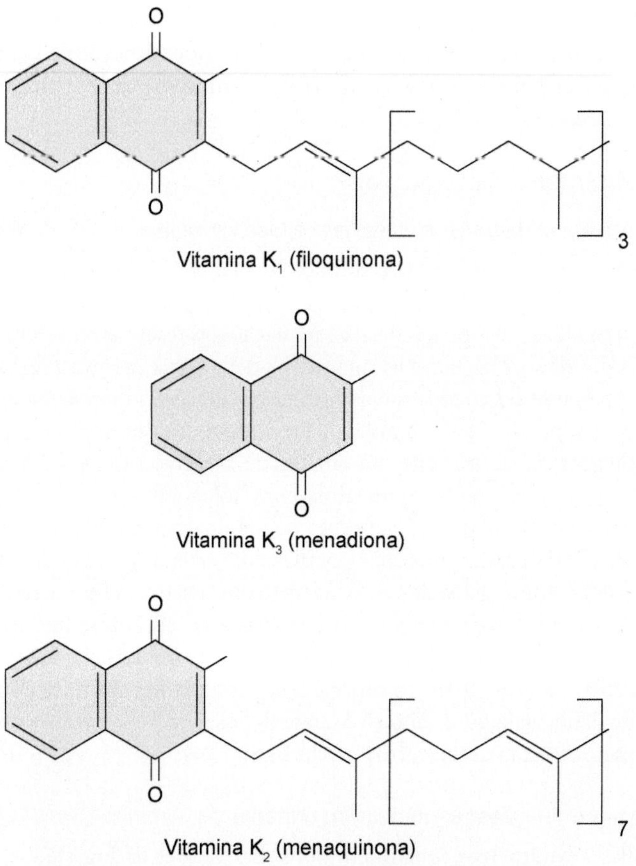

A presença de osteoporose também pode ser um sinal clínico da deficiência de vitamina K, pois a deficiência dietética interfere no metabolismo da osteocalcina, proteína da matriz óssea.[61] Em relação à sua toxicidade, os limites não estão bem estabelecidos, pois não foram observados efeitos tóxicos quando o consumo ultrapassou a recomendação.[63] Entretanto, a forma sintética da vitamina (menadiona) pode ser tóxica, causando danos hepáticos.[62-64]

Parâmetros laboratoriais

Des-gama-carboxiprotrombina plasmática

Des-gama-carboxiprotrombina (DPC) plasmática é considerada um indicador bastante sensível na detecção de deficiência de vitamina K, por meio da utilização de anticorpos específicos. Em indivíduos saudáveis, a concentração de DPC é igual a zero, enquanto, em pessoas com deficiência de vitamina K e/ou doença hepática, os valores se elevam para aproximadamente 30% da protrombina total, equivalente a 0,5 µM.[62]

Filoquinona plasmática

A concentração da filoquinona plasmática ou sérica pode ser usada como dosagem da vitamina K, no entanto, ela não se correlaciona adequadamente com o estado nutricional dessa vitamina, uma vez que seus níveis são dependentes da ingestão recente desta.[62,63,65] Para a população em geral, a faixa de normalidade varia de 0,15 a 1 ng/mℓ.[62,64]

Tempo de protrombina

É um teste funcional de coagulação sanguínea que mensura a habilidade de síntese dos fatores de coagulação dependentes da vitamina K.[64] A identificação de protrombina e proteínas plasmáticas de coagulação abaixo de 50% no plasma indica deficiência dessa vitamina, pois são fatores dependentes da vitamina K.[62] Contudo, o tempo de protrombina (TP) não é um teste muito sensível, pois a concentração de protrombina no plasma precisa diminuir muito para que os valores se alterem.[62]

Excreção urinária de resíduos de ácido gamacarboxiglutâmico

Com a descoberta da função da vitamina K no metabolismo ósseo, novos indicadores do estado nutricional foram identificados, como a excreção urinária de resíduos de ácido gamacarboxiglutâmico (Gla), substância liberada durante o catabolismo das proteínas dependentes de vitamina K.[61,65] A menor excreção urinária de Gla indica uma dieta restrita em vitamina K.[62,66]

Osteocalcina não carboxilada

A determinação de osteocalcina não carboxilada parece ser um marcador sensível, pois a deficiência de vitamina K no

Vitamina K_1 (filoquinona)

Vitamina K_3 (menadiona)

Vitamina K_2 (menaquinona)

Figura 16.4 Estruturas químicas das vitaminas K_1, K_2 e K_3.

tecido ósseo faz os osteoblastos secretarem formas não carboxiladas de osteocalcina na corrente sanguínea.[55,67-69] Indivíduos com baixas concentrações de filoquinona plasmática apresentaram, em média, os maiores valores de osteocalcina não carboxilada; o contrário também pode ocorrer.[67] As interpretações dos resultados, de acordo com cada parâmetro, encontram-se descritas na Tabela 16.5.

Fontes nutricionais e ingestão dietética

Fatores como a ampla distribuição de vitamina K nos alimentos, o ciclo endógeno (que conserva a vitamina) e a flora intestinal protegem os adultos contra sua deficiência.[61,62,65] Os vegetais de folhas verde-escuras, como espinafre, couve e brócolis, contêm elevados teores dessa vitamina.[60] A segunda maior fonte são óleos e gorduras.[58,65] Os tubérculos e bulbos (batata, rabanete e cebola) contêm traços de filoquinona, enquanto as frutas contêm baixos teores, exceto kiwi, abacate, uva, ameixa seca, figo e amora silvestre.[65]

VITAMINAS HIDROSSOLÚVEIS

Englobam uma categoria de vitaminas de estruturas químicas variadas, apresentando em comum a propriedade de serem polares. Elas são amplamente encontradas na dieta, absorvidas no intestino delgado e excretadas na urina. Dessa maneira, elas devem ser consumidas regularmente para manter suas reservas abastecidas.

Tiamina (vitamina B_1)

É formada por anéis de pirimidina e tiazólio ligados por ponte de metileno (Figura 16.5).[70-72] Essa vitamina apresenta-se em forma fosforilada, predominantemente como tiamina monofosfato (TMP), tiamina pirofosfato (TPP) e tiamina trifosfato (TTP), que representam, respectivamente, 10 a 15%, 80% e 5 a 10% da tiamina total do organismo.[17,72]

A tiamina, em sua forma livre, está associada com a atividade neural parassimpática. A tiamina na forma de TPP associa-se com uma série de reações enzimáticas do metabolismo de carboidratos e aminoácidos.[55,70,73] A TPP é um cofator de desidrogenases que atuam na produção de energia, na síntese

Tabela 16.5 Guia de interpretação da avaliação nutricional de vitamina K, de acordo com parâmetros laboratoriais.

Parâmetro	Deficiência
DPC plasmática	30% da protrombina total ou 0,5 μM
Filoquinona plasmática	< 0,15 ng/mℓ
TP	Protrombina e proteínas plasmáticas de coagulação < 50% no plasma
Excreção urinária de Gla	Redução de resíduos de Gla na urina
Osteocalcina não carboxilada	Elevação de formas não carboxiladas de osteocalcina na corrente sanguínea

DPC: des-gama-carboxiprotrombina; TP: tempo de protrombina. Adaptada de Suttie, 1991[64]; Ferland et al., 1993[66]; Olson, 2003[62]; FAO/WHO, 2004.[55]

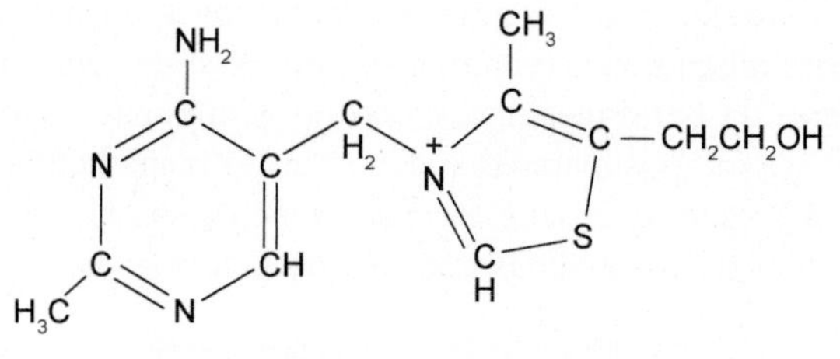

Figura 16.5 Estrutura química da tiamina.

de neurotransmissores, no combate ao estresse oxidativo[74] e, também, como catalisador das reações da transcetolase na via das pentoses, necessárias para a síntese de ácidos nucleicos.[71,75]

A deficiência de tiamina tem sido associada com a prática de dieta rica em carboidratos e pobre em tiamina (arroz polido, farinha de trigo refinada e açúcar) ou ao consumo de alimentos que apresentam fatores antitiamina (peixe cru, chá, café, noz de betel, entre outros). Há relatos de casos de deficiência em populações de várias regiões, especialmente em campos de refugiados e alcoolistas.[73,74] Foram descritos dois casos em índios xavantes no Brasil[76]; também pode ser encontrada em pacientes submetidos à cirurgia bariátrica.[77]

Avaliação nutricional clínica

A deficiência de tiamina pode estar relacionada com sintomas não específicos, como anorexia, redução de peso, sintomas neurológicos (apatia, redução da memória recente, confusão, irritabilidade, dificuldade de coordenação dos movimentos corporais, movimentos involuntários dos olhos, alterações no tato e na sensação térmica) e cardiorrespiratórios (taquicardia, palpitação, respiração encurtada), podendo evoluir para quadros mais graves (p. ex., beribéri e síndrome de Wernicke-Korsakoff).[70,73]

Parâmetros laboratoriais

Atividade da transcetolase nas células vermelhas

O parâmetro preferido de avaliação de deficiência de tiamina é a determinação da atividade da transcetolase presente nas células vermelhas[17,55,70], pois reflete a adequação das reservas corporais. Além disso, ela é sensível quando há deficiência marginal, uma vez que os eritrócitos são as primeiras células a serem afetadas pela depleção dessa vitamina.[17] Em indivíduos que apresentam deficiência de tiamina, há síntese de transcetolase, porém a conversão celular da apoenzima para holoenzima está inibida; consequentemente, há acúmulo de apoenzima. Com a adição da TPP às células in vitro, é possível converter a apoenzima em holoenzima e detectar essa conversão em ensaios enzimáticos.[70] A estimulação da atividade da transcetolase pela adição de TPP é quantificada e utilizada para avaliação da deficiência de tiamina. Valores iguais ou superiores a 25% predizem um estado de deficiência ou de alto risco para deficiência.[70,72] As etapas do método estão descritas na Tabela 16.6.

Determinações sanguíneas ou urinárias de tiamina

Esses parâmetros constituem bons marcadores da ingestão recente do micronutriente, porém não são úteis para se estimar as reservas teciduais.[17,55,70-73] Os valores de tiamina urinária podem ser analisados em urina de 24 h ou 6 h. O risco de deficiência de tiamina pode ser estimado a partir de sua relação com a creatinina. Para essas determinações, utiliza-se uma amostra casual de urina.[17] A deficiência grave pode ser detectada por meio de teste de sobrecarga com administração oral ou intramuscular de 1 a 5 mg de tiamina. Após a sobrecarga, a excreção urinária (4 ou 24 h) da vitamina é determinada.[17,73] A detecção da tiamina na urina pode ser realizada por CLAE.[70,71] As interpretações desses parâmetros encontram-se descritas na Tabela 16.7.

Lu e Frank[78] desenvolveram uma metodologia de determinação da tiamina e seus fosfatos no sangue por CLAE e descreveram médias (intervalos) para indivíduos aparentemente saudáveis de 114 (70 a 179) e 125 (75 a 194) nmol/ℓ para TPP e tiamina total, respectivamente.

Apesar de as evidências para o estabelecimento de pontos de corte serem limitadas, outra abordagem fundamenta-se nas concentrações de tiamina e seus fosfatos nos eritrócitos.[17] Nesse sentido, alguns pontos de corte propostos encontram-se disponíveis na Tabela 16.8.

Fontes nutricionais e ingestão dietética

As principais fontes dietéticas de tiamina são: cereais integrais e derivados (arroz integral, aveia, pão integral), feijão e carne. Alimentos fortificados também são fontes dessa vitamina, como cereais matinais, biscoitos, achocolatados e macarrão instantâneo.[79]

Cabe lembrar que a biodisponibilidade da tiamina é afetada por cocção, pois é destruída em altas temperaturas. Em contrapartida, o congelamento de alimentos não causa danos às suas moléculas. O álcool também afeta sua biodisponibilidade, pois inibe sua absorção, uma das razões da presença de deficiência de tiamina em alcoolistas crônicos.[72]

Riboflavina (vitamina B₂)

A vitamina B_2 é quimicamente definida como 7,8-dimetil10-(1'-D-ribitil)-isoaloxazina (Figura 16.6). Sintetizada por alguns microrganismos e plantas, mas não por seres humanos, sofre, na circulação portal, fosforilação em suas formas ativas: flavina mononucleotídio (FMN) ou flavina adenina dinucleotídio (FAD).

Essas duas coenzimas ativas, além de atuarem como cofatores de outras enzimas, como glutationa redutase, xantina oxidase, L-amino oxidase e nicotinamida adenina dinucleotídio (NAD), também estão envolvidas no metabolismo de outras vitaminas: vitamina B_{12}, ácido fólico, vitamina B_6 e niacina.[17,80] A riboflavina é essencial para a formação de células vermelhas do sangue, atuando no metabolismo dos lipídios, na neoglicogênese, na produção de energia via cadeia respiratória e na regulação das enzimas da tireoide, sendo que os hormônios da tireoide aumentam e alguns fármacos antidepressivos (amitriptilina e imipramina) diminuem a síntese dessas coenzimas.[81]

Tabela 16.7 Guia de interpretação da excreção urinária de tiamina.

Sujeitos	Deficiente (alto risco)	Baixo (risco médio)	Aceitável (baixo risco)
Faixa etária	**Tiamina urinária (mg/g) de creatinina**		
1 a 3 anos	< 120	120 a 175	≥ 176
4 a 6 anos	< 85	85 a 120	≥ 121
7 a 9 anos	< 70	70 a 180	≥ 181
10 a 12 anos	< 60	60 a 180	≥ 181
13 a 15 anos	< 50	50 a 150	≥ 151
Adultos	< 27	27 a 65	≥ 66
Gravidez no 2º trimestre	< 23	23 a 54	≥ 55
Gravidez no 3º trimestre	< 21	21 a 49	≥ 50
Adultos	**Tiamina urinária (mg) por 6 ou 24 h**		
24 h	< 40	40 a 99	≥ 100
6 h	< 10	10 a 24	≥ 25
Adultos	**Teste de sobrecarga (%)**		
Retorno da sobrecarga de tiamina em 4 h	< 20	20 a 79	≥ 80

Adaptada de Sauberlich, 1999.[47]

Tabela 16.6 Etapas de determinação da atividade da transcetolase eritrocitária.

Etapa	Descrição
1	Determinação basal da atividade da transcetolase em eritrócitos
2	Adicionar TPP e determinar a ativação da transcetolase (transformação de apoenzima em holoenzima)
3	Comparação dos resultados obtidos nas etapas 1 e 2: $$\text{Coeficiente de ativação} = \frac{\text{Atividade da transcetolase após adição de TPP}}{\text{Atividade basal da transcetolase (etapa 1)}}$$
4	Calcular a porcentagem de estimulação da transcetolase (efeito da adição de TPP): $$\text{Porcentagem de estimulação} = (\text{Coeficiente de ativação} \times 100) - 100$$
5	Indicadores de deficiência: Coeficiente de ativação da transcetolase eritrocitária > 1,25 Efeito da adição de TPP > 25%

Adaptada de Gibson, 2005[17]; WHO, 1999.[73]

Tabela 16.8 Pontos de corte para concentração de tiamina eritrocitária e de TPP eritrocitária.

Parâmetro	Deficiência marginal	Deficiência ou risco
Concentração de tiamina eritrocitária (nmol/ℓ)	70 a 90	< 70
TPP eritrocitário (nmol/ℓ)	120 a 150	< 120

TPP: tiamina pirofosfato.

Adaptada de Bailey e Finglas, 1990[82]; Schrijver, 1991.[83]

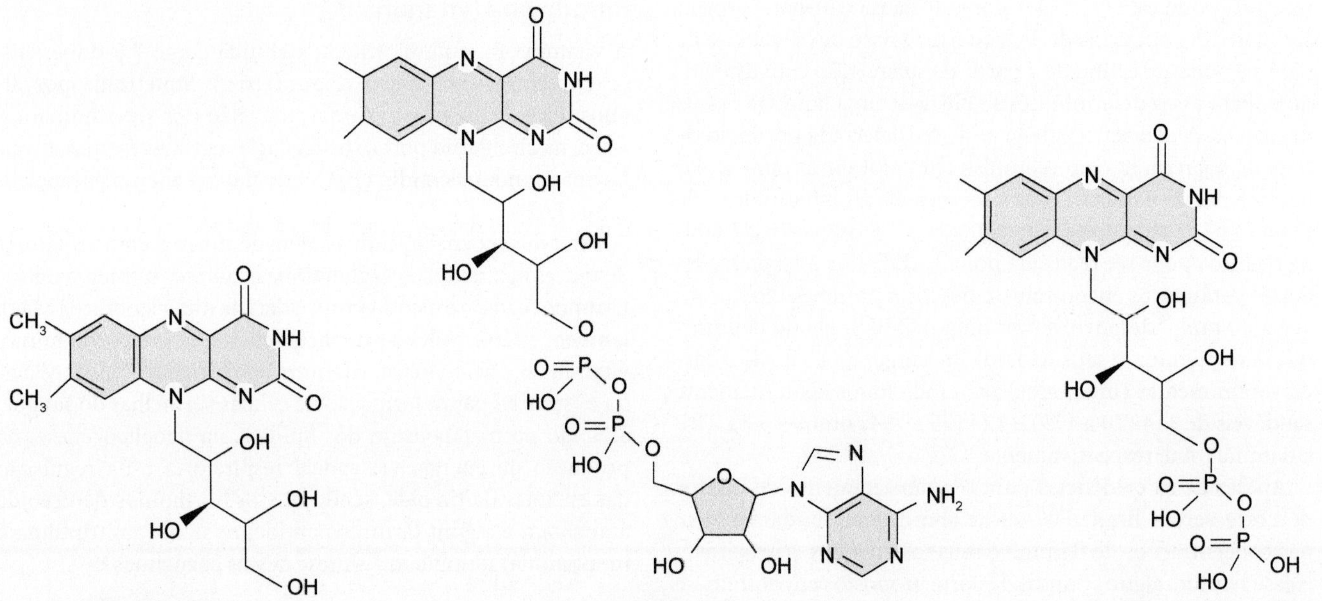

Figura 16.6 Estrutura química da vitamina B_2.

Avaliação nutricional clínica

Os sinais e os sintomas de deficiência de riboflavina são pouco específicos, incluindo estomatite angular, queilose, glossite e dermatite seborreica. Sinais neurológicos e vascularização da córnea podem estar presentes[84], assim como anemia hipocrômica e opacidade do cristalino.[80]

A deficiência de riboflavina foi bastante descrita em campos de refugiados e em alguns países da África onde se observava escassez de alimentos, muitas vezes agravada pelas más condições de armazenagem e preparo.[55] Também ocorre associada com desnutrição proteico-energética, má absorção, hepatopatias, alcoolismo e doenças catabólicas.

Parâmetros laboratoriais

Em virtude da não especificidade da avaliação clínica, os marcadores bioquímicos são fundamentais para confirmar os casos clínicos ou subclínicos de deficiência dessa vitamina.

Atividade da glutationa redutase eritrocitária

A glutationa está presente na maioria das células do organismo representando o tiol, não proteico, mais abundante nas células dos mamíferos. Em sua forma reduzida, é considerada um dos agentes mais importantes do sistema antioxidante da célula.[85] Após ser exposta ao agente oxidante, a glutationa transforma-se na sua forma oxidada (GSSG), que é, então, reduzida novamente pela glutationa redutase, uma enzima FAD-dependente, que, por sua vez, depende da disponibilidade de riboflavina.[17] O método que mede a atividade da glutationa redutase eritrocitária (GRE) in vitro é o preferencial para avaliar a riboflavina, por ser mais sensível à sua depleção. As atividades das formas holo e apo da glutationa redutase em hemolisados de eritrócitos são avaliadas antes e após a adição

de FAD, por meio da determinação da oxidação do fosfato de dinucleotídio de nicotinamida e adenina (NADPH) reduzido. O valor se eleva à medida que a deficiência se agrava (Tabela 16.9).[17,26,86] Os fatores que podem afetar os valores da GRE são: concentração de FAD, idade dos eritrócitos, idade dos indivíduos, distúrbios genéticos, deficiência de vitamina B_6, certas doenças como anemia ferropriva, uremia e cirrose hepática, e balanço nitrogenado negativo.[17]

Determinação urinária de riboflavina

Os níveis urinários da riboflavina podem ser determinados por processos microbiológicos ou, preferencialmente, por CLAE com detecção fluorimétrica.[87,88] Estudos em humanos mostram que a excreção de riboflavina aumenta à medida que se eleva a ingestão dessa vitamina. No entanto, essa abordagem apresenta limitações quando seu consumo é baixo ou em balanço nitrogenado negativo, em que a excreção aumenta drasticamente, refletindo o status de saturação tecidual de riboflavina.[89] Assim, essa abordagem pode ser utilizada como evidência de "ótimo" estado nutricional, mas não tem significado para avaliar o estado nutricional de riboflavina quando o consumo encontra-se em baixas quantidades (< 1 mg/dia). A concentração de riboflavina urinária, por meio de amostra isolada de urina em

Tabela 16.9 Critérios de interpretação do estado nutricional da riboflavina (vitamina B_2) de acordo com a atividade da GRE.

Classificação	Coeficiente de atividade da GRE
Valores aceitáveis	< 1,2
Valores baixos	1,2 a 1,4
Deficiência	> 1,4

Adaptada de Gregory et al., 1990[26]; McCormick et al., 1994.[86]

substituição à urina de 24 h, deve ser expressa na razão: riboflavina (μg)/creatinina (g). Entre os fatores que podem interferir na taxa de excreção de riboflavina, destacam-se atividade física, balanço nitrogenado negativo, infecção, medicamentos, incluindo contraceptivos orais, e gestação.[47,90-93]

Determinações plasmáticas de riboflavina e FAD

Hustad *et al.*[94] desenvolveram um método sensível para quantificar as baixas concentrações fisiológicas de FMN e FAD, assim como da riboflavina em plasma humano. O FAD é uma enzima que catalisa a redução da glutationa oxidada para sua forma reduzida (ou seja, a glutationa redutase eritrocitária é FAD-dependente). Embora seja um método alternativo, valores de coeficiente de ativação maiores que 1,7 são interpretados como deficiência de riboflavina.[94]

Fontes nutricionais e ingestão dietética

Além do leite e dos produtos lácteos, as demais fontes de obtenção de vitamina B$_2$ são cereais, carnes (principalmente vísceras), peixes com alto teor de gordura e vegetais verde-escuros.[80] Segundo o IOM[70], a biodisponibilidade da riboflavina nos alimentos é de aproximadamente 95%.[80] Além disso, ela é estável ao calor, porém as perdas podem ocorrer em meio ácido ou básico, na presença da luz e, por ser hidrossolúvel, por lixiviação na água de cocção.[17]

Situações de baixo consumo podem desencadear quadro de deficiência em idosos, gestantes, lactantes, recém-nascidos, adolescentes e atletas, considerados grupos de risco e vulneráveis, tanto em países desenvolvidos quanto nos em desenvolvimento.[81,95]

Niacina (vitamina B$_3$)

É o descritor genérico dos compostos nicotinamida e ácido nicotínico (Figura 16.7)[17,55], que têm ação biológica dessa vitamina do grupo B.

Essa vitamina consiste em substrato para a síntese das coenzimas nicotinamida adenina dinucleotídio (NADH) e NADPH, compostos essenciais à produção de energia e ao metabolismo dos lipídios e proteínas, pois são componentes-chave de reações de redução-oxidação.[17,96] Absorvida no intestino delgado e armazenada limitadamente no fígado, é também sintetizada, de maneira endógena, a partir do triptofano (aproximadamente dois terços de nicotinamida provêm desse aminoácido essencial da dieta humana). Atualmente, vem sendo utilizada como suplemento medicamentoso em pacientes com dislipidemias e coronariopatias por apresentar certo efeito anti-hiperlipidêmico.[97]

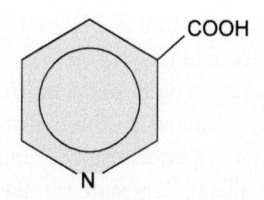

Figura 16.7 Estrutura química da niacina.

Avaliação do estado nutricional clínico

Os sintomas clássicos de deficiência de niacina compreendem fraqueza muscular, anorexia, indigestão e erupções cutâneas.[17] A deficiência grave leva à pelagra, também conhecida como doença dos "3 D", por provocar dermatite desenvolvida por exposição solar, demência e diarreia[55,98], além de tremores e maior sensibilidade na língua.[33] O envolvimento neurológico pode manifestar-se com sinais de confusão mental, desorientação, depressão, apatia, dor de cabeça, fadiga e perda de memória.[71]

Parâmetros laboratoriais

Os métodos mais comuns para avaliação do estado nutricional relativo à niacina são a dosagem de nicotinamida nucleotídio no sangue e a dosagem urinária de metabólitos da niacina (N[1]-metilnicotinamida e N[1]-metil-5-carboxamida-2-piridona).[17,55] O esquema para interpretação da avaliação nutricional em relação à niacina encontra-se na Tabela 16.10.

Determinações das dosagens de nicotinamida nucleotídio sanguínea e urinária de metabólitos da niacina

Níveis urinários de N[1]-metilnicotinamida inferiores a 0,8 mg/dia indicam deficiência de niacina.[96] Ressalta-se que a mensuração da excreção urinária de N[1]-metilnicotinamida não é recomendada para gestantes, em razão das alterações metabólicas que elevam a excreção de N[1]-metilnicotinamida, nem para diabéticos, pois excretam quantidades reduzidas de N[1]-metilnicotinamida na urina.[17]

A excreção urinária de N[1]-metilnicotinamida pode ser expressa em mg/g de creatinina excretada, com níveis inferiores a 0,5 mg/g creatinina indicando deficiência.[17] Gibson[17] cita como ponto de corte para excreção urinária de 24 h de N[1]-metilnicotinamida e/ou N[1]-metil-5-carboxamida-2-piridona, que pode ser indicativo de risco de deficiência de niacina, valores inferiores a 1,2 mg/24 h.

Cálculo da razão da dosagem urinária de metabólitos da niacina para dosagem de nicotinamida nucleotídio no sangue

Uma razão de N[1]-metil-5-carboxamida-2-piridona para N[1]-metilnicotinamida de 1,3 a 2 é considerada normal, enquanto

Tabela 16.10 Guia de interpretação da avaliação nutricional de niacina, de acordo com parâmetros laboratoriais.

Parâmetro	Deficiência
Níveis urinários de N[1]-metilnicotinamida	< 0,8 mg/dia
Níveis urinários de N[1]-metilnicotinamida (mg/g creatinina)	< 0,5 mg/g creatinina; < 0,2 mg/6 h g creatinina
Excreção urinária (24 h) de N[1]-metilnicotinamida e/ou N[1]-metil-5-carboxamida-2-piridona	< 1,2 mg/24 h
Razão N[1]-metil-5-carboxamida-2-piridona/N[1]-metilnicotinamida	< 1
Razão NAD/NADP	< 1

Adaptada de Gilson, 2005[17]; Cervantes-Laurean *et al.*, 2003.[96]

valores inferiores a 1 indicam deficiência de niacina.[96] Entretanto, esse método não é recomendado em caso de deficiência marginal, uma vez que essa razão parece mensurar melhor a adequação proteica, e não a de niacina.[17]

Cálculo da razão NAD/NADP

A baixa concentração de triptofano no plasma, e também as concentrações sanguíneas ou nos eritrócitos de NAD e NADP, podem ser úteis para a avaliação do estado nutricional da niacina.[17] O *status* da niacina pode ser determinado por meio da avaliação da razão das suas formas ativas NAD/NADP, com razão menor que 1 indicando risco de deficiência.[17,96]

Fontes nutricionais e ingestão dietética

A niacina pode ser sintetizada a partir do aminoácido essencial triptofano, cuja ingestão contribui para a manutenção de um estado nutricional adequado em relação a essa vitamina.[17,96,99] Estima-se que 60 mg desse aminoácido sejam convertidos em 1 mg da vitamina ou 1 mg de niacina equivalente (NE).[17] Quantidades significativas de niacina são encontradas em carne, fígado, legumes, alfafa, grãos de cereais, levedura, amendoins, peixe e milho.[17,96] A carne vermelha é considerada uma das maiores fontes dessa vitamina em virtude dos elevados teores de niacina pré-formada e de triptofano.[17,98] Leites e ovos contêm quantidades reduzidas de niacina, porém elevadas de triptofano, que fornecem NE.[98,100]

Ácido pantotênico (vitamina B_5)

A vitamina B_5, também conhecida como pantotenato, apresenta em sua estrutura química uma amida em conjunto com o ácido D-pantoico e um aminoácido beta-alanina. Sua forma biologicamente ativa é o ácido 3-[(2R,4-hidroxi-3,3-dimetilbutano)amino]propanoico; exerce papel fundamental no ciclo de Krebs, na síntese da coenzima A, atua na produção de hormônios suprarrenais, entre outras funções (Figura 16.8).[17]

Avaliação nutricional clínica

Sua deficiência é rara, podendo acometer grupos de risco, como usuários excessivos de bebidas alcoólicas, idosos e pacientes com doença de Crohn, sendo os sintomas imprecisos, como insônia, fadiga, apatia, irritabilidade, distúrbios neurológicos, neuromusculares (como cãibras musculares e parestesias), baixa produção de anticorpos, aumento das infecções respiratórias, náuseas e vômitos, entre outros.[101]

Parâmetros laboratoriais

Não há testes funcionais para a avaliação nutricional dessa vitamina no soro/plasma, pois a maior parte (85 a 90%) do ácido pantotênico encontra-se presente como coenzima A (CoA) nas células vermelhas. Assim, o indicador mais confiável, mesmo sabendo da sua limitação decorrente da variação individual pela ingestão dietética, é o teste via excreção urinária. Em adultos, valor inferior a 1 mg/dia de ácido pantotênico indica depleção do estado nutricional dessa vitamina.[102]

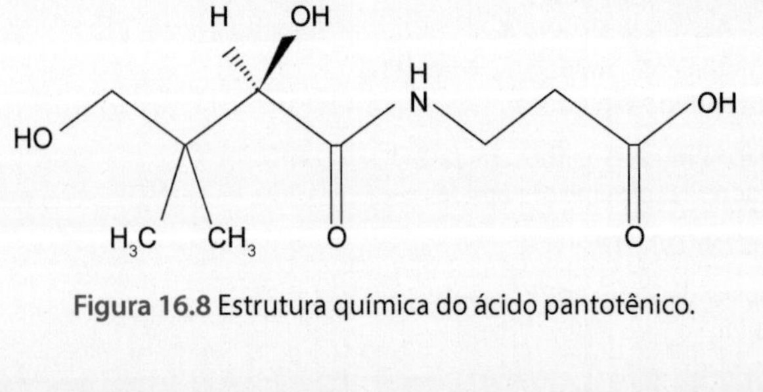

Fontes nutricionais e ingestão dietética

O ácido pantotênico é geralmente encontrado em alimentos como carnes frescas, couve-flor, brócolis, cereais integrais, ovos e leite. É raro encontrar o excesso dessa vitamina no organismo, dada sua facilidade de eliminação via urina. Casos de hipervitaminose pelo uso indiscriminado de suplementos vitamínicos podem levar a diarreia e aumento do risco de sangramentos.[101]

Piridoxina (vitamina B_6)

O termo vitamina B_6 é utilizado de modo genérico para descrever os derivados de 3-hidróxi-5-hidroximetil-2 metil piridina. Os seres humanos apresentam pequena quantidade dessa vitamina armazenada nos músculos, que é rapidamente exaurida quando a ingestão é inadequada.[101,103] Nos alimentos, a vitamina B_6 é encontrada principalmente em três formas (Figura 16.9): piridoxal (aldeído), piridoxamina (amina) e piridoxina (álcool). Após absorção, a vitamina é transformada em uma das duas formas enzimáticas mais ativas da vitamina, que são a piridoxal-5'-fosfato (PLP) e a piridoxamina-5'-fosfato (PMP).[17]

A PLP é uma coenzima bastante importante no organismo, sendo necessária para mais de 100 enzimas que estão envolvidas predominantemente no metabolismo de proteínas e aminoácidos. Várias reações dependentes de PLP dão origem a neurotransmissores incluindo serotoninas, taurina, dopamina, norepinefrina, histamina e ácido gama-aminobutírico. O PLP também está envolvido na conversão de triptofano em niacina, no metabolismo de carboidratos e lipídios, na modulação de hormônios esteroides e na síntese do heme.[17,103]

Avaliação nutricional clínica

Apesar de os sinais de deficiência dessa vitamina serem bastante inespecíficos, nos estágios iniciais de deficiência, pode-se observar fadiga e cefaleia e, posteriormente, em uma fase mais avançada, podem ocorrer dermatite seborreica, lesões orais, convulsões, depressão e confusão mental.[70] Fases mais graves podem acarretar anemia hipocrômica e microcítica. Alterações nas concentrações de B_6 podem ser observadas em pacientes com uremia, doenças hepáticas, artrite reumatoide, HIV/AIDS, pacientes em uso de medicações para tratamento da tuberculose (principalmente isoniazida) e outras como cicloserina, penicilamina e hidrocortisona.

Além disso, a deficiência de B_6 pode, indiretamente, predispor a doenças cardiovasculares pelo seu efeito no acúmulo de homocisteína no sangue. Concentrações reduzidas de B_6 também podem ocorrer na deficiência de riboflavina, pelo fato de esta última estar envolvida no metabolismo de B_6.[17]

Figura 16.8 Estrutura química do ácido pantotênico.

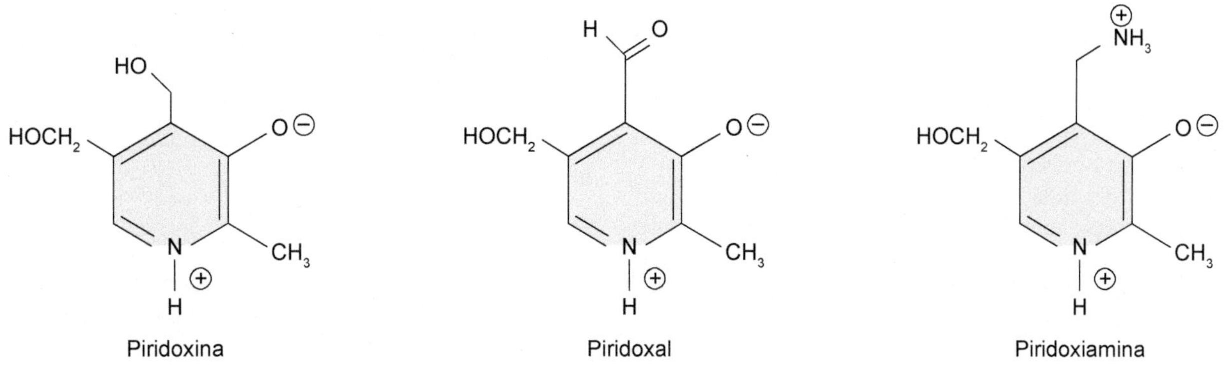

Figura 16.9 Estrutura química da vitamina B_6.

Parâmetros laboratoriais

Dada a inespecificidade dos sinais e sintomas, os parâmetros laboratoriais são os mais utilizados para detectar a deficiência dessa vitamina. Para isso, recomenda-se a utilização de, no mínimo, três testes bioquímicos, incluindo níveis plasmáticos de PLP juntamente com o coeficiente de ativação de aminotransferase aspartato e um metabólito urinário. A excreção do ácido 4-piridóxico é o preferível para avaliação, pois ele reflete a ingestão dietética recente e a sobrecarga de triptofano. Esses testes bioquímicos devem ser acompanhados por uma avaliação dietética de B_6 e de proteínas.[17]

Aminotransferases eritrocitárias

As duas aminotransferases – alanina aminotransferase (ALT) ou transaminase glutâmico pirúvico (TGP) e aminotransferase aspartato (AST) ou transaminase glutâmico oxalacética (TGO) – requerem fosfato piridoxal como coenzima. A atividade dessas enzimas é maior nos eritrócitos, portanto, a dosagem eritrocitária é a mais utilizada, refletindo no resultado a situação dessa atividade nos últimos meses. Na deficiência de vitamina B_6, o resultado encontra-se diminuído, mas *in vitro*, quando se adiciona fosfato piridoxal, a atividade aumenta. A atividade é expressa em termos do coeficiente de atividade (CA). Esse teste é mais útil quando a ingestão de B_6 é marginal ou baixa (quando a ingestão é elevada, a sensibilidade é baixa).[17]

De acordo com estudos epidemiológicos, o ALT é o parâmetro mais sensível às mudanças da presença da vitamina na dieta. Apesar disso, a atividade da AST é mais utilizada em estudos epidemiológicos, pois esse parâmetro é mais ativo, mais facilmente medido e menos afetado pela gravidez e uso de contraceptivos.[104,105] No entanto, vários fatores podem afetar as medições: idade, ingestão de bebidas alcoólicas, marcadores de inflamação/infecção, alguns medicamentos e doenças.

$$CA\ do\ AST\ eritrocitário = \frac{mg\ piruvato/m\ell/h\ (com\ adição\ de\ PLP)}{mg\ piruvato/m\ell/h\ (sem\ adição\ de\ PLP)}$$

Em que o CA é aceitável < 1,70; marginal = 1,70 a 1,85; deficiente > 1,85.

Piridoxal-5′-fosfato plasmático (PLP plasmático)

PLP plasmático representa 70 a 90% da vitamina B_6. No entanto, estudos populacionais mostram pouca correlação desse parâmetro com a ingestão dietética.[106] Fatores que podem afetar os níveis do PLP plasmático estão descritos na Tabela 16.11.

Não existem pontos de corte específicos para as concentrações de PLP nos diferentes grupos etários. De acordo com Hansen *et al.*[107], as referidas concentrações variam de 14,2 a 109 nmol/ℓ em mulheres saudáveis. O US Food and Nutrition Board[70] escolheu um ponto de corte < 20 nmol/ℓ para definir deficiência de B_6 com base na ausência de sinais clínicos ou funcionais em nível igual ou acima desse ponto.

Piridoxal-5′-fosfato eritrocitário (PLP eritrocitário)

É necessário um maior número de estudos para validar a dosagem desse parâmetro, apesar de as evidências apontarem que a função da PLP é basicamente intracelular e, portanto, esse meio seria o mais apropriado para essas dosagens.[17]

Vitamina B_6 urinária

Mais de 50% da vitamina B_6 excretada na urina está em sua forma livre (lembrando que a concentração urinária reflete a

Tabela 16.11 Fatores que influenciam as concentrações plasmáticas de PLP.

Dieta com alto teor de	PLP
Vitamina B_6	↑
Glicose	↓
Proteína	↓
Dieta com baixa biodisponibilidade	↓
Fatores fisiológicos	
Aumento de exercícios físicos	↑
Aumento da idade	↓
Gravidez	↓
Atividade da fosfatase alcalina	↓
Tabagismo crônico	↓

Adaptada de Leklem, 1990.[106]

ingestão dietética). Estudos experimentais de depleção têm mostrado que a excreção urinária de B_6, em caso de redução da ingestão dietética, resulta em pequena variação na excreção dessa vitamina. Estudos epidemiológicos utilizam amostras de urina matinal em jejum, bem como amostra de urina de 24 h. Fármacos como isoniazida, penicilamina e cicloserina elevam a excreção de vitamina B_6 na urina, geralmente em urina de 24 h. Uma excreção total de $B_6 < 0,5$ mmol/dia é indicativa de deficiência[106], havendo dados limitados em relação aos outros fatores que também podem afetar a excreção de B_6 urinária.

Ácido 4-piridóxico urinário

A excreção desse ácido reflete a oxidação de piridoxal fosfato nos tecidos e varia com a idade e a dieta (respondendo rapidamente ao consumo dietético recente de B_6). O exame é realizado com amostra de urina matinal ou com urina de 24 h (controlando-se pelos valores de creatinina).[17] Leklem[106] sugere que a excreção urinária de ácido 4-piridóxico ≤ 3 μmol/dia para mulheres e homens é indicativo de estado inadequado de B_6.

Teste de sobrecarga de triptofano

O fosfato piridoxal (uma das formas de B_6) age como coenzima para a quinureninase e a quinurenina aminotransferase na formação de ácidos xanturênicos, derivados quinurênicos. Dos metabólitos excretados pelo triptofano, o ácido xanturênico é, em geral, determinado após uma sobrecarga de triptofano (considerando-se que é provavelmente o teste mais sensível e fácil para avaliar o estado nutricional em relação a B_6 em condições experimentais[108,109], avaliado em urina de 24 h). As concentrações são bastante elevadas após 7 dias de depleção. No entanto, o teste parece ser sensível apenas nos casos em que a ingestão é baixa ($< 0,8$ mg/dia). A sensibilidade do teste ao triptofano para ingestão dietética na faixa de normalidade de 1 a 2,5 mg/dia é desconhecida.[17] Leklem[106] sugere que um nível > 64 μmol/dia após sobrecarga de 2 g de triptofano é indicativa de inadequado estado nutricional da vitamina B_6.

Teste de sobrecarga de quinurenina

Esse teste é utilizado para gestantes e indivíduos com doença e estresse. Uma dose de 200 mg de sulfato de L-quinurenina produz uma elevação modesta e reprodutível na excreção de inúmeros metabólitos urinários em indivíduos normais. Entretanto, em razão do alto custo do sulfato de quinurenina, esse teste não é muito utilizado.[17]

Teste de sobrecarga de metionina

Na deficiência de B_6, existe aumento da excreção de cistationina pelo fato de a cistationa ser um metabólito da metionina e depender da vitamina B_6 para sua síntese e degradação; no entanto, é um teste muito pouco utilizado.[110]

Fontes nutricionais e ingestão dietética

A vitamina B_6 é amplamente distribuída nos alimentos e, portanto, sua deficiência é rara. A forma mais comum nas plantas é a piridoxina, enquanto o piridoxal e a piridoxamina predominam nos produtos animais. Boas fontes da vitamina B_6 são: peixes, carnes, aves, aveia e alguns grãos. A biodisponibilidade

de vitamina B_6 em uma dieta variada é de 75%; os fatores limitantes incluem fibras dietéticas que prejudicam a digestão, o processamento dos alimentos e a existência de formas menos disponíveis de B_6.[111] A suplementação de B_6, muitas vezes, é recomendada em pacientes com tuberculose em uso de isoniazida.[55]

Biotina (vitamina B_7)

A biotina, também conhecida como vitamina H ou coenzima R, é uma vitamina essencial que participa de numerosas reações de carboxilação atuando como cofator de enzimas relacionadas com o metabolismo do propionato, na gliconeogênese, síntese de ácidos graxos e catabolismo de aminoácidos de cadeia ramificada. Sua estrutura química é composta por um ácido monocarboxílico e três carbonos assimétricos (Figura 16.10).[17]

Avaliação nutricional clínica

O organismo humano é incapaz de sintetizar a biotina, por isso, ela deve ser suprida por fontes alimentares. Contudo, as bactérias do intestino grosso conseguem sintetizá-la em pequenas quantidades. Sua deficiência é rara, podendo ocorrer na desnutrição grave e no alcoolismo crônico; também encontra-se associada ao uso de antiepilépticos. Os sinais e sintomas de deficiência incluem: anorexia, depressão, dores musculares, dermatite seca, dermatite seborreica, palidez, náuseas, vômito, alopecia e hipercolesterolemia.[101]

Parâmetros laboratoriais

A biotina parece não apresentar uma relação tão confiável tanto no soro quanto no plasma, mostrando maior sensibilidade pela detecção urinária. A excreção urinária do subproduto do acúmulo do 3-metilcrotonil-CoA, secundário à deficiente atividade da enzima biotina dependente beta metilcrotonil-CoA carboxilase, apresenta-se como um indicador precoce e sensível da deficiência dessa vitamina.[102]

Fontes nutricionais e ingestão dietética

Presente em pequenas quantidades em diversos alimentos, como fígado, gema de ovo, cereais, nozes, castanhas, leite, carnes, frutas e vegetais, apresenta biodisponibilidade variável. A proteína avidina, presente em ovos crus, inibe a ação da biotina ao ligar-se a ela, evitando, com isso, sua absorção normal no intestino. Uma dieta rica em ovos crus pode levar

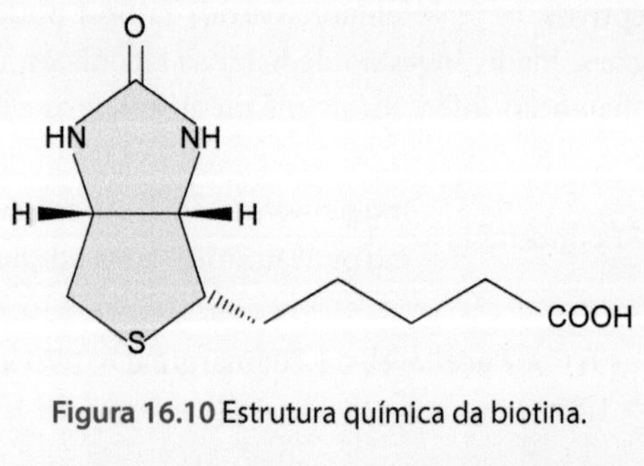

Figura 16.10 Estrutura química da biotina.

à deficiência em biotina. Não são conhecidos efeitos tóxicos dessa vitamina; sua UL não foi estabelecida.[101]

Folato

É um termo genérico utilizado para designar uma série de derivados do ácido fólico ou pteroglutâmico (ácido 2-amino-4-hidróxi-6-metileneaminobenzoil-L-glutâmico)[70,71,112-116] que apresentam atividade biológica da vitamina. O ácido fólico é o composto oxidado, e suas formas reduzidas são o di-hidrofolato e o tetra-hidrofolato[17,71,114] (Figura 16.11).

O folato, na forma de ácido fólico, desempenha função de coenzima em reações de transferência de um único átomo de carbono.[17,55,112,113,115] Essas reações atuam na síntese de pirimidina e purina, e na interconversão de aminoácidos, como a conversão de histidina a ácido glutâmico, de serina a glicina e de homocisteína a metionina.[70,112] Dessa maneira, o folato é essencial para a multiplicação celular e para o crescimento.[70]

Gestantes, lactantes, idosos, alcoólatras, indivíduos com síndromes de má absorção, doenças hemolíticas e malignas (leucemia), epilepsia e depleção de vitamina B_{12} são mais suscetíveis à deficiência de folato.[71,116] Associa-se a essa deficiência a ocorrência de defeitos do tubo neural[116,117], elevação das concentrações de homocisteína e anemia megalobástica.[116] Tem-se investigado também a relação da vitamina com doenças cardiovasculares[116,118], neurológicas[116,119], osteoporose[120] e câncer.[118]

Avaliação nutricional clínica

Sinais e sintomas não específicos, como dores de cabeça, cansaço, fadiga, dificuldade de concentração, irritabilidade, taquipneia etc., podem ser encontrados.[70] Outros sintomas como anorexia, insônia, queilose angular, glossite, aftas, palidez da pele e mucosas podem estar presentes na sua deficiência.[17]

Parâmetros laboratoriais

A Tabela 16.12 ilustra a sequência de eventos que ocorrem durante o desenvolvimento da anemia por deficiência de folato, com os respectivos pontos de corte dos parâmetros laboratoriais mais utilizados.

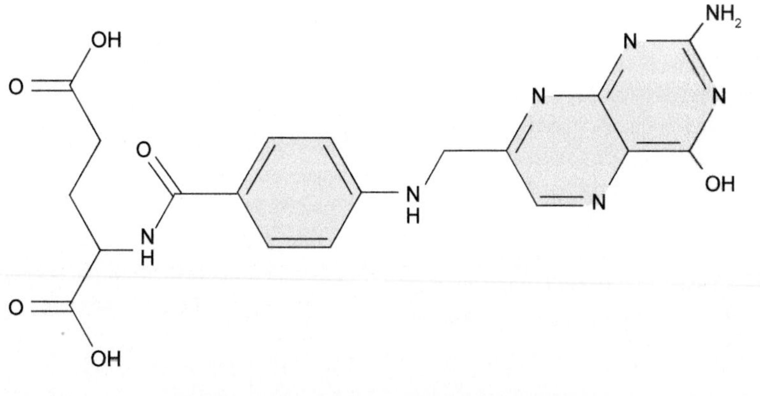

Figura 16.11 Estrutura química do ácido fólico.

Tabela 16.12 Estágios sequenciais durante o desenvolvimento da anemia por deficiência de folato, com os respectivos pontos de corte dos parâmetros laboratoriais.

Parâmetro	Normal	Balanço negativo	Depleção	Eritropoese folato-deficiente	Anemia por deficiência de folato
Homocisteína sérica	< 10	< 10	10 a 15	> 15	> 15
Folato sérico (nmol/ℓ)	> 11,3	< 6,8	< 6,8	< 6,8	< 6,8
Folato nas células vermelhas (nmol/ℓ)	> 453	> 453	< 363	< 272	< 227
Teste de supressão da deoxiuridina	Normal	Normal	Normal	Anormal	Anormal
Hipersegmentação de neutrófilos (média de lobos)	< 3,5	< 3,5	< 3,5	> 3,5	> 3,5
Eritrócitos	Normal	Normal	Normal	Normal	Macrocitose (> 100 fℓ)
Volume corpuscular médio	Normal	Normal	Normal	Normal	Elevado
Hemoglobina (g/ℓ)	Normal	Normal	Normal	Normal	Reduzida*

*Verificar pontos de corte descritos no Capítulo 1. fℓ: fentolitros.

Adaptada de Gibson, 2005[17]; Herbert, 1999.[114]

Determinação de folato eritrocitário

Os níveis de folato eritrocitário se mantêm constantes durante toda a vida das células, pois são incorporados a elas quando produzidas pela medula óssea. Apesar de ser menos sensível às flutuações recentes, pode ser considerado o melhor parâmetro para identificar as reservas dessa vitamina.[71,115] Ele é frequentemente utilizado para avaliar a depleção de folato em populações.[17] Os pontos de corte sugeridos por Herbert[114] estão descritos na Tabela 16.12. O IOM[70] recomenda apenas um ponto de corte (< 305 nmol/ℓ).

O folato eritrocitário pode ser determinado por ensaios de competição por ligação ou microbiológico[71], sendo o último o mais recomendado[17] por apresentar alta sensibilidade e relativo baixo custo.[121] As etapas do ensaio microbiológico estão descritas no Quadro 16.1.

Determinação de folato sérico

O principal derivado do folato no soro é o metiltetra-hidrofolato, cujas concentrações flutuam de acordo com a ingestão dietética recente, bem como com alterações metabólicas (mesmo com as reservas corporais adequadas). Dessa maneira, esse indicador não é fidedigno para diferenciar uma redução transitória na ingestão de folato da deficiência crônica.[17,71,115]

Teste de supressão da deoxiuridina

Trata-se de um indicador funcional do folato realizado *in vitro* utilizado para identificar a presença de anemia megaloblástica, bem como diferenciar as deficiências de folato e de vitamina B_{12}. Esse teste é realizado com células da medula óssea ou com outras células que produzem DNA e mede a incorporação de timidina radioativa ao DNA tanto na presença como na ausência de deoxiuridina.[113,115] Esse teste, porém, não tem sido amplamente utilizado, pela dificuldade na obtenção de células da medula.[113]

Determinação da homocisteína sérica

A homocisteína é um aminoácido derivado da remetilação da metionina. Várias vitaminas (B_6, B_{12}, riboflavina) estão envolvidas em seu metabolismo, porém estudos apontam que o folato é o mais importante determinante de suas concentrações em adultos.[17,70] Contudo, as concentrações de homocisteína constituem indicador funcional da deficiência de folato somente quando a deficiência de outras vitaminas está excluída. A elevação das concentrações de homocisteína ocorre nos estágios iniciais da deficiência de folato, quando só é detectada por meio do teste de supressão da deoxiuridina.[17]

A detecção da homocisteína é feita por CLAE. Essa abordagem para avaliar a deficiência de folato leva à investigação da normalização das concentrações de homocisteína após a suplementação com ácido fólico.[17] A Tabela 16.13 descreve diferentes pontos de corte indicativos de concentrações de homocisteína aumentadas.

Indicadores de células vermelhas

Após 3 a 4 semanas de depleção de folato, há alterações morfológicas nas células vermelhas. A macrocitose pode ser identificada observando-se o aumento do tamanho dessas células, bem como elevação do volume corpuscular médio. Entretanto, várias condições como alcoolismo, deficiência de vitamina B_{12}, doenças hepáticas e hipotireoidismo também resultam em aumento das células vermelhas.

Em geral, é recomendada a avaliação do ácido fólico nas células vermelhas em conjunto com a avaliação da vitamina B_{12}, pois a diminuição do ácido fólico reduz as concentrações de B_{12}. Como a meia-vida dos glóbulos vermelhos é de aproximadamente 120 dias, eles captam a formação do folato na medula óssea, mantendo sua concentração constante nesse período. Dessa maneira, a concentração de ácido fólico nas células vermelhas retrata melhor a condição nutricional ao ácido fólico sérico. A biopsia de medula, apesar de não ser um exame de rotina, pode confirmar a presença de anemia megaloblástica.[17,71]

Teste de sobrecarga de histidina

Durante a deficiência de folato, a conversão de histidina a ácido L-glutâmico por meio da enzima formiminotransferase está inibida, resultando em elevação da excreção do ácido formiminoglutâmico. O teste de sobrecarga de histidina (2 a 15 g VO) com mensuração da excreção do ácido em urina de 8 ou 24 h é um indicador com sensibilidade comparável à do folato eritrocitário. Contudo, não é específico para a deficiência de folato, pois as deficiências de vitamina B_{12} e

---

Quadro 16.1 Etapas de determinação de folato eritrocitário por ensaio microbiológico.

1. Coleta de sangue em tubos com anticoagulante (heparina ou EDTA). Proteger da luz até a adição de ácido ascórbico

2. Hemolisar o sangue restante com solução aquosa hipotônica (1% de ácido ascórbico). Adicionar agente de lise para garantir a hemólise total

3. Incubar o hemolisado com uma enzima folato conjugase para que o poliglutamil folato seja hidrolisado a monoglutamato

4. Adicionar o hemolisado ao meio de cultura da bactéria *Lactobacillus rhamnosus* (anteriormente denominada *L. casei*)

5. Comparar o crescimento das bactérias de acordo com a curva padrão (a partir de uma série de tubos contendo diferentes quantidades de folato)

Adaptada de Gibson, 2005[17]; Brody, 1999[71]; Quinlivan et al., 2006.[121]

Tabela 16.13 Pontos de corte de homocisteína plasmática.

Referências	Pontos de corte (mmol/ℓ)
Adultos	
Selhub *et al.*, 1995[122]	> 14,4
Stampfer *et al.*, 1992[123]	> 15,8
Joosten *et al.*, 1993[124]	> 13,9
Rasmussen *et al.*, 1996[125]	> 12
Crianças	
Must *et al.*, 2003[126]	> 11

de formiminotransferase, na presença de doenças malignas e de tuberculose, também resultam em excreção exacerbada de ácido formiminoglutâmico na urina.[17,71,113] Normalmente, um adulto que não apresenta depleção de folato excreta < 35 μmol/24 h e, com sobrecarga de histidina (15 g), essa excreção aumentaria para < 144 μmol/24 h.[17]

Hipersegmentação de neutrófilos (contagem de lobos)

Os neutrófilos, que normalmente apresentam de 3 a 4 segmentos, estão hipersegmentados na presença de anemia megaloblástica. Normalmente, essa hipersegmentação precede a macrocitose.[17] Outras patologias como leucemia, mielofibrose e lesão congênita também podem estar associadas ao aumento da contagem de lóbulos dos neutrófilos. Além disso, esse método não é tão confiável para avaliar a deficiência de folato em gestantes, uma vez que há tendência à hipossegmentação durante a gestação.[17]

Fontes nutricionais e ingestão dietética

As principais fontes dietéticas de folato são fígado, vísceras, carne de vaca e de porco, leite, queijo, feijão, espinafre, aspargo, brócolis, couve, beterraba, abóbora, cenoura, batata, milho, banana, laranja e maçã. Alimentos enriquecidos, como farinha de trigo, de milho e seus derivados (biscoito, bolo, cereal matinal, pão e macarrão), também são fontes dessa vitamina.[114,127-129]

O calor inativa os pteroglutamatos e contribui para redução da biodisponibilidade do folato em alimentos. Além disso, há perda da vitamina em alimentos cozidos em água. Estima-se que 50 a 95% do folato sejam perdidos durante a cocção. A biodisponibilidade do folato varia de 50% em alimentos naturalmente fontes a 100% em suplementos e alimentos fortificados.[17]

Cobalamina (vitamina B_{12})

A vitamina B_{12} é um termo genérico para descrever um grupo de corrinoides que contêm cobalto e apresentam uma estrutura particular formada por uma ribose, um fosfato e uma base ligada a um grupo corrina (5,6-dimetilbenzimidazol)[70,120,130-132] (Figura 16.12).

A vitamina B_{12}, na forma de adenosilcobalamina e metilcobalamina, participa como cofator da metionina sintetase e da L-metilmalonil-CoA mutase.[133] A metionina sintetase está envolvida na transferência do grupo metil do metiltetrahidrofolato à homocisteína formando tetra-hidrofolato e metionina. Na mitocôndria, a vitamina B_{12} participa do ciclo de Krebs atuando como coenzima para a isomerização da metilmalonil-CoA e succinil-CoA.[70,130]

A deficiência da vitamina B_{12} é rara, mas pode ocorrer em gestantes, lactantes, crianças e vegetarianos.[17,132] Também há casos descritos em idosos, relacionados à síndrome de má absorção e em gastrectomizados, por ausência de fator intrínseco (FI).[17,132] A deficiência de vitamina B_{12} está associada a anemia perniciosa, doença autoimune caracterizada pela produção de anticorpos que reconhecem FI, levando à perda de sua função. O FI, secretado pelas células parietais do

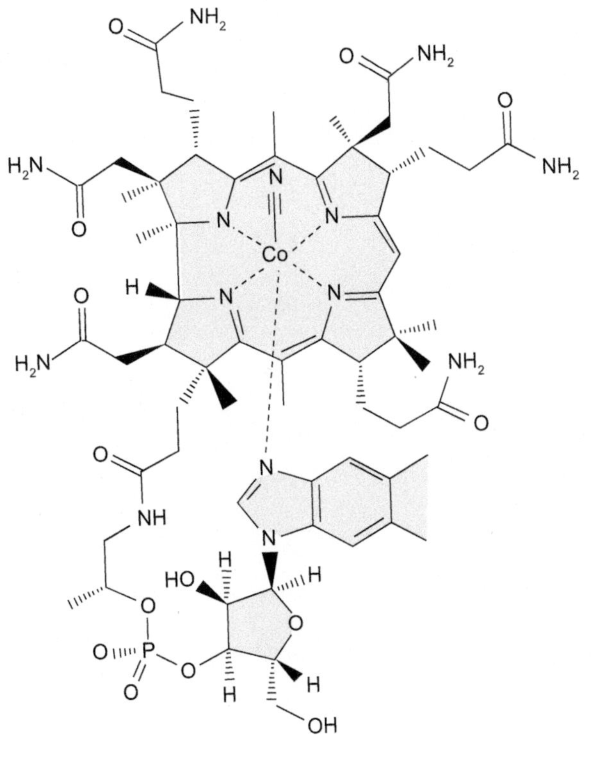

Figura 16.12 Estrutura química da cobalamina.

estômago, é imprescindível no mecanismo de absorção ativa da vitamina B_{12} por atuar diretamente em seus receptores celulares específicos existentes no íleo.[71,130] Além dessas constatações, a vitamina B_{12} parece ter papel nas doenças cardiovasculares, renais, diabetes, câncer e defeitos do tubo neural.[132]

Avaliação nutricional clínica

A Tabela 16.14 apresenta a sequência de eventos que ocorre durante o desenvolvimento da anemia por deficiência de vitamina B_{12}, com os respectivos pontos de corte dos parâmetros laboratoriais.

Os mesmos sinais e sintomas descritos para a deficiência de folato se aplicam à de vitamina B_{12}. Outros sintomas gastrintestinais e neurológicos, como glossite atrófica, atrofia das papilas, perda de apetite, constipação intestinal, flatulência, formigamento, dormência nas extremidades do corpo, distúrbios motores, perda de memória, desorientação, depressão e mudanças de humor, são indicativos de deficiência.[17,70,134] Também está associada a anemia perniciosa, complicações neurológicas e gastrintestinais.[70]

Parâmetros laboratoriais

Determinação da holotranscobalamina II sérica

Do total de vitamina B_{12} presente no soro, 20% estão ligados à proteína transcobalamina II sérica (TC II), e o restante se divide entre a TC I e III. Como somente a holo-TC II (TC II ligada à vitamina B_{12}) libera a vitamina a receptores presentes nas células, a determinação de suas concentrações pode ser utilizada como indicador de deficiência. Sua meia-vida é

Tabela 16.14 Estágios sequenciais durante o desenvolvimento da anemia por deficiência de vitamina B_{12}, com os respectivos pontos de corte dos parâmetros laboratoriais.

Parâmetro	Normal	Balanço negativo	Depleção	Eritropoese vitamina B_{12} deficiente	Anemia por deficiência de vitamina B_{12}
Holotranscobalamina (pmol/ℓ)	> 37	Baixa	Baixa	Baixa	Baixa
Teste de supressão da deoxiuridina (%)**	Normal	Normal	Normal	Anormal	Anormal
Hipersegmentação de neutrófilos**	Ausente	Ausente	Ausente	Presente	Presente
Folato nas células vermelhas (nmol/ℓ)	> 363	> 363	> 363	< 317	< 227
Eritrócitos	Normal	Normal	Normal	Normal	Macrocitose (> 100 fℓ)
Volume corpuscular médio	Normal	Normal	Normal	Normal	Elevado*
Homocisteína sérica**	Normal	Normal	Normal	Normal	Elevada
Hemoglobina (g/ℓ)	Normal	Normal	Normal	Normal	Reduzida*

*Verificar pontos de corte descritos no Capítulo 18 sobre ferro.
**Verificar pontos de corte descritos na seção Folato.
Adaptada de Gibson, 2005[17]; Herbert, 1987.[133]

curta, sendo, portanto, indicador precoce do balanço negativo dessa vitamina. Contudo, há dificuldades técnicas para sua determinação, o que pode comprometer sua utilização.[17] Além disso, é um indicador bastante sensível para detecção da deficiência de vitamina B_{12} em indivíduos com função renal normal.[135,136] Para sua determinação, utilizam-se métodos de radioimunoensaio.[17]

Determinação da vitamina B_{12} sérica

A vitamina B_{12} total sérica tem sido utilizada na triagem de rotina para detecção de deficiência, pois suas concentrações refletem tanto a ingestão recente quanto as reservas do organismo. Sua sensibilidade, porém, é baixa, tendo em vista que alguns indivíduos com níveis aparentemente adequados de vitamina B_{12} no soro apresentam anormalidades na função bioquímica. Recomenda-se que cada laboratório estabeleça seus pontos de corte para valores indicativos de deficiência.[17] A FAO/WHO[137] propõe ponto de corte inferior a 150 pg/mℓ (110 pmol/ℓ) como indicador de deficiência para todas as idades.[138] Nesses níveis, a função bioquímica avaliada pelo teste de supressão da deoxiuridina, elevação de homocisteína (ver seção Folato) e de ácido metilmalônico (descrito a seguir), está comprometida. Quando as concentrações de vitamina B_{12} no soro são consideradas moderadamente reduzidas (100 a 150 pmol/ℓ), há dificuldade de interpretação nos exames; assim, sugere-se complementar a análise com a determinação do ácido metilmalônico e homocisteína.[17] Essas recomendações se justificam com base em estudos que indicam que esses parâmetros são mais sensíveis no diagnóstico de deficiência de vitamina B_{12} quando comparados à concentração sérica.[134] Assim como o folato, a vitamina B_{12} sérica pode ser determinada por ensaios de competição por ligação ou microbiológico. O ensaio microbiológico para determinação dessa vitamina segue o mesmo princípio do descrito para o folato, porém utiliza-se outro tipo de bactéria.[17]

Determinações do ácido metilmalônico sérico e urinário

A vitamina B_{12} é cofator da enzima metilmalonil-CoA mutase e, quando há deficiência dessa vitamina, há acúmulo de ácido metilmalônico no sangue e, por consequência, há elevação de sua excreção urinária. Sua determinação pode ser realizada em urina de 24 h com ou sem sobrecarga oral de valina (5 g para crianças e 10 g para adultos). A detecção de ácido metilmalônico no soro também pode ser realizada. Ambas as abordagens apresentam boa sensibilidade e especificidade. Para essas determinações, utilizam-se técnicas de CLAE e espectrometria de massa.[17] A Tabela 16.15 mostra a descrição dos pontos de corte.

Tabela 16.15 Concentrações (normal, limítrofe e característica de deficiência de vitamina B_{12}) de ácido metilmalônico urinário e sérico.

Ácido metilmalônico	Normal	Limítrofe	Deficiência de vitamina B_{12}
Urinário	0 a 3,60 mmol/mol creatinina	–	Valores acima do normal
Após sobrecarga de valina	< 254 µmol/24 h	254 a 423 µmol/24 h	> 423 µmol/24 h
Sérico	0,08 a 0,56 mmol/ℓ	–	Valores acima do normal

Adaptada de Biolab Medical Unit (disponível em: www.biolab.co.uk); Mayo Medical Laboratories (disponível em: www.mayomedicallaboratories.com).

Teste de Schilling

É utilizado para diagnosticar a causa da deficiência de vitamina B_{12}. A avaliação da presença de anticorpos para o fator intrínseco fornece bom indício para diagnóstico de anemia perniciosa. Com o teste de Schilling, é possível diferenciar, com precisão, a anemia perniciosa de distúrbios de má absorção. O teste é realizado em duas etapas. Na primeira, o paciente recebe uma dose intramuscular de vitamina B_{12} (1 mg) para saturar as proteínas transportadoras. Posteriormente, recebe uma dose oral de vitamina B_{12} marcada (1 µg). Se for detectada proporção de radioatividade na urina de 24 h superior a 7%, o resultado é considerado normal. No entanto, quando observada anormalidade, deve-se proceder para a segunda etapa, no intuito de diferenciar, de maneira mais segura, a anemia perniciosa de outras patologias. Nessa segunda etapa, adiciona-se 60 mg de fator intrínseco à dose oral. Para isso, recomenda-se realizar o teste após 2 semanas de tratamento com a vitamina B_{12}.[139]

Fontes nutricionais e ingestão dietética

A vitamina B_{12} está presente em tecidos animais que a adquiriram de modo indireto a partir de bactérias, que são os únicos seres vivos capazes de sintetizá-la. Somente alimentos de origem animal, como ovos, leite, queijos, carne bovina, frango, peixes e alguns alimentos fortificados, como cereais matinais, são fontes dietéticas de vitamina B_{12}.[131] A vitamina B_{12} é estável e quase não há perda durante o processo de cocção. O prolongamento da fervura do leite, porém, pode causar perda de 50% dessa vitamina.[17]

Vitamina C

É o nome genérico dado ao ácido ascórbico (AA). Portanto, esse termo se refere às duas formas comuns biologicamente ativas (Figura 16.13): o AA e o ácido desidroascórbico (ADHA). As plantas e a maioria dos animais conseguem sintetizar a vitamina C a partir da glicose. Entretanto, o gene responsável pela enzima L-gulono-1,4-lactona oxidase, envolvido na síntese do AA, não é transcrito em humanos, embora esteja presente no genoma.[140,141]

O AA é um potente redutor biológico reversível. Está presente em reações enzimáticas e não enzimáticas que requerem o AA. Entre as enzimáticas, destacam-se a hidroxilação da prolina e lisina (síntese do colágeno, integridade do tecido conjuntivo, cartilagem, matriz óssea, dentina, pele e tendões); a biossíntese da carnitina (usada pela mitocôndria para transferir elétrons na transmembrana na síntese de ATP); a síntese da norepinefrina (a partir da dopamina); e o metabolismo enzimático da tirosina. Como agente redutor em ambientes intra e extracelulares, o AA pode melhorar a absorção gastrintestinal do ferro não heme, promover proteção antioxidante aos lipídios plasmáticos e das membranas biológicas, reciclar o alfatocoferila a alfatocoferol e atuar protegendo contra a ativação/formação de radicais livres.[17,142] Doses elevadas de AA têm sido relacionadas à redução de eventos cardiovasculares, catarata, câncer e funções relacionadas com o sistema imunológico.[143,144] No trato respiratório, pode reagir rapidamente com os poluentes do ar, como O_3, fumaça do cigarro e NO_2.[145]

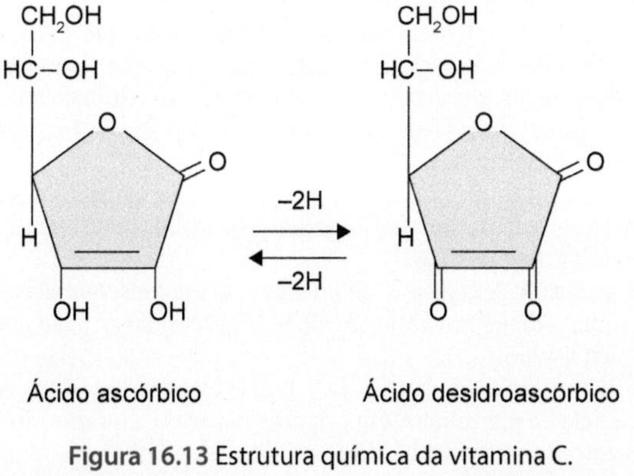

Avaliação nutricional clínica

A síntese reduzida de hidroxiprolina e hidroxilisina, por falta de AA, gera defeitos no tecido conjuntivo e sinais clínicos característicos do escorbuto, como petéquias, hemorragia gengival, inflamações, hiperqueratose folicular, alterações da cicatrização, deformações ósseas, anemia e déficit de crescimento. O escorbuto é raramente encontrado em países desenvolvidos, embora possa ocorrer em alcoólatras crônicos.[146] Deficiências leves de AA têm sido observadas em asilos de idosos, decorrentes da ingestão inadequada dessa vitamina, ocasionada possivelmente por dificuldades na mastigação de alimentos frescos, dieta restrita e/ou monótona, aumento das necessidades nutricionais em relação ao adulto jovem e renda insuficiente para adquirir alimentos fonte.[147-150] Nos recémnascidos, a deficiência é bastante rara, pois tanto o leite materno quanto as fórmulas infantis suprem as necessidades de AA nessa fase. Embora com sinais inespecíficos, a forma subclínica da hipovitaminose C pode ocorrer secundariamente a doenças hepáticas, alguns tipos de câncer, distúrbios do trato gastrintestinal e doença reumatoide.[151]

Parâmetros laboratoriais

Nutricionalmente, o *status* corporal de vitamina C está distribuído em várias categorias: ótimo, adequado, marginal, inadequado e deficiente. Para defini-las e diferenciá-las, é necessária a avaliação de AA no soro, plasma, sangue total (leucócitos) ou urina. O método CLAE apresenta alta especificidade e sensibilidade, qualificando-se como o preferencial para essas determinações.[17]

Vitamina C no soro ou plasma

A análise da concentração de AA no soro ou plasma é o método utilizado com maior frequência para avaliar o estado nutricional de vitamina C e a ingestão recente de vitamina C. As amostras de sangue coletadas necessariamente em jejum garantem a ausência do ácido eritórbico, epímero do AA utilizado como aditivo em alimentos, sem nenhuma função antiescorbútica.[17,152] Aproximadamente 80% do consumo dietético diário de AA é absorvido, sendo detectado com uma ingestão diária de 30 a 90 mg. Quando a ingestão é maior que

Ácido ascórbico   Ácido desidroascórbico

Figura 16.13 Estrutura química da vitamina C.

60 a 70 mg/dia, a concentração plasmática ou sorológica tende a se manter em um platô de $\approx$75 μmol/ℓ. Quando a ingestão de vitamina C alcança doses de 1 a 1,5 g/dia, a absorção se reduz em $\approx$50% e, com doses de 12 g/dia, $\approx$16%.[144] Além da ingestão dietética, outros fatores podem contribuir para uma interpretação errônea dos níveis de AA, como tabagismo, sexo (homens têm níveis de AA maiores do que mulheres), faixa etária, gestação, infecções urinárias e uso de medicamentos, especialmente ácido acetilsalicílico e contraceptivos orais.[151,153,154]

Vitamina C nos leucócitos

Esse teste é menos sensível às flutuações da ingestão recente da vitamina C. Dessa maneira, a concentração de AA nos leucócitos é a medida preferencial para refletir o *pool* corporal de AA e a reserva da vitamina nos diferentes tecidos do corpo.[152] Os níveis plasmáticos e leucocitários de AA são fortemente correlacionados, embora a concentração de AA nos leucócitos seja cerca de 14 vezes a concentração do plasma.[155] A concentração leucocitária nos adultos varia de 90 a 301 nmol/10^8 células.[152] Os mesmos fatores não dietéticos que afetam a dosagem de AA no plasma podem influenciar a avaliação leucocitária de AA.[156] A Tabela 16.16 descreve os parâmetros de interpretação dos testes aqui descritos.

Vitamina C na urina

A via urinária é o maior meio de eliminação do AA e de seus metabólitos. A excreção de AA pela urina reflete a ingestão dietética, no entanto, ela cai para níveis indetectáveis na deficiência de vitamina C. No estudo de Graumlich[160], por exemplo,

nenhuma excreção urinária de AA foi observada quando a dose de vitamina C diária foi $\leq$ 30 mg; a excreção de AA somente ocorreu quando os indivíduos passaram a consumir diariamente 100 mg de vitamina C. Esse teste é bem empregado no acompanhamento de indivíduos com hipovitaminose C, nos quais o AA excretado é medido após a ingestão de doses controladas da vitamina. Dessa maneira, o teste não é muito sensível para diferenciar níveis de ácido ascórbico normal ou ingestão deficiente.[17]

Outros métodos de avaliação do AA

O AA também pode ser determinado na saliva, nas células da mucosa bucal ou com o teste funcional de fragilidade capilar. Apesar de pouco invasivo, nenhum deles apresenta resultados consistentes e sensíveis para avaliar o *status* de AA em indivíduos ou populações.[17,158] A técnica de diluição de isótopos pode ser utilizada para avaliar o *pool* corporal de AA, sendo considerado um método confiável para essa finalidade.[158]

Fontes nutricionais e ingestão dietética

As maiores fontes de vitamina C naturais encontram-se na polpa e em sucos de frutas frescas, especialmente as cítricas, e de vegetais como brócolis, couve-de-bruxelas, couve-flor e repolho.[81] No entanto, inúmeros fatores determinam a quantidade de vitamina C nos alimentos, entre eles, condições de cultivo, estações do ano e tempo de armazenamento.[159] Exposição a altas temperaturas, oxidação e cocção podem reduzir o teor de AA nos alimentos.[17] Segundo Mangels et al.[161], a biodisponibilidade da vitamina C proveniente de fontes alimentares é similar à dos suplementos.

Tabela 16.16 Critérios de interpretação do estado nutricional relativo à vitamina C.

Classificação	Soro/plasma	Leucócitos mistos	Reserva corporal
Adequado	> 23 μmol/ℓ (> 0,4 mg/dℓ)	> 114 nmol/10^8 células (> 20 μg/10^8 células)	> 600 mg
Baixo	11,4 a 23 μmol/ℓ (0,2 a 0,4 mg/dℓ)	57 a 114 nmol/10^8 células (10 a 20 μg/10^8 células)	300 a 600 mg
Deficiente	< 1,4 μmol/ℓ (< 0,2 mg/dℓ)	< 57 nmol/10^8 células (< 0 μg/10^8 células)	< 300 mg
Variação normal	23 a 84 μmol/ℓ (0,4 a 1,5 mg/dℓ)	114 a 301 nmol/10^8 células (20 a 53 μg/10^8 células)	500 a 1.500 mg

Adaptada de Baker et al., 1971[157], Kallner et al., 1979[160]; Jacob, 1994.[159]

REFERÊNCIAS BIBLIOGRÁFICAS

1. Ross AC. Vitamina A e retinóides. In: Shills ME, Olson JA, Shike M, Ross AC (eds.). Tratado de nutrição moderna na saúde e na doença. 9. ed. v. 1. Barueri: Manole, 2003. p.325-49.
2. McLaren DS, Frigg M. Sight and life manual on vitamin A deficiency disorders (VADD). 2. ed. Switzerland: Task Force Sight and Life, 2001.
3. Rondó PH, Abbott R, Rodrigues L, Tomkins A. Vitamin A, folate, and iron concentrations in cord and maternal blood of intra-uterine growth retarded and appropriate birth weight babies. Eur J Clin Nutr 1995;49(6):391-9.
4. Rondó PH, Abbott R, Tomkins A. Vitamin A and neonatal anthropometry. J Trop Pediatr 2001;47:307-10.
5. Semba RD. The role of vitamin A and related retinoids in immune function. Nutr Rev 1998;Suppl 55:38-48.
6. Jason J, Archibald LK, Nwanyanwu OC, Sowell AL, Buchanan I, Larned J et al. Vitamin A levels and immunity in humans. Clin Diagn Lab Immunol 2002;9:616-21.
7. Paiva AA. Suplementação de vitamina A em pré-escolares de creches da cidade de Terezina, Piauí (avaliação de parâmetros bioquímicos, de marcadores imunológicos celulares e do estado nutricional). [Tese de Doutorado]. São Paulo: Faculdade de Saúde Pública da USP, 2005.
8. Oliveira JM, Rondó PH. Evidence of the impact of vitamin A supplementation on maternal and child health. Cad Saúde Pública 2007;23:2565-75.
9. Sommer A. Vitamin A deficiency and its consequences: a field guide to detection and control. In: Epidemiology. 3. ed. Geneva: WHO, 1995.
10. Milagres RCRM, Nunes LC, Pinheiro-Sant'Ana HM. A deficiência de vitamina A em crianças no Brasil e no mundo. Ciênc Saúde Coletiva 2007;12(5):1253-66.

11. Ramalho RA, Flores H, Saunders C. Hipovitaminose A no Brasil: um problema de Saúde Pública. Rev Panam Salud Publica 2002;12:117-22.

12. Brasil. Portaria nº 729/GM, 13 de maio de 2005. Vitamina A mais: Programa Nacional de Suplementação de Vitamina A. Brasília: Ministério da Saúde, 2005. p.3.

13. World Health Organization (WHO). Indicators for assessing vitamin A deficiency and their application in monitoring and evaluating interventions programmes. Micronutrientes series, WHO/NUT/96.10. Geneva: WHO, 996.

14. Saunders C, Ramalho A, Padilha PC, Barbosa CC, Leal MC. A investigação da cegueira noturna no grupo materno-infantil: uma revisão histórica. Rev Nutr 2007;20:95-105.

15. Sommer A, Davidson FR. Assessment and control of vitamin A deficiency: the Annecy Accords. J Nutr 2002;132 Suppl 9:2845-50.

16. Olson JA. Serum levels of vitamin A and carotenoids as reflectors of nutritional status. J Natl Cancer Inst 1984;73:1439-44.

17. Gibson R. Principals of nutritional assessment. 2. ed. Oxford: Oxford University Press, 2005.

18. Brady WE, Mares-Perlman JA, Bowen P, Stacewicz-Sapuntzakis M. Human serum carotenoid concentrations are related to physiologic and lifestyle factors. J Nutr 1996;126:129-37.

19. Huang J, Lu MS, Fang YJ, Xu M, Huang WQ, Pan ZZ et al. Serum carotenoids and colorectal cancer risk: a case control study in Guangdong, China. Mol Nutr Food Res 2017;61(10).

20. Holick MF. Vitamina D. In: Shils ME, Olson JA, Shike M, Ross AC (eds.). Tratado de nutrição moderna na saúde e na doença. 9. ed. v. 1. Barueri: Manole, 2003. p.351-68.

21. Institute of Medicine (IOM). Dietary reference intakes for calcium, phosphorus, magnesium, vitamin D and fluoride. Standing Committee on the Scientific Evaluation of Dietary Reference Intakes, Food and Nutrition Board. Washington: National Academy Press, 1997. p.250-87.

22. Holick MF, Chen TC. Vitamin D deficiency: a worldwide problem with health consequences. Am J Clin Nutr 2008;87 Suppl 4:1080-6.

23. Holick MF. Vitamin D: important for prevention of osteoporosis, cardiovascular heart disease, type 1 diabetes, autoimmune diseases, and some cancers. South Med J 2005;98:1024-8.

24. Nesby-O'Dell S, Scanlon K, Cogswell M, Gillespie C, Hollis BW, Looker AC et al. Hypovitaminosis D prevalence and determinants among African American and white women of reproductive age: Third National Health and Nutrition Examination Survey, 1988-1994. Am J Clin Nutr 2002;76:187-92.

25. Zittermann A. Vitamin D in preventive medicine: are we ignoring the evidence? Brit J Clin Nutr 2003;89:552-72.

26. Gregory J, Collins DL, Davies PSW, Hughes JM, Clarke PC. National Diet and Nutrition Survey: children aged one-and-a half to four-and-a-half years. Volume 1: Report of the Diet and Nutrition Survey. London: Her Majesty's Stationery Office, 1990.

27. Need AG, Horowitz M, Morris HA, Nordin BEC. Vitamin D status: effects on parathyroid hormone and 1,25-dihydroxyvitamin D in postmenopausal women. Am J Clin Nutr 2000;71:1577-81.

28. Chapuy M-C, Prezioso P, Maamer M, Arnaud S, Galan P, Herberg S et al. Prevalence of vitamin D insufficiency in an adult normal population. Osteoporos Int 1997;7:439-43.

29. Holick MF. Resurrection of vitamin D deficiency and rickets. J Clin Invest 2006;116:2062-72.

30. Lips P, Graafmans WC, Ooms ME, Bezemer PD, Bouter LM. Vitamin D supplementation and fracture incidence in elderly persons: a randomized placebo-controlled clinical trial. Ann Intern Med 1996;124:400-6.

31. Traber MG. Vitamin E. In: Shils ME, Olson JA, Shike M, Ross AC (eds.). Tratado de nutrição moderna na saúde e na doença. 9. ed. v. 1. São Paulo: Manole, 2003. p.369-85.

32. Merck Index: an encyclopedia of chemicals, drugs and biologicals. 12. ed. Whitehouse Station, 1996.

33. Gallagher ML. Vitaminas. In: Mahan LK, Escott-Stump S (eds.). Krause: alimentos, nutrição & dietoterapia. 11. ed. São Paulo: Roca, 2005. p.72-114.

34. Evans HM, Bishop KS. On the existence of a hitherto unrecognized dietary factor essential for reproduction. Science 1992;56:650-1.

35. Azzi A, Stocker A. Vitamin E: non-antioxidant roles. Prog Lipid Res 2000;39:231-55.

36. Brigelius-Flohé R, Kelly FJ, Salonen JT, Neuzil J, Zingg J-M, Azzi A. The European perspective on vitamin E: current knowledge and future research. Am J Clin Nutr 2002;76:703-16.

37. Rader DJ, Brewer HB. Abetalipoproteinemia. New insights into lipoprotein assembly and vitamin E metabolism from a rare genetic disease. JAMA 1993;270:865-9.

38. Cavalier L, Ouahchi K, Kayden HJ, Di Donato S, Reutenauer L, Mandel J-L et al. Ataxia with isolated vitamin E deficiency: heterogeneity of mutations and phenotypic variability in a large number of families. Am J Hum Genet 1998;62:301-10.

39. Karla V, Grover J, Ahuja GK, Rathi S, Khurana DS. Vitamin E deficiency and associated neurological deficits in children with protein-energy malnutrition. J Trop Pediatr 1998;44:291-5.

40. Johnson L, Schaffer D, Boggs TR Jr. The premature infant, vitamin E deficiency and retrolental fibroplasia. Am J Clin Nutr 1974;27:1158-73.

41. Sokol RJ. Vitamin E deficiency and neurological disorders. In: Pacher L, Fuchs J (eds.). Vitamin E in health and disease. New York: Marcel Dekker, 1993. p.818-49.

42. Traber MG, Kayden HJ. Preferential incorporations of α-tocoferol vs γ-tocoferol in human lipoproteins. Am J Clin Nutr 1989;49:517-26.

43. Herrera E, Barbas C. Vitamin E: action, metabolism and perspectives. J Physiol Biochem 2001;57:43-56.

44. Gey KF. Cardiovascular disease and vitamins. Concurrent correction of 'suboptimal' plasma antioxidant levels may, as important part of 'optimal' nutrition, help to prevent early stages of cardiovascular disease and cancer, respectively. Bibl Nutr Dieta 1995;52:75-91.

45. Poukka RKH, Bieri JG. Blood alpha-tocopherol: erythrocyte and plasma relationships in vitro and in vivo. Lipids 1970;5:757-61.

46. Lehmann J. Comparative sensitivities of tocopherol levels of platelets, red blood cells and plasma for estimating vitamin E nutritional status in the rat. Am J Clin Nutr 1981;34:2104-10.

47. Horwitt MK. Status of human requirements for vitamin E. Am J Clin Nutr 1974;27:1182-93.

48. Sauberlich HE. Laboratory tests for the assessment of nutritional status. Cleveland: CRC-Press, 1999. (CRC series in modern nutrition).

49. Kaempf DE, Miki M, Ogihara T, Okamoto R, Konishi K, Mino M. Assessment of vitamin E nutritional status in neonates, infants and children on the basis of alpha-tocopherol levels in blood components and buccal mucosal cells. Int J Vitam Nutr Res 1994;64:185-91.

50. Erhardt JG, Mack H, Sobeck U, Biesalki HK. Beta-carotene and alpha-tocopherol concentration and antioxidant status in buccal mucosal cells and plasma after oral supplementation. Br J Nutr 2002;87:471-5.

51. Lima ES, Abdalla DSP. Peroxidação lipídica: mecanismos e avaliação em amostras biológicas. Revista Brasileira de Ciência Farmacêuticas 2001;37:293-302.

52. Hands ES. Nutrients in food. Philadelphia: Lippincott Williams & Wilkins, 2000.

53. Bellizzi MC, Franklin MF, Duthie GG, James WPT. Vitamin E and coronary heart disease: the European paradox. Eur J Clin Nutr 1994;48:822-31. Erratum in: Eur J Clin Nutr 1995;49:230.

54. Instituto Brasileiro de Geografia e Estatística (IBGE). Pesquisa de orçamentos familiares. Rio de Janeiro: IBGE, 2009.

55. Food and Agriculture Organization/World Health Organization (FAO/WHO). Thiamin, riboflavin, niacin, vitamin B6, pantothenic acid, and biotin. In: Vitamin and mineral requirements. 2. ed. Report of a joint FAO/WHO expert consultation. Geneva: FAO/WHO, 2004.

56. Barkhan P, Shearer MJ. Metabolism of vitamin K1 (phylloquinone) in man. Proc R Soc Med 1977;70:93-6.

57. Binkley NC, Suttie JW. Vitamin K nutrition and osteoporosis. J Nutr 1995;125:1812-21.

58. Shearer MJ, Bach A, Kohlmeier M. Chemistry, nutritional sources, tissue distribution and metabolism of vitamin k with special reference to bone health. J Nutr 1996;126:1181-6.

59. Olson RE. Osteoporosis and vitamin K intake. Am J Clin Nutr 2000;71:1031-2.

60. Booth SL, Centurelli MA. Vitamin K: a practical guide to the dietary management of patients on warfarin. Nutr Rev 1999;57:288-96.

61. Dôres SMC, Paiva SAR, Campana AO. Vitamina K: metabolismo e nutrição. Rev Nutr Campinas 2001;14:207-18.

62. Olson RE. Vitamina K. In: Shils ME, Olson JA, Shike M, Ross AC (eds.). Tratado de nutrição moderna na saúde e na doença. 9. ed. v. 1. Barueri: Manole, 2003. p.387-405.

63. Institute of Medicine (IOM). Dietary reference intakes for vitamin A, vitamin K, arsenic, boron, chromium, copper, iodine, iron, manganese, molybdenum, nickel, silicon, vanadium, and zinc. Standing Committee on the Scientific Evaluation of Dietary Reference Intakes, Food and Nutrition Board. Washington: National Academy Press, 2001. p.162-96.

64. Suttie JW. Vitamin K. In: Machlin LJ (ed.). Handbook of vitamins. 2. ed. New York: Marcel Dekker, 1991. p.145-94.

65. Klack K, Carvalho JF. Vitamina K: metabolismo, fontes e interação com o anticoagulante varfarina. Rev Bras Reumatol 2006;46:398-406.

66. Ferland G, Sadowski JA, O'Brien ME. Dietary induced subclinical vitamin K deficiency in normal human subjects. J Clin Invest 1993;91:1761-8.

67. Sokoll LJ, Sadowski JA. Comparison of biochemical indexes for assessing vitamin K nutritional status in a healthy adult population. Am J Clin Nutr l996;63:566-73.

68. Cashman KD. Vitamin K status may be an important determinant of childhood bone health. Nutr Rev 2005;63:284-93.

69. Shea MK, Booth SL, Massaro JM, Jacques PF, D'Agostino RB, Dawson-Hughes B et al. Vitamin K and vitamin D status: associations with inflammatory markers in the Framingham Offspring Study. Am J Epidemiol 2008;167:313-20.

70. Institute of Medicine (IOM). Dietary reference intake for thiamin, riboflavin, niacin, vitamin B6, folate, vitamin B12, pantothenic acid, biotin, and choline. Washington: National Academy Press, 1998.

71. Brody T. Nutritional biochemistry. 2. ed. San Diego: Academic Press, 1999.

72. Tanphaichitr V. Thiamine. In: Shils M, Olson J, Shike M, Ross AC (eds.). Modern nutrition in health and disease. New York: Lippincott Williams & Wilkins, 1999.

73. World Health Organization (WHO). Thiamine deficiency and its prevention and control in major emergencies. Geneva: WHO, 1999.

74. Harper C. Thiamine (vitamin B1) deficiency and associated brain damage is still common throughout the world and prevention is simple and safe! Eur J Neurol. 2006;13:1078-82.

75. Singleton CK, Martin PR. Molecular mechanisms of thiamine utilization. Curr Mol Med 2001;1:197-207.

76. Vieira Filho JPB, Oliveira ASB, Silva MRD, Amaral AL, Schultz RR. Polyneuropathy deficiency among Xavante indians. Rev Assoc Med Bras 1997;43:82-8.

77. Alves LFA, Gonçalves RM, Cordeiro GV, Lauria MW, Ramos AV. Beriberi after bariatric surgery: not an unusual complication. Report of two cases and literature review. Arq Bras Endocrinol Metab 2006;50:564-8.

78. Lu J, Frank EL. Rapid HPLC measurement of thiamine and its phosphate esters in whole blood. Clin Chem. 2008;54:901-6.

79. Núcleo de Estudos e Pesquisas em Alimentação/Universidade de Campinas (NEPA/Unicamp). TACO. Tabela brasileira de composição de alimentos. Campinas: NEPA/Unicamp, 2006.

80. Powers HJ. Riboflavin (vitamin B-2) and health. Am J Clin Nutr 2003;77:1352-60.

81. McCormick DB, Innis WSA, Merrill AH Jr., Bowers-Komro DM, Oka M, Chastain JL. An update on flavin metabolism in rats and humans. In: Edmondson DE, McCormick DB (eds.). Flavin and flavoproteins. New York: Walter de Gruyter, 1988. p.59-471.

82. Bailey AL, Finglas PM. A normal phase high performance liquid chromatrographic method for determination of thiamin in blood and tissue samples. J Micronutr Anal 1990;7:147-57.

83. Schrijver J. Biochemical markers for micronutrient status and their interpretation. In: Pietrzik K (ed.). Modern lifestyles, lower energy intake and micronutrient status. New York: Springer-Verlag, 1991.

84. Thurnham DI. Red cell enzyme tests of vitamin status: do marginal deficiencies have any physiological significance? Proc Nutr Soc 1981;40:155-63.

85. Meister A. Glutathione metabolism. Methods Enzymol 1995;251:3-7.

86. McCormick DB, Greene HL. Vitamins. In: Burtis CA, Ashwood ER (eds.). Tietz textbook of clinical chemistry. Philadelphia: W.B. Saunders, 1994. p.366-75.

87. Smith MD. Rapid method for determination of riboflavin in urine by high-performance liquid chromatography. J Chromatogr 1980;182:285-91.

88. Chastain JL, McCormick. Flavin catabolites: identification and quantitation in human urine. Am J Clin Nutr 1987;46:830-4.

89. Horwitt MK. Interpretations of requirements for thiamin, riboflavin, niacin-tryptophan, and vitamin E plus comments on balance studies and vitamin B-6. Am J Clin Nutr 1986;44:973-85.

90. Tucker RG, Mickelsen O, Keys A. The influence of sleep, work, diuresis, heat, acute starvation, thiamine intake and bed rest on human riboflavin excretion. J Nutr 1960;72:251-61.

91. Goldsmith GA. Vitamin B complex. Thiamine, riboflavin, niacin, folic acid (folacin), vitamin B12, biotin. Prog Food Nutr Sci 1975;1:559-609.

92. Zempleni J, Galloway JR, McCormick DB. Pharmacokinetics of orally and intravenously administered riboflavin in healthy humans. Am J Clin Nutr 1996;63:54-66.

93. Mushtaq S, Su H, Hill MH, Powers HJ. Erythrocyte pyridoxamine phosphate oxidase activity: a potential biomarker of riboflavin status? Am J Clin Nutr 2009;90(5):1151-9.

94. Hustad S, Ueland PM, Schneede J. Quantification of riboflavin, flavin mononucleotide, and flavin adenine dinucleotide in human plasma by capillary electrophoresis and laser-induced fluorescence detection. Clin Chem 1999;45:862-8.

95. Bates CJ, Prentice A, Cole TJ, van der Pols JC, Doyle W, Finch S et al. Micronutrients: highlights and research challenges from the 1994-5 National Diet and Nutrition Survey of people aged 65 years and over. Br J Nutr 1999;82:7-15.

96. Cervantes-Laurean D, McElvaney NG, Moss J. Niacina. In: Shils ME, Olson JA, Shike M, Ross AC (eds.). Tratado de nutrição moderna na saúde e na doença. 9. ed. v.1. Barueri: Manole, 2003. p.427-38.

97. Meyers CD, Kashyap ML. Pharmacologic augmentation of high-density lipoproteins: mechanisms of currently available and emerging therapies. Curr Opin Cardiol 2005;20:307-12.

98. Food and Agriculture Organization (FAO). Vitamins. In: FAO (ed.). Human Nutrition in the Developing World. Rome: FAO, 1997. p.111-22.

99. Eys JV. Nicotinic acid. In: Machlin LJ (ed.). Handbook of vitamins. 2. ed. New York: Marcel Dekker, 1991. p.311-40.

100. Vannucchi H, Chiarello PG. Niacina. In: Cozzolino SMF (ed.). Biodisponibilidade de nutrientes. 5. ed. Barueri: Manole, 2005. p.368-80.

101. Cozzolino SMF (ed.). Biodisponibilidade de nutrientes. 5. ed. Barueri: Manole, 2005.

102. Clark SR. Vitamins and trace elements. In: Gottschlich MM. The A.S.P.E.N. Nutrition Support core curriculum: a case-based approach the adult patient. American Society for Parenteral and Enteral Nutri 2007. p.129-62.

103. Leklem J. Vitamin B6. In: Shils ME, Olson JA, Shike M, Ross AC (eds.). Tratado de nutrição moderna na saúde e na doença. 9. ed. v. 1. Barueri: Manole, 2003. p.439-48.

104. Löwik MRH, van Poppel G, Wedel M, van den Berg H, Schrijver J. Dependence of vitamin B6 status assessment on alcohol intake among elderly men and women (Dutch Nutrition Surveillance System). J Nutr 1990;120:1344-51.

105. Bates CJ, Pentieva KD, Prentice A. An appraisal of vitamin B6 status indices and associated confounders, in young people aged 4-18 years and in people aged 65 years and over, in two national British surveys. Public Health Nutr 1999;2:529-35.

106. Leklem JE. Vitamin B6: a status report. J Nutr 1990;120:1503-7.

107. Hansen CM, Shultz TD, Kwak H-K, Memon HS, Leklem JE. Assessment of vitamin B6 status in young women consuming a controlled diet containing four levels of vitamin B6 provides an estimated average requirement and recommended dietary allowance. J Nutr 2001;131:1777-86.

108. Brown RR. The tryptophan load test as an index of vitamin B6 nutrition. In: Leklen JE, Reynolds RD (eds.). Methods in vitamin B6 Nutrition. New York: Plenum Press, 1981. p.321-40.

109. Kretsch M, Sauberlich H, Skala J, Johnson HL. Vitamin B6 requirements and status assessment: young women fed a depletion diet followed by a plant or animal protein diet with graded amounts of vitamin B6. Am J Clin Nutr 1995;61:1091-101.

110. Graham IM, Daly LE, Refsum HM, Robinson K, Brattstrom LE, Ueland PM et al. Plasma homocysteine as a risk factor for vascular disease. J Am Med Assoc 1997;277:1775-81.

111. Gregory JF. Bioavailability of vitamin B6. Eur J Clin Nutr 1997;51:S43-S8.

112. Expert Group on Vitamins. Part 1: water soluble vitamins. Risk assessment. Folate. United Kingdom: Food Standards Agency, 2003.

113. Brody T. Folic acid. In: Machlin LJ. Handbook of vitamins. 2. ed. New York: Marcel Dekker, 1991.

114. Herbert V. Folic acid. In: Shils M, Olson J, Shike M, Ross AC (eds.). Modern nutrition in health and disease. New York: Lippincott Williams & Wilkins, 1999.

115. Lee RD, Nieman DC. Nutritional assessment. 3. ed. New York: Mc Graw-Hill, 2003.

116. Krishnaswamy K, Nair KM. Importance of folate in human nutrition. BJN 2001;85:S115-S124.

117. Pitkin R. Folate and neural tube defects. Am J Clin Nutr 2007;85:285S-8S.

118. Van Guelpen B. Folate in colorectal cancer, prostate cancer and cardiovascular disease. Scand J Clin Lab Invest 2007;67:459-73.

119. Djukic A. Folate-responsive neurologic diseases. Pediatr Neurol 2007;37:387-97.

120. Herrmann M, Schmidt JP, Umanskaya N, Wagner A, Taban-Shomal O, Widmann T et al. The role of hyperhomocysteinemia as well as folate, vitamin B6 and B12 deficiencies in osteoporosis – a systematic review. Clin Chem Lab Med 2007;45:1621-32.

121. Quinlivan EP, Hanson AD, Gregory JF. The analysis of folate and its metabolic precursors in biological samples. Anal Biochem 2006;348:163-84.

122. Selhub J, Jacques PF, Bostom AG, D'Agostino RB, Wilson PW, Belanger AJ et al. Association between plasma homocysteine concentrations and extracranial carotid-artery stenosis. N Engl J Med 1995;332:286-91.

123. Stampfer MJ, Malinow MR, Willett WC, Newcomer LM, Upson B, Ullmann D et al. A prospective study of plasma homocysteine and risk of myocardial infarction in US physicians. JAMA 1992;268:877-81.

124. Joosten E, Pelemans W, Devos P, Lesaffre E, Goossens W, Criel A et al. Cobalamin absorption and serum homocysteine and methylmalonic acid in elderly subjects with low serum cobalamin. Eur J Haematol 1993;51:25-30.

125. Rasmussen K, Møller J, Lyngbak M, Pedersen AM, Dybkjaer L. Age and gender-specific reference intervals for total homocysteine and methylmalonic acid in plasma before and after vitamin supplementation. Clin Chem 1996;42:630-6.

126. Must A, Jacques PF, Rogers G, Rosenberg IH, Selhub J. Serum total homocysteine concentrations in children and adolescents: results from the third National Health and Nutrition Examination Survey (NHANES III). J Nutr 2003;133:2643-9.

127. Santos LMP, Pereira MZ. Efeito da fortificação com ácido fólico na redução dos defeitos do tubo neural. Cad. Saúde Pública 2007;23:17-24.

128. Fonseca VM, Schieri R, Basílio L, Ribeiro LVC. Consumo de folato em gestantes de um hospital público do Rio de Janeiro. Cad Saúde Pública 2007;23:17-24.

129. Brasil. Agência Nacional de Vigilância Sanitária (Anvisa). RDC n. 344. Aprova o regulamento técnico para a fortificação das farinhas de trigo e das farinhas de milho com ferro e ácido fólico. Brasil: Anvisa, 2002.

130. Ellenbogen L, Cooper BA. Vitamin B12. In: Machlin LJ. Handbook of vitamins. 2. ed. New York: Marcel Dekker, 1991.

131. Weir DG, Scott JM. Vitamin B12 "Cianocobalamina". In: Shils M, Olson J, Shike M, Ross AC (eds.). Modern nutrition in health and disease. New York: Lippincott Williams & Wilkins, 1999.

132. Ryam-Harshman M, Adoori W. Vitamin B12 and health. Can Fam Physician 2008;54:536-41.

133. Herbert V. The 1986 Herman award lecture. Nutrition science as a continually unfolding story: the folate and vitamin B-12 paradigm. Am J Clin Nutr 1987;46:387-402.

134. Oh R, Brown DL. Vitamin B12 deficiency. Am Fam Physician 2003;67:979-86.

135. Obeid R, Herrmann W. Holotranscobalamin in laboratory diagnosis of cobalamin deficiency compared to total cobalamin and methylmalonic acid. Clin Chem Lab Med 2007;45:1746-50.

136. Hvas AM, Nexo E. Holotranscobalamin – a first choice assay for diagnosing early vitamin B deficiency? J Intern Med 2005;257:289-98.

137. Food and Agriculture Organization/World Health Organization (FAO/WHO). Requirements of vitamin A, iron, folate and vitamin B12. Food and Nutrition Series No. 23. Rome: FAO/WHO, 1988.

138. Carmel R, Herbert V. Deficiency of vitamin B12-binding alpha globulin in two brothers. Blood 1969;33:1-2.

139. Tefferi A. Anemia in adults: a contemporary approach to diagnosis. Mayo Clin Proc 2003;78:1274-80.

140. Halliwel B, Gutteridge JMC. Free radicals in biology and medicine. 4. ed. Oxford: Clarendon Press, 2007.

141. Cerqueira FM, Medeiros MHG, Augusto O. Antioxidantes dietéticos: controvérsias e perspectivas. Quim Nova 2007;30:441-9.

142. Hallberg L, Brune M, Rossander-Hulten L. Is there a physiological role of vitamin C in iron absorption? Ann N Y Acad Sci 1987;498:324-2.

143. Johnston CS, Martin LJ, Cai X. Antihistamine effect of supplemental ascorbic acid and neutrophil chemotaxis. J Am Coll Nutr 1992;11:172-6.

144. Jacob RA. Vitamin C. In: Shils ME, Olson JA, Shike M, Ross AC (eds.). Tratado de nutrição moderna na saúde e na doença. 9. ed. v. 1. Barueri: Manole, 2003. p.499-517.

145. Ames BN. DNA damage from micronutrient deficiencies is likely to be a major cause of cancer. Mutat Res 2001;475:7-20.

146. Lemoine A, Le Devehat C, Codaccioni JL, Mongres A, Bermond B, Salkeld RM. Vitamin B_1, B_2, B_6 and C status in hospital inpatients. Am J Clin Nutr 1980;33:2595-600.

147. Aranha FQ, Moura KSA, Simões MOS, Barros ZF, Quirino IVL, Metri JC et al. Normalização dos níveis séricos de ácido ascórbico por suplementação com suco de acerola (*Malpighia glbra L.*) ou farmacológica em idosos institucionalizados. Rev Nutr 2004;17:309-17.

148. Vannucchi H, Cunha DF, Bernardes MM, Unamuno MRDL. Avaliação dos níveis séricos das vitaminas A, E, C, B_2, de carotenoides e zinco, em idosos hospitalizados. Rev Saúde Pública 1994;28:121-6.

149. Newton HM, Schorah CJ, Habibzadeh N, Morgan DB, Hullin RP. The cause and correction of low blood vitamin C concentrations in the elderly. Am J Clin Nutr 1985;42:656-9.

150. Monget AL, Galan P, Preziosi P, Kellner H, Bourgeois C, Arnaud J et al. Micronutrient status in elderly people. Geriatrie/Min. Vit. Aux Network. Int J Vitam Nutr Res. 1996;66(1):71-6.

151. Basu TK. The influence of drugs with particular reference to aspirin on the bioavailability of vitamin C. In: Counsell JN, Hornig DH (eds.). Vitamin C (ascorbic acid). London: Applies Science Publishers, 1981. p.273-81.

152. Omaye ST, Turnbull JD, Sauberlich HE. Selected methods for the determination of ascorbic acid in animal cells, tissues, and fluids. Methods Enzymol 1979;62:3-11.

153. Weber P, Bendich A, Schalch W. Vitamin C and human health – a review of recent data relevant to human requirements. Int J Vitam Nutr Res 1996;66:19-30.

154. Pfitzenmaeyer P, Guilland JC, d'Athis P. Vitamin B_6 and vitamin C status in elderly patients with infections during hospitalization. Ann Nutr Metab 1997;41:344-52.

155. Levine M, Conry-Cantilena C, Wang Y, Welch RW, Washko PW, Dhariwal KR et al. Vitamin C pharmacokinetics in healthy volunteers: evidence for a recommended dietary allowance. Proc Natl Acad Sci USA 1996;93:3704-9.

156. Lee W, Davis KA, Rettmer RL, Labbe RF. Ascorbic acid status: biochemical and clinical considerations. Am J Clin Nutr 1988;48:286-90.

157. Baker EM, Hodges RE, Hood J, Sauberlich HE, March SC, Canham JE. Metabolism of ^{14}C- and ^{3}H-labeled L-ascorbic acid in human scurvy. Am J Clin Nutr 1971;24:444-54.

158. Kallner A, Hartmann D, Hornig D. Steady-state turnover and body pool of ascorbic acid in man. Am J Clin Nutr 1979;32:530-9.

159. Jacob RA. Vitamin C. In: Shils ME, Olson JA, Shike M, Ross AC (eds.). Modern nutrition in health and disease. 8. ed. v. 1. Philadelphia: Lea & Febiger, 1994. p.432-48.

160. Graumlich JF, Ludden TM, Conry-Cantilena C, Cantlena LR Jr., Wang Y, Levine M. Pharmacokinetics model of ascorbic acid in healthy male volunteers during depletion and repletion. Pharm Res 1997;14:1133-9.

161. Mangels AR, Block G, Frey CM, Patterson BH, Taylor PR, Norkus EP et al. The bioavailability to humans of ascorbic acid from orange juice and cooked broccoli is similar to that synthetic ascorbic acid. J Nutr 1993;123:1054-61.

17 Avaliação do Estado Nutricional em Minerais | Cálcio, Magnésio e Zinco

Clarissa Magalhães Cervenka | *Luciana Setaro* | *Simone Cardoso Freire* |
Mariana Doce Passadore | *Marcus Vinicius Lucio dos Santos Quaresma*

INTRODUÇÃO

Os minerais são substâncias de origem inorgânica encontrados em praticamente todos os tecidos do corpo, sejam duros (ossos e dentes) ou moles. Além de constituírem o corpo, os minerais têm função reguladora, contribuindo para a função osmótica, o equilíbrio acidobásico, os estímulos nervosos, o ritmo cardíaco e a atividade metabólica.

Considerando a importância de saúde pública e a grande quantidade de estudos existentes com relação ao estado nutricional do ferro, esse mineral será assunto de capítulo específico (Capítulo 18). Neste capítulo, são abordados os aspectos relacionados com o estado nutricional de cálcio, magnésio e zinco.

CÁLCIO

O íon cálcio é o mineral mais abundante do organismo, representando 10 a 20 g/kg de peso corporal de um adulto. É considerado um íon extracelular, porém sua maior reserva se encontra nos ossos na forma do mineral hidroxiapatita $(Ca_{10}[PO_4]_6[OH]_2)$.[1]

No organismo humano, apenas 1% deste mineral está em tecidos moles participando de diversos processos metabólicos, como ativação enzimática, vasoconstrição e vasodilatação, contração muscular, transmissão nervosa, função hormonal e transporte de membranas. Os 99% restantes são encontrados em ossos e dentes, considerados reservas orgânicas do mineral.[2,3]

O esqueleto, além de seu papel estrutural, serve também como reservatório de cálcio. Quando a absorção intestinal de cálcio da dieta encontra-se comprometida, seus estoques ósseos e séricos são mobilizados. O fenômeno de regulação ou aumento da absorção é ativado por hormônios da paratireoide, pela 1,25 di-hidroxicalciferol e pela calcitonina.[1,2,4] A calbindina D é uma enzima essencial para a absorção intestinal de cálcio, para entrada na célula e reabsorção do filtrado glomerular nos rins.[5,6]

Para assegurar que os processos envolvendo o cálcio funcionem normalmente, sua concentração no plasma deve ser mantida dentro de faixas bem estreitas. O total de cálcio ionizado no plasma é de 7 mmol (280 mg) e nos fluidos corporais, 50 mmol (2 g). Essa concentração é bem regulada e, em geral, mantém um nível de 2 a 2,5 mmol/ℓ (0,06% do cálcio corporal). Desse total, 10% são quelados pelo citrato e outros íons, 45% estão ligados a albumina e outras proteínas, e 45% (0,9 a 1,125 mmol/ℓ) representam o *pool* de cálcio livre ionizável. O ciclo do mineral no osso chega a 10 mmol (400 mg/dia), enquanto as trocas diárias entre plasma e cálcio ósseo se aproximam de 150 mmol (6 g/dia).[2,7]

Absorção, transporte e excreção

O cálcio ingerido por meio da dieta é absorvido no trato intestinal e se divide em duas partes: ativa e saturável, mediada pela vitamina D e proteína ligadora de cálcio, a calbindina; também chamada de absorção transcelular (por meio das células intestinais). A outra parte é dita passiva ou não saturável, que se dá por difusão simples ou facilitada, conhecida como absorção paracelular (entre as células intestinais).[2,8]

Sabe-se que a absorção de cálcio ocorre no lúmen intestinal, principalmente na primeira porção do intestino delgado, sendo liberado no sangue, onde se encontra nas formas ionizada e livre em uma concentração de 1,25 mM. A passagem do Ca^{++} para o plasma depende de ATP para transporte ativo, envolve a concentração de Ca^{++} intra e extracelular e ocorre através dos canais de Ca^{++} na membrana. Esses canais são dependentes da ação da 1,25 di-hidroxivitamina D3 [1,25 $(OH)_2D_3$], a forma ativa da vitamina D, também conhecida como hormônio calcitriol, de seu receptor intestinal (VDR) e da proteína ligadora de cálcio, a calbindina. Esse mecanismo é responsável pela maior parte da absorção do cálcio quando os níveis de ingestão são moderados ou baixos e se dá principalmente no duodeno.[2,4,9,10] O transporte paracelular envolve o mecanismo de transporte passivo e ocorre em todo o intestino, principalmente no jejuno e no íleo, a favor de um gradiente de concentração entre as estreitas junções dos enterócitos. O movimento do cálcio por meio dessas junções pode ser maior do que seria em uma difusão simples, porque a água, movendo-se em uma área de hiperosmolaridade, expande os tecidos e alarga as junções, levando consigo o cálcio. Esse processo é responsável pela maior parte da absorção do cálcio em condições de alta ou adequada ingestão.[2,3,9,10]

A absorção de cálcio é inversamente proporcional ao consumo, mas a quantidade absoluta absorvida aumenta de acordo com a ingestão de cálcio. A absorção média de cálcio em homens e mulheres é de aproximadamente 25% do cálcio ingerido. Essa absorção varia durante as fases da vida: em recém-nascidos, é normalmente passiva e facilitada pela presença da lactose no leite materno; à medida que a criança cresce, essa absorção passiva diminui e a ativa, dependente de calcitriol, torna-se mais importante. Na infância, a absorção é alta, em torno de 60%. Estudos mostram que a absorção fracionada é de cerca de 28% antes da puberdade, 34% durante a puberdade precoce e 25% 2 anos após a puberdade. A absorção fracionada permanece cerca de 25% em adultos jovens. Durante a gravidez, a absorção geralmente é duplicada e, a partir dos 40 anos, com o envelhecimento e após a menopausa, ocorre diminuição por volta de 0,21% por ano na absorção.[11]

Em 1998, Weaver[12] propôs um esquema que ilustra o metabolismo do cálcio em humanos (Figura 17.1). Os círculos representam compartimentos, enquanto as setas finas representam o movimento entre compartimentos e as setas largas, o cálcio dietético.

Alguns fatores influenciam na absorção do cálcio, entre eles: níveis de vitamina D, acidez gástrica, idade, níveis de estrogênio e ingestão de fibra alimentar. Nos casos de níveis baixos de vitamina D, estima-se que somente 10 a 15% do cálcio sejam absorvidos.[8]

A excreção de cálcio ocorre em urina, fezes, suor e outros fluidos corporais, como sêmen e menstruação. Diariamente, 98% dos 175 a 250 mmol de cálcio filtrado são reabsorvidos pelos néfrons e o restante excretado pela urina (2,5 a 5 mmol). O cálcio fecal inclui o cálcio da dieta não absorvido e o cálcio endógeno, composto por descamação de células da mucosa, saliva, sucos gástrico e pancreático e bile. A excreção endógena fecal de cálcio é de aproximadamente 2,5 a 3 mmol/dia (100 a 120 mg). Há ainda a perda pelo suor (0,4 a 0,6 mmol ou 16 a 24 mg/dia), descamação de células da pele, cabelos e unhas (1,5 mmol ou 60 mg/dia).[2,3]

O hormônio paratireóideo (PTH) pode ser um fator importante da excreção urinária de cálcio. Na baixa ingestão de cálcio, os aumentos secundários nos níveis de PTH resultam em redução da excreção urinária de cálcio. Em situações de hipovitaminose D, o metabolismo ósseo é afetado pela diminuição na absorção ativa de cálcio e da consequente diminuição plasmática. Isso leva ao hiperparatireoidismo secundário, que está associado ao aumento da reabsorção óssea e reabsorção de cálcio nos túbulos renais, restabelecendo a concentração de cálcio no plasma. A Figura 17.2 representa esse controle metabólico.[3,13]

Deficiência de cálcio

As principais causas da deficiência de cálcio são ingestão inadequada ou má absorção intestinal. Em geral, essa insuficiência gera redução de massa óssea, a qual tem o pico de reserva entre 19 e 30 anos de idade, variando de acordo com a região do esqueleto e sexo. Sua deficiência pode ter como consequências retardo de crescimento, raquitismo, convulsões e osteoporose.[6,14] Evidências clínicas têm mostrado ainda que

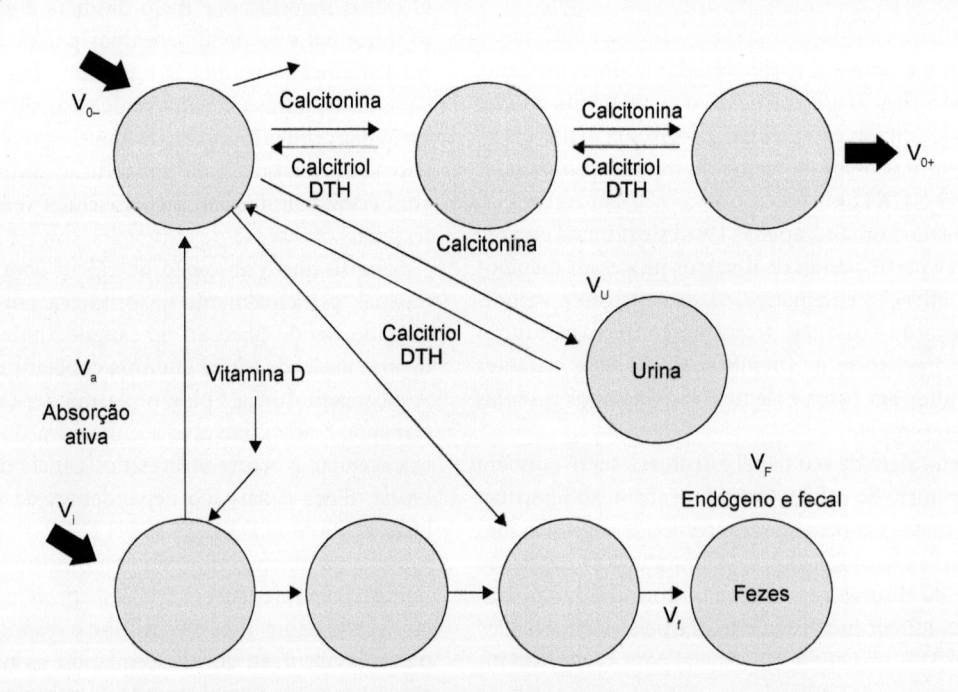

Figura 17.1 Adaptação do modelo do metabolismo de cálcio proposto por Weaver.[12] V_a: absorção ativa; V_i: dieta; V_o: reabsorção óssea; V_{o+}: absorção e deposição nos ossos; V_u: excreção urinária; V_f: excreção fecal endógena; V_F: excreção fecal.

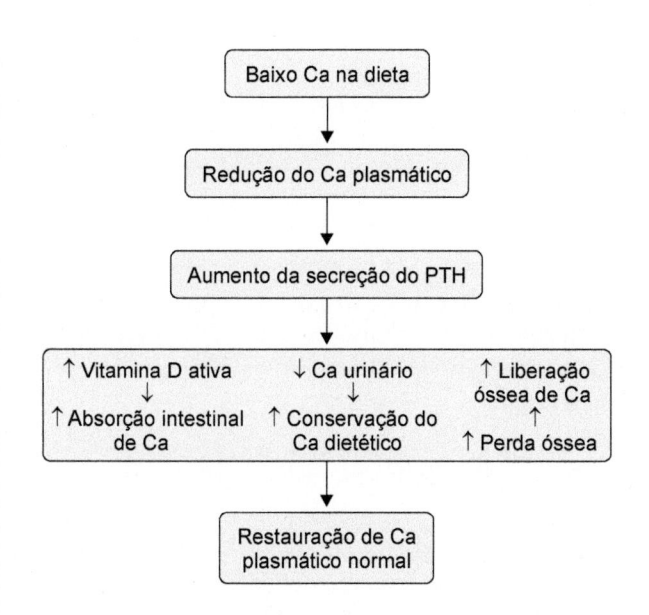

Figura 17.2 Controle hormonal do metabolismo de cálcio.[3]

a baixa ingestão de cálcio está relacionada com a síndrome metabólica.[15]

A nutrição é um dos fatores determinantes do conteúdo mineral ósseo (CMO) e da densidade mineral óssea (DMO). No entanto, atualmente, os fatores genéticos têm maior associação a riscos de fratura, apesar de a dieta ser um fator que pode reduzir os riscos de desenvolvimento de osteoporose ao longo da vida.[16] Em outro trabalho, os autores afirmam que a idade é o principal fator influente na absorção de minerais, incluindo cálcio e magnésio, pois adultos absorvem mais cálcio que idosos, por exemplo.[9]

Em mulheres atletas, é comum observar disfunções menstruais associadas a excesso de atividade física, idade, peso, estresse, inadequação alimentar, predisposição genética, percentual de gordura corporal, entre outros. Essa deficiência de nutrientes, incluindo cálcio, é conhecida como "tríade da mulher atleta". Quando combinadas com excesso de exercício, essas disfunções também podem ser um fator de risco para perda de massa óssea.[16-18]

Bailarinas, ginastas e maratonistas destacam-se como grupo mais propensos à deficiência de Ca^{++}. Sua ingestão inadequada associada à baixa ingestão energética favorece o aparecimento da "tríade da mulher atleta". Nesse caso, ocorre alteração do ciclo menstrual, o qual pode ser extenso e levar ao aparecimento de uma amenorreia prolongada. Estas alterações hormonais podem resultar no aparecimento da osteoporose decorrente de disfunções hipotalâmica-hipofisária geradas pela falta de estrogênio.[16,19] A baixa produção de estrogênio também pode estar associada a uma dieta hipolipídica.[5,16]

A gestação e a lactação são estágios de vida que geram mudanças hormonais que se relacionam com o metabolismo ósseo e de minerais. Os efeitos dessas alterações transitórias no esqueleto materno não estão completamente elucidados e, portanto, sua relação com a patogênese da osteoporose continua desconhecida.[20]

Um estudo de revisão avaliando o impacto de diferentes tipos de dietas na saúde óssea mostrou que os padrões alimentares que priorizam a ingestão de frutas, vegetais, grãos integrais, aves, peixes, nozes, legumes e produtos lácteos com baixo teor de gordura e, que, ao mesmo tempo, evitam o consumo de refrigerantes, alimentos fritos, carnes vermelhas, produtos processados, doces, sobremesas e grãos refinados apresentam impacto benéfico nos resultados de avaliações ósseas. Em geral, a adesão a um padrão alimentar saudável que consiste nesses grupos alimentares pode melhorar o estado mineral ósseo e diminuir o risco de osteoporose e fratura.[21]

Rooze *et al.*[22] esperavam, em seu estudo realizado em uma área rural no Tibete central, que a suplementação de cálcio e vitamina D para crianças com desnutrição crônica, doenças ósseas, raquitismo e doença de Kashi-Beck (osteoartrite deformante) melhorasse seu metabolismo ósseo e o estado clínico. Entretanto, a hipótese dos autores não surtiu os efeitos esperados, principalmente porque as crianças naquela área tinham dieta muito pobre em calorias, cálcio e vitamina D, reforçando a necessidade de incrementos na ingestão calórica.

Distribuição de cálcio no organismo e parâmetros de avaliação do estado nutricional em cálcio

Como visto anteriormente, em torno de 99% do cálcio corporal encontra-se no esqueleto humano e o restante, distribuído em sangue, fluido extracelular, músculos e outros tecidos. O esqueleto é, assim, uma importante reserva de cálcio, e para que ocorra a mineralização óssea, as concentrações do mineral devem estar adequadas no fluido extracelular e periósteo. Três tipos de células ósseas estão envolvidos no processo de remodelação óssea. Osteoblastos delineiam e mineralizam a matriz óssea; osteoclastos são responsáveis pela reabsorção óssea (liberam cálcio do osso), processo conhecido como *turnover* ósseo; e osteócitos agem principalmente como sensores mecânicos. Portanto, a taxa de *turnover* de cálcio reflete a taxa de *turnover* ósseo. Para estimar a taxa de cinética de cálcio e seu *pool* corporal, podem-se utilizar as técnicas de isótopos estáveis duplos e balanço metabólico. A primeira consiste em administrar um isótopo via oral (VO) e outro intravenoso (IV), estimando tanto a absorção quanto a taxa de remoção do cálcio sérico para outros *pools*. O balanço metabólico é a medida derivada com base na diferença entre a ingestão total de cálcio e a soma das excreções urinária e fecal.[2,11,12,23,24]

Em geral, os biomarcadores de cálcio são usados para detectar o risco de desenvolvimento de osteoporose ou para seu diagnóstico. A prevenção e o tratamento dessa doença podem ser feitos pela mensuração da DMO e/ou por biomarcadores da remodelação óssea. Grande parte desses biomarcadores mensurados é produzida pelas células osteoblásticas ou derivada do metabolismo de pró-colágeno, enquanto os biomarcadores da reabsorção são produtos da degradação de osteoclastos ou colágeno.[25,26]

Os biomarcadores da remodelação óssea podem ser medidos na urina ou no sangue, sendo divididos em marcadores da formação e marcadores da reabsorção óssea.[3,4,25]

No sangue, mais precisamente no soro sanguíneo, existem quatro marcadores que indicam a formação óssea: propeptídio aminoterminal do procolágeno tipo 1 (P1NP), propeptídio carboxiterminal do procolágeno tipo 1 (P1CP), fosfatase alcalina osteoespecífica (BALP) e osteocalcina. Os níveis séricos desses marcadores indicam atividade osteoblástica e se relacionam com a taxa de formação óssea.[4,27-29]

Os seis marcadores da reabsorção óssea comumente utilizados são os três produtos da degradação de colágeno (hidroxiprolina, piridinolina e deoxipiridinolina); telopeptídeos 2-*crosslink* do colágeno tipo I (N-telopeptídios, C-telopeptídios) e enzimas osteoclásticas fosfatase ácida tartarato-resistente. A hidroxiprolina é medida na urina e a fosfatase ácida tartarato-resistente no soro; os demais marcadores de reabsorção podem ser determinados no sangue ou na urina.[4,25,28]

As alterações nos valores desses biomarcadores refletem o efeito do tratamento antes das alterações na DMO e, por isso, os marcadores bioquímicos são muito usados para quantificar a resposta à terapia antirreabsortiva e à suplementação de cálcio.[28,30]

Rocha *et al.*, em estudo sobre inadequação do *status* de cálcio e magnésio durante a gestação, avaliaram a reabsorção óssea a partir da quantidade de telopeptídeo carboxiterminal do colágeno tipo I no plasma, além do cálcio urinário. Os autores observaram relação positiva entre a ingestão e a excreção urinária de cálcio, possivelmente pela elevada absorção intestinal, indicando que, mesmo abaixo das recomendações, a ingestão do mineral foi suficiente para as gestantes manterem suas funções fisiológicas adequadas.[31]

Entre todos os biomarcadores usados para avaliar o *turnover* ósseo, destacam-se as fosfatases alcalinas sérica e óssea e a osteocalcina. A fosfatase alcalina óssea é uma isoenzima que pode ser mensurada por testes de anticorpos monoclonais duplos. Já a osteocalcina é produzida pelos osteoblastos e dosada por imunoensaio. Esses biomarcadores, associados a biomarcadores urinários de reabsorção óssea (hidroxiprolina e produtos da degradação de colágeno ósseo liberados pela atividade dos osteoclastos), refletem alterações qualitativas do *turnover* ósseo, e a fidedignidade dos valores pode ser confirmada utilizando-se biopsia óssea.[32,33]

O trabalho de revisão feito por Weisman e Matkovic[4] mostrou que a maior parte dos estudos tem encontrado associação positiva entre a suplementação com cálcio e alterações nos valores dos marcadores de reabsorção óssea, sendo estes urinários ou séricos. Esses biomarcadores têm se mostrado mais úteis que as medidas de DMO, uma vez que não são invasivos, são relativamente baratos em relação a outros exames, como a densitometria óssea, e não requerem dieta controlada.[12,28]

A seguir, são descritos todos os parâmetros que podem ser utilizados para avaliar o estado nutricional em cálcio. Os valores de referência para alguns dos parâmetros descritos encontram-se na Tabela 17.1.

Cálcio sérico

A concentração sérica de Ca^{++} não pode ser usada como único parâmetro do *status* de Ca^{++}, pois, em razão de seu forte mecanismo homeostático, seus níveis se mantêm constantes sob várias condições de saúde. Os níveis séricos de Ca^{++} ficam abaixo do normal somente quando o período de privação do mineral é longo ou existe algum fator que interfere na sua absorção.

Tabela 17.1 Valores de referência de cálcio sérico e fosfatase alcalina para homens e mulheres.

Parâmetro	Valores de referência	
	Homens	Mulheres
Cálcio sérico	2,2 a 2,64 mmol/ℓ 8,4 e 10,2 mg/dℓ	2,2 a 2,54 mmol/ℓ 8,4 e 10,2 mg/dℓ
Cálcio sérico ionizado	1,18 a 1,38 mmol/ℓ	1,18 a 1,38 mmol/ℓ
Atividade da fosfatase alcalina óssea	11,6 ± 4,1 µg/ℓ (pré-menopausa)	12,4 ± 4,4 µg/ℓ
Fosfatase alcalina óssea no sangue	7,1 U/ℓ	7,1 U/ℓ

Adaptado de Gibson[1].

Do total de Ca^{++} sérico, 50% encontram-se na forma ionizada e ativa, controlada por hormônios. A fração inerte do Ca^{++} (40 a 50%) está ligada a proteínas como albumina, e aproximadamente 10% é complexada a sais como bicarbonato, fosfato e citrato.[14]

Sabe-se que os principais hormônios que controlam a homeostase do Ca^{++} são 1,25-hidrocolecalciferol e calcitonina, que afetam o transporte de Ca^{++} no intestino, nos rins e nos ossos. No caso de alguma patologia, como hipoparatireoidismo, hipomagnesemia, pancreatite aguda, raquitismo e osteomalacia, seus níveis séricos diminuem (hipocalcemia). Já os níveis elevados de Ca^{++} séricos ocorrem em associação com hiperparatireoidismo, hipertireiodismo ou em casos de imobilização do paciente por fratura ou cirurgia óssea.[11,14]

Em geral, as mulheres apresentam menor concentração de cálcio sérico em relação aos homens, e seus níveis reduzem de 5 a 10% a partir do terceiro trimestre de gestação.[11,20] Normalmente, para medir seus níveis séricos, utiliza-se a técnica de espectrofotometria de absorção atômica em chama (EAAC).

Cálcio sérico ionizado

Como citado anteriormente, 50% do Ca^{++} sérico está na forma ionizada, sendo esta a forma ativa no sangue. Quando os níveis de Ca^{++} ionizado estão baixos no sangue, o hormônio da paratireoide 1,25-hidrocolecalciferol é secretado; quando os níveis se elevam, a calcitonina é inibida.[14,29]

Vários fatores influenciam nos níveis de Ca^{++} ionizado e, por isso, sua concentração não pode ser relacionada aos níveis de Ca^{++} sérico. Entre os fatores influentes, pode-se citar idade; altos níveis de sódio e magnésio e presença de tripsina, que se ligam ao Ca^{++}; e mudanças no pH sanguíneo.[14]

Atividade da fosfatase alcalina óssea no sangue

A fosfatase alcalina (ALP) é uma enzima ligada à membrana e está presente em vários tecidos. Durante a infância e a adolescência, a isoenzima óssea predomina, enquanto em adultos a óssea e a hepática contribuem com 95% do total da ALP, estando presentes praticamente nas mesmas proporções. Sua atividade apresenta uma variação diurna, com picos à tarde e à noite. Sua meia-vida é de 24 a 48 h.[26,34]

De acordo com Weisman e Matkovic[4], o ritmo diurno de alguns biomarcadores pode levar a uma variabilidade nos resultados dependendo do horário de coleta do sangue ou da urina.

Normalmente, a atividade da fosfatase alcalina se eleva com a idade principalmente em mulheres, acompanhada do aumento da osteocalcina e hidroxiprolina urinária. O aumento dos níveis de fosfatase alcalina é observado em pacientes com osteomalacia e raquitismo e se regulam com a suplementação de vitamina D. Na osteoporose, os níveis são geralmente normais. A atividade diminuída desta enzima tem sido observada em casos de interrupção do crescimento ósseo, cretinismo, hipotireoidismo hereditário, hipertireoidismo, anemia grave, anemia perniciosa e na deficiência nutricional de zinco e magnésio.[35]

Mensuração da atividade da fosfatase alcalina óssea

A maior parte das análises de fosfatase alcalina óssea é difícil e, por isso, são poucos os laboratórios que realizam esse teste. Um método alternativo é a análise radiométrica baseada em dois anticorpos monoclonais específicos para fosfatase alcalina óssea; o teste é feito com uso de um *kit* de análises específico.[14,36-38]

A Tabela 17.1 apresenta os valores de referência de cálcio sérico e fosfatase alcalina para homens e mulheres.

Osteocalcina sérica

Em virtude dos resíduos de ácido gamacarboxiglutâmico, a osteocalcina também é chamada de gamacarboxiglutâmico. Essa pequena proteína é específica do tecido ósseo e da dentina e compreende 1 a 2% das proteínas totais do osso. Sua síntese ocorre nos osteoblastos, mediada pela vitamina K e pela enzima 1,25-di-hidroxicolecalciferol. Sua meia-vida é curta, cerca de 15 a 70 min.[14,25]

Os fatores que afetam sua concentração são idade, sexo, gestação, lactação, doença renal crônica, ingestão de álcool, sazonalidade, estação do ano e variação do ciclo circadiano. Os níveis elevados de osteocalcina podem ser observados em mulheres pós-menopausa com osteoporose. Assim, a osteocalcina pode ser usada como biomarcador para o *turnover* ósseo e a taxa de perda óssea em mulheres pós-menopausa. Ela também tem sido referida como preditor de risco de fratura de quadril em indivíduos saudáveis.[14,25,39,40]

Os valores de osteocalcina podem ser mensurados por radioimunoensaio como o método ELISA[41,42], e essas medidas devem ser realizadas tendo como referência uma população específica usando o mesmo método no mesmo laboratório.[43]

Crosslink de piridinum urinário

O colágeno tipo I da matriz óssea é rico em hidroxiprolina, a qual contém uma estrutura em tripla hélice conectada por junções em *cross-link* entre resíduos de lisina e hidroxilisina. Esse *cross-link* é conhecido como piridinolina e deoxipiridinolina, importantes para a integridade estrutural do colágeno. Muitas dessas junções tipo *crosslink* são liberadas na corrente sanguínea após a maturação e a degradação do colágeno tecidual.[14]

Os níveis urinários de piridinolinas estão elevados em casos de doenças nas quais o metabolismo do colágeno aumenta.

Exemplos típicos são osteoporose, artrite reumatoide, osteoartrites, doença de Paget e hipertireoidismo primário. Durante a menopausa, a excreção de piridinolinas também aumenta em razão da deficiência de estrógeno seguida de restauração das concentrações normais após terapia de reposição hormonal.[14,28]

Esse parâmetro também é usado como marcador da reabsorção óssea, assim como a dosagem de deoxipiridinolina ou fragmentos de moléculas de colágeno. No entanto, ainda faltam estudos para interpretação dos resultados, uma vez que a idade, o ciclo circadiano, a variação diurna de excreção, o estágio do ciclo menstrual, a presença de fraturas, o tempo prolongado de repouso ou internação e os níveis de excreção de creatina influenciam na sua dosagem.[14]

As medidas em cromatografia líquida de alta eficiência (HPLC) usando detector de fluorescência ou medidas de radioimunoensaio usando afinidade por anticorpos específicos são técnicas para mensuração do *cross-link* de *piridinum* urinário.[14,25,28]

Radiogrametria

Também conhecida como absorciometria radiográfica, foi desenvolvida para avaliação do esqueleto periférico. Essa técnica mede a espessura e o diâmetro do córtex do metacarpo ou rádio usando um padrão anterior ou posterior de raios X. Uma série de medidas é usada para monitorar alterações no volume cortical ósseo. No entanto, esta técnica não apresenta correlação com a massa óssea de todo esqueleto. Além disso, a suplementação provoca pequena alteração na densidade mineral de falanges e do rádio.[44,45]

Absorciometria simples de fóton (SPA – *single-photon absorptiometry*)

Esta técnica usada para examinar o esqueleto periférico é simples e não invasiva.[46] Baseia-se na crença de que o CMO é inversamente proporcional à quantidade de energia de fótons transmitida através do osso durante o exame. A técnica, que demora cerca de 5 min para ser realizada, utiliza 125I ou 241Am, tendo uma fonte mononergética destes fótons.[14]

O local mais utilizado para medidas de absorciometria simples de fóton é o osso rádio, com aproximadamente 1/3 de distância do processo estiloide ao olécrano. Esta técnica não deve ser usada para mensuração de todo o esqueleto, pois necessita de uma homogeneidade ou uniformidade dos tecidos moles que envolvem os ossos, assim como não deve ser usada para predizer o CMO ou a sua densidade. No entanto, pode ser utilizada para predizer o risco de fraturas e para monitorar pacientes com osteoporose.[14]

Estudo prospectivo controlado, realizado na Suécia com o objetivo de acompanhar a DMO de crianças que sofreram alguma fratura, utilizou a técnica de SPA no antebraço. Após três décadas das avaliações iniciais, os autores observaram que uma fratura na infância pode ser considerada um fator associado à baixa DMO em adultos jovens do sexo masculino e que baixa DMO na infância pode ser considerada como fator de risco para atingir pico de massa óssea baixo.[47]

Em um trabalho conduzido por Du *et al.*[48], estudou-se a correlação entre ingestão de nutrientes e de leite e o CMO em meninas adolescentes na China. Para isso, utilizou-se a técnica de SPA, sendo a DMO derivada da CMO e da largura óssea (LO). Os autores concluíram que há uma associação positiva entre DMO, ingestão de leite e cálcio obtido de fontes lácteas nas adolescentes chinesas. Os nutrientes que apresentaram maior correlação com a DMO foram vitamina D > cálcio do leite > proteína do leite.

Absortometria com raios X de dupla energia

O método de absortometria com raios X de dupla energia (DEXA), do inglês *dual energy X-ray absorptiometry*, é um dos mais modernos utilizados para determinar o CMO total do esqueleto axial. Este método mede tanto o tamanho quanto a massa óssea (CMO e DMO). Estas medidas são feitas por feixe de irradiação (raios gama ou raios X) que passam através do corpo. Geralmente, são mensuradas na coluna vertebral e em parte do fêmur.[2,14]

Bendayan *et al.*[49] estudaram a associação entre a capacidade cognitiva na infância e na meia-idade e os resultados da saúde óssea no início da velhice. Para as medidas ósseas, foram usados os métodos DEXA e tomografia computadorizada (TC) da coluna lombar e fêmur proximal. No que diz respeito à capacidade cognitiva da infância e DMO, descobriu-se que a capacidade cognitiva da infância mais alta foi associada com DMO superior do quadril em mulheres e maior DMO cortical e trabecular em homens. Os indivíduos com maior capacidade cognitiva em seus primeiros anos de vida são mais propensos a se engajar em comportamentos saudáveis (p. ex., atividade física durante o lazer) em sua idade adulta, o que está associado a maior DMO mais tarde na vida.[49]

A idade e o peso podem ter influência na DMO lombar e femoral, pois o pico de massa óssea no fêmur está completo aos 16 anos de idade, enquanto a massa óssea das vértebras lombares aumenta durante a terceira idade. Portanto, a atividade física promove maior efeito positivo na massa óssea em adolescentes quando comparadas com mulheres mais velhas.[50,51]

A suplementação com fruto-oligossacarídeos (FOS) pode aumentar a DMO, por promover maior absorção de cálcio. Roberfroid *et al.*[52] observaram, por meio da técnica de DEXA, que, independentemente da dosagem de cálcio na dieta, houve um aumento da DMO quando o teor de inulina aumentou de 0 para 5%.

Em 2015, a Sociedade Internacional de Densitometria Clínica apresentou recomendações para a avaliação da DMO, incluindo a utilização preferencial da DEXA.[53]

Tomografia computadorizada

A TC pode ser usada para medir a massa óssea do esqueleto axial e apendicular. Não é uma técnica muito usada, pois o equipamento não é portátil e a dose de radiação é alta. A sua vantagem se dá pela obtenção dos resultados da DMO de forma tridimensional expressa em g/cm^3. A densidade óssea pode ser identificada na parte cortical e trabecular do osso, sendo vantajoso em razão da predominância de alguns tipos de osteoporose ser em caráter trabecular.[14]

Burnett *et al.* observaram relação entre a baixa DMO da tíbia trabecular, avaliada a partir de TC, e a dor relatada em pacientes com osteoartrite de joelho.[54]

Ultrassonografia quantitativa

A DMO do esqueleto periférico pode ser analisada pela técnica de ultrassonografia quantitativa. Sua maior vantagem é a não utilização de radiação ionizada. Além disso, o equipamento é de baixo custo e portátil, podendo ser usado para predizer o risco de fratura no quadril em pessoas idosas. No entanto, sua precisão é menor do que a técnica de DEXA e, por isso, é dificilmente usada para monitorar respostas a tratamentos para osteoporose, por exemplo.[14,55]

De acordo com a Sociedade Brasileira de Densitometria Clínica, o único local validado para o uso clínico da ultrassonografia quantitativa em osteoporose é o calcâneo. A ultrassonografia quantitativa do calcâneo, associada a fatores de risco clínicos, podem ser usadas para identificar população com baixa probabilidade de fratura na qual avaliação adicional não seja mais necessária.[56]

Isótopos estáveis

Têm sido apontados como "perfeitos" no papel de traçadores biológicos. Sua identificação em organismos vivos pode ser feita por rastreamento no organismo, retenção nos tecidos, rastreamento fecal, rastreamento plasmático e rastreamento urinário.[57]

Hansen *et al.*[58], em estudo sobre os efeitos da suplementação de vitamina D em mulheres na pós-menopausa com deficiência da vitamina, usaram o método de isótopos de cálcio duplamente estável, no qual o isótopo IV rastreia a reabsorção renal e a excreção de cálcio fecal endógeno. Concluíram que após 1 ano de altas doses de vitamina D, a absorção de cálcio foi maior, entretanto, não se traduziu em efeitos benéficos na DMO, na função muscular, na massa muscular ou em quedas.

Em 2014, Aloia *et al.*[59] preferiram usar a técnica de isótopos duplos para a medição de absorção de cálcio porque acreditavam que ela corrigiria a reciclagem de cálcio. Foi realizado estudo duplo-cego sobre o efeito da suplementação de vitamina D_3 na absorção intestinal de cálcio em mulheres pós-menopausa. Nenhuma evidência no limiar de absorção de cálcio foi encontrada com valores entre 40 e 130 nmol/ℓ de 25(OH)D no soro. A absorção de cálcio nesse caso não foi considerada como um biomarcador útil para determinar recomendações nutricionais para a vitamina D acima do recomendado pelo Institute of Medicine (IOM).

A quantificação dos isótopos estáveis e a razão destes podem ser feitas por análise por ativação de nêutrons (AAN) ou espectrometria de massa[60], podendo ser usado para diversos tipos de minerais, como o cálcio.

Em 1979, Harrison *et al.*[61] desenvolveram o "índice de cálcio ósseo" (ICO), no qual o conteúdo total de cálcio corporal é normalizado pelo tamanho corporal. Essa correção deve ser feita, pois a análise de cálcio corporal por ativação de nêutrons sofre interferência em indivíduos com índice de massa corporal (IMC) acima de 30.

MAGNÉSIO

Quarto cátion mais abundante no organismo, está envolvido em várias reações enzimáticas (síntese de proteínas e de ácidos nucleicos, hidrólise do ATP e glicólise), mantém a integridade mitocondrial e atua no transporte de íons na membrana plasmática, como cálcio e potássio.[62-66] Modula também o transporte iônico por bombas, transportadores e canais, principalmente a atividade do canal de cálcio, que é elevada em situações de depleção. Quantidades inadequadas do mineral podem levar a cãibra muscular, hipertensão e arritmias cardíacas.[62,65,67,68]

Dentre as funções intracelulares do magnésio, destaca-se a formação do complexo Mg^{+2}-ATP, um substrato para uma variedade de enzimas (fosfatases e fosfoquinases) com ação na degradação de ácidos graxos, aminoácidos e glicose durante o metabolismo energético, tanto na atividade aeróbia quanto na anaeróbia.[63] As enzimas que utilizam ATP – ATPases, ciclases e quinases – requerem magnésio para a formação de substrato.[64,69]

Os primeiros sinais da deficiência de magnésio foram induzidos em animais no início da década de 1930. Em 1934[70], foi publicada a primeira descrição de depleção clínica em humanos e, somente em 1950[71], a deficiência de magnésio foi descrita em várias condições patológicas. Entre os principais sintomas relatados, estão alterações cardiovasculares, gastrintestinais e neuromusculares.[70,72]

Distribuição no organismo

O conteúdo de magnésio corporal é de aproximadamente 25 g, sendo que 60% está distribuído nos ossos, 27% nos músculos e 1% nos fluidos extracelulares e no plasma.[68,72-74]

Os ossos e a musculatura esquelética representam os compartimentos de troca lenta do mineral, enquanto os de troca rápida são constituídos por fígado, coração, intestino, pele e tecidos conectivos.[74,75] Em situações de deficiência, seja por ingestão inadequada ou pela presença de patologias, cerca de um terço do magnésio ósseo pode ser mobilizado para a manutenção da homeostasia do mineral em outros tecidos.

O organismo tem mecanismos para garantir que o magnésio esteja prontamente disponível. Quando há baixa ingestão desse mineral, o percentual absorvido na dieta aumenta e a quantidade excretada diminui, e o corpo usa as reservas ósseas. Na ingestão adequada, ocorre o oposto, com aumento de magnésio excretado na urina.[73,76]

A deficiência de magnésio na ausência de condições patológicas ou na ingestão de medicamentos ou patologias que inibem a absorção ou induzem a excreção, é considerada rara.[76]

A resposta do corpo em manter o magnésio em homeostasia em relação às alterações dietéticas dificultou o estabelecimento de um indicador que reflita o *status* nutricional no mineral, mas, nos últimos 15 anos, muitos estudos realizados em unidades metabólicas controladas e metanálises têm apontado o magnésio sérico e urinário como indicadores do estado nutricional em magnésio.[73,76,77]

Absorção e excreção

A absorção de magnésio ocorre ao longo do trato intestinal, principalmente no jejuno e no íleo distais, por difusão e transporte ativo. O cólon está envolvido na absorção de magnésio proveniente de secreções digestivas. A quantidade absorvida varia de acordo com sua concentração na dieta, com o estado nutricional e com a presença de agentes dietéticos promotores (carboidratos) e inibidores (gorduras e fibras).[72,78-80]

Aproximadamente 40% do magnésio ingerido são absorvidos no intestino delgado, de 2 a 8 h após sua ingestão. Em indivíduos com alta e baixa ingestão do mineral, a porcentagem de absorção pode chegar respectivamente a 25 e 75%, sendo o aumento evidenciado em situações de depleção dos estoques corporais.[68,79]

O balanço de magnésio é controlado pelos rins, que atuam no processo de filtração e reabsorção do mineral, respectivamente, em porcentagens aproximadas de 75% e 95%. Esse fato coloca o rim como o principal órgão envolvido na homeostase de magnésio. Mais da metade da reabsorção ocorre na alça de Henle (50 a 60%) e 20 a 30% no túbulo proximal; somente 5% do magnésio filtrado é excretado (1,4 mg/kg/dia).[73,80]

A excreção renal de magnésio varia entre 70 e 120 mg/dia (3 a 5 mmol/dia) para um indivíduo com ingestão adequada (320 a 410 mg/dia).[67] Em algumas situações, agentes promotores ou inibidores da reabsorção tubular renal contribuem para o aumento ou a diminuição dessa excreção urinária.[78,79-81]

As demais vias de excreção do magnésio são as fezes e o suor. O suor contribui com uma perda diária aproximada de 15 mg/dia. A concentração fecal de magnésio representa tanto o magnésio não absorvido como pequenas concentrações de magnésio endógeno não absorvidas, sendo de 25 a 30 mg/dia.[75]

Parâmetros de avaliação do estado nutricional em magnésio

Avaliar o estado nutricional em magnésio não é uma tarefa simples. A grande questão levantada na maioria dos trabalhos é a da identificação de um *pool* tecidual que esteja em equilíbrio com as reservas totais de magnésio corporal.[74,80]

O primeiro modelo compartimental proposto por Avioli e Berman[81] foi constituído por três *pools* de troca do magnésio (Figura 17.3). Os fluidos extracelulares (plasma e corporais) foram classificados como *pool* 1 e 2, pois apresentavam rápido *turnover*. Os ossos e a massa muscular (compartimento intracelular) corresponderam ao *pool* 3, com um *turnover* mais lento, representando mais de 70% do magnésio de troca. Este modelo compartimental considerou ainda um quarto *pool*, referente às perdas urinárias e fecais, e o quinto, referente ao magnésio incorporado aos tecidos.

Sobre esse modelo, foram conduzidos estudos com o objetivo de se conhecer o papel desses *pools* na homeostasia do magnésio corporal. O *pool* de troca intracelular (*pool* 3 – músculos e ossos), por exemplo, apresenta a maior concentração de magnésio corporal em humanos e é considerado pelos autores o principal sítio de regulação das concentrações de magnésio no organismo.[81-84]

Os parâmetros bioquímicos mais frequentemente utilizados para avaliar o estado nutricional em magnésio são: magnésio plasmático, eritrocitário, muscular e urinário.

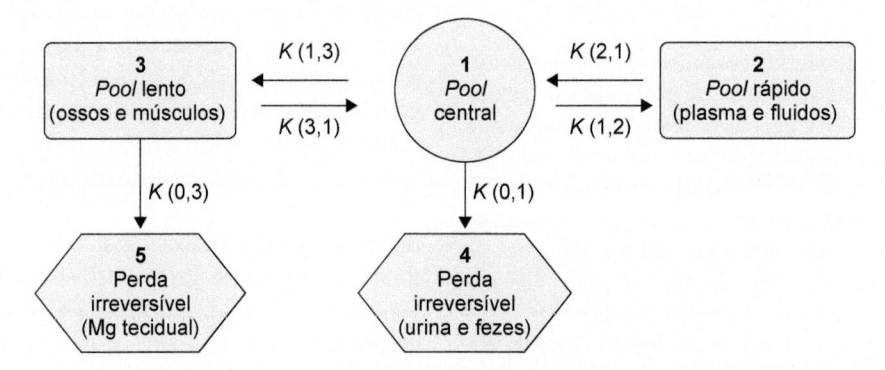

Figura 17.3 Etapas de modelo de distribuição compartimental. Adaptada de Avioli e Berman, 1966.[81]

Magnésio sérico

Atualmente, a concentração de magnésio no soro abaixo 0,75 mmol/ℓ ou 1,82 mg/dℓ é considerada uma indicação de deficiência de magnésio. Estudos mostram associação entre deficiência de magnésio no soro e doença crônica cardiovascular.[76,85-87]

A diminuição sérica de magnésio parece levar um bom tempo para ocorrer, quando o *status* de magnésio está inicialmente adequado, e o novo equilíbrio no *status* do magnésio ocorre muito lentamente, levando meses a anos.[76,77]

O magnésio sérico é o parâmetro mais utilizado para avaliar mudanças agudas no estado nutricional, especialmente em pacientes cardíacos e diabéticos.[68,74,88] Apenas 1% do magnésio total está contido no plasma. Desse percentual, 55% está na forma ionizada, 13% complexado e 32% ligado a albuminas e globulinas.[89]

O magnésio sérico utilizado de maneira isolada não deve ser o único indicador para avaliar o estado nutricional do mineral. Um indivíduo, por exemplo, com um magnésio sérico na concentração entre 0,75 e 0,85 mmol/ℓ (1,82 e 2,06 mg/dℓ), associado a uma excreção urinária de magnésio < 80 mg/dia (3,29 mmol/dia) e/ou histórico de ingestão dietética mostrando uma ingestão de magnésio < 250 mg/dia, pode ser considerado deficiente no mineral. Esses três parâmetros juntos apoiam a presença de deficiência de magnésio, especialmente se houver a presença de uma doença crônica associada a doenças inflamatórias ou estresse.[76]

Métodos para análise do magnésio sérico

Os métodos analíticos mais frequentes para obtenção do magnésio sérico são: a espectrometria de absorção atômica (EAA) e em chama (EAAC) e o método colorimétrico. Outros métodos menos frequentes incluem a espectrometria de emissão atômica, compleximetria, fluorometria e cromatografia.[90,91]

Magnésio ionizado

A concentração do magnésio ionizado é um parâmetro mais sensível às alterações do metabolismo do que as de magnésio sérico e magnésio eritrocitário (< 1% do Mg corporal total). Já o magnésio ionizado em ambos os compartimentos equivale a 8% do magnésio ionizado corporal.[92]

Métodos para análise do magnésio ionizado

O magnésio sérico e eritrocitário ionizado podem ser analisados, respectivamente, usando eletrodos íon-específico e indicadores metalocrômicos e fluorescentes.[92] Outro método de análise é por meio de espectroscopia de ressonância magnética, que não oferece risco de danos aos eritrócitos.[93,94]

Magnésio eritrocitário

Nos eritrócitos, o magnésio pode ser encontrado de três formas: livre, complexado e ligado a proteínas.[80]

A concentração de magnésio nos eritrócitos é de aproximadamente 6 mg/dℓ, 3 vezes superior à do soro e, em virtude da meia-vida longa dessas células (120 dias), reflete tanto mudanças agudas quanto crônicas do estado nutricional relativo ao mineral.[73]

Consequentemente, a concentração eritrocitária de magnésio é proporcional à idade dessas células, sendo os valores menores encontrados nas células mais velhas. Em contrapartida, um aumento na concentração de magnésio nos eritrócitos é observado quando a meia-vida dessa célula é reduzida, como em casos de falência renal crônica, anemia, hipertireoidismo e leucemia.[73]

Essas condições citadas podem confundir a interpretação dos resultados ao se utilizar essa metodologia para avaliação do estado nutricional em magnésio.

Métodos para análise do magnésio eritrocitário

Métodos diretos e indiretos são, em geral, utilizados para analisar o magnésio eritrocitário.[90]

O método direto envolve a separação dos eritrócitos e do plasma total por meio de digestão ácida da papa eritrocitária e posterior análise (leitura). O método indireto envolve a análise da concentração de magnésio no plasma e no soro corporal total, calculando o conteúdo nos eritrócitos por diferença.[95-97] Em ambos os métodos, as concentrações de magnésio são, em geral, analisadas por EAA ou EAAC.[91]

Magnésio em leucócitos e em células mononucleadas (linfócitos e monócitos)

Os leucócitos e as células mononucleadas do plasma são usados também para a avaliação do estado nutricional em magnésio. A concentração desse mineral nos leucócitos (que incluem os neutrófilos) é mais elevada que em células sanguíneas mononucleadas (linfócitos e monócitos).[14]

A concentração de magnésio em células sanguíneas mononucleadas pode refletir melhor as mudanças no conteúdo do mineral nos ossos e no músculo esquelético que o conteúdo de magnésio no soro e nos eritrócitos.[98] Todavia, assim como nos eritrócitos, a concentração de magnésio pode variar com a idade do indivíduo, levando a diferenças individuais no conteúdo celular. Grandes amostras de sangue são necessárias para obtenção de leucócitos, limitando o uso dessa metodologia em crianças.[14]

Métodos para análise do magnésio nos leucócitos e em células mononucleadas

A técnica para isolar os tipos celulares citados e a subsequente análise do magnésio são complexas. O processo envolve a remoção de plaquetas do sangue e, depois, a separação de cada tipo celular (leucócitos, linfócitos e monócitos). Após a separação, as células são lavadas, centrifugadas e lisadas com água destilada. A leitura é realizada em EAA, após a adição de óxido de lantânio no lisado e liberação de magnésio ligado a elementos celulares.[14,98,99]

Magnésio urinário e teste de sobrecarga de magnésio

Em indivíduos saudáveis, aproximadamente a mesma quantidade de magnésio absorvida é excretada na urina, refletindo a adequação dietética do mineral. A quantidade eliminada varia de 70 a 120 mg/dia e está normalmente reduzida em indivíduos depletados.[68,73,100] O parâmetro de excreção de magnésio torna-se um bom indicador do estado nutricional, uma vez que é regulada em resposta à necessidade.[14]

O teste de sobrecarga de magnésio é um protocolo para avaliar o estado nutricional em magnésio em adultos. Determina-se primeiramente a excreção urinária basal de magnésio (o objetivo é eliminar a variabilidade na absorção intestinal do mineral), para depois administrar, via parenteral, uma dose de 1 mmol/kg de peso corporal do mineral. Após esse procedimento, deve-se medir a concentração desse mineral em duas amostras consecutivas de 24 h e calcular sua retenção hídrica. Valores acima de 20% caracterizam carência de magnésio.[101]

Recentemente, a excreção urinária de magnésio foi associada como parâmetro para avaliar o risco cardiovascular e a hipertensão.[102,103] Indivíduos com essas patologias tendem a excretar, respectivamente, menos e mais magnésio.

Os estudos recentes apontam a estreita relação entre a ingestão de magnésio e a excreção. Geralmente, quando a ingestão dietética de magnésio é maior que 250 mg/dia, a excreção urinária do mineral varia de 80 a 160 mg, e quando a ingestão está abaixo da EAR (175 mg/dia), a excreção de magnésio oscila entre 40 e 80 mg/dia. Com ingestão acima de 300 mg/dia, a excreção de magnésio varia de 100 a 140 mg/dia.[76,104]

Métodos para análise do magnésio urinário

A coleta de urina de 24 h deve ser realizada com a adição de um agente acidificante para prevenir a precipitação de magnésio a um pH alto. A diluição é realizada com óxido de lantânio para posterior leitura em EAA ou EAAC.[99]

Magnésio muscular

O tecido muscular representa 43% do peso corporal e contém aproximadamente 27% de magnésio. A biopsia muscular, que possibilita o acesso a esse compartimento, é invasiva e limitada a algumas pesquisas científicas.[68,73,100]

Assim como a biopsia muscular, o teste de sobrecarga e a biopsia óssea também são parâmetros que limitam esse tipo de análise, principalmente na rotina clínica.[84]

Poucos estudos têm relatado a correlação entre concentrações de magnésio no músculo e soro ou eritrócitos.[101]

Outras considerações que devem ser feitas para assegurar a avaliação do estado nutricional em magnésio são as estimativas de sua ingestão usual obtidas a partir de inquérito alimentar, na ausência de doença renal e disfunções intestinais associadas, e confirmação por meio de parâmetros bioquímicos, como magnésio eritrocitário e plasmático.

Aplicação prática

Alguns fatores podem influenciar a concentração de magnésio sérico:

- Idade, raça e sexo: a concentração de magnésio sérico parece declinar do primeiro ano de vida até os 24 anos. Após essa fase, a concentração de magnésio sérico parece se elevar moderadamente.[105] Homens parecem apresentar maiores concentrações de magnésio sérico que mulheres, e a raça branca têm maiores concentrações quando comparada à raça negra[105]
- Gravidez: menor concentração de magnésio sérico resultante de hemodiluição[31,106]
- Exercício extenuante: reduz a concentração sérica de magnésio em consequência da troca do mineral do plasma para os eritrócitos, em conjunto com um aumento na excreção do mineral na urina e no suor[73,107-110]
- Patologias: a presença de algumas doenças ou condições clínicas e a menor ingestão de magnésio podem levar a alterações na concentração sérica do mineral, como:
  - Diabetes: a deficiência de magnésio pode contribuir para resistência à insulina, uma vez que o mineral modula o transporte da glicose por meio das membranas[111,112]
  - Doença cardíaca isquêmica: a deficiência em magnésio pode provocar dano vascular grave no coração e nos rins, acelerando o desenvolvimento de aterosclerose[76]
  - Doença crônica cardiovascular: estudos mostram associação entre a deficiência plasmática de magnésio e doença crônica cardiovascular[76,77,86,87]
  - Osteoporose: estudos têm demostrado que mulheres com osteoporose apresentam menores concentrações de magnésio no soro[101,113,114]
  - Falência renal: têm sido associada com elevadas concentrações de magnésio sérico[101]
  - Hipertensão: estudos epidemiológicos têm mostrado relação inversa entre ingestão de magnésio e pressão arterial.[76]

ZINCO

É um componente essencial para mais de 300 enzimas, participando da síntese e da degradação de carboidratos, lipídios, proteínas e ácidos nucleicos, bem como no meta-bolismo de outros micronutrientes. Estabiliza a estrutura molecular dos componentes celulares, contribuindo para sua integridade, tem papel na transcrição do polinucleotídio e no processo de expressão gênica.[115]

É essencial para o crescimento e o desenvolvimento, pois, no nível celular, está envolvido na proliferação, na diferenciação e na apoptose. Outra função do mineral é estabilizar as estruturas das "proteínas ligadas ao DNA" (dedos de zinco) que regulam a expressão gênica, reforçando os fatores de transcrição do DNA.[116]

As enzimas zinco-dependentes que participam da síntese ou da degradação de ácidos nucleicos expressam o efeito dessa deficiência no crescimento e no reparo celular, uma vez que distúrbios na replicação celular e diferenciação ocorrem na deficiência do mineral.[117,118] As enzimas zinco-dependentes também estão envolvidas na síntese do colágeno e na ativação da timulina (hormônio tímico)[117], assim como participa de mediador do sistema imune, especialmente em linfócitos tímico-dependentes (células-T). Outras funções incluem reprodução, visão, paladar e cognição.[119,120]

Distribuição no organismo

Um adulto apresenta cerca de 2 a 3 g de zinco principalmente em músculos e ossos (80%), sendo que, no homem, pode atingir 2,5 g e, na mulher, 1,5 g. O zinco está presente em todos os órgãos, tecidos, líquidos e secreções do organismo.[121] Diferentemente de outros minerais, como ferro e cobre, não há grandes estoques rapidamente mobilizados em resposta a variações dietéticas de zinco. Há um simples *pool* localizado em ossos, fígado e plasma[122] que sinaliza mudanças bioquímicas e clínicas da deficiência de zinco. Os ossos são responsáveis pela reserva passiva de zinco, especialmente durante o crescimento, tanto que, quando a ingestão dietética é baixa, menor quantidade de zinco é liberada dos ossos e redepositada no esqueleto.[115,123,124]

Em virtude de sua função na diferenciação e no crescimento celular, os efeitos da deficiência do zinco são mais proeminentes em tecidos com rápido *turnover*.[125] Pâncreas, rins e baço têm alta taxa de renovação de zinco (12,5 dias), ao contrário de ossos e cérebro, cuja taxa é muito menor (300 dias).[126]

Absorção

A absorção do zinco pode ocorrer por diferentes mecanismos, dependendo da quantidade do mineral no interior do lúmen intestinal. A maior parte do zinco é absorvida pelo processo ativo com transportador quando em baixa concentração luminal, sugerindo que, em uma alimentação equilibrada, o zinco é absorvido por esse mecanismo.[127] Esse transporte envolve a metalotioneína (MT) e/ou proteína intestinal rica em cisteína (CRIP). Depois que entra no enterócito, o zinco liga-se à CRIP, que transfere o zinco para a MT ou para o lado seroso onde a albumina faz o transporte no plasma.[128,129] Outros

ligantes podem ser os aminoácidos cisteína e histidina, que têm baixo peso molecular e transportam o zinco, sendo capazes de influenciar o processo de absorção.[129]

O transporte do zinco também ocorre de maneira não mediada, ou seja, sem gasto de energia pela borda em escova.[130] Esse tipo de absorção ocorre quando há uma alta concentração de zinco no lúmen, como no caso de suplementação.[131]

A mudança no *pool* de zinco pode ocorrer sem a menor alteração no total de zinco no organismo. O transportador do zinco ZnT-1 foi identificado por manter bons níveis celulares deste mineral. Esse transportador está presente em vários tecidos, incluindo intestino, rins e fígado. No intestino, as partes mais ricas são o duodeno e o jejuno, também sendo encontrado na membrana basolateral do enterócito intestinal e em células epiteliais do túbulo distal renal. A regulação desse transportador não é alterada pela ingestão do mineral na alimentação, exceto quando há suplementação.[132] Foram identificados outros transportadores da família ZnT em tecidos específicos, como: ZnT2 em intestino, rins e testículos; ZnT3 no cérebro e testículos; e ZnT4 na glândula mamária e no cérebro.[133]

Excreção

A principal via de excreção de zinco são as fezes, e essas perdas fecais são uma combinação de zinco dietético inabsorvido e secreções endógenas de zinco (secreções pancreáticas e células da mucosa intestinal). As perdas fecais endógenas em seres humanos variam de 1 a 5 mg/dℓ, dependendo da concentração do mineral na dieta.[134]

Cerca de 400 a 600 mg de zinco são excretados diariamente na urina. O zinco dietético pode influenciar as perdas urinárias se a ingestão for extremamente baixa ou alta, pois, em condições basais, até 95% do zinco filtrado são reabsorvidos nas partes distais do túbulo renal.[135]

Outras vias de excreção de zinco são as perdas por meio de descamação da pele, crescimento de pelos e suor (1 mg/dia), sêmen (1 mg/ejaculação) e perda menstrual (0,1 a 0,5 mg/período).[121,134]

A conservação do zinco no enterócito parece ser o maior mecanismo de conservação no balanço da ingestão insuficiente, pois, em quantidades reduzidas na alimentação, esse mineral tem níveis também baixos nas fezes, assim como na mudança do *pool* de zinco no organismo quando depletado.[136]

Parâmetros bioquímicos de avaliação do zinco

Todo material usado para análise do mineral deve ser desmineralizado, processo no qual o material é colocado em solução de ácido nítrico entre 10 e 20% por 24 h, seguido de enxágue por 3 a 4 vezes em água destilada ou água deionizada.[14]

A Tabela 17.2 apresenta os valores dos parâmetros bioquímicos de avaliação do zinco.

Eritrócitos

São ricos em zinco, na ordem de 75 a 80%, enquanto o plasma contém cerca de 20 a 25%; o restante está distribuído entre leucócitos e plaquetas. O zinco intracelular é encontrado em mais de 85% na anidrase carbônica e aproximadamente em 5%

Tabela 17.2 Valores dos parâmetros bioquímicos de avaliação do zinco.

Fluido ou tecido	Valores de referência	Autores
Soro		
Crianças < 10 anos	57 a 65 mg/dℓ	International Zinc Nutrition Consultative Group, 2004[115]
Homens ≥ 10 anos	61 a 74 mg/dℓ	
Mulheres ≥ 10 anos	59 a 70 mg/dℓ	
Células vermelhas do sangue	40 a 44 µg/g Hb	Guthrie e Picciano, 1995[137]
Células brancas do sangue	80 a 130 µg/10^{10} células	
Saliva (parótida)	23 a 79 µg/g	
Suor	0,55 a 1,75 mg/ℓ	
Pele	10 a 80 µg/g	
Unha	100 a 400 µg/g	
Cabelo	100 a 250 µg/g	
Urina de 24 h		
Homens	0,63 mg/dia	IOM, 2000[138]
Mulheres	0,44 mg/dia	
CuZnSOD	1.102 a 1.601 U/gHb	Randox, 2003[139]
Fosfatase alcalina (soro)	< 250 U/ℓ	Walravens et al., 1983[140]

na enzima superóxido dismutase (CuZnSOD).[141] Contudo, o zinco eritrocitário indica mudanças nos estoques nos glóbulos vermelhos pelo período de 120 dias, tempo de vida dos eritrócitos, o que deve ser levado em consideração na escolha desse parâmetro para ser considerado um bom marcador do estado nutricional do mineral.[142]

Whitehouse et al.[143] recomendam que os resultados sejam expressos por µgZn/gHb e que o teste seja realizado pela técnica de EAAC. Para determinar a hemoglobina (Hb), pode se utilizar o método de cianometa-hemoglobina.[144]

Leucócitos e neutrófilos

Os leucócitos contêm cerca de 25 vezes mais zinco e apresentam um tempo de vida mais curto que os eritrócitos; assim, alguns pesquisadores indicam os leucócitos como um melhor biomarcador do estado nutricional referente ao zinco.[145] Entretanto, a literatura refere a falta de critérios para definir a metodologia utilizada, dificultando a comparação dos resultados. Esse tipo de análise também pode ser realizada por EAA.[14]

Soro

No processo de homeostase, alguns transportadores e ligantes do metal contribuem para sua regulação, conservando o nutriente em níveis adequados no plasma, em aproximadamente 10 a 15 mmol/ℓ.[125,146] O plasma pode não ser o melhor padrão para refletir o estado de deficiência de maneira imediata, e sim a longo prazo, pois não reflete o mineral em condições de baixo consumo e no aumento da demanda por processos infecciosos.[147,148] O soro é um dos parâmetros mais variáveis em função do aumento das necessidades encontradas no período de desenvolvimento entre os sexos, sendo que meninos apresentam concentrações de zinco mais baixas no soro quando comparados com meninas, e esse processo se inverte após esta fase (cerca de 10 anos).[149] Pacientes com doenças inflamatórias que resultam em hipercatabolismo apresentam diminuição nesse parâmetro, em virtude da redistribuição do mineral para a síntese de novos tecidos.[150]

De acordo com Rodriguez et al.[151], a análise é realizada pela técnica de EAAC, com o plasma diluído na proporção de 1:4 e aspirado diretamente no aparelho.

Urina de 24 h

A perda de zinco urinário é baixa e não é influenciada pela quantidade ingerida.[152] A concentração de zinco urinário responde a mudanças no processo catabólico dos músculos, podendo estar aumentada em algumas doenças.[125] A quantidade ligada aos aminoácidos (3%) constitui a parte filtrada nos glomérulos e que pode ser perdida na urina. Os resultados são expressos em gZn/mℓ e podem ser transformados pelo volume da urina de 24 h, resultando em Zn/24 h. A urina pode ser analisada por EAAC.

Saliva

A utilização da saliva como parâmetro de avaliação nutricional relativo ao zinco teve início nas pesquisas de Henkin et al.[153], que revelaram que indivíduos com hipogeusia apresentavam níveis diminuídos de zinco na saliva. Resultados semelhantes também foram encontrados em mulheres vegetarianas, consumindo dieta pobre em zinco e rica em fibras.[154] Em estudo posterior, os mesmos autores verificaram, no sedimento salivar, alterações nas concentrações de zinco de 126 para 94 mg/g após 22 dias, com o consumo de alimentação contendo 3,2 mgZn/dia, demonstrando que este parâmetro bioquímico é sensível para o zinco na condição de baixo consumo.[155] O sobrenadante salivar pode ser analisado por EAA usando o forno de grafite[137], e o sedimento salivar pode ser analisado por EAAC.[156]

Cabelo

Pesquisas revelam apenas correlação entre os valores de zinco no cabelo com a deficiência crônica do mineral; este fato também está relacionado com os níveis de zinco observados no crescimento do cabelo, sendo de aproximadamente 4 a 8 semanas para 1 a 2 cm, o que deve ser considerado antes da coleta das amostras.[157] Outros fatores que podem mostrar diferenças nos resultados são relacionados a sexo, idade e até mesmo o padrão de crescimento do cabelo.[158] Para a escolha desse parâmetro, é importante ressaltar a preocupação em não ter uma população que utiliza produtos químicos, pois quando se trata de minerais, é preciso excluir os prováveis efeitos contaminantes.

Para a realização da análise, deve ser retirado cabelo da altura do crânio entre 2 e 5 cm de comprimento, sendo que apenas 1 a 1,5 cm será analisado; o cabelo deve ser lavado com acetona e água deionizada para posterior leitura por EAAC.[14]

Superóxido dismutase

A superóxido dismutase (CuZnSOD) também tem sido utilizada como parâmetro de avaliação do estado nutricional em zinco. Em trabalhos com indivíduos apresentando sobrepeso e obesidade, foram observados resultados de baixa atividade para esta enzima, o mesmo ocorrendo em estudos com animais geneticamente obesos.[157-159] Nos indivíduos obesos, observam-se os níveis baixos de zinco com os altos valores da enzima, evidenciando o processo dinâmico que ocorre nesta doença, necessitando de uma maior atividade enzimática.[160] A CuZnSOD é quantificada nos eritrócitos usando o analisador bioquímico automático, e pode ser expressada por g/Hb.[161]

Teste de tolerância oral

Pode ser considerado um bom parâmetro, pois reflete a absorção do mineral. Amostras do plasma são coletadas depois de 12 h de jejum com intervalos de 5 h após a oferta da dose oral de 25 ou 50 mg de acetato de zinco.[14]

Teste de intensidade de sabor

Na hipogeusia, geralmente ocorre uma diminuição de zinco afetando a integridade do paladar, a qual pode ser evidenciada na deficiência do mineral.

Os testes são específicos para os diversos sabores e são utilizados elementos específicos para cada análise, por exemplo: para o salgado, o cloreto de sódio; para o doce, a sacarose; para o amargo, a ureia; e para o azedo, o ácido clorídrico. É importante salientar que este teste feito de modo isolado não determina a deficiência de zinco.[14] Poucos estudos realizam essa metodologia, pois é necessário um aparelho que usa uma fraca corrente elétrica.[162]

Metalotioneína

Sua resposta pode ser referente à homeostase do mineral e a sua biodisponibilidade, pois muitos estudos mostram uma correlação da metalotioneína (MT) com a ingestão do mineral, não ocorrendo o mesmo com os níveis de zinco no plasma e nos eritrócitos.[163]

No trabalho de Sullivan et al.[164], foram observados níveis elevados de MT mRNA durante a suplementação com o mineral, o que pode ser entendido pelo fato de o zinco mediar a síntese da MT.[165]

Esta metaloproteína pode ser investigada em tecidos humanos como fígado e rins. É uma metodologia totalmente invasiva para humanos, mais observada em animais experimentais[166]; nos dois casos, podem ser determinadas por EAAC, porém com procedimentos diferentes, que podem ser obtidos por meio de eritrócitos[167] e monócitos.[168]

Fosfatase alcalina

É determinada pelo soro, também por EAA, porém em condições diferentes da que se utiliza para o zinco.[169] Muitos estudos correlacionam positivamente os níveis séricos de zinco com os dessa enzima, mostrando que este pode ser um bom biomarcador do mineral.[170,171]

Timulina

É um polipeptídio contendo zinco com atividade de células T. Ocorre diminuição de timulina circulante no soro na presença da deficiência moderada de zinco, assim como em pacientes com anemia falciforme.[172]

Aplicação prática

Alguns grupos são mais vulneráveis quanto ao consumo e à biodisponibilidade do mineral, como é o caso de gestantes e lactantes, crianças menores de 12 meses, vegetarianos e indivíduos com consumo excessivo de álcool.[173] Pessoas com excesso de peso[161], diabéticos[174,175] e pacientes com doença hepática crônica[176] também apresentam desequilíbrio da homeostase do zinco.

Gestantes e lactantes

É de grande importância avaliar o estado nutricional do zinco antes do período de concepção, pois é necessário realizar suplementação deste mineral em razão da alta demanda do feto, assim como no período de lactação.[173]

Crianças

O leite materno contém zinco suficiente para o 1º semestre, em torno de 2 mg/dia; no entanto, para o 2º semestre, torna-se insuficiente e, por este fato, deve-se avaliar o estado nutricional da criança e considerar a introdução de alimentos fonte apropriados para esta fase da vida, assim como a possibilidade da suplementação, quando necessário.[173]

Vegetarianos

A biodisponibilidade do zinco está diminuída na dieta vegetariana, pelo alto conteúdo de fitato. No entanto, é necessária a avaliação dos parâmetros bioquímicos para uma correta interpretação entre o consumo e o aproveitamento do mineral, pois alguns grupos de vegetarianos podem apresentar concentrações em plasma, cabelo, urina e saliva igual ou mais baixas quando comparados com grupos de indivíduos onívoros. De fato, quanto maior a restrição de produtos animais e maior a proporção de vegetais, maior o prejuízo na biodisponibilidade do zinco, como no caso dos veganos. Existe uma recomendação de valores em torno de 50% a mais, pelo fato de a razão de fitato e zinco ser em torno de 15:1.[156,173]

Alcoólatras

Em geral, 50% dos alcoólatras apresentam deficiência de zinco. O etanol diminui a absorção do zinco e ainda contribui para sua excreção na urina.[173]

Excesso de peso

A gordura corporal sintetiza a proteína metalotioneína, a qual sequestra o zinco e armazena no tecido adiposo. Por isso, pessoas com excesso de peso apresentam níveis diminuídos de zinco no plasma e em eritrócitos e, quando diminuem a gordura corporal, voltam a ter o mineral na corrente sanguínea, mostrando que ocorre um equilíbrio do mineral no processo de emagrecimento.[161]

Diabetes melito tipos I e II

Estudos têm evidenciado que pacientes diabéticos tipos I e II apresentam aumento da excreção urinária de zinco, assim como diferentes distribuições do mineral nos tecidos. A diminuição de zinco no organismo desses pacientes também influencia a diminuição da produção da insulina, assim como sua utilização.[174] No entanto, ainda é discutido o benefício da suplementação do mineral para esses casos, pois o zinco pode ter um efeito tóxico nas células beta do pâncreas, levando a apoptose.[175]

Esteatose hepática alcoólica

A progressão dessa doença se dá por diversos fatores: biodinâmica do álcool no fígado, aumento da excreção do zinco, disfunções dos hepatócitos pelo aumento da produção de endotoxinas e mudanças na mucosa intestinal.[176] Estudos de suplementação estão sendo realizados, mostrando resultados satisfatórios com uma menor produção de citocinas tóxicas que viabilizam uma condição menor de apoptose dos hepatócitos.[176,177]

CONSIDERAÇÕES FINAIS

O cálcio é um mineral essencial para a boa saúde e a nutrição humanas. O esqueleto contém 99% do cálcio corporal e são necessários níveis adequados de cálcio e vitamina D para o crescimento e a manutenção de ossos e dentes saudáveis. O esqueleto protege os órgãos vitais e fornece um "banco" de mineral do qual cálcio e fósforo podem ser continuamente retirados ou depositados de acordo com a necessidade fisiológica. Algumas pessoas têm menor risco de problemas ósseos, em parte, por conta de fatores genéticos e, em parte, por influências ambientais e nutricionais. Portanto, a ingestão adequada de cálcio e demais nutrientes envolvidos na formação e na reabsorção óssea, como proteínas e vitamina D, deve ser incentivada e promovida por profissionais da saúde para evitar e diminuir os riscos da deficiência do mineral.

O magnésio, quarto cátion mais abundante no organismo, está envolvido em várias reações enzimáticas, como contração muscular, produção de energia, síntese de nutrientes, transporte celular, entre outras. Em geral, pessoas saudáveis não apresentam deficiência do mineral, mas a presença de algumas patologias, como diabetes, hipertensão e doença cardiovascular, pode ocasionar a redistribuição do mineral em alguns compartimentos e, com isso, levar à deficiência. O exercício extenuante associado a uma deficiência dietética também pode levar à deficiência do mineral, bem como o uso de certos tipos de medicamentos. Estudos têm evidenciado que os parâmetros para avaliação do estado nutricional em magnésio – dietético, plasmático e urinário –, quando analisados em conjunto, apoiam a presença de deficiência de magnésio,

especialmente se houver uma doença crônica associada a doenças inflamatórias ou estresse.

O zinco é um mineral de grande importância na saúde humana, pelas funções referentes a imunidade, crescimento e também pela participação de mecanismos antioxidantes do organismo. Em geral, pessoas saudáveis não apresentam deficiência do mineral, a não ser grupos vulneráveis. No entanto, pessoas com doenças crônicas (excesso de peso, diabetes, esteatose hepática alcoólica) podem apresentar uma mudança na distribuição do mineral e isso pode ser um fator agravante no processo do desenvolvimento da doença. O futuro dos estudos relativos ao zinco permeará o efeito da redistribuição do mineral nos grupos de risco, assim como a efetividade da suplementação e seus possíveis riscos à saúde.

REFERÊNCIAS BIBLIOGRÁFICAS

1. Lambert H, Hakim O, Lanhan-New S. Mayor minerals: calcium and magnesium. In: Mann J, Stwart Truswell A. Essencials of human nutrition. 5. ed. Oxford University Press: New York, 2017. p.131-44.
2. Silva AGH, Pires LV, Cozzolino SMF. Cálcio. In: Cozzolino SMF (ed.). Biodisponibilidade de nutrientes. 5. ed. Barueri: Manole, 2016. p.579-611.
3. Costa NMB, Martino HSD. Biodisponibilidade de minerais. In: Silva SMCS, Mura JDP. Tratado de alimentação, nutrição e dietoterapia. 3. ed. São Paulo: Payá, 2016. p.109-16.
4. Weisman SM, Matkovic V. Potencial use of biochemical markers of bone turnover for assessing the effect of calcium supplementation and predict fracture risks. Clin Ther 2005;27:299-308.
5. Gibson JH. Nutritional and exercise-related determinants of bone density in elite female runners. Osteoporos Inter 2004;15:611-8.
6. Roy DK, Berry JL, Pye SR, Adams JE, Swarbrick CM, King Y et al. Vitamin S status and bone mass in UK South Asia. Bone 2007;40:200-4.
7. Calvo MS. The effects of high phosphorus intake on calcium homeostasis. Advances in Nutrition Research 1994;9:183-207.
8. Oselame CS, Matos O, Oselame GB, Neves EB. Nutrição e densidade mineral óssea em mulheres pós-menopáusicas. Rev Bras Geriatr Gerontol 2016;19(4):653-60.
9. Coudray C, Feillet-Coudray C, Rambeau M, Tressol JC, Gueux E, Mazur Q et al. The effect of aging on intestinal absorption and status of calcium. Magnesium, zinc, and copper in rats: a stable isotope study. J Trace Elem Med Biol 2006;20:73-81.
10. Giudici KV, Weaver CM. Cálcio: aspectos fisiológicos e metabólicos. In: Martini LA. Cálcio e vitamina D – fisiologia, nutrição e doenças associadas. Barueri: Manole, 2017. p.3-19.
11. Institute of Medicine (IOM). Dietary reference intakes for calcium and vitamin D. Washington: The National Academic Press, 2011. Disponível em: http://nap.edu/13050.
12. Weaver CM. Use of calcium tracers and biomarkers to determine calcium kinetics and bone turnover. Bone 1998;22:103S.
13. Maeda SS, Borba VZC, Camargo MBR, Silva DMW, Borges JLC, Bandeira F et al. Recomendações da Sociedade Brasileira de Endocrinologia e Metabologia (SBEM) para o diagnóstico e tratamento da hipovitaminose D. Arq Bras Endocrinol Metab 2014;58(5).
14. Gibson RS. Principles of nutritional assessment. New York: Oxford University Press, 2005.
15. Giraldo GC, Moreno EC, Charry DG. Double burden malnutrition during growth: is becoming a reality in Colombia? Rev. Salud Pública. 2016;18(4):656-69.
16. Punpilai S, Sujitra T, Ouyporn T, Sombut B. Menstrual status and bone mineral density among female athletes. Nursing and Health Science 2005;7:259-65.

17. De Souza MJ, Miller BE, Sequenzia LC, Luciano AA, Ulreich S, Stier S et al. Bone health is not affected by luteal phase abnormalities and decrease ovarian progesterone production in female runners. J Clin Endocrinol Metab 1997;82(9):2867-76.

18. New SA. Exercise and bone nutrition. Processing of Nutrition Society 2001;60:265-74.

19. Mc Ardle WD, Katch FI, Katch VL. Fisiologia do exercício. 5. ed. Rio de Janeiro: Guanabara Koogan, 2001. p.60-75.

20. Zeni S, Soler CRO, Lazzari A, López L, Suarez M, Gregorio S et al. Interrelationship between bone turnover markers and dietary calcium intake in pregnant women: a longitudinal study. Bone 2003;33:606-13.

21. Movassagh EZ, Vatanparast H. Current evidence on the association of dietary patterns and bone health: a scoping review. Adv Nutr 2017;8(1):1-16.

22. Rooze S, Mathieu F, Claus W, Yangzom T, Yangzom D, Goyens P et al. Effect of calcium and vitamin D on growth, rickets and Kashin-Beck in 0- to 5-year old children in a rural area of central Tibet. Tropical Medicine and International Health 2016;21(6):768-75.

23. Patwardhan UN, Pahuja DN, Samuel AM. Calcium bioavalability: an in vivo assessment. Nutr Res 2001;21:667-75.

24. Smith SM, Wastney ME, O'Brien KO, Morukov BV, Larina IM, Abrams AS et al. Bone markers, calcium metabolism, and calcium kinetics during extended-duration space flight on the MIR space station. J Bone Miner Res 2005;20(2):208-18.

25. Hlaing TT, Compston JE. Biochemical markers of bone turnover – uses and limitations. Annals of Clinical Biochemistry 2014;51(2):189-202.

26. Internacional Osteoporosis Foundation. Disponível em www.iofbonehealth.org/. Acesso em: 15/9/2017.

27. Hannon RA, Eastell R. Biochemical markers of bone turnover and fracture prediction. J Br Menopause Soc 2003;9:10-5.

28. Burch J, Rice S, Yang H, Neilson A, Stirk L, Francis R et al. Systematic review of the use of bone turnover markers for monitoring the response to osteoporosis treatment: the secondary prevention of fractures, and primary prevention of fractures in high-risk groups. Health Technology Assessment, 2014;18(11).

29. Tahiri M, Tressol JC, Arnaud J, Bornet FRJ, Bouteloup-Demange C, Feillet-Coudray C et al. Effect of short-chain fructoologosaccharides on intestinal calcium absorption and calcium status in postmenopausal women: a stable-isotope study. Am J Clin Nutr 2003;77(2):449-57.

30. Greenspan SL, Parker RA, Fergunson L, Rosen HN, Maitland-Ramsey L, Karpf DB. Early changes in biochemical markers of bone turnover predict the long-term response to alendronate therapy in representative elderly women: a randomized clinical trial. J Bone Miner Res 1998;13:1431-8.

31. Rocha VS, Lavanda I, Nakano EY, Ruano R, Zugaib M, Coli C. Calcium and magnesium status is not impaired in pregnant women. Nutrition Research 2012;32(7):542-6.

32. Hill CS, Wolfert RL. The preparation of monoclonal antibodies wich react referentially with human bone alkaline phosphatase and rat liver alkaline phosphatase. Clin Chem Acta 1990;186:315-20.

33. Lau KHW, Onish T, Wergedal JE, Singer FR, Baylink DJ. Characterization and assay of thartrate-resistant acid phosphatase activity in serum: potential use to asses bone resorption. Clin Chem 1987;33:458-62.

34. Nielsen HK, Brixen K, Mosekilde L. Diurnal rhythm in serum activity of wheat-germ lectin-precipitablepreciitable alkaline phosphatase: temporal relationships with the diurnal rythm-rhythm of serum osteocalcin. Scan J Clin Lab Inv. 1990; 50:851-856.

35. Roudsari JM, Mahjoub S. Quantification and comparison of bone-specific alkaline phosphatase with two methods in normal and Paget's specimens. Caspian J Intern Med 2012;3(3):478-83.

36. Garnero P, Delmas PD. Assessment of the serum levels of bone alkaline phosphatase with a new immunoradiometric assay in patients with metabolic bone disease. J Clin Endocrinol 1993;77:1046-53.

37. Gonnelli S, Cepollaro C, Montagnani A, Monaci G, Campagna MS, Franci MB et al. Bone alkaline phosphatase measured with a new immunoradiometric assay in patients with metabolic bone diseases. European Journal of Clinical Investigation 1996;26:391-6.

38. Ramaswamy G, Rao VR, Krishnamoorthy L, Ramesh G, Gomathy R, Renukadevi D. Serum levels of bone alkaline phosphatase in breast and prostate cancers with bone metastasis Indian Journal of Clinical Biochemistry 2000;15(2):110-3.

39. Eastell R, Barton I, Hannon RA, Chines A, Garnero P, Delmas PD. Relationship of early changes in bone resorption to the reduction in fracture risk with risedronate. J Bone Miner Res 2003;18(6):1051-6.

40. O'Connor EM, Durack E. Osteocalcin: the extra-skeletal role of a vitamin K-dependent protein in glucose metabolism. Journal of Nutrition & Intermediary Metabolism 2017;7:8-13.

41. Shiraki M, Rosado K, Seino Y. The region specific sandwich enzyme immunoassays for intact and N-fragment osteocalcin. Journal of Bone and Mineral Research 1991;6(1):S245.

42. Garnero P, Grimaux M, Demiaux B, Preaudat C, Seguin P, Delmas PD. Measurement of serum osteocalcin with a human-specific two-site immnunoradiometric assay. Journal of Bone and Mineral Research 1992;7:1389-98.

43. Delmas PD, Christiansen C, Mann K, Price P. Bone Gla-protein (osteocalcin): assay standardization report. Journal of Bone and Mineral Research 1990;5:5-11.

44. Faulkner KG. Bone densitometry: choosing the proper skeletal site to measure. J Clin Densitom 1998;1:279-85.

45. Hodler J, Kubik-Huch RA, von Schulthess GK. Musculoskeletal diseases 2017-2020. Diagnostic imaging. Springer, 2017. p. 105-7.

46. Wahner HW, Dunn WL, Riggs BL. Non-invasive bone mineral measurements. Seminars in Nuclear Medicine 1983;13:282-9.

47. Buttazzoni C, Rosengren BE, Tveit M, Landin L, Nilsson JA, Karlsson MK. Does a childhood fracture predict low bone mass in young adulthood? A 27-year prospective controlled study. Journal of Bone and Mineral Research 2013;28(2):351-9.

48. Du XQ, Greenfield DR, Fraser DR, Ge KY, Liu ZH, He W. Milk consumption and bone mineral content in Chinese adolescent girls. Bone 2002;30:521-8.

49. Bendayan R, Kuh D, Cooper R, Muthuri S, Muniz-Terrera G, Adams J et al. Associations of childhood and adulthood cognition with bone mineral density in later adulthood: a population-based longitudinal study. Frontiers in Aging of Neuroscience 2017;9(241):1-11.

50. Weaver CB. Calcium. In: Bowman BA, Russell RM (eds.). Present knowledge in nutrition. 8. ed. Washington: International Life Sciences Institute Press, 2006. p. 273-80.

51. Theintz G, Buchs B, Rizzoli R, Slosman D, Clavien H, Sizonenko PC et al. Longitudinal monitoring of bone mass accumulation in healthy adolescents: evidence for a marked reduction alter 16 years of age at the levels of lumbar spine and femoral neck in female subjects. J Clin Endocrinol Metabol 1992;75:1060-9.

52. Roberfroid M, Cumps J, Devogelaer JP. Dietary chicory inulin increases whole-body bone mineral density in growing male rats. J Nutr 2002;132(12):3599-602.

53. Official Positions 2015 – Adults and Pediatric. Combined Official Positions of the International Society for Clinical Densitometry. 2015.

54. Burnett WD, Kontulainen SA, McLennan CE, Hazel D, Talmo C, Wilson DR et al. Proximal tibial trabecular bone mineral density is related to pain in patients with osteoarthritis. Arthritis Research & Therapy 2017;19(200):1-9.

55. Horii M, Fujiwara H, Sakai R, Sawada K, Mikami Y, Toyama S *et al.* New quantitative ultrasound techniques for bone analysis at the distal radius in hip fracture cases: differences between femoral neck and trochanteric fractures. Clinical Cases in Mineral and Bone Metabolism 2017;14(1):23-7.

56. Brandão CMA, Camargos BM, Zerbini CA, Plapler PG, Mendonça LMC, Albergaria BH *et al.* Posições oficiais 2008 da Sociedade Brasileira de Densitometria Clínica (SBDens). Arq Bras Endocrinol Metab 2009;53(1): 107-11.

57. Ribeiro MA, Cozzolino SMF. Metodologias para a estimativa da biodisponibilidade de nutrientes. In: Cozzolino SMF (ed.). Biodisponibilidade de nutrientes. 2. ed. Barueri: Manole, 2007. p.38-66.

58. Hansen KE, Johnson RE, Chambers KR, Johnson MG, Lemon CC, Vo TNT *et al.* A randomized, double-blind, placebo-controlled clinical trial on the treatment of vitamin D insufficiency in postmenopausal women. JAMA Intern Med 2015;175(10):1612-21.

59. Aloia JF, Dhaliwal R, Shieh A, Mikhail M, Fazzari M, Ragolia L *et al.* Vitamin D supplementation increases calcium absorption without a threshold effect. Am J Clin Nutr 2014;99:624-31.

60. Becker JS, Dietze HJ. Inorganic trace analysis by mass spectrometry. Spectrochim Acta, Part B 1998;1475-506.

61. Harrison JE, Nc Neil KG, Hitchman AJ, Britt BA. Bone mineral measurements of the central skeleton by *in vivo* neutron activation analysis for routine investigation of osteopenia. Invest Radiol 1979;14:27-34.

62. Finstad EW, Newhouse IJ, Lukaski HC, Mcauliffe JE, Stewart CR. The effects of magnesium supplementation on exercise performance. Med Sci Sports Exerc 2001;10:493-8.

63. Lukaski HC. Vitamin and mineral status; effects on physical performance. Nutrition 2004;20:632-44.

64. Rude RK. Magnesium deficiency: a cause of heterogenous disease in humans. J Bone Miner Res 1998;13(4):749-56.

65. Saris NL, Mervaala E, Karppanen H, Khawaja JA, Lewenstam A. Magnesium: an update on physiological, clinical, and analytical aspects. Clin Chem Acta 2000;294:1-26.

66. Wolf FI, Cittadini A. Chemistry and biochemistry of magnesium. Mol Aspects Med 2003;24:3-9.

67. Institute of Medicine (IOM). Dietary reference intakes for calcium, phosphorus, magnesium, vitamin D and fluoride. Food and Nutrition Board. Washington: National Academy Press, 1997. Disponível em: http://books.nap.edu/catalog/5776.html. Acesso em: 20/3/2004.

68. Martini LA, Wood RJ. Assessing magnesium status: a persisting problem. Nutr Clin Care 2001;4(6):332-7.

69. Newhouse IJ, Finstad EW. The effects of magnesium supplementation on exercise performance. Clin J Sport Med 2000;10:195-200.

70. Hirschfelder AD, Haury VG. Clinical manifestations of high and low plasma magnesium: dangers of epsom salt purgation in nephritis. J Am Med Ass 1934;102:1138-41

71. Flink EB. Magnesium deficiency syndrome in man. J Am Med Ass 1956;160:1406-9.

72. Vormann J. Magnesium: nutrition and metabolism. Mol Aspects Med 2003;24:27-37.

73. Bohl CH, Volpe SL. Magnesium and exercise. Crit Rev Food Sci Nutr 2002;42(6):533-63.

74. Okuma T. Magnesium and bone strength. Nutrition 2001;17(7/8):679-80.

75. Brilla LR, Lombardi VP. Magnesium in sports physiology and performance. In: Kies CV, Driskell JA (eds.). Sports nutrition: minerals and electrolytes. Boca Raton: CRC Press, 1995. p.139-77. (CRC Series on Nutrition in Exercise and Sport).

76. Nielsen FH. Guidance for the determination of status indicators and dietary requirements for magnesium. Magnesium Research 2016;29(4):154-60.

77. Nielsen FH, Johnson LK. Data from controlled metabolic ward studies provide guidance for the determination of status indicators and dietary requirements for magnesium. Biol Trace Elem Res 2017;177(1):43-52.

78. Kayne LH, Lee DBN. Intestinal magnesium absorption. Miner Electrolyte Metab 1993;19:210-17.

79. Hardwick LL. Magnesium absorption: mechanisms and the influence of vitamin D, calcium and phosphate. J Nutr 1991;121(1):13-23.

80. Elin RE. Assessment of magnesium status. Clin Chem 1987;33(11):1965-70.

81. Avioli LV, Berman M. Mg^{28} kinetics in man. J Appl Physiol 1966;211:1688-94.

82. Feillet-Coudray C, Coudray C, Tressol J, Pépin D, Mazur A, Abrams SA *et al.* Exchangeable magnesium pool masses in healthy women: effects of magnesium supplementation. Am J Clin Nutr 2002;75:72-8.

83. Sabatier M, Keyes WR, Pont F, Arnaud MJ, Turnlund JR. Comparison of stable-isotope-tracer methods for the determination of magnesium absorption in humans. Am J Clin Nutr 2003;77:1206-12.

84. Feillet-Coudray C, Coudray C, Wolf FI, Henrotte JG, Raysiguier Y, Mazur A. Magnesium metabolism in mice selected for high and low erythrocyte magnesium levels. Metabolism 2004;53(5):660-5.

85. Del Gobbo LC, Inamura F, Wu JHY, de Oliveira Otto MC, Chiuve SE, Mozaffarian D. Circulating and dietary magnesium and risk of cardiovascular disease: a systematic review and meta-analysis of prospective studies. Am J Clin Nutr 2013;98:160-73.

86. Qu X, Jin F, Hao Y, Li H, Tang T, Wang H *et al.* Magnesium and the risk of cardiovascular events: a meta-analysis of prospective cohort studies. PLoS One 2013;8:e57720.

87. Lutsey PL, Alonso A, Michos ED, Loehr LR, Astor BC, Coresh J *et al.* Serum magnesium, phosphorus, and calcium are associated with risk of incident heart failure: the Atherosclerosis Risk in Communities (ARIC) Study. Am J Clin Nutr 2014;100:756-64.

88. Sales CH, Santos AR, Cintra DE, Colli C. Magnesium-deficient high-fat diet: effects on adiposity, lipid profile and insulin sensitivity in growing rats. Clin Nutr 2014;33(5):879-88.

89. Kroll MH, Elin RJ. Relationships between magnesium and protein concentration in serum. Clin Chem 1985;31:244-6.

90. Deuster PA, Dolev E, Kyle SB, Anderson RA, Shoomaker EB. Magnesium homeostasis during high-intensive anaerobic exercise in men. J Appl Physiol 1987;62:545-50.

91. Sales CH, Rocha VS, Setaro L, Colli C. Magnésio urinário, plasmático e eritrocitário: validação do método de análise por espectrofotometria de absorção atômica com chama. Rev Inst Adolfo Lutz 2012;71(4):685-90.

92. Mooren FC, Golf SW, Volker LK. Alterations of ionized Mg^{+2} in human blood after exercise. Life Sci 2005;77:1211-25.

93. London RE. Methods for measurement of intracellular magnesium: RM and fluorescence. Ann Review Phisiol 1991;53:241-58.

94. Ryzen E, Servis KL, DeRusso P, Kershaw A, Stephen T, Rude RK. Determination of intracellular free magnesium by nuclear magnetic resonance in human magnesium deficiency. J Am Coll Nutr 1989;8:580-7.

95. Refsum HE, Meen HD, Stromme SB. Whole blood, serum and erythrocyte magnesium concentrations after repeated heavy exercise of long duration. Scand J Clin Labor Invest 1973;32:123-7.

96. Lukaski HC, Bolonchuk WW, Klevay LM, Milne DB, Sandstead HH. Maximal oxygen consumption as related to magnesium, copper, and zinc nutriture. Am J Clin Nutr 1983;37:407-15.

97. Millart H, Durlach V, Durlach J. Red blood cell magnesium concentrations: analytical problems and significance. Magnesium Res 1995;8:65-76.

98. Elin RJ, Hosseini JM. Magnesium content of mononuclear blood cells. Clin Chem 1985;31:377-80.

99. Nicoll GW, Struthers AD, Fraser CG. Biological variation of urinary magnesium. Clin Chem 1991;37(10):1794-5.

100. Tietz NW. Clinical guide to laboratory tests. Philadelphia: W.B. Saunders, 1990.

101. Elin RJ. Laboratory tests for the assessment of magnesium status in humans. MagnesTrace Elem 1991;10:172-81.

102. Joosten MM, Gansevoort RT, Mukamal KJ, van der Harst P, Geleijnse JM, Feskens EJ et al. Urinary and plasma magnesium and risk of ischemic heart disease. Am J Clin Nutr 2013;97(6):1299-306.

103. Yamori Y, Sagara M, Mizushima S, Liu L, Ikeda K, Nara Y et al. An inverse association between magnesium in 24-h urine and cardiovascular risk factors in middle-aged subjects in 50 CARDIAC Study populations. Hypertens Res 2015;38(3):219-25.

104. Costello RB, Elin RJ, Rosanoff A, Wallace TC, Guerrero-Romero F, Hruby A et al. Perspective: the case for an evidence-based reference interval for serum magnesium: the time has come. Adv Nut Res 2016;7:977-93.

105. Lowenstein FW, Stanton MF. Serum magnesium levels in the United States, 1971-1974. J Am Coll Nutr 1986;5:399-414.

106. Chesley LC. Plasma and red blood cell volumes during pregnancy. Am J Obstr Ginec 1972;112:440-50.

107. Lukaski HC. Magnesium, zinc, and chromium nutriture and physical activity. Am J Clin Nutr 2000;72(2 Suppl):585S-93S.

108. Sardinha FAA. Avaliação do estado nutricional em magnésio, ferro, zinco e cobre de atletas de polo aquático feminino em períodos de treinamento pré-competitivo, de destreinamento e de treinamento de manutenção. [Tese de Doutorado]. São Paulo, Faculdade de Ciências Farmacêuticas – Universidade de São Paulo, 2002. 101 p.

109. Setaro L, Chiebao H, Colli C. Estado nutricional em magnésio de atletas masculinos do voleibol profissional. Rev Bras Cienc Farmac São Paulo 2004;40(1):128-30.

110. Setaro L, Santos-Silva PR, Nakano EY, Sales NN, Greve JM, Colli C. Magnesium status and the physical performance of volleyball players: effects of magnesium. Journal of Sports Science 2014;32(5):438-45.

111. Silva AGH, Cozzolino SMF. Magnésio. In: Cozzolino SMF (ed.). Biodisponibilidade de nutrientes. 5. ed. Barueri: Manole, 2016. p. 456-81.

112. Rodriguez-Moran M, Guerrero-Romero F. Oral magnesium supplementation improves insulin sensitivity and metabolic control in type 2 diabetic subjects: a randomized double blind controlled trial. Diabetes Care 2003;26:1147-51.

113. Stendig-Lindberg G, Tepper R, Leichter I. Trabecular bone density in a two-year controlled trial of peroral magnesium in osteoporosis. Magnesium Res 1993;6:155-63.

114. Malpuech-Brugère C, Nowacki W, Daveau M, Gueux E, Linard C, Rock E et al. Inflammatory response following acute magnesium deficiency in the rat. Biochim Biophys Acta 2000;1501:91-8.

115. Hotz C, Brown KH (eds.). International Zinc Nutrition Consultative Group (IZiNCG). Technical Document #1; Assessment of the risk of zinc deficiency in populations and options for its control. Food Nutr Bull 2004;25(2):S94-S204.

116. Prasad AS. Zinc: an overview. Nutr 1995;11:93-9.

117. Cunnane SC. Zinc: clinical and biochemical significance. Boca Raton: CRC Press, 1988.

118. Mac Donald RS. The role of zinc in growth and cell proliferation. J Nutr 2000;130:1500S-8S.

119. Fraker PJ, King LE. Reprogamming the immune system during zinc deficiency. Annu Rev Nutr 2004;24:277-98.

120. Golub MS, Keen CL, Gershwin ME, Hendrickx AG. Developmental zinc deficiency and behavior. J Nutr 1995;125:2263S-71S.

121. King JC, Keen CL. Zinc. In: Shils ME, Olson JA, Shike M, Ross AC (eds.). Modern nutrition in health and disease. 9. ed. Philadelphia: Lea & Febiger, 2006. p.223-39.

122. King JC, Shames DM, Woodhouse LR. Zinc homeostasis in humans. J Nutr 2000;130:1360S-6.

123. Giugliano R, Millward DJ. Growth and zinc homeostasis in the severely Zn-deficient rat. Br J Nutr 1984;52:545-60.

124. Zhou JR, Canar MM, Erdman JW Jr. Bone zinc is poorly released in young growing rats fed a marginally zinc-restricted diet. J Nutr 1993;123:1383-8.

125. Dibley MJ. Zinc. In: Bowman BA, Russel RM. Present knowledge in nutrition. 8. ed. Washington: ILSI Pres, 2001. p.329-43.

126. Wastney ME, Aamodt RL, Rumble WF, Henkin RI. Kinetic analysis of zinc metabolism and its regulation in normal humans. Am J Physiol 1986;251:R398-R 408.

127. Lee HH, Prasad AS, Brewer GJ, Owyang C. Zinc absorption in human small intestine. Am J Physiol 1989;256:287-91.

128. Cousins RJ. Zinc. In: Ziegler EE, Filer Jr. LJ (eds.). Present knowledge in nutrition. 7. ed. Washington: International life Sciences Institute Press, 1996. p.293-306.

129. Smith KT (ed.). Trace minerals in food. New York: Marcel Dekker, 1998. p.209-29. (Food Science and Technology, 28).

130. Raffaniello RD, Lee SY, Teichberg S, Wapnir RA. Distinct mechanisms of zinc uptake at the apical and basolateral membrances of Caco-2 cells. J Cell Physiol 1992;152:356-61.

131. Hoadley JE, Leinart AS, Cousins RJ. Kinetic analysis of zinc uptake and serosal transfer by vasculary perfused rat intestine. Am J Physiol 1987;252:G825-31.

132. Cousins RJ, McMahon RJ. Integrative aspects of zinc transporters. J Nutr 2000;130:1384-87.

133. McMahon RJ, Cousins RJ. Mammalian zinc transporters. J Nutr 1998;128:667-70.

134. Baer MT, King JC. Tissue zinc levels and zinc excretion during experimental zinc depletion. Am J Clin Nutr 1984;39:556-70.

135. Victery W, Smith JM, Vander AJ. Renal tubular handling of zinc in the dog. Am J Physiol 1981;241:F532-9.

136. Hambidge KM, Krebs NF, Miller L. Evaluation of zinc metabolism with use of stable- isotope techniques: implications for the assessment of zinc status. Am J Clin Nutr 1998;68:410S-3S.

137. Guthrie HA, Picciano MF. Micronutrients minerals. In: Human nutrition. Saint Louis: Mosby, 1995. p.351-57.

138. IOM, 2000

139. Randox, Laboratories Ltd., Crumlin/UK, 2003. Disponível em: www. randox.com/freeradicals.asp.

140. Walravens PA, Krebs NF, Hambidge KM. Linear growth of low-income preschool children receiving a zinc. Am J Clin Nutr 1983; 38:195-201.

141. Cousins RJ. Systemic transport of zinc. In: Mills CF (ed.). Zinc in human biology. New York: Springer-Verlag, 1989. p.79-93.

142. Gibson RS. Assessment of trace-element status. In: Gibson RS. Principles of nutritional assessment. New York: Oxford University Press, 1990. p.511-76.

143. Whitehouse RC, Prasad AS, Rabbani PI, Cossack ZT. Zinc in plasma, neutrophils lymphocytes, and erytrocytes as determined by flameless atomic absorption spectrophotometry. Clin Chem 1982;28:475-80.

144. Van Assendelft OW. The measurement of hemoglobin. In: Izak G, Lewis SM (eds.). Modern concepts in hematology. New York: Academic Press, 1972. p.14-25.

145. Prasad AS. Clinical and biochemical spectrum of zinc deficiency in human subjects. In: Prasad AS (ed.). Clinical, biochemical and nutritional aspects of trace elements. New York: Alan R Liss, 1982. p.3-62.

146. Mills CF. Zinc in human biology. London: International Life Sciences Institute, 1989.

147. Solomons NW. On the assessment of zinc and cooper nutritive man. Am J Clin Nutr. 1979; 32: 856-71.

148. Wittaker P. Iron and zinc interactions in humans. Am J Clin Nutr 1998;68:442S-6S.

149. Hotz C, Peerson JM, Brown KH. Suggested cut-offs of serum zinc concentrations for assessing zinc status: reanalysis of the second National Health and Nutrition Examination Survey data (1976-1980). Am J Clin Nutr 2003;78:756-64.

150. Berdanier CD. Advanced nutrition: micronutrients. Boca Raton: CRC Press, 1998. p.11-9.

151. Rodriguez MP, Narizano A, Demczylo V, Cid A. A simpler method for the determination of zinc human plasma levels by flame atomic absorption spectrophotometry. At Spectrosc 1989;10(2):68-70.

152. Jackson MJ, Jones DA, Edwards RHT. Zinc homeostasis in man: studies using a new stable isotope-dilution technique. Br J Nutr 1984;51:199-208.

153. Henkin RI, Lippoldt E, Bilstad J, Edelhoch H. A zinc protein isolated from human parotid saliva. Proc Nat Acad Sci USA 1975;2:488-92.

154. Freeland-Graves J, Bodzy P, Epright MA. Zinc status of vegetarians. J Am Diet Assoc 1980;77:655-61.

155. Freeland-Graves JH, Hendrickson PJ, Ebangit ML, Snowden JY. Salivary zinc as an index of zinc status in women fed a low-zinc diet. Am J Clin Nutr 1981;34:312-21.

156. Greger JIJL, Sickles VS. Saliva zinc levels: potential indicators of zinc status. Am J Clin Nutr. 1979; 32: 1859-66.

157. Nakao C, Ookawara T, Sato Y, Kizaki T, Imazeki N, Matsubara O et al. Extracellular superoxide dismustase in tissues from obese(ob/ob) mice. Free Radic Biol Med 2000;33:229-41.

158. Beltowski J, Wójcicka D, Górny D, Marciniak A. The effect of dietary-induced obesity on lipid peroxidation, antioxidant enzymes and total plasma antioxidant capacity. J Physiol Pharmacol 2000;51(4):883-96.

159. Tungtronghitr RT, Phonrat B, Viroonudomphol D, Schelp FP, Pongpaew P, Tungtrongchitr A et al. Serum copper, zinc, ceruloplasmin and superoxide dismutase in Thai overweight and obese. J Med Assoc 2003;68:543-51.

160. Freire SC, Fisberg M, Cozzolino SMF. Níveis eritrocitários de zinco, superóxido dismutase e % de gordura corporal de adolescentes obesas antes e depois da intervenção dietética. In: Reunião da Sociedade Latino-Americana de Investigação Pediátrica, n.43, Ribeirão Preto, 2005; Resumos. Ribeirão Preto, 2005;(52):72.

161. Freire SC, Fisberg M, Cozzolino SM. Dietary intervention causes redistribution of zinc in obese adolescents. Biol Trace Elem Res 2013;154(2):168-77.

162. Grant R, Fergusson MM, Strang R, Turner JW, Bone I. Evoked taste thresholds in a normal population and application of eletrogustometry to trigeminal nerve disease. J Neurol Neurosurg Psychiatry 1987;50:12-21.

163. Sato M, Mehra RK, Bremmer I. Measurement of plasma metallothionein-1 in the assessment of the zinc status of zinc-deficient and stressed rats. J Nutr 1984;114:1683-89.

164. Sullivan VK, Burnett FR, Cousins RJ. Metallothionein expression is increased in monocytes and erythrocytes of young men during zinc supplementation. J Nutr 1998;128:707-13.

165. Cousins RJ. Zinc. Em: Ziegler EE, Filer Jr LJ (eds). Present Knowledge in Nutrition, 7th ed. Washington, DC: International Life Science Institute Press; 1996. p.293-306.

166. Eaton DL, Cherian MG. Determination of metallothionein in tissues by cadmium-hemoglobin affinity assay. Methods Enzymol 1991;205:83-8.

167. Thomas EA, Bailey LB, Kauwell GA, Lee DY, Cousins RJ. Erythrocyte metallothionein response to dietary zinc in humans. J Nutr 1992;122:2408-14.

168. Sullivan VK, Cousins RJ. Competitive reverse transcriptase-polymerase chain reaction shows that dietary zinc supplementation in humans increase monocyte metallothionein mRNA levels. J Nutr 1997;127:694-8.

169. Hausamen TU, Helger R, Rick W. Optimal conditions for the determination of serum alkaline phosphatase by a new kinetic method. Clin Chim Acta 1967;15:214-5.

170. Gibson RS. Zinc nutrition in developing countries. Nutr Res Rev 1994;7:151-73.

171. Weissmann K, Hoyer H. Serum alkaline phosphatase activity in acrodermatitis: an index of the serum zinc level. Acta Dermatol 1979;59:89-90.

172. Prasad AS, Meftah S, Abdallah J, Kaplan J, Brewer GJ, Bach JF et al. Serum thymulin in human zinc deficiency. J Clin Invest 1988;82:1202-10.

173. National Institutes of Health. Office of Dietary Supplements. U.S. Department of Health & Human Services. Disponível em: https://ods.od.nih.gov/factsheets/Zinc-HealthProfessional/. Acesso em: 26/9/2017.

174. Marreiro DN, Geloneze B, Tambascia MA, Lerário AC, Halpern A, Cozzolino SM. Participation of zinc in insulin resistance. Arq Bras Endocrinol Metabol 2004;48(2):234-9.

175. Nygaard SB, Larsen A, Knuhtsen A, Rungby J, Smidt K. Effects of zinc supplementation and zinc chelation on in vitro β-cell function in INS-1E cells. BMC Res Notes 2014;7(1):84.

176. Mohammad MK, Zhou Z, Cave M, Barve A, McClain CJ. Zinc and liver disease. Nutr in Clin Pract 2012;27(1):8-20.

177. McClain C, Vatsalya V, Cave M. Role of zinc in the development/progression of alcoholic liver disease. Curr Treat Options Gastroenterol 2017;15(2):285-95.

BIBLIOGRAFIA

Djurhuus MS, Gram J, Petersen PH, Klitgaard NAH, Bollerslev J, Beck-Nielsen H. Biological variation of serum and urinary magnesium in apparently healthy males. Scand J Clin Lab Invest 1995;55:549-58.

18 Avaliação do Estado Nutricional em Ferro

Patricia Helen de Carvalho Rondó | *Perla Pizzi Argentato* |
Adriana de Azevedo Paiva | *Julicristie Machado de Oliveira*

INTRODUÇÃO

O mineral ferro, metal de transição mais abundante da crosta terrestre, exerce importante papel nutricional em decorrência de seu elevado número de funções no metabolismo humano.[1] É reconhecido por realizar o transporte e o armazenamento de oxigênio, participar de reações de liberação de energia na cadeia transportadora de elétrons, conversão de ribose a desoxirribose, atuar como cofator em algumas reações enzimáticas e reações metabólicas essenciais.[2] Caracteriza-se como elemento fundamental para o adequado crescimento e desenvolvimento do organismo, atuando no funcionamento dos sistemas nervoso, reprodutor, digestório, imunológico, entre outros.[3-5]

Apesar dos investimentos em saúde pública, a deficiência de ferro, nos dias atuais, atinge parcela significativa de crianças e mulheres tanto em países em desenvolvimento[6] quanto nos desenvolvidos.[7] Além disso, sabe-se que essa deficiência nutricional não se relaciona exclusivamente com a desnutrição, mas também é encontrada em um grande número de indivíduos obesos.[8]

A anemia, condição hematológica definida como a diminuição anormal na concentração de hemoglobina no sangue, apresenta a maior prevalência e como causa mais comum a deficiência do mineral ferro. O estágio final e mais grave da deficiência desse mineral acompanha manifestações clínicas relevantes como fraqueza, diminuição da capacidade respiratória e tontura. Dependendo do grupo etário em que se encontra instalada, a exemplo de crianças, principalmente no perinatal, está associada com o aumento da mortalidade.[6]

No entanto, as implicações da deficiência de ferro não devem se voltar exclusivamente à tentativa de avaliar a presença de anemia em populações, mas também a identificar o estado nutricional em ferro na saúde dos indivíduos e em diferentes contextos. Para isso, mensurações laboratoriais são essenciais no diagnóstico da deficiência de ferro.

Há múltiplos parâmetros disponíveis para avaliar o ferro em estoque e o circulante, aumentando a especificidade e a sensibilidade do diagnóstico. Entretanto, cabe ressaltar que esses testes são mais esclarecedores quando analisados em conjunto com a história clínica e nutricional do indivíduo.

DIAGNÓSTICO DO ESTADO NUTRICIONAL DE FERRO

Clínica

Os sinais e sintomas clínicos que possibilitam diagnosticar o estado nutricional em ferro não são específicos, podendo ser observados em casos de deficiência de outros nutrientes, em anemias não nutricionais ou outras doenças.[9] A deficiência leve ou moderada de ferro, antes mesmo do desenvolvimento da anemia, pode influenciar o controle da temperatura corporal, o desenvolvimento psicológico e o comportamento humano.[5,10]

Após o surgimento da anemia, muitos dos sintomas e sinais resultam da reduzida capacidade do sangue em transportar oxigênio pela hemoglobina e da diminuição da atividade funcional das enzimas teciduais que contêm ferro, compreendendo: cansaço, fraqueza, falta de ar (mesmo em atividades consideradas de grau leve a moderado de esforço), limitação da habilidade para desenvolver atividade física prolongada, redução do apetite (em alguns casos, pode ocorrer disfagia e perversão do apetite, como pagofagia e geofagia), tontura, cefaleia, palpitações, palidez e descoramento de mucosas (ocular, do leito ungueal etc.), glossite, estomatites e edema (em casos crônicos, graves). Ocasionalmente, as unhas podem se apresentar côncavas e/ou quebradiças (condição denominada coiloníquia). Contudo, esses sinais e sintomas não são restritos somente aos casos de anemia, mas também às situações de deficiência de ferro sem anemia ou até mesmo a outras patologias, sejam hereditárias ou não.

Profissionais da saúde podem, algumas vezes, fazer o diagnóstico preliminar pelo exame físico da coloração da língua e mucosas ocular e labial, comparando a coloração do indivíduo com a de outros pacientes ou com ele próprio. O alargamento do coração pode ocorrer em estágios mais avançados de anemia grave e o edema geralmente se inicia nos pés e nos tornozelos, podendo haver aumento da frequência de pulsos e taquicardia.[11]

Causas e grupos populacionais acometidos pela deficiência de ferro

A deficiência em ferro pode acometer diferentes grupos populacionais. Em crianças, está associada com prejuízos do crescimento, ganho de peso, coordenação motora, desenvolvimento mental, dificuldade de concentração na escola e até mesmo diminuição da capacidade de aprendizagem.[8]

Na adolescência, há um maior requerimento de ferro por conta do estirão pubertário. A anemia ou deficiência de ferro nesse grupo deve ser mais bem investigada principalmente em meninas que apresentam perda menstrual excessiva (definida pela presença de coágulos e volume superior a 80 mℓ/mês).[12]

Um estudo atual de base populacional mostrou que a contribuição da deficiência de ferro para a anemia em mulheres com idade reprodutiva variou principalmente em decorrência da carga de infecção subjacente dessa população avaliada em conjunto com a deficiência de outros fatores nutricionais, como vitaminas A, B$_{12}$ e folato.[13]

Fatores etiológicos decorrentes do esporte, como hemorragias gastrintestinais, hemólise por impacto ou por radicais livres, perdas férricas pela transpiração, entre outros, contribuem para a depleção do ferro orgânico em atletas, destacando-se a importância do acompanhamento desse mineral nesse grupo.[14]

Em razão das mudanças fisiológicas durante a gestação, ocorre um acentuado aumento do volume sanguíneo e uma diminuição do estoque de micronutrientes, sendo comum a alteração de alguns exames laboratoriais, como os de ferro sérico, hemoglobina e hematócrito. Desse modo, os parâmetros laboratoriais e as recomendações nutricionais se diferem de mulheres que não se encontram nessa condição. A deficiência de ferro nesse grupo está associada ao aumento do risco de morte materna, de morte perinatal, prematuridade e baixo peso ao nascer.[15]

Em relação aos idosos, a anemia encontra-se presente em aproximadamente 10% dos indivíduos com mais de 65 anos e em até 30% daqueles com mais de 80 anos de idade. As causas de anemia nos idosos são variadas, podendo estar relacionadas com deficiências nutricionais ou perdas sanguíneas, doenças crônicas instaladas, uso de medicamentos e alterações metabólicas e hormonais decorrentes da idade.[16]

O nível de ferro nos vegetarianos permaneceu por certo tempo questionável. Entretanto, estudos demonstram que vegetarianos com dietas bem planejadas em combinação com o consumo de alimentos ricos em vitamina C apresentam níveis de ferro semelhantes aos encontrados em pessoas onívoras, e a prática dietética vegetariana incorreta é que levaria à deficiência desse mineral.[17]

Além da atenção dada aos grupos supracitados, certas doenças, como insuficiência renal, fibrose cística, doença pulmonar obstrutiva crônica (DPOC), cirrose alcoólica e desnutrição energético-proteica, e condições clínicas, como queimaduras, diarreias, pacientes críticos e inflamação (a deficiência de ferro diminui a formação de linfócitos T, neutrófilos e macrófagos), podem levar ao déficit de ferro.[18] Infecções por *Helicobacter pylori*[19] e cirurgia bariátrica[20] podem inibir a absorção de ferro. Na doença celíaca, geralmente pode ocorrer anemia em virtude da baixa absorção de ferro do intestino.[21] Há, também, hemocromatose, anemia sideroblástica hereditária, atransferrinemia, aceruloplasmina congênita, algumas ataxias, entre outros distúrbios genéticos que podem influenciar o estado nutricional do ferro ou as proteínas envolvidas em seu metabolismo.[22]

Por fim, há casos de indivíduos que apresentam baixas concentrações de hemoglobina e acabam se adaptando ao estado de cronicidade do déficit de ferro, desenvolvendo funções normais. Estes são alguns eventos nos quais só a avaliação dos parâmetros laboratoriais pode ajudar a detectar a situação de risco e a correção pontual desse mineral.

Parâmetros laboratoriais

Teoricamente, a carência de ferro ocorre no organismo de modo gradual e progressivo, considerando-se três estágios (Figura 18.1) até que a anemia se manifeste.[23]

O primeiro estágio, denominado depleção de ferro, caracteriza-se pelo esgotamento dos depósitos e representa um período de maior vulnerabilidade em relação ao balanço marginal de ferro, podendo progredir para uma deficiência mais grave com consequências funcionais. Nesse estágio, as reservas de ferro estão exauridas, mas a concentração de hemoglobina pode manter-se até mesmo acima dos valores de referência.[23]

O segundo estágio, a deficiência de ferro, caracteriza-se por eritropoese (produção de células vermelhas) ferro-deficiente e por alterações bioquímicas que refletem a insuficiência de ferro para a produção normal de hemoglobina e outros compostos férricos, ainda que a concentração de hemoglobina não esteja reduzida.[23]

O terceiro e mais grave estágio é o da anemia por deficiência de ferro (ADF), caracterizado pela diminuição da concentração de hemoglobina com prejuízos funcionais ao organismo. Sua gravidade aumenta quanto maior for essa redução.[23]

Existem diversos parâmetros laboratoriais para detectar e avaliar os diferentes estágios da carência de ferro, os quais podem ser considerados de maneira isolada ou associada no diagnóstico de indivíduos e populações.[24] Entretanto, é consenso utilizar um grupo de parâmetros/exames laboratoriais, pois isoladamente nenhum deles parece ser sensível ou específico o bastante para o diagnóstico nutricional em ferro.[25]

Perfil do ferro

Ferritina

A avaliação dos estoques de ferro pode ser realizada pela dosagem de ferritina plasmática ou sérica. Sua baixa concentração no sangue é considerada um forte indicador de depleção de ferro. A ferritina é uma medida de grande interesse por utilizar sangue periférico e apresentar forte correlação com o ferro depositado nos tecidos; além disso, é avaliada por

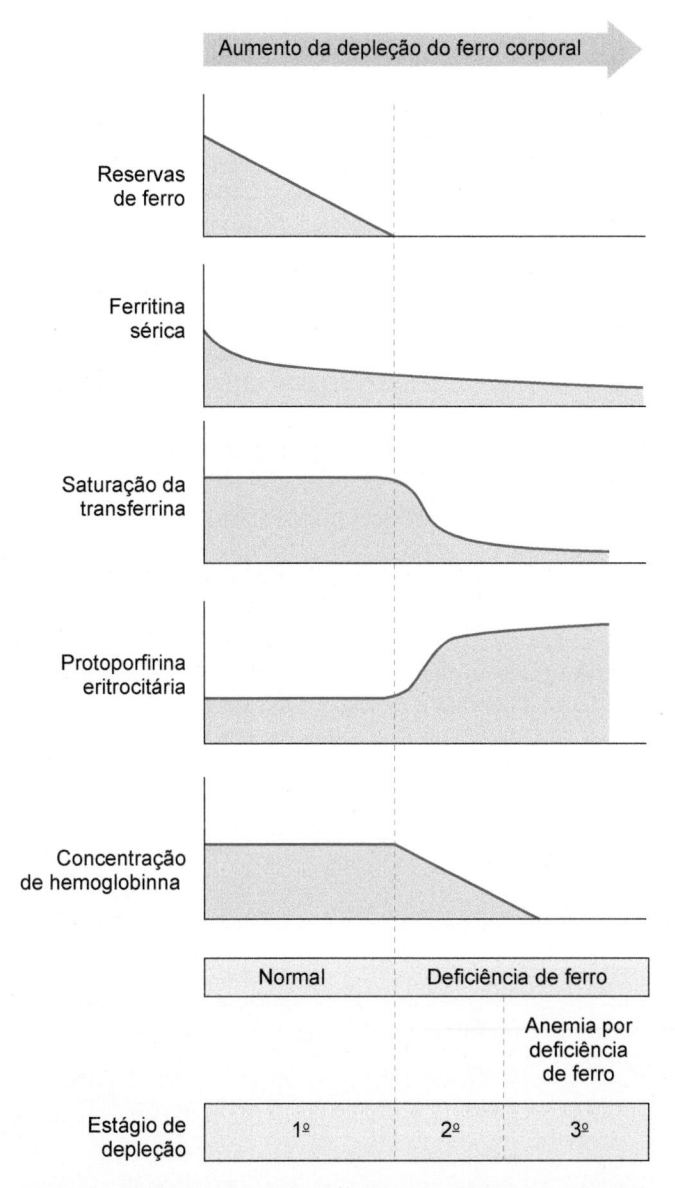

Figura 18.1 Mudanças nas reservas de ferro corporais e nos parâmetros laboratoriais durante o desenvolvimento da deficiência. Adaptada de Life Science Research Office, 1989.[23]

métodos de alta precisão. Ressalta-se que o método utilizado em sua determinação deve sempre ser especificado, pois existem achados que apontam diferenças significativas entre os valores na ferritina quando determinada por diferentes métodos.[26] Contudo, limitações na utilização da ferritina como único indicador do estado nutricional em ferro (Quadro 18.1) devem ser consideradas.[2,22]

Ferro sérico

Quando as reservas de ferro estão exauridas, qualquer declínio adicional no ferro corporal é acompanhado por uma redução na concentração do ferro circulante no sangue.[26] Esse é, portanto, um parâmetro bastante utilizado, apesar de muito instável, pois sua concentração sanguínea pode estar alterada na presença de processos infecciosos, podendo diminuir em poucas horas após o desencadeamento de uma infecção.[27]

Quadro 18.1 Limitações que devem ser consideradas na utilização da ferritina como único indicador.

Infecções, neoplasias, doenças hepáticas, leucemias, ingestão de álcool e hipertireoidismo elevam os valores de ferritina, podendo comprometer o diagnóstico
Não fornece informação a respeito da prevalência de anemia
Apresenta limitações na infância ou na gestação, quando os valores médios observados geralmente são próximos daqueles considerados deficientes

Fonte: Cook *et al.*, 1992.[2]

Capacidade total de ligação do ferro

Associada ao ferro sérico, pode-se utilizar a capacidade total de ligação do ferro (CTLF), que aumenta na deficiência de ferro, mas diminui na inflamação, fornecendo evidência para diferenciação das duas situações. Contudo, esse parâmetro deve ser criteriosamente avaliado, uma vez que pode estar dentro da faixa de normalidade quando inflamação e deficiência coexistem.[26] A CTLF pode aumentar antes mesmo de as reservas de ferro estarem completamente exauridas, refletindo depleção das reservas; entretanto, é menos sensível que a ferritina.[2]

Transferrina | Saturação da transferrina

Em razão da reduzida especificidade e sensibilidade da concentração do ferro sérico e da CTLF, costuma-se considerar a relação entre as duas medidas (ferro/CTLF), ou seja, a saturação da transferrina (ST). No entanto, a precisão da ST é limitada, pois depende das variações nas concentrações do ferro e da CTLF.[25] A ST é de grande valor no diagnóstico diferencial de talassemia e da anemia por deficiência de ferro (ADF). Em ambas as doenças ocorrem microcitose (diminuição do tamanho dos eritrócitos) e hipocromia (diminuição da coloração vermelha dos eritrócitos), mas a ST é invariavelmente elevada na talassemia.[2]

Protoporfirina eritrocitária livre e zinco-protoporfirina

A redução no suprimento de ferro para os eritrócitos resulta em aumento na concentração da protoporfirina livre no interior dessas células, e aproximadamente 95% dessa protoporfirina liga-se ao zinco, formando um complexo chamado de zinco-protoporfirina (ZPP). Assim, tanto a protoporfirina eritrocitária livre (PEL) quanto a ZPP podem ser utilizadas como indicadores do ferro disponível no sangue, sendo a última preferida pela maioria dos pesquisadores, pois sua determinação é feita de modo simples e rápido. A dosagem da ZPP é realizada com a ajuda de aparelhos que medem a fluorescência da protoporfirina (hematofluorômetros), utilizando apenas uma gota de sangue e emitindo o resultado em poucos minutos.[28] Ressalta-se que a ZPP apresenta algumas limitações: é elevada na intoxicação por chumbo (podendo apresentar valores tão altos quanto 1.000 mmol/mol de heme) e em indivíduos com problemas renais[29]; também pode sofrer interferência de alguns medicamentos e da concentração de bilirrubina.[30]

Receptor solúvel de transferrina

É uma glicoproteína de membrana, presente em número variado em todas as células nucleadas, que proporciona a passagem do complexo ferro-transferrina para o interior da célula. Estruturalmente, consiste em duas glicoproteínas transmembranas idênticas ligadas por uma ponte bissulfeto. Encontram-se expressos em maior número nas células, nas quais o requerimento de ferro e a atividade eritropoética são grandes, como na medula óssea eritroide, no fígado e na placenta, e refletem a atividade eritropoética e o estado do ferro celular.[31] Na deficiência de ferro, a exemplo das anemias hemolíticas autoimunes e betatalassemias, a concentração de receptores de transferrina encontra-se aumentada, pois, quando não há ferro suficiente para a síntese de hemoglobina, tais receptores aumentam nos eritroblastos da medula óssea, levando a um aumento nas concentrações destes no sangue circulante. Dessa maneira, as concentrações do receptor solúvel de transferrina são proporcionais à demanda de ferro celular e, portanto, refletem a deficiência de ferro funcional inicial.[32] Em contrapartida, nas anemias hipoproliferativas associadas às doenças crônicas, tais receptores encontram-se reduzidos.[33] Eles são bastante sensíveis e apresentam correlação com outros parâmetros, como com o da CTLF, do ferro sérico e da ferritina sérica.[34] O índice receptor de transferrina demonstrou ser um parâmetro útil em diferenciar a deficiência de ferro e betatalassemia.[33] Estudo revelou que esse índice foi significativamente maior em pacientes com ADF do que em pacientes com betatalassemia heterozigótica e pacientes controles. Em gestantes, ele foi capaz de detectar a deficiência de ferro. Nessa população, a concentração de receptores de transferrina não foi afetada pela hemodiluição gestacional nem pelas deficiências de folato e vitamina B_{12} (muito comuns na gravidez).[35] Atualmente, observa-se que, onde a exposição à inflamação é alta, o receptor solúvel de transferrina é recomendado como biomarcador alternativo, pois parece ser menos afetado pela inflamação.[36]

Índices hematimétricos

Na anemia por deficiência de ferro, ocorrem mudanças no tamanho e na coloração dos eritrócitos. Assim, a investigação dessas alterações proporciona uma informação útil em relação ao estado nutricional em ferro. Apesar de serem comumente utilizados para avaliar a deficiência de ferro, os índices de células vermelhas (hematimétricos) são mais úteis para a classificação morfológica das anemias do que para diagnosticar a carência de ferro, pois células hipocrômicas e microcíticas aparecem em maior quantidade no sangue após um decréscimo na concentração de hemoglobina.[24] Em relação à sensibilidade, esses índices são intermediários entre aqueles que avaliam a eritropoese ferro-deficiente e os que detectam anemia.[2] Os índices hematimétricos comumente utilizados são: volume corpuscular médio (VCM), que avalia o tamanho médio dos eritrócitos; amplitude de variação do tamanho dos eritrócitos (RDW, do inglês *red distribution width*), que avalia a variabilidade no tamanho dos eritrócitos; hemoglobina corpuscular média (HCM) e concentração de hemoglobina corpuscular média (CHCM), que avaliam a concentração de hemoglobina no eritrócito.

Hemoglobina e hematócrito

O estágio final da carência de ferro está associado a um significativo decréscimo na concentração de hemoglobina. Esse é, portanto, o parâmetro universalmente utilizado para definir anemia. Contudo, não tem boa especificidade e sensibilidade para avaliar o estado nutricional em ferro, uma vez que pode estar alterado em condições de infecção e inflamação, hemorragia, < hemoglobinopatias, < desnutrição < energético-proteica, deficiência de folato e/ou vitamina B_{12}, uso de medicamentos, desidratação, gestação e tabagismo. Além disso, a concentração de hemoglobina é de uso limitado, pois varia de acordo com sexo, faixa etária, raça e altitude.[26] Na Tabela 18.1, pode-se ver o ajuste da concentração de hemoglobina de acordo com a altitude.

Em crianças, a concentração de hemoglobina modifica-se com o aumento da idade, exibindo diferenças significativas no padrão das mudanças entre os sexos. O hematócrito, que representa a concentração de eritrócitos no sangue, fornece informações similares à concentração de hemoglobina, podendo ser utilizado conjuntamente no diagnóstico de anemia (Tabela 18.2).

Os valores laboratoriais diferem na gestação. Nesse período, a anemia pode ser classificada pela hemoglobina em leve (valores entre 9 e 11 g/dℓ), moderada (valores entre 7 e 9 g/dℓ) ou grave (valores abaixo de 7 g/dℓ). Nas primeiras 48 h do puerpério, a anemia é definida por valores de hemoglobina abaixo de 10 g/dℓ, ou de 12 g/dℓ para as primeiras semanas após o parto.[37]

Em idosos, as referências que definem anemia são de hemoglobina abaixo de 13,2 g/dℓ para homens e de 12,2 g/dℓ para

Tabela 18.1 Ajuste da concentração de hemoglobina de acordo com a altitude.

Altitude	Hemoglobina (mg/dℓ)
< 1.000	0
1.000	+0,2
1.500	+0,5
2.000	+0,8
2.500	+1,3
3.000	+1,9
3.500	+2,7
4.000	+3,5
4.500	+4,5

Adaptada de WHO, 2001.[26]

Tabela 18.2 Critérios para diagnóstico de anemia com base nas concentrações de hemoglobina e hematócrito.

Indivíduo	Hemoglobina (g/dℓ)	Hematócrito (%)
Crianças (6 a 59 meses)	11	33
Crianças (5 a 11 anos)	11,5	34
Crianças (12 a 14 anos)	12	36
Homem (> 15 anos)	13	36
Mulher (> 15 anos)	12	33
Gestante	11	39

Adaptada de WHO, 2001.[26]

mulheres brancas. Em contrapartida, para idosos negros, esses valores são um pouco menores: Hb abaixo de 12,7 g/dℓ para os homens e abaixo de 11,5 g/dℓ para as mulheres.[38]

De acordo com os padrões diagnósticos da Organização Mundial da Saúde (OMS), a ADF é considerada leve a moderada se os valores de Hb estiverem entre 7 e 12 g/dℓ e grave se o valor de Hb for menor que 7 g/dℓ (com variações de acordo com idade, sexo ou presença de gestação).[39] Em nível populacional, no intuito de aumentar a especificidade do diagnóstico da deficiência em ferro, tem-se frequentemente utilizado uma combinação dos diferentes parâmetros. Desde a década de 1970, Cook e Finch alertavam para isso. Nesse sentido, os autores propuseram um modelo diagnóstico com provas múltiplas indicando a avaliação em conjunto da hemoglobina, ST, PEL e ferritina.[40] Modelos semelhantes com a associação de parâmetros bioquímicos e hematológicos têm sido utilizados em estudos epidemiológicos.[28]

A escolha dos parâmetros ou sua combinação deve levar em consideração as características inerentes ao indivíduo ou ao grupo populacional em questão (idade, gestação), a prevalência e a gravidade da deficiência de ferro, a incidência de doenças inflamatórias e infecciosas ou a frequência de doenças hematológicas (hemoglobinopatias, leucemias etc.). Além disso, o volume da amostra de sangue requerido, o custo, a complexidade da metodologia e a suscetibilidade a erros laboratoriais não devem ser desconsiderados no momento da escolha do exame.

Em países em desenvolvimento, onde comumente a prevalência de ADF é elevada e os custos diagnósticos são fatores limitantes da investigação, nem sempre é possível utilizar parâmetros combinados, sendo a utilização da concentração de hemoglobina isoladamente um parâmetro valioso. Entretanto, ressalta-se que, nesse caso, o diagnóstico de anemia não é específico para deficiência de ferro. A Tabela 18.3 apresenta os estágios sequenciais durante o desenvolvimento de anemia por deficiência de ferro e valores de referência dos parâmetros laboratoriais.[41,42]

Outros indicadores

Outros parâmetros laboratoriais também podem ser utilizados para a avaliação da deficiência de ferro. Um método altamente confiável é a biopsia da medula óssea por meio da coloração azul de prussiano. Contudo, as desvantagens do exame da medula óssea são várias (entre elas, são caros e traumáticos), tornando-se inadequada para o uso rotineiro.[43]

Concentração de hemoglobina no reticulócito

Parece ser um bom preditor para a deficiência de ferro.[44] Os reticulócitos são formados na medula óssea e liberados na corrente sanguínea, onde circulam por cerca de 1 ou 2 dias antes de se desenvolverem em glóbulos vermelhos maduros. A concentração de hemoglobina nos reticulócitos é um indicador de concentração de hemoglobina em células vermelhas novas (18 a 36 h); por isso, é precocemente alterada pela deficiência de ferro. Em comparação com eritrócitos, a vida útil mais curta dos reticulócitos torna-os um melhor biomarcador no estado do ferro em curto prazo[45], indicando a disponibilidade instantânea de ferro para a eritropoese, ou seja, a quantidade de ferro disponível para a incorporação a novas células.[46] Esse indicador exibe um baixo coeficiente de variação e tem uma alta especificidade para não ser afetado por inflamação. Contudo, para que a confiabilidade da determinação seja garantida, há necessidade de equipamentos laboratoriais de alto custo.[47] Comparado com a biopsia da medula óssea, também é relativamente barato, menos invasivo e apenas alguns mililitros de sangue periférico são necessários para obtenção dos resultados.

Hepicidina

É um hormônio peptídico circulante produzido principalmente pelos hepatócitos e um indicador que pode ser determinado no sangue, plasma ou urina. Sua principal ação é regular a absorção do ferro no intestino (duodeno) por meio da ligação com a ferroportina. Sua concentração encontra-se reduzida quando há depleção das reservas de ferro e elevada quando os estoques de ferro estão elevados. Esse hormônio pode ser determinado por ensaios de ELISA e também utilizando espectrometria de massa. No entanto, apesar de essa última técnica possibilitar uma confiável dosagem quantitativa e de boa reprodutibilidade de hepcidina sérica e urinária, na prática clínica, torna-se limitada por seu elevado custo.[48]

Tabela 18.3 Estágios sequenciais durante o desenvolvimento de anemia por deficiência de ferro e valores de referência dos parâmetros laboratoriais.

Parâmetro	Excesso de ferro	Normal	Depleção de ferro	Eritropoese ferro-deficiente	Anemia por deficiência de ferro
Capacidade total de ligação do ferro (μg/dℓ)	< 300	330 ± 30	360	390	410
Ferritina sérica (μg/ℓ)	> 300	100 ± 60	20	10	< 10
Ferro sérico (μg/dℓ)	> 175	115 ± 50	115	< 60	< 40
Saturação da transferrina (%)	> 60	35 ± 15	30	< 15	< 15
Receptor de transferrina (mg/ℓ)	Baixo	Normal	Normal	Alto	Alto
Protoporfirina eritrocitária livre (μg/dℓ)	30	30	30	> 70	> 70
Eritrócitos	Normal	Normal	Normal	Normal	Microcítica/hipocrômica

Adaptada de Gibson, 2005[40]; Herbert, 1987.[41]

Recomendações adicionais

O uso de marcadores inflamatórios é recomendado no processo de identificação da deficiência de ferro e de ADF quando não existe a possibilidade de utilização do receptor de transferrina. Em relação à hepcidina, situações de inflamação elevam suas concentrações, o que bloqueia a liberação de ferro dos enterócitos, resultando em redução da eritropoese por deficiência de ferro. Se a inflamação for crônica, há possibilidade de desenvolvimento de anemia. Muitas vezes, a distinção entre anemia por doença crônica e ADF apresenta-se dificultada, pois a elevação da ferritina sérica não exclui a ADF na presença de inflamação. Apesar da proteína C reativa ser um dos marcadores inflamatórios amplamente utilizados, não há ponto de corte desse indicador que invalide a ferritina sérica no diagnóstico de ADF. Além disso, a elevação das concentrações dessa proteína é de curta duração (meia-vida plasmática de 19 h, então dosagens seriadas ao longo de vários dias são mais úteis que resultados isolados). Nesses casos, o marcador mais indicado no diagnóstico diferencial seria a alfa-1-ácido glicoproteína, que aumenta mais tardiamente e tende a se manter elevada por mais tempo.[49]

Embasada em análises de ensaios clínicos, a OMS recomenda a utilização da ferritina como indicador mais adequado para a avaliação do impacto da suplementação com ferro na correção da deficiência desse mineral. A concentração de hemoglobina também deve ser recomendada, pois, em populações que apresentam ADF, o incremento nesse indicador será mais rápido do que o observado nas concentrações de ferritina. Em contrapartida, quando há elevação da ferritina, mas sem mudanças nas concentrações de hemoglobina, há indícios de que outros fatores podem estar envolvidos na causalidade da anemia. Dessa maneira, como já comentado anteriormente, a inclusão da determinação de um marcador inflamatório deve ser considerada.[50]

Ainda, destaca-se que os parâmetros utilizados para o diagnóstico de ADF também são importantes no diagnóstico de outras patologias como as descritas na Tabela 18.4.[51]

FONTES NUTRICIONAIS E INGESTÃO DIETÉTICA

O teor total de ferro dietético, bem como sua composição, constitui um dos fatores envolvidos na etiologia da anemia. Desse modo, os esforços e as estratégias gerais na prevenção da deficiência de ferro devem contemplar o acesso a dietas diversificadas e a promoção de melhores cuidados com as práticas alimentares. As recomendações de ingestão dietética de referência (DRI, do inglês *Dietary Reference Intakes*) do ferro se distinguem de acordo com o ciclo de vida (lactentes, crianças, mulheres, gestantes, lactantes, homens), sexo e idade. Os humanos absorvem somente 10% do ferro presente na dieta e sua biodisponibilidade varia de acordo com o tipo de ferro ingerido, e o ferro heme (de origem animal) é mais bem absorvido que o não heme (de origem vegetal). Além disso, outras substâncias presentes em alguns alimentos, como fitatos e fosfatos, inibem a absorção de ferro. Por outro lado, proteínas e ácido ascórbico aumentam sua absorção.[52]

São fontes dietéticas de ferro heme: fígado, vísceras, carne de vaca, frango e peixe. Algumas hortaliças e leguminosas, como brócolis, espinafre, lentilha e feijão, são fontes de ferro não heme.[52] No Brasil, como há obrigatoriedade de fortificação das farinhas de trigo e milho[45], seus derivados (cereal matinal, biscoito, pão, macarrão, dentre outros) também são considerados fontes.

Tabela 18.4 Achados laboratoriais na anemia por deficiência de ferro e outras situações nas quais o metabolismo de ferro está alterado.

Condição	Ferritina	Saturação de transferrina	Capacidade total de ligação do ferro	Ferro sérico	Protoporfirina eritrocitária livre	Ferro na medula óssea	Volume corpuscular médio	RDW
Anemia por deficiência de ferro	↓	↓	↑	↓	↑	Ausente	↓	↑
Talassemia maior	Normal ou ↑	Normal	Normal	Normal	Normal	↑ ou normal	↓	Normal
Anemia por doença crônica	↑	Normal	Normal ou ↓	↓	↑	↑ ou normal	↓ ou normal	Normal ou ↑
Anemia sideroblástica*	↑	↑	↓ ou normal	↑	Variável	↑	Variável	↑
Intoxicação por chumbo	Normal	Normal ou ↑	Normal	Normal ou ↑ (A) Normal ou ↓ (C)	↑	Variável	Normal ou ↓	Variável
Hemocromatose/ excesso de ferro	↑	↑	Normal	↑	Normal	↑	Variável	Variável

↑: aumentado; ↓: diminuído; A: adulto; C: criança.

* Utilização defeituosa do ferro durante a síntese do heme.

Adaptada de Koss, 1998.[51]

REFERÊNCIAS BIBLIOGRÁFICAS

1. Engle-Stone R, Aaron GJ, Huang J, Wirth JP, Namaste SML, Williams AM et al. Predictors of anemia in preschool children: Biomarkers Reflecting Inflammation and Nutritional Determinants of Anemia (BRINDA) project. 2017;106:402-15.

2. Cook J. Iron deficiency and the measurement of iron status. Nutr Res Rev 1992;5:189-202.

3. Finn K, Callen C, Bhatia J, Reidy K, Bechard LJ, Carvalho R. Importance of Dietary sources of iron in infants and toddlers: lessons from the FITS Study. Nutrients 2017;9(7):733.

4. Kawamura M, Miyaga S, Fukushima S, Saito A, Miki K. Enhanced Therapeutic effects of human iPS Cell derived-cardiomyocyte by combined cell-sheets with omental flap technique in porcine ischemic cardiomyopathy model. Sci Rep 2017;7:1-11.

5. Radlowski EC, Johnson RW. Perinatal iron deficiency and neurocognitive development. Front Hum Neurosci 2013;7:1-11.

6. Rahman M, Abe SK, Rahman S, Kanda M, Narita S, Bilano V et al. Maternal anemia and risk of adverse birth and health outcomes in low- and middle-income countries: systematic review and meta-analysis. Am J Clin Nutr 2016;103:495-504.

7. Samaniego-Vaesken MDL, Partearroyo T, Olza J, Serra-Majem L, Varela-Moreiras G. Iron Intake and dietary sources in the Spanish population: findings from the ANIBES Study. Nutrients 2017;9(203):1-14.

8. Bird KB, Murphy RA, Ciappio ED, McBurney MI. Risk of deficiency in multiple concurrent micronutrients in children and adults in the United States. Nutrients 2017;9(7):655.

9. Makubi A, Roberts DJ, Hospital JR. Investigation and treatment for iron deficiency in heart failure: the unmet need in lower and middle income countries. Br J Haematol 2017;1-9.

10. Sabrina N, Bai C, Chang C, Chien Y. Serum iron: ferritina ratio predicts healthy body composition and reduced risk of severe fatty liver in young adult women. Nutrients 2017;9(8):833.

11. Julio N, Eduardo N, Sanchis J, Santas E, Heredia R, Gonz J et al. Iron deficiency and functional capacity in patients with advanced heart failure with preserved ejection fraction. Int J Cardiol 2016;18:364-5.

12. Cooke AG, Mccavit TL, Buchanan GR, Powers JM. Original study iron deficiency anemia in adolescents who present with heavy menstrual bleeding. J Pediatr Adolesc Gynecol 2016;30(2):247-50.

13. Wirth JP, Woodruff BA, Engle-Stone R, Namaste SML, Temple VJ, Petry N et al. Predictors of anemia in women of reproductive age: Biomarkers Reflecting Inflammation and Nutritional Determinants of Anemia (BRINDA) project. Am J Clin Nutr 2017;106:416S-27S.

14. Cordes M, Huber A, Schumacher YO, Noack P, Scales J, Kriemler S. Iron deficiency in sports – definition, influence on performance and therapy. Swiss Med Wkly 2015;145:w14196.

15. Khuu G, Dika C. Iron deficiency anemia in pregnant women. Nurse Pract 2017;5:1-5.

16. Buffon PLD, Sgnaolin V, Engroff P, Viegas K, Carli G. Prevalência e caracterização da anemia em idosos atendidos pela Estratégia Saúde da Família. Rev Bras Gerontol 2015;18:373-84.

17. Saunders AV, Craig WJ, Baines SK, Posen JS. Iron and vegetarian diets. MJA Open 2012;Suppl 2:11-16. Disponível em: www.mja.com.au/open/2012/iron-and-vegetarian-diets.

18. Miller JL. Iron deficiency anemia: a common and curable curable disease. Cold Spring Harb Perspect Med 2013;3:1-13.

19. Franceschi F, Annalisa T, Teresa DR, Giovanna DA, Ianiro G, Franco S et al. Role of Helicobacter pylori infection on nutrition and metabolism. World J Gastroenterol 2014;20(36):12809-17.

20. Shankar P, Boylan M, Sriram K. Micronutrient deficiencies after bariatric surgery. Nutrition 2010;26(11-12):1031-7.

21. Presutti RJ, Cangemi JR, Cassidy HD. Celiac disease. Am Fam Physician 2007;76(12).

22. Camaschella C. Iron deficiency: new insights into diagnosis and treatment. Am Soc Hematol 2015;1:8-13.

23. Department of Health and Human Services. Nutrition monitoring in the United States: an update report on nutrition monitoring. Life Science Research Office 1989;1-268.

24. Paiva AP, Rondó PH, Shinohara M. Parâmetros para avaliação do estado nutricional de ferro. J Public Health 2000;34(4).

25. Brasil. Ministério da Saúde. Protocolos Clínicos e Diretrizes Terapêuticas. v. 1. Anemia por deficiência de ferro. Portaria SAS/MS nº 1.247 de 10 de novembro de 2014. In: Ministério da Saúde, Brasília: Ministério da Saúde, 2014. p.27-46. Disponível em: www.farmacia.pe.gov.br/sites/farmacia.saude.pe.gov.br/files/protocolos_clinicos_e_diretrizes_terapeuticas_volume_iii.pdf.

26. World Health Organization (WHO). NHD/01.3. Iron deficiency anaemia. 2001. 132 p.

27. Namaste SML, Rohner F, Huang J, Bhushan NL, Flores-Ayala R, Kupka R et al. Adjusting ferritin concentrations for inflammation: Biomarkers Reflecting Inflammation and Nutritional Determinants of Anemia (BRINDA) project. Am J Clin Nutr 2017;106:359-71.

28. Paiva AA, Rondó PHC, Pagliusi RA, Latorre MR, Cardoso MAA, Gondim SSR. Relationship between the iron status of pregnant women and their newborns. Rev Saúde Pública 2007; 41(3):321-7.

29. Chung M, Chan JA, Moorthy D, Hadar N, Ratichek SJ, Concannon TW et al. Biomarkers for assessing and managing iron deficiency anemia in late-stage chronic. Comp Eff Rev 2012;(83).

30. Labbe RF, Vreman HJ, Stevenson DK. Zinc protoporphyrin: a metabolite with a mission. Clin Chem 1999;2072:2060-72.

31. Speeckaert MM, Speeckaert R, Delanghe JR. Biological and clinical aspects of soluble transferrin receptor. Crit Rev Clin Lab Sci 2011;47:213-28.

32. Cook JD, Flowers CH, Skikne BS. Plenary paper – The quantitative assessment of body iron. Blood 2003;101(9):3359-64.

33. Lima GAFM, Gratto HZW. Soluble transferrin receptor and immature reticulocytes are not useful for distinguishing iron-deficiency anemia from heterozygous betathalassemia. Med J 2003;121(2):90-1.

34. Kohgo Y, Niitsu Y, Kondo H, Kato J, Tsushima N, Sasaki K et al. Serum transferrin receptor as a new index of erythropoiesis. Blood 2017;70(6):1955-8.

35. Rondo HC, de Azevedo Paiva A, Guerra-Shinohara EM, Silva CS. The influence of iron, vitamin B 12, and folate levels on soluble transferrin receptor concentration in pregnant women. Clin Chim Acta 2003;334(1-2):197-203.

36. Rohner F, Namaste SML, Larson LM, Addo OY, Mei Z, Suchdev PS et al. Adjusting soluble transferrin receptor concentrations for inflammation: Biomarkers Reflecting Inflammation and Nutritional Determinants of Anemia (BRINDA) project. Am J Clin Nutr 2017;106:372-82.

37. Leporrier M, Dreyfus M. Anémie par carence martiale et grossesse. Prévention et traitement iron deficiency anemia and pregnancy. Prevention and treatment. La Rev Sage-Femm 2011; 10:152-67.

38. Woodman R, Ferrucci L, Guralnik J. Anemia in older adults. Curr Opin Hematol 2005;12:123-8.

39. World and Health Organization (WHO). Haemoglobin concentrations for the diagnosis of anaemia and assessment of severity. 2011;1-6. Disponível em: www.who.int/vmnis/indicators/haemoglobin.pdf.

40. Gibson R. Principals of nutritional assessment. 2. ed. Oxford: Oxford University Press, 2005.

41. Herbert V. Recommended dietary intakes (RDI) of iron in humans. Am J Clin Nutr 1987;45:679-86.

42. Cook JD, Finch CA. Assessing iron status of a population. Am J Clin Nutr 1979;32:2115-9.

43. Jimenez K, Kulnigg-Dabsch S, Gasche C. Management of iron deficiency anemia. Gastroenterol Hepatol 2015;11(4):22-30.

44. Cai J, Wu M, Ren J, Du Y, Long Z, Li G *et al.* Evaluation of the efficiency of the reticulocyte hemoglobin content on diagnosis for iron deficiency anemia in Chinese adults. Nutrients 2017;9:450.

45. Ullrich C, Wu A, Armsby C, Rieber S, Wingerter S, Brugnara C. Screening Healthy infants for iron deficiency using reticulocyte hemoglobina content. JAMA 2015;294(8):924-30.

46. Karlsson T. Comparative evaluation of the reticulocyte hemoglobin content assay when screening for iron deficiency in elderly anemic patients. Hindawi Publ Corp Anemia 2011;1-3.

47. Fishbane S, Shapiro W, Dutka P, Valenzuela OF, Faubert J. A randomized trial of iron deficiency testing strategies in hemodialysis patients. Kidney Int 2001;60:2406-11.

48. Antunes SA, Canziani MEF. Hepcidina: um importante regulador do metabolismo de ferro na doença renal crônica. J Bras Nefrol 2016;38(3):351-5.

49. Zimmermann MB, Hurrell RF. Nutritional iron deficiency. Lancet 2007;370(9586):511-20.

50. World Health Organization/Centers for Disease Control and Prevention (WHO/CDC). Technical consultation on the assessment of iron status at the population level. Report of a Joint World Health Organization/Centers for Disease Control and Prevention. Geneva: WHO/CDC, 2004.

51. Koss W. Anemia of abnormal iron metabolism and hemochromatosis. In: Stiene-Martin EA, Lotspeich-Steininger CA, Koepke JA. Clinical hematology. Principles, procedures, correlations. 2. ed. New York: Lippincott, 1998.

52. Food and Agriculture Organization/World Health Organization (FAO/WHO). Vitamin and mineral requirements in human nutrition. Report of a joint FAO/WHO expert consultation. 2. ed. Geneva: FAO/WHO, 2004. 341p.

19 Avaliação do Gasto Energético

Camila Maria de Melo | *Regina Urasaki* | *Sandra Maria Lima Ribeiro*

INTRODUÇÃO

O metabolismo energético é a chave central da vida humana. A medida do gasto energético (GE) costuma ser feita por meio de cálculos baseados nas trocas gasosas e na excreção de nitrogênio. Apesar de desenvolvidos há mais de um século, ainda são feitas discussões sobre a validade desses cálculos.[1]

A medida da taxa metabólica basal (TMB) é feita desde o século 19, por meio da medida direta do calor produzido (calorimetria direta) ou indiretamente pelo cálculo do consumo de oxigênio e produção de gás carbônico (calorimetria indireta).[2] O período entre 1890 e 1925 representou uma fase de grande interesse na calorimetria humana, sendo muito produtiva. No início dos anos de 1900, o conceito de calorimetria indireta foi criado em laboratórios alemães e se dissipou para toda Europa e EUA.[1] Em 1919, Harris e Benedict foram os primeiros a desenvolver equações para predição do GE.[2]

Em 1924, os famosos estudos de DuBois sobre a TMB ajudaram a estabelecê-la como fator importante na avaliação da disfunção da tireoide. Contudo, essa utilização da TMB desapareceu quando medidas químicas do metabolismo do iodo nas doenças da tireoide passaram a ser realizadas. Assim, foram interrompidos os apoios financeiros aos laboratórios que avaliavam a TMB; entre 1950 e 1975, era praticamente impossível encontrar qualquer tipo de avaliação de calorimetria na maioria dos hospitais.[2,3]

Em 1970, ressurgiu o interesse clínico pela calorimetria indireta, em razão do crescimento da Medicina Esportiva, dos novos interesses em obesidade e do rápido crescimento na Medicina Intensiva e suporte nutricional para pacientes hospitalizados. Com o advento das inovações tecnológicas, a calorimetria indireta tornou-se um método eficiente, reprodutível e considerado "padrão-ouro" nas avaliações de GE. Entretanto, sabe-se que esse método não é capaz de reproduzir a complexidade de atividades de um ser humano em livre movimentação, e seu custo ainda é um fator limitante para realização de estudos populacionais. Diante disso, outros métodos de maior praticidade, menor custo ou mesmo com maior capacidade de reproduzir situações do dia a dia têm sido desenvolvidos.

COMPONENTES DO GASTO ENERGÉTICO

O total de energia necessário para os seres vivos, ou o gasto energético diário (GED), compreende o gasto energético basal (GEB) ou a TMB, despendidos na realização das funções vitais do organismo; o gasto energético da atividade física (GEAF), que engloba as atividades físicas do cotidiano e o exercício físico; e o efeito térmico dos alimentos (ETA), relacionado com digestão, absorção e metabolismo dos alimentos. Em indivíduos saudáveis, o GEB corresponde aproximadamente a 60 a 70% do gasto diário, o ETA entre 5 e 15% e o GEAF de 15 a 30%, sendo este último o componente que mais varia entre os indivíduos.[4-8]

A atividade física é caracterizada como qualquer movimento corporal produzido pela musculatura esquelética, que resulta em um GE acima dos níveis de repouso.[9] Esta definição considera quatro contextos principais: as atividades ocupacionais, as atividades domésticas, o transporte e as atividades de lazer.[7] Já o exercício físico pode ser definido como uma atividade física planejada, estruturada ou repetitiva, que objetiva o desenvolvimento da aptidão física, de habilidades motoras ou a reabilitação orgânico-funcional. Os exercícios físicos incluem, geralmente, atividades de níveis moderados a intensos, tanto de natureza dinâmica quanto estática (exercícios isométricos).[7]

MÉTODOS E ESTIMATIVAS DO GASTO ENERGÉTICO

Apesar da evolução dos estudos relacionados com as medidas do GE, ainda não existe um único método, com validade, fidedignidade e facilidade de uso, que possa ser empregado de modo amplo em estudos populacionais. Essa dificuldade pode ser atribuída a diversos fatores, como a complexidade de dimensões da atividade física e exercício físico; o fato de os instrumentos terem sido construídos e validados em determinadas populações com características específicas; a inexistência de um instrumento considerado padrão para a validação e a consequente construção de outros instrumentos.[10]

Em virtude da complexidade e da subjetividade da atividade física e do exercício físico, os métodos utilizados na literatura medem diferentes aspectos do GE. A seguir, são discutidos alguns desses métodos.

Calorimetria direta

Por volta de 1780, o metabolismo passou a ser mais bem entendido após os experimentos de Antoine Laurent Lavoisier, que chamou de oxigênio um gás que se combinava com substâncias e produzia calor. Este mesmo pesquisador, juntamente com outro estudioso, Laplace, desenvolveu o primeiro calorímetro direto para animais. Os princípios da calorimetria, desenvolvidos por esses cientistas há mais de 200 anos, ainda são válidos nos dias de hoje.[3] Em 1894, Rubner desenvolveu, com êxito, o primeiro calorímetro para experimentos em cães, e entre 1892 e 1899 nos EUA, Atwater e Rosa desenvolveram o primeiro calorímetro direto para humanos, grande o suficiente para conter uma cama, cadeiras e um cicloergômetro, a fim de medir o calor produzido no repouso, no trabalho e em atividade física. Já em 1905, Atwater e Benedict aperfeiçoaram essa técnica para que fosse feita a medida simultânea do consumo de oxigênio.[2]

A calorimetria direta requer uma câmara altamente sofisticada, que possibilita medir o calor sensível liberado pelo organismo, além do vapor de água liberado pela respiração e pela pele.[11] Para a avaliação do GED, o avaliado deve permanecer na câmara por um período igual ou superior a 24 h.[12]

Este método apresenta grande precisão e um ambiente ótimo para estudos controlados. Entretanto, apresenta como desvantagens: custo muito elevado, dificuldade de combinação com outras medidas mais invasivas, maior tempo gasto por pesquisadores e sujeitos participantes do estudo, e realização da coleta em um ambiente artificial, que não representa as atividades realizadas na vida diária.

Calorimetria indireta

Avalia o GE por meio da análise do oxigênio consumido (VO_2), do gás carbônico produzido (VCO_2) e do quociente respiratório ($QR = VCO_2/VO_2$), apontando, assim, a quantidade de energia necessária para a realização dos processos metabólicos e o tipo de substrato utilizado para a produção de energia. A análise do QR avalia a oxidação do substrato utilizado. Essa análise é estimada em um padrão típico de ingestão de uma dieta mista.[13] Se o nitrogênio urinário também for avaliado durante o período de medida, a calorimetria indireta pode ser utilizada para calcular as taxas de oxidação de aminoácidos, pois o nitrogênio urinário determina a oxidação de proteínas. Quando o oxigênio consumido e o dióxido de carbono produzido pela oxidação das proteínas são subtraídos das quantidades totais de oxigênio consumido e do dióxido de carbono produzido, o QR não proteico (QRNP) pode ser calculado e usado para determinar as quantidades relativas de carboidratos e gorduras oxidadas em determinado período.[14,15] O QNRP para a glicose é igual a 1 e, para ácidos graxos, aproximadamente 0,70; portanto, há necessidade de mais oxigênio para metabolizar os ácidos graxos (ou seja, para que essas moléculas sejam oxidadas até CO_2 e H_2O) do que para metabolizar os carboidratos.

A calorimetria indireta é considerada uma técnica de custo razoável, não invasiva e com grande reprodutibilidade.[6] Pode ser desenvolvida de duas maneiras diferentes: por circuito fechado e por circuito aberto. Na primeira, o indivíduo é conectado a uma máscara na qual ele respira o ar com composição conhecida proveniente de um cilindro, e volta a respirar somente o ar do espirômetro. O consumo de oxigênio pode ser determinado a partir da quantidade removida do sistema. Essa técnica não confere muita mobilidade ao avaliado e, por isso, é utilizada prioritariamente para situações de repouso.[11] Outra possibilidade para essa análise é a utilização da chamada câmara respiratória ou calorímetro de sala. Nela, o indivíduo permanece por um período de cerca de 24 h, similarmente à calorimetria direta, podendo realizar quase todas as suas atividades diárias. É medida a troca gasosa sem a medida da produção de calor.[16,17] O grande inconveniente dessa alternativa é o alto custo do equipamento.

Na calorimetria indireta de circuito aberto, o avaliado respira por uma válvula de duas vias: por uma é inspirado o ar ambiente e, por outra, o ar expirado é coletado e analisado. Essa análise pode ser feita em tempo real (por meio de instrumentação computadorizada) ou pode ser armazenada para análise posterior (espirometria portátil ou técnica de bolsa); a análise é feita em intervalos de tempo determinados e, posteriormente, os valores são extrapolados para as 24 h, a partir de relações e fórmulas específicas.[18]

A determinação do GEB por calorimetria indireta necessita que a medida seja feita no momento em que o indivíduo desperta de uma noite de sono. Pela dificuldade de medir o indivíduo nessa situação, grande parte dos estudos na literatura utilizam a medida do gasto energético de repouso (GER), feita geralmente pela manhã com o indivíduo deitado e acordado.[2] A Figura 19.1 apresenta um indivíduo avaliado na situação de repouso, a partir do equipamento VO2000 (Imbrasport®); já a Figura 19.2 apresenta os diferentes tamanhos de máscaras e pneumotacógrafos para a coleta de dados.

Os procedimentos para análise do GER podem ser resumidos em:

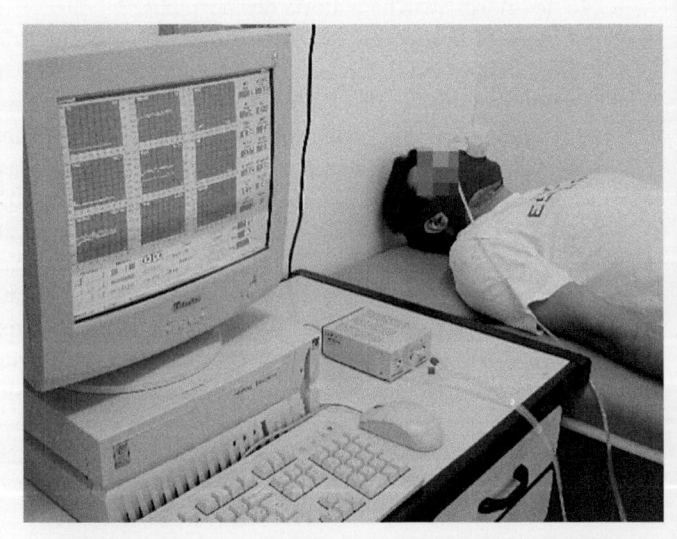

Figura 19.1 Coleta de dados de trocas gasosas em repouso.

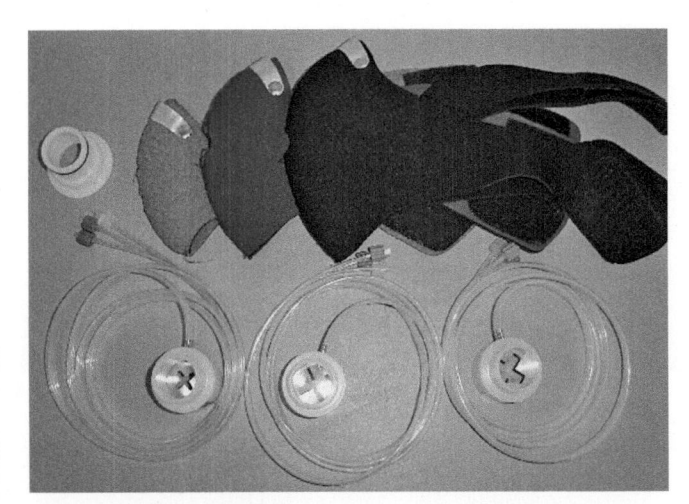

Figura 19.2 Pneumotacógrafos de diferentes tamanhos utilizados para a análise de trocas gasosas no repouso.

- O indivíduo chega ao local de preferência pela manhã, após uma noite de repouso, sem ter feito nenhum tipo de esforço nem ingerido nenhum tipo de alimento
- É solicitado que ele deite em uma maca, onde receberá as orientações e condutas que devem ser seguidas durante o teste
- A seguir, é colocada a máscara de análise em seu rosto, que é conectada ao equipamento. As máscaras e o pneumotacógrafo têm diferentes tamanhos, que devem ser escolhidos de acordo com o tamanho do rosto e o tipo de teste
- São testadas todas as cânulas e conexões entre o indivíduo e o analisador
- Os primeiros 15 min de análise são desprezados para o cálculo final, pois consistem em um período em que o indivíduo está se adaptando à máscara e estabilizando seus movimentos respiratórios
- Após o período de adaptação, os 15 a 30 min seguintes são utilizados para a análise.

Os valores de VO_2, VCO_2 e QR são utilizados no cálculo do GE. Para esse cálculo, as fórmulas mais utilizadas são:

GER (kcal/min) = 4,686 + 1,096 × (QR − 0,707) × VO_2 (ℓ/min)[17]; ou

GER (kcal/min) = [(3,044 × QR + 1,104) × CO_2] (ℓ/min)[13]

O cálculo é feito a partir da média do tempo de análise escolhido (15 ou 30 min).

Por sua praticidade, a calorimetria indireta de circuito aberto é o método calorimétrico mais utilizado, tanto em pesquisas quanto na prática clínica. Entretanto, é difícil, a partir dessa análise, determinar o GE de todas as atividades realizadas durante o dia.[19,20] Uma possibilidade para o detalhamento dessas atividades pode ser a aplicação paralela de questionários que descrevam as atividades diárias.

Similaridades entre os testes de calorimetria indireta e ergoespirométricos (testes de esforço)

Equipamentos idênticos ou similares aos utilizados na calorimetria indireta, costumam ser utilizados em estudos de atividade física, para determinar a potência aeróbia.[21-26] Esses testes são realizados na prescrição de exercício físico e na interpretação do tipo de substrato usado, de acordo com a intensidade do exercício físico.[22,27,28]

A estimativa do substrato utilizado de acordo com a intensidade da atividade física é feita pela utilização do QR (VCO_2/ VO_2). Entretanto, na estimativa da oxidação de substratos durante períodos de exercício, devem ser tomados alguns cuidados, uma vez que o QR pode ser influenciado pela cinética dos íons de bicarbonato, que costuma ser alterada durante os exercícios. Em períodos de depleção e de repleção de íons de bicarbonato, o QR determinado a partir das medidas de troca gasosa respiratória na boca não representa, de maneira acurada, o verdadeiro QR celular. Durante os exercícios de alta intensidade, os valores de CO_2 respiratório são frequentemente mais altos do que a produção de CO_2 celular, elevando-se a medida do QR acima do valor real. Por exemplo, durante a medida do consumo de oxigênio máximo, o QR deve estar bem acima de 1, porque as quantidades adicionais de CO_2 exalado vão além daquelas produzidas na respiração celular.[29]

Ainda no período que segue exercícios de alta intensidade, a medida do QR pode estar muito mais baixa do que a verdadeira, pela reposição das concentrações de íons de bicarbonato no organismo. Por exemplo, durante a primeira hora após uma série intensa de levantamento de pesos, o QR frequentemente cai a valores bem baixos, na ordem de 0,60. Embora esse valor esteja fora da faixa usual, não há erro de medida. O VCO_2 está reduzido, enquanto parte do CO_2 metabolicamente produzido, que seria normalmente exalado, é utilizado para reequilibrar o *pool* de bicarbonato. Estimativas de utilização de combustível são imprecisas se realizadas durante o curto período no qual as medidas não refletem o verdadeiro QR celular. Entretanto, se essa fase de calorimetria indireta englobar esses períodos transitórios de depleção e repleção de íons de bicarbonato, a média do QR durante o período total de exercício pode ser usada para estimar o substrato utilizado.[29]

Equações preditivas do GEB ou TMB

Em 1919, Harris e Benedict publicaram um estudo desenvolvido com 136 homens e 103 mulheres no Carnegie Laboratory em Boston. A partir desses dados de calorimetria e por meio de métodos estatísticos bem delineados, eles deduziram os primeiros dados de TMB.[30] Muitos estudos mostram que essas fórmulas superestimam a TMB em 10 a 15%, porém, por sua praticidade, tornaram-se muito populares e ainda são usadas por muitos profissionais e pesquisadores da área.[3] A Tabela 19.1 apresenta as equações desenvolvidas a partir desse estudo.

Tabela 19.1 Fórmulas propostas por Harris e Benedict para estimativa da TMB.[30]

Sexo	Fórmula
Feminino	655 + 9,6 × (Peso corporal) + 1,9 × (Estatura*) − 4,7 × (Idade)
Masculino	66 + 13,8 × (Peso corporal) + 5 × (Estatura*) − 6,8 × (Idade)

* Em centímetros.

Em 1950, foi realizada uma compilação de todos os dados de TMB disponíveis até aquele momento, em 8.600 sujeitos avaliados. Esse estudo separou os dados por regiões, no intuito de observar a influência do clima e da etnia nas medidas de TMB. Essa base de dados serviu de referência para o desenvolvimento das fórmulas propostas por Schofield *et al.*[31] e posteriormente pela Organização das Nações Unidas para Alimentação e Agricultura (FAO) e pela Organização Mundial da Saúde (OMS) em 1985.[3,32]

Durante a década de 1980, retomaram-se os estudos de GE. Em 1980, John Cunningham publicou um estudo de análise de regressão múltipla de diversos fatores que influenciam a TMB, como sexo, idade, massa corporal, estatura e a massa corporal magra estimada.[33] Foram estudados 223 sujeitos, a mesma base dados dos estudos de Harris e Benedict[30], e o único preditor da TMB encontrado foi a massa corporal magra. A partir desses dados, foi proposta a seguinte equação para predição da TMB:[33]

$$TMB = 500 + 21,6 \times \text{Massa corporal magra (kg)}$$

Em 1981, a OMS solicitou aos pesquisadores Durnin e Passmore[34] que desenvolvessem valores de referência para TMB e dados antropométricos; esses dados foram reavaliados anos mais tarde por Schofield.[31] A partir de 1985, a OMS passou a recomendar o uso de fórmulas preditivas para estimativa do GE e publicou novas equações para predição do GEB, além de estabelecer múltiplos para predição do GED.[2,3,32] Essas equações foram desenvolvidas com sujeitos europeus e norte-americanos, sendo 47% da amostra composta por italianos; pelo fato de esta não ser uma amostra representativa da população, recebeu diversas críticas, pois superestimam a TMB. As Tabelas 19.2 e 19.3 descrevem as fórmulas.

Desde as primeiras recomendações das fórmulas da FAO/OMS[32], os estudos vêm demonstrando que essas predições superestimam a TMB. Alguns autores atribuem essa superestimativa ao fato de que as fórmulas foram desenvolvidas com indivíduos de regiões diferentes, ou seja, as fórmulas geralmente são desenvolvidas nos EUA e na Europa, não sendo tão fidedignas em países como o Brasil e outros da América do Sul.[2] A Tabela 19.4 apresenta a porcentagem de superestimativa das fórmulas propostas pela FAO/OMS.[32]

Ao questionar se as fórmulas propostas até o momento poderiam ser aplicadas a indivíduos de diferentes regiões, Henry e Rees, em 1991[35], desenvolveram equações específicas para indivíduos que vivem próximos aos trópicos. Esses autores

observaram que indivíduos que vivem nessas regiões apresentam TMB significativamente menor que os valores preditos pelas fórmulas de Schofield[31] e FAO/OMS[32], e, a partir desse mesmo banco de dados, desenvolveram fórmulas específicas (Tabela 19.5).[35] Apesar de essas equações parecerem superestimar menos o GE, ainda não são consideradas ideais.[3]

Tabela 19.3 Fórmulas propostas pela FAO/OMS para estimativa da TMB com estatura.[32]

Idade (anos)	Feminino	Masculino
10 a 18	7,4 × Peso corporal + 482 × Estatura + 217	16,6 × Peso corporal + 77 × Estatura + 572
18 a 30	13,3 × Peso corporal + 334 × Estatura + 35	15,4 × Peso corporal + 27 × Estatura + 717
30 a 60	8,7 × Peso corporal − 25 × Estatura + 865	11,3 × Peso corporal + 16 × Estatura + 901
> 60	9,2 × Peso corporal + 637 × Estatura − 302	8,8 × Peso corporal + 1.128 × Estatura − 1.071

Tabela 19.4 Porcentagem de superestimativa das fórmulas da FAO/OMS em diferentes faixas etárias.[32]

Faixa etária	Média (%)	Número de sujeitos
Homens (todas as etnias)		
3 a 10	+ 1,9	196
10 a 18	+ 7,1	409
18 a 30	+ 10,3	1.174
30 a 60	+ 11,2	274
3 a 60	+ 9	2.053
Mulheres (todas as etnias)		
3 a 10	+ 1,5	88
10 a 18	+ 7,6	233
18 a 30	+ 3,8	350
30 a 60	+ 9,7	98
3 a 60	+ 5,4	759
Todos*	+ 8	2.822

* Todas as etnias e idades e ambos os sexos.
Adaptada de Henry, 2005.[3]

Tabela 19.5 Fórmulas propostas por Henry e Rees para estimativa da TMB de pessoas que vivem nos trópicos.[35]

Idade (anos)	Feminino	Masculino
3 a 10	0,071 × PC + 0,677 × E + 1,553	0,082 × PC + 0,545 × E + 1,736
10 a 18	0,035 × PC + 1,948 × E + 0,873	0,068 × PC + 0,574 × E + 2,157
18 a 30	0,057 × PC + 1,184 × E + 0,411	0,063 × PC − 0,042 × E + 2,953
30 a 60	0,034 × PC + 0,006 × E + 3,530	0,048 × PC − 0,011 × E + 3,670

PC: peso corporal (kg); E: estatura (m).

Tabela 19.2 Fórmulas propostas pela FAO/OMS para estimativa da TMB.[32]

Idade (anos)	Feminino	Masculino
0 a 3	61 × (Peso corporal) + 51	60,9 × (Peso corporal) + 51
3 a 9	22,5 × (Peso corporal) + 499	22,7 × (Peso corporal) + 495
10 a 17	12,2 × (Peso corporal) + 746	17,5 × (Peso corporal) + 651
18 a 29	14,7 × (Peso corporal) + 496	15,3 × (Peso corporal) + 679
30 a 60	8,7 × (Peso corporal) + 829	11,6 × (Peso corporal) + 879
> 60	10,5 × (Peso corporal) + 596	13,5 × (Peso corporal) + 487

O informe técnico da OMS tomou por base os estudos de Durnin e Passmore.[34] Esses autores estabeleceram a relação entre o nível de atividade física e o equivalente em consumo de oxigênio ou unidades metabólicas (MET). A Tabela 19.6 apresenta essas relações.

Apesar da intensa discussão sobre qual é a melhor fórmula para estimar o GE, ainda não existe um consenso. Desse modo, deve-se sempre considerar o perfil do indivíduo ou da população a ser avaliada. Wahrlich e Anjos[36] compararam a medida do GER por calorimetria indireta com fórmulas de predição em mulheres entre 20 e 40 anos. Nesse estudo, encontraram que todas as fórmulas utilizadas superestimam o GEB nas seguintes proporções:

- Henry e Rees[35]: 7,4%
- Schofield et al.[31]: 12,9%
- FAO/OMS[32]: 13,5%
- Harris e Benedict[30]: 17,1%.

Weijs et al.[37] estudaram indivíduos internados e não internados e compararam a medida de calorimetria indireta com oito fórmulas preditivas; seus resultados mostram que as fórmulas propostas pela FAO/OMS[32], que utilizam peso e estatura, apresentaram erro menor para essa população.

Em um estudo com 110 crianças obesas (IMC > 28 kg/m²), Tverskaya et al.[38] compararam a medida da calorimetria indireta com fórmulas preditivas e encontraram que a fórmulas de Schofield[31], FAO/OMS[32] e Harris e Benedict[30] apenas para homens superestimaram o GEB, e as fórmulas de Cunningham[33]

e Harris e Benedict para mulheres subestimaram o GEB. Esses autores consideraram a fórmula da FAO/OMS a mais precisa para homens e mulheres entre 11 e 18 anos.

Dobratz et al.[39], em um trabalho com 40 mulheres obesas, consideraram a fórmula de Harris e Benedict[30] e da FAO/OMS[32] como as menos precisas na avaliação individual, e as mais precisas na avaliação da média de um grupo de indivíduos.

Estimativa do GED a partir das estimativas do GEB ou TMB

A partir das predições do GEB ou da TMB, é possível obter o GED. Para isso, de acordo com o relatório técnico da OMS, é necessário incluir o gasto relativo às atividades físicas realizadas. Assim, as atividades devem ser consideradas como múltiplo do metabolismo basal. As Tabelas 19.7 e 19.8 apresentam sugestões de utilização desses fatores, resguardadas as diferenças entre si.

Para a utilização desses fatores, o Manual de Necessidades Energéticas do IBGE[40] descreve o método simplificado, descrito a seguir.

Método simplificado

Os fatores descritos na Tabela 19.7 referem-se à multiplicação pelo GEB predito pela estimativa. Por exemplo, para um homem de 40 anos, com peso corporal de 80 kg, a estimativa da TMB é feita da seguinte maneira:

$$TMB = 11,6 \times 80 + 879 = 1.807 \text{ kcal}$$

Considerando que esse indivíduo, após o relato das atividades realizadas, pratica exercício físico de modo intenso, por 2 h/dia, seu nível de atividade foi determinado como "pesado". Assim, multiplicou-se o valor obtido de TMB pelo fator atividade para homens, nível pesado = 2,1:

$$GED = 1807 \times 2,1 = 3.794,7 \text{ kcal/dia}$$

Método intermediário

A Tabela 19.9 apresenta uma opção para aplicação de fator atividade de modo mais detalhado, considerando o mesmo indivíduo do exemplo anterior. A aplicação desse fator deve

Tabela 19.6 Classificação de cinco níveis de atividade física com base na intensidade do exercício.

Nível	GE			
	kcal/min	ℓ/min	mℓ/kg/min	MET
Homens				
Ligeiro	2 a 4,9	0,4 a 0,99	6,1 a 15,2	1,6 a 3,9
Moderado	5 a 7,4	1 a 1,49	15,3 a 22,9	4 a 5,9
Intenso	7,5 a 9,9	1,5 a 1,99	23 a 30,6	6 a 7,9
Muito intenso	10 a 12,4	2 a 2,49	30,7 a 38,3	8,9 a 9,9
Extremamente intenso	12,5	2,5	3,.4	10
Mulheres				
Ligeiro	1,5 a 3,4	0,3 a 0,69	5,4 a 12,5	1,2 a 2,7
Moderado	3,5 a 5,4	0,7 a 1,09	12,6 a 19,8	2,8 a 4,3
Intenso	5,5 a 7,4	1,1 a 1,49	19,9 a 27,1	4,4 a 5,9
Muito intenso	7,5 a 9,4	1,5 a 1,89	27,2 a 34,4	6 a 7,5
Extremamente intenso	9,5	1,9	34,5	7,6

ℓ/min com base em 5 kcal/ℓ de oxigênio; mℓ/kg com base em um homem de 65 kg e uma mulher de 55 kg; 1 MET corresponde à captação média de oxigênio em repouso.

Fonte: Durnin e Passmore, 1967.[34]

Tabela 19.7 Fator de multiplicação pelo gasto calórico basal, considerando-se uma média das atividades desenvolvidas durante todo o dia.

Nível de atividade	Fator de atividade (× GEB)	
	Homens	Mulheres
Muito leve	1,3	1,3
Leve	1,6	1,5
Moderado	1,7	1,6
Pesado	2,1	1,9
Muito pesado	2,4	2,2

Fonte: WHO, 1985.[32]

Tabela 19.8 Gasto calórico aproximado para várias atividades em relação às necessidades basais para homens e mulheres.

Categoria de atividade	Valor representativo para o fator atividade a ser multiplicado pelo tempo gasto na atividade
Repouso	× 1
Muito leve	× 1,5
Leve	× 2,5
Moderado	× 5
Pesado	× 7

Para utilização desses fatores, é necessário calcular a divisão das atividades realizadas durante o dia e classificar cada uma próxima ao fator atividade.

Fonte: WHO, 1985[32]; Durnin e Passmore, 1967.[34]

considerar um relato das atividades realizadas durante o dia e o tempo despendido em cada uma delas. O GED deve ser a somatória de todas as estimativas intermediárias, considerando o valor do GED/h.

Embora as equações de predição sejam métodos rápidos, fáceis e de baixo custo na estimativa do GE, a necessidade de estimar as atividades físicas realizadas acaba adicionando um erro considerável para essas estimativas em todos os segmentos da população.[39] Desse modo, uma alternativa pode ser a utilização, por parte do nutricionista, de métodos mais elaborados para identificar o nível de atividade física, descritos a seguir, como os questionários de atividade física ou o uso de sensores de movimento.

Métodos para identificação do nível de atividade física

Questionários de atividade física

O uso de questionários têm sido aplicado para avaliar o GEAF em estudos populacionais ou epidemiológicos. Dependendo do tipo de questionário adotado, é possível obter informações relativas a tipo, tempo, duração, intensidade e frequência da atividade física realizada pelo indivíduo. Os questionários podem ser caracterizados com base nos seguintes componentes: modo de administração, tempo de duração do relato e características específicas da atividade física avaliada. Alguns questionários podem apresentar poucas questões, com apenas duas, enquanto outros podem conter até 100 perguntas, enquadrando-se

nas seguintes categorias: diários, recordatórios e históricos quantitativos.[40]

Os diários são tipicamente autoadministrados e exigem que os indivíduos registrem as atividades realizadas ao longo do dia, em períodos de 15 a 30 min. Já os recordatórios de atividades físicas avaliam, retrospectivamente, por meio de entrevistas pessoais ou por telefone, as informações sobre atividades físicas durante os últimos 1 a 7 dias. O relato do tempo e da intensidade gastos no desenvolvimento dessas atividades específicas é convertido a kcal com base em dados, previamente publicados, de valores de intensidade.[41,42] Esses instrumentos são úteis para classificar indivíduos ou fornecer uma descrição geral dos padrões de atividade física.

Os levantamentos de históricos quantitativos são semelhantes aos métodos recordatórios, mas envolvem informações por períodos mais longos, em que os indivíduos relatam padrões de atividade física específicos durante 1 ano. As contagens geralmente são traduzidas em valores de GE, escores ou categorias.[43] Esse método pode classificar grupos de acordo com o nível de atividade. Como os recordatórios de atividade física e os históricos são avaliações retrospectivas, eles não sofrem influências das alterações de padrões de atividade induzidas por equipamentos; entretanto, estas avaliações podem estar sujeitas a imprecisões, por causa do tempo decorrido entre o real desenvolvimento da atividade e sua recordação.

As maiores limitações do uso de questionários e recordatórios de atividade física incluem a natureza subjetiva do instrumento e sua dependência da recordação e descrição precisa da atividade física. Estes métodos podem não apresentar o padrão real, pois a rotina de um indivíduo pode sofrer alterações de uma semana para outra, assim como uma alteração nos hábitos de atividade física relacionada com o preenchimento do diário. Muitos desses questionários são limitados a níveis específicos com relação às características de determinada população, com utilidade limitada fora de seu uso nos grupos populacionais específicos para os quais foram originalmente desenvolvidos.

Na aplicação de fórmulas preditivas para o GEB, um ponto fraco nesse tipo de análise é a aplicação do fator atividade, pois a falta de precisão na estimativa do nível de atividade física do indivíduo aumenta o erro da estimativa do GED. Torna-se difícil, então, a escolha de um nível correto de atividade física sem que haja um relato detalhado do avaliado. Nesse contexto, o uso dos questionários de atividade física torna mais precisa a predição do GED.

Tabela 19.9 Exemplos de estimativa de GE a partir do método intermediário.

Atividade	Tempo despendido (h)	Fator atividade (Tabela 19.8)	GEB/h (GEB/24)	Total
Dormindo	8	1	75,3	602,4
Trabalho sentado em ritmo estressante	8	2,5	75,3	1.506
Tempo de locomoção a pé, entre a casa e local de trabalho	1	2,5	75,3	188,2
Treinamento esportivo (corrida) em ritmo intenso	2	7	75,3	1.054,2
Tempo com lazer, assistindo televisão ou simplesmente sentado	5	1,5	75,3	564,7
Total	24	–	–	3.915,5

A Tabela 19.10 apresenta alguns exemplos de questionários de avaliação de atividade física, seus modos de aplicação e suas principais características.

Monitoramento da frequência cardíaca

A frequência cardíaca (FC) está relacionada com o consumo de oxigênio e, em certas circunstâncias, pode ser útil na estimativa do GE. A relação entre a FC e o consumo de oxigênio varia substancialmente entre indivíduos, e a maneira mais precisa de utilizar o monitoramento da FC para estimar o GE envolve a calibração desta relação em cada indivíduo, antes do estudo ser iniciado. Essa calibração geralmente é realizada por meio de calorimetria indireta, utilizando equações de regressão desenvolvidas com base em suas próprias curvas de FC-VO_2.[44-46]

A principal limitação da técnica de monitoramento da FC é que a relação entre a frequência cardíaca e o consumo de oxigênio é muito mais fraca em atividades físicas de baixa intensidade em relação às de intensidade moderada a pesada. Adicionalmente, variáveis como nível de condicionamento, condições ambientais, ingestão de alimentos, estado emocional, posição corporal, envolvimento muscular regional, exercício estático *versus* dinâmico e exercício contínuo *versus* intermitente podem causar alterações na FC independentemente do VO_2.[44,45]

Alguns estudos compararam as estimativas do GE por FC com a estimativa do GE utilizando água duplamente marcada. Nesses estudos, foram realizadas diferentes equações de regressão para FC-VO_2, e verificou-se que nenhuma se desviava significativamente da água duplamente marcada, na estimativa do GEAF.[46,47]

Sensores de movimento

Atualmente, é possível observar na literatura a utilização de sensores de movimento na avaliação do GE e do nível de atividade física. Estudos prévios mostraram uma relação significativa entre os movimentos dos segmentos corporais e o consumo de oxigênio. Essa relação pode ser utilizada para estimar o GE em indivíduos com movimentação livre. Os sensores de movimento mais utilizados e que têm validação científica são os pedômetros e acelerômetros uniaxiais e triaxiais.[48,49] Os pedômetros medem oscilações verticais e registram a contagem total de movimentos (número de passadas). O pedômetro utiliza uma fita ligada a um pêndulo, que se desloca quando o pé bate no chão, registrando as acelerações verticais.[52-54] Esses aparelhos são úteis na estimativa de atividades ocupacionais de baixa a moderada intensidades, embora não sejam capazes de discriminar entre trabalhos moderados e pesados. Além disso, eles são incapazes de detectar o trabalho estático, como movimentar a parte superior do tronco, na elevação e, tipicamente, medem apenas o movimento em uma única direção.[52,55]

Os acelerômetros fornecem medidas objetivas para estimar a quantidade de energia gasta por indivíduos com livre movimentação e podem ser classificados em uniaxiais e triaxiais. Os uniaxiais apresentam um mecanismo de amostragem de tempo que possibilita medidas cronológicas de frequência, intensidade e duração do movimento. Já os triaxiais produzem resultados baseados na aceleração em razão do corpo em movimento, da aceleração gravitacional, das vibrações externas e das acelerações causadas pelo movimento excessivo do sensor.[51,56]

Embora os acelerômetros uniaxiais detectem alterações de velocidade, eles não são capazes de detectar alterações dos graus de inclinação, não conseguem detectar movimentos distais em relação ao dispositivo (pedalar, remar e esquiar) e não detectam o GE em movimentos estáticos nem as diferenças entre repouso, sono e atividades sedentárias.[51,52,57]

Os acelerômetros triaxiais são insensíveis aos movimentos que implicam alterações de resistência (levantamentos de peso ou ciclismo) e inclinação (escadas ou montanhas). Um único equipamento é também limitado para detectar movimentos corporais locais: se usado na perna, ele não perceberá os movimentos dos braços. Entretanto, a utilização de acelerômetros múltiplos aumenta a validade de predição do GE.[18]

A maioria dos sensores de movimento é limitada pela inabilidade de caracterizar, com precisão, a variedade de movimentos que ocorrem em um ambiente de livre movimentação. No entanto, apesar das limitações em estimar o GE, eles podem avaliar intervenções que objetivam o aumento da atividade física, ou ainda, representar um método de baixo custo e de maior aplicabilidade em estudos populacionais.

Tabela 19.10 Exemplos de questionário de atividade física, modos de aplicação e características.

Questionário	Tempo recordado	Modo de aplicação	Características
Bouchard *et al.*, 1983[42]	3 dias	Autopreenchimento na presença de um avaliador	Diversas categorias de atividade de vida diária previamente estabelecidas
Baecke *et al.*, 1982[43]	1 ano	Autopreenchimento na presença de um avaliador	Questões previamente estabelecidas sobre: atividades físicas ocupacionais, exercício físico durante o tempo livre e atividades físicas durante o tempo livre e locomoção
Matsudo *et al.*, 2001[50] – IPAC	7 dias	Autopreenchimento na presença de um avaliador, aplicação por um entrevistador via telefone	Questões previamente estabelecidas sobre: atividades físicas ocupacionais, exercício físico durante o tempo livre e atividades físicas durante o tempo livre e locomoção
Johansson e Westerterp, 2008[51]	Duas questões descritivas	Autopreenchimento	Descreve a atividade física no trabalho e no tempo livre

Identificação do GE a partir da utilização da água duplamente marcada

Atualmente, o método considerado padrão-ouro para determinação do GE é a água duplamente marcada (ADM). Essa técnica, inicialmente aplicada somente em pequenos animais, possibilita medir o GE de indivíduos fora de confinamento, sem necessidade de modificação no cotidiano e sem necessidade de fixação de dispositivos ao corpo.[58,59] Em humanos, a precisão deste método para calcular a produção de CO_2 varia entre 93 e 97%, dependendo das condições do experimento e do estado fisiológico dos sujeitos.[4] A acurácia do método é de 97 a 99% em relação à calorimetria indireta.[60]

O advento desse método data de 1949, quando Lifton *et al.*[58] administraram água com oxigênio marcado em animais e demonstraram que o átomo do oxigênio da molécula de gás carbônico expirado era proveniente da água corporal. Atualmente, sabe-se que isso é o resultado do equilíbrio isotópico entre os átomos de oxigênio da água e do gás carbônico. Em 1955, Lifson *et al.*[61] afirmaram que a produção total de gás carbônico poderia ser mensurada pelas diferentes eliminações da água marcada com as formas isotópicas de hidrogênio e oxigênio, denominadas ^{18}O e ^{2}H (deutério). O deutério é eliminado como água, enquanto o ^{18}O é eliminado como água e gás carbônico. Assim, a diferença entre essas taxas de eliminação, corrigidas pelo conjunto (*pool*) de água corporal, corresponderia à produção de gás carbônico, que, por equações de calorimetria indireta, é convertida ao GE total.[16,18,20,58]

Essa relação está representada na seguinte equação:

$$rCO_2 = N/2 \times (Ko - Kh)$$

Em que: rCO_2 = taxa do fluxo de CO_2; N = conjunto (*pool*) de água corporal; Ko = taxa de eliminação do ^{18}O; Kh = taxa de eliminação do deutério.

Aplicações e limitações

Considerando a praticidade e a acurácia desse método, ele tem sido aplicado em diversas situações. Estudos com água duplamente marcada têm esclarecido questões sobre a etiologia de obesidade, GEAF específicas, regulação do peso corporal, diferenças étnicas etc.

A água duplamente marcada pode medir o GE total dos indivíduos por períodos entre 1 e 2 semanas. Esse método é capaz de medir o GED, porém não mede o nível de atividade física dos indivíduos. Portanto, assim como a aplicação de diários de atividade física complementa e esclarece as informações obtidas para a calorimetria indireta, para esse método também é necessária a aplicação de outros métodos caso o objetivo seja avaliar o nível de atividade ou o GE de diferentes componentes.[62]

A grande limitação para o método são seus custos, tanto relativos ao equipamento necessário (espectrômetro de massa) quanto aos isótopos. Por outro lado, cabe destacar que esse método tem fornecido resultados precisos e objetivos na investigação das questões relativas a GE e obesidade.[63]

Água duplamente marcada para obtenção das fórmulas preditivas

O comitê de especialistas responsáveis pelas atuais recomendações de ingestão dietética de referência (DRI, do inglês *Dietary Reference Intakes*)[64], buscando aprimorar as predições de GE, tem proposto novos modelos de equações, a partir da metodologia da ADM. A base de dados para esses estudos foi composta pelo banco de dados de mais de 20 pesquisadores norte-americanos identificados na literatura. Esse banco de dados inclui informações de crianças e adultos (homens e mulheres) de diversas etnias, a partir da população norte-americana e canadense. Além disso, também há dados de indivíduos classificados como obesos e eutróficos segundo o IMC. A amostra totalizou 407 adultos e 525 crianças, sendo 360 adultos obesos e 319 crianças obesas. A Tabela 19.11 apresenta as equações preditivas para diferentes faixas etárias.

O nível de atividade física para essas fórmulas preditivas é estabelecido pelos coeficientes de atividade física (CAF) descritos na Tabela 19.12. O CAF é utilizado para analisar dados em grande escala obtidos em estudos epidemiológicos.

Tabela 19.11 Fórmulas propostas para estimativa de gasto energético (EER) pelas DRI, de acordo com sexo e faixa etária para pessoas com IMC dentro da faixa de normalidade.

Faixa de idade	Masculino	Feminino	Acréscimos necessários
0 a 3 meses*	[89 × peso (kg) – 100]		+175 kcal**
4 a 6 meses*	[89 × peso (kg) – 100]		+56 kcal**
7 a 12 meses*	[89 × peso (kg) – 100]		+22 kcal**
13 a 36 meses*	[89 × peso (kg) – 100]		+20 kcal**
3 a 8 anos	88,5 – [61,9 × idade (anos)] + AF × [26,7 × peso (kg) + 903 × estatura (m)]	135,3 – [30,8 × idade (anos)] + AF × [10 × peso (kg) + 934 × estatura (m)]	+20 kcal**
9 a 18 anos	88,5 – [61,9 × idade (anos)] + AF × [26,7 × peso (kg) + 903 × estatura (m)]	135,3 – [30,8 × idade (anos)] + AF × [10 × peso (kg) + 934 × estatura (m)]	+25 kcal**
Adultos (acima de 19 anos)	662 – [9,53 × idade (anos)] + AF × [15,91 × peso (kg) + 539,6 × estatura (m)]	354 – [6,91 × idade (anos)] + AF × [9,36 × peso (kg) + 726 × estatura (m)]	

(continua)

Tabela 19.11 (*Continuação*) Fórmulas propostas para estimativa de gasto energético (EER) pelas DRI, de acordo com sexo e faixa etária para pessoas com IMC dentro da faixa de normalidade.

Faixa de idade	Masculino	Feminino	Acréscimos necessários
Gestação			
Gestante 14 a 18 anos	–	$EER_{adolescente}$ + GE da gestação + GE da deposição de energia	
1º trimestre			+0 +0
2º trimestre	–	$EER_{adolescente}$	+160 kcal (8 kcal/semana/20 semanas) + 180 kcal
3º trimestre			+272 kcal (8 kcal/semana/20 semanas) + 180 kcal
Gestante 19 a 50 anos	–	EER_{adulto} + GE da gestação + GE da deposição de energia	
1º trimestre			+0 +0
2º trimestre	–	EER_{adulto}	+160 kcal (8 kcal/semana/20 semanas) + 180 kcal
3º trimestre			+272 kcal (8 kcal/semana/20 semanas) + 180 kcal
Lactação	–	$EER_{adolescente,pré-gestação}$ + energia para o leite – perda de peso	
Lactante 14 a 18 anos	–	$EER_{adolescente,pré-gestação}$	
Primeiros 6 meses	–	–	+500 kcal/dia –170 kcal/dia
Segundos 6 meses			+400 kcal/dia –0 kcal/dia
Lactante 18 a 50 anos	–	$EER_{adulto,pré-gestação}$	
Primeiros 6 meses	–	–	+500 kcal/dia –170 kcal/dia
Segundos 6 meses			+400 –0

* Até os 3 anos de idade, os estudos não apontaram diferenças significativas no EER entre meninos e meninas.

** Acréscimo para o crescimento.

Tabela 19.12 Adicional de atividade física, de acordo com sexo e faixa etária.

Idade	Categoria	Intervalo considerado	Valor atribuído para esse intervalo	
			Masculino	Feminino
3 a 8 anos	Sedentário	≥ 1 e $< 1,4$	1	1
	Pouco ativo	$\geq 1,4$ e $< 1,6$	1,13	1,16
	Ativo	$\geq 1,6$ e $< 1,9$	1,26	1,31
	Muito ativo	$\geq 1,9$ e $< 2,5$	1,42	1,56
9 a 18 anos	Sedentário	≥ 1 e $< 1,4$	1	1
	Pouco ativo	$\geq 1,4$ e $< 1,6$	1,13	1,16
	Ativo	$\geq 1,6$ e $< 1,9$	1,26	1,31
	Muito ativo	$\geq 1,9$ e $< 2,5$	1,42	1,56

(*continua*)

Tabela 19.12 (*Continuação*) Adicional de atividade física, de acordo com sexo e faixa etária.

Idade	Categoria	Intervalo considerado	Valor atribuído para esse intervalo	
			Masculino	Feminino
Adultos (> 19 anos)	Sedentário	≥ 1 e $< 1,4$	1	1
	Pouco ativo	$\geq 1,4$ e $< 1,6$	1,11	1,12
	Ativo	$\geq 1,6$ e $< 1,9$	1,25	1,27
	Muito ativo	$\geq 1,9$ e $< 2,5$	1,48	1,45

Entre as fórmulas propostas pelas DRI, foram observadas diferenças em subgrupos com peso corporal acima da normalidade. Assim, essas fórmulas diferenciadas encontram-se na Tabela 19.13, e os coeficientes de GE são apresentados na Tabela 19.14.

Ainda são poucos os estudos que avaliam a acurácia das fórmulas de estimativa do GED propostas pela DRI[64], porém os resultados indicam que esse tipo de predição é o mais próximo do GE real. Alfonzo-Gonzáles *et al.*[65] avaliaram em um grupo de indivíduos sedentários (45 sujeitos) e um grupo de indivíduos fisicamente ativos (69 sujeitos), o GER e o GED por meio do método de calorimetria indireta (calorímetro de sala), além de estimarem esses valores pela fórmula das DRI e FAO/OMS. Os autores concluíram que o GED estimado pela fórmula proposta pela FAO/OMS superestima o gasto real, principalmente em indivíduos sedentários, e que as fórmulas propostas pelas DRI são mais adequadas para estimar o GED em indivíduos sedentários e fisicamente ativos. Tooze *et al.*[66] também encontraram uma boa correlação (r = 0,93) entre a medida do GED por água duplamente marcada e predito pelas fórmulas da DRI, em 450 homens e mulheres adultos avaliados. Um estudo mais recente mostrou que essas equações subestimaram o GE em aproximadamente 36 e 100 kcal/dia para homens e mulheres, coreanos, porém encontrou forte correlação entre o GE medido por ADM e o predito.[67] Resultados similares foram encontrados por Bandini *et al.*[68] em meninas entre 8 e 12 anos de idade. Ndahimada *et al.*[69], ao avaliarem a acurácia das equações das DRI em mulheres atletas e sedentárias entre 19 e 24 anos, concluíram que as equações predizem com acurácia o GE em indivíduos sedentários,

contudo, deve-se ter mais cuidado ao aplicar essas equações em indivíduos com elevado nível de atividade física.

Conclui-se, portanto, que a maioria das fórmulas de predição pode superestimar ou subestimar o GE, tanto o GER quanto o GED, e as fórmulas mais recentes, como as propostas pela DRI com base em medidas do GE por métodos mais sofisticados como a água duplamente marcada, apresentam resultados mais fidedignos.

CONSIDERAÇÕES SOBRE OS MÉTODOS DE AVALIAÇÃO DO GEAF

Na literatura, são encontrados diferentes métodos para avaliar o GE. A escolha de um desses métodos é muito importante, e devem ser considerados vários aspectos, por exemplo, a facilidade na administração do teste e a aceitação pelos avaliados. Deve-se observar, também, se o instrumento é de fácil registro e interpretação, e se é capaz de gerar escores que possam ser comparáveis a critérios ou normas já existentes. Instrumentos devem exigir pouco tempo e, na medida do possível, representar uma experiência agradável para os sujeitos submetidos a eles. O custo operacional do método e a disponibilidade da equipe técnica é um fator primordial. Outra característica fundamental é a eficiência do instrumento: trata-se uma medida determinada pela razão entre a precisão das medidas obtidas e o custo de aplicação do instrumento. Portanto, a decisão de utilizar um teste ou outro método depende, em grande parte, dos objetivos a serem atingidos, do tipo de indivíduo a ser testado, da disponibilidade do equipamento e dos recursos humanos. A Tabela 19.15 faz um resumo dos diferentes métodos, suas vantagens e limitações.

Tabela 19.13 Considerações especiais: fórmulas propostas para EER pelas DRI, para adultos com sobrepeso e obesidade, IMC ≥ 25 kg/m²*.

Faixa de idade	Masculino	Feminino
Adultos (> 19 anos)	1.086 – [10,1 × idade (anos)] + AF × [13,7 × peso (kg) + 416 × estatura (m)]	448 – [7,95 × idade (anos)] + AF × [11,4 × peso (kg) + 619 × estatura (m)]

* Para pessoas com intenção de perder peso, tem sido sugerida uma restrição energética de 10%.

Tabela 19.14 Considerações especiais: adicional de atividade física, para adultos obesos e com sobrepeso, IMC ≥ 25 kg/m².

Adultos (> 19 anos)	Sedentário	≥ 1 e $< 1,4$	1	1
	Pouco ativo	$\geq 1,4$ e $< 1,6$	1,12	1,16
	Ativo	$\geq 1,6$ e $< 1,9$	1,29	1,27
	Muito ativo	$\geq 1,9$ e $< 2,5$	1,59	1,44

Tabela 19.15 Métodos de avaliação do GE, suas vantagens e limitações.

Método	Vantagens	Limitações
Calorimetria direta	Medida direta e precisa do GE	Não mede o GE em condição de livre movimentação; somente um indivíduo pode ser avaliado durante um período; alto custo
Calorimetria indireta	Medida precisa do GE e do substrato em situações de exercício (intensidade leve e moderada) e repouso	Não mede o GE em condição de livre movimentação; dificuldade de medir com acurácia o tipo de substrato em exercícios intensos; somente um indivíduo pode ser avaliado durante um período; alto custo
Água duplamente marcada	Medida do GE em condição de livre movimentação por um período; não interfere nas atividades cotidianas dos indivíduos	Requer equipamentos sofisticados para análise; dificuldade de determinar períodos específicos de atividade física; alto custo
Monitoramento da FC	Fornece informações precisas relacionadas com a quantidade de tempo despendida em atividades de alta intensidade	Não discrimina os tipos de atividade física; pode gerar erros na estimativa de GE relacionados com atividades leves e moderadas
Questionários e recordatórios	Baixo custo; fácil aplicação; pode gerar escores; aplicável em estudos populacionais	Limitado número de estudos validados por método padrão-ouro; limitado número de estudos em diversos tipos de etnia, sexo e idade
Sensores de movimento	Excelente método a ser aplicado em situações de intervenção; pode ser utilizado em grandes grupos; pode gerar escores; baixo custo	Limitada precisão na medida dos vários tipos de atividade física

CONSIDERAÇÕES FINAIS

A variedade de métodos existentes na literatura para avaliar o GE fornece ao pesquisador condições para optar por um método mais adequado segundo seus objetivos e possibilidades. No entanto, não há nenhum método, até o momento, que possibilite uma avaliação precisa de padrões de atividade física e de GE com livre movimentação que possa ser realizado em estudos populacionais com o objetivo de gerar escores para diferentes etnias, idades e sexo. Talvez, por enquanto, a combinação de vários métodos, quando possível, possa fornecer dados mais precisos de avaliação da atividade física.

REFERÊNCIAS BIBLIOGRÁFICAS

1. Kinney JM, Tucker HN. Energy metabolism: tissue determinants and cellular corollaries. New York: Raven Press, 1992.
2. Wahrlich V, Anjos LA. Aspectos históricos e metodológicos da medição e estimativa da taxa metabólica basal: uma revisão da literatura. Cad Saúde Pública 2001;17(4):801-17.
3. Henry CJK. Basal metabolic rate studies in humans: measurement and development of new equations. Public Health Nutrition 2005;8(7A):1133-52.
4. Erik D, Salazar G, Saavedra C, Tirapegui J. Gasto energético e atividade física. In: Tirapegui J (org.). Nutrição, metabolismo e suplementação na atividade física. São Paulo: Atheneu, 2006.
5. Pedrosa RG, Junior JD, Junior JAA, Tirapegui J. Gasto energético: componentes, fatores determinantes e mensuração. In: Angelis RC, Tirapegui J (orgs.). Fisiologia da nutrição humana: aspectos básicos, aplicados e funcionais. São Paulo: Atheneu, 2007.
6. Diener JRC. Calorimetria indireta. Rev Ass Med Brasil 1997; 43(3):245-53.
7. Nahas MV. Introdução: por que medir atividades físicas habituais? In: Barros MVB, Nahas MV (orgs.). Medidas da atividade física. Londrina, 2003. p. 9-15.
8. Melo CM, Tirapegui JO, Ribeiro SML. Gasto energético corporal: conceitos, formas de avaliação e sua relação com a obesidade. Arq Bras Endocrinol Metab 2008;52(3):452-64.
9. Caspersen CJ, Powell KE, Cristenson GM. Physical activity, exercise, and physical fitness: definitions and distinctions for health-relates research. Public Health Reports 1985;100(2):172-9.
10. Wood TM. Issues and future directions in assessing physical activity: an introduction to the conference proceedings. Research Quarterly for Exercise and Sport 2000;71(2):2-7.
11. Lee RD, Nieman DC. Nutritional assessment. 2. ed. St Louis: Mosby, 1995.
12. Suen V, Silva, GA, Marchini JS. Determinação do metabolismo energético no homem. Medicina Ribeirão Preto 1998;31:13-21.
13. Weir JB. New methods for calculating metabolic rate with special reference to protein. Journal of Physilogy London 1949;109:1-9.
14. Ferrannini E. The theoretical bases of indirect calorimetry: a review. Metabolism 1988;37:287-301.
15. Jequier E, Acheson KJ, Schutz Y. Assessment of energy expenditure and fuel utilization in man. Annual Review of Nutrition 1987;7:187-208.
16. Toth MJ, Poehlman ET. Effects of exercise on daily energy expenditure. Nutr Rev 1996;54(4-II):S140-S148.
17. Jequier E, Schutz Y. Long-term measurements of energy expenditure in humans using a respiratory chamber. Am J Clin Nutr 1983;38(6):989-98.
18. Ainslie PN, Reilly T, Westerterp K. Estimating human energy expenditure. A review of techniques with particular reference to doubly labelled water. Sports Med 2003;33(9):683-98.
19. Yamamura C, Tanaka S, Futami J, Oka J, Ishikawa-Takata K, Kashiwazaki H. Activity diary method for predicting energy expenditure as evaluated by a whole-body indirect human calorimeter. J Nutr Sci Vitaminol 2003;49(4):262-9.
20. Scagliusi FB, Junior AHL. Estudo do gasto energético por meio da água duplamente marcada: fundamentos, utilização e aplicações. Rev Nutr 2005;18(4):541-51.
21. American College of Sports Medicine (ACSM). ACSM guidelines to exercise testing and prescription. 5. ed. Baltimore: Williams & Wilkins, 1995.
22. Glaner MF. Concordância de questionários de atividade física com a aptidão cardiorrespiratória. Rev Bras Cineantropom Desempenho Hum 2007;9(1):61-6.
23. Elhendy A, Mahoney DW, Khandheria BK, Burger K, Pellikka PA. Prognostic significance of impairment of heart rate response

to exercise: impact of left ventricular function and myocardial ischemia. J Am Coll Cardiol 2003;42(5):823-30.

24. Guimarães JI, Stein R, Vilasboas F, Galvão F, Nóbrega ACL, Castro RRT et al. Normalização de técnicas e equipamentos para a realização de exame em ergometria e ergoespirometria. Arq Bras Cardiol 2003;80:458-64.

25. Wasserman K. The anaerobic threshold and respiratory gas excharge during exercise. J Appl Respir Dis 1984;12:S35-S40.

26. Yasbek Jr. P, Tuda CR, Sabbag LMS, Zarzana AL, Battistella LR. Eroespirometria: tipos de equipamentos, aspectos metodológicos e variáveis úteis. Rev Soc Cardiol Estado de São Paulo 2001;11(3):682-94.

27. Severi S, Malavolti M, Battistini N, Bedogni G. Some applications of indirect calorimetry to sports medicine. Acta Diabetol 2001;38(1):23-6.

28. Skinner JS, McLellan TH. The transition from aerobic to anaerobic metabolism. Research Quarterly for Exercise and Sport 1980;51(1):234-48.

29. Melby CL, Ho RC, Hill JO. Avaliação do gasto energético. In: Bouchard C. Atividade física e obesidade. Barueri: Manole, 2003. p.117-49.

30. Harris J, Benedict FG. A biometric study of basal metabolism in man. Boston: Carnegie Institute of Washington, 1919.

31. Schofield WN, Schofield E, James WPT. Predicting basal metabolic rate: new standards and review of previous work. Hum Nutr Clin Nutr 1985;39C(Suppl. 1):5-41.

32. Food and Agriculture Organization/World Healft Organization/United Nations University (FAO/WHO/UNU). Energy and protein requirements. WHO Technical Report Series 724. Geneva: WHO, 1985.

33. Cunninghan JJ. A reanalysis of the factors influencing basal metabolic rate in normal adults. Am J Clin Nutr 1980;33:2372-4.

34. Durnin JVGA, Passmore R. Energy, work and leisure. London: Heinemann, 1967.

35. Henry CJK, Rees DG. New predictive equations for the estimation of basal metabolic rate in tropical peoples. Eur J Clin Nutr 1991;45:177-85.

36. Wahrlich A, Anjos LA. Validação de equações de predição da taxa metabólica basal em mulheres residentes em Porto Alegre, RS, Brasil. Rev Saúde Pública 2001;35(1):39-45.

37. Weijs PJM, Kruizenga HM, van Dijk AE, van der Meij BS, Langius JAE, Knol DL et al. Validation of predictive equations for resting energy expenditure in adult outpatients and inpatients. Clinical Nutrition 2008;27:150-7.

38. Tverskaya R, Rising R, Brown D, Lifshitz F. Comparison of several equations and derivation of a new equation for calculating basal metabolic rate in obese children. Journal of the American College of Nutrition 1998;17(4):333-6.

39. Dobratz RJ, Sibley SD, Beckman TR, Valentine BJ, Kellogg TA, Ikramuddin S et al. Predicting energy expenditure in extremely obese women. J Parenter Enteral Nutr 2007;31:217-27.

40. Barros MVG, Nahas MV. Medidas de AF: teoria e aplicação em diversos grupos populacionais. Londrina: Midiograf, 2003. p.160.

41. Schulz S, Westerterp KR, Bruck K. Comparison of energy expenditure by the doubly labeled water technique with energy intake, heart rate, and activity recording in man. American Journal of Clinical Nutrition 1989;49:1146-54.

42. Bouchard C, Tremblay A, LeBlanc C, Lortie G, Savard R, Theriault G. A method to assess energy expenditure in children and adults. The American Journal of Clinical Nutrition 1983;37:461-7.

43. Baecke JA, Burema J, Frijters JE. A short questionnaire for the measurement of habitual physical activity in epidemiological studies. American Journal of Clinical Nutrition 1982;36:936-42.

44. Christensen CC, Frey HM, Foenstelie E, Eng E, Aadland E, Refsum HE. A critical evaluation of energy expenditure estimates based in individual O_2 consumption, heart rate curves, and average daily heart rates. The American Journal of Clinical Nutrition 1983;37:469-72.

45. Livingstone MB. Heart-rate monitoring: the answer for assessing energy expenditure and physical activity in population studies? Br J Nutr 1997;78:869-71.

46. Spurr GB, Prentice AM, Murgatroyd PR, Goldberg GR, Reina JC, Christman NT. Energy expenditure from minute-by-minute heart-rate recording: comparison with indirect calorimetry. The American Journal of Clinical Nutrition 1988;48:522-59.

47. Livingstone MB, Coward WA, Prentice AM, Davies PSW, Strain JJ, McKenna PG et al. Daily energy expenditure in free-living children: comparison of heart-rate monitoring with the doubly labeled water method. The American Journal of Clinical Nutrition 1992;56:343-52.

48. Tudor-Locke C, Williams JE, Reis JP, Pluto D. Utility of pedometers for assessing physical activity. Sports Med 2002; 32(12):795-808.

49. Crouter SE, Clowers KG, Basset DR Jr. A novel method for using accelerometer data to predict energy expenditure. J Appl Physiol 2006;100:1324-31.

50. Matsudo S, Araújo T, Matsudo V, Andrade D, Andrade E, Oliveira LC et al. Questionário Internacional de Atividade Física (IPAQ): estudo de validade e reprodutibilidade no Brasil. Rev Br Ativ Fís Saúde 2001;6(2):5-18.

51. Johansson G, Westerterp KR. Assessment of the physical activity level with two questions: validation with doubly labeled water. International Journal of Obesity 2008;32:1031-3.

52. Bassett DR Jr., Ainsworth BE, Swartz AM, Strath SJ, O'Brien WL, King GA. Validity of four motion sensors in measuring moderate intensity physical activity. Med Sci Sports Exerc 2000;32:S471-S480.

53. Freedson PS, Miller K. Objective monitoring of physical activity using motion sensors and heart rate. Res Q Exerc Sport 2000; 71(2):21-9.

54. Tudor-Locke CE, Myers AM. Methodological considerations for researchers and practitioners using pedometers to measure physical (ambulatory) activity. Res Q Exerc Sport 2001;72(1):1-12.

55. Levine JA, Baukol PA, Westerterp KR. Validation of the Tracmor triaxial accelerometer system for walking. Med Sci Sports Exerc 2001;33:1593-7.

56. Hendelman D, Miller KM, Baggett C, Debold E, Feedson P. Validity of accelerometry for the assessment of moderate intensity physical activity in the field. Med Sci Sports Exerc 2000;32:S442-S449.

57. Basset DR Jr. Validity and reliability issues in objective monitoring of physical activity. Res Q Exerc Sport 2000;71(2):S30-36.

58. Lifton N, Gordon GB, Visscher MB, Nier AO. The fate of utilized molecular oxygen and the source of the oxygen of respiratory carbon dioxide, studied with the aid of heavy oxygen. J Biol Chem 1949;180:803-11.

59. Speakman JR. The history and theory of the doubly labeled water technique. Am J Clin Nutr 1998;68(suppl):932S-938S.

60. Nagy KA. Introduction. In: Prentice AM (ed.). The doubly labelled water method for measuring energy expenditure. Technical recommendations for use in humans. Vienna: International Dietary Energy Consultancy Group, 1990. p.1-16.

61. Lifson N, Gordon GB, Mcclintock R. Measurement of total carbon dioxide production by means of D218O. J Appl Physiol 1955;7(6):704-10.

62. Levine JA. Measurement of energy expenditure. Public Health Nutr 2005;8(7A):1123-32.

63. Schoeller DA. The importance of clinical research: the role of thermogenesis in human obesity. Am J Clin Nutr 2001;73(3):511-6.

64. US National Academy of Sciences (USA). Dietary reference intakes for energy, carbohydrate, fiber, fat, fatty acids, cholesterol, protein, and amino acids. Washington: The National Academy Press, 2002.

65. Alfonzo-González G, Doucet E, Alméras N, Bouchard C, Tremblay A. Estimation of daily energy needs with the FAO/WHO/UNU 1985 procedures in adults: comparison to whole-body indirect calorimetry measurements. European Journal of Clinical Nutrition 2004;58:1125-31.

66. Tooze JA, Schoeller DA, Subar AF, Kipnis V, Schatzkin A, Troiano RP. Total daily energy expenditure among middle-aged men and women: the OPEN Study. Am J Clin Nutr 2007;86:382-7.

67. Kim EK, Kim JH, Kim MH, Ndahimana D, Yean SE, Yoon JS et al. Validation of dietary reference intake equations for estimating energy requirements in Korean adults by using the doubly labeled water method. Nutr Res Pract 2017;11(4):300-6.

68. Bandini LG, Lividini K, Phillips SM, Must A. Accuracy of dietary reference intakes for determining energy requirements in girls. Am J Clin Nutr 2013;98(3):700-4.

69. Ndahimana D, Lee SH, Kim YJ, Son HR, Ishikawa-Takata K, Park J et al. Accuracy of dietary reference intake predictive equation for estimated energy requirements in female tennis athletes and non-athlete college students: comparison with the doubly labeled water method. Nutr Res Pract 2017;11(1):51-6.

20 Interpretação de Exames Laboratoriais no Monitoramento de Doenças Crônicas

Kátia De Angelis | *Camila Maria de Melo* | *Heno Ferreira Lopes* | *Ricardo Galhardoni* | *Fernanda Marciano Consolim-Colombo* | *Maria Cláudia Irigoyen*

INTRODUÇÃO

A principal premissa da medicina preventiva é identificar indivíduos sob risco de determinada doença e atuar nas causas dessa doença antes que o indivíduo a desenvolva. O termo "fator de risco" foi criado por Kannel, um dos pioneiros do estudo de Framingham, em 1961[1], o qual indica tanto efeito causal como efeito preditor para uma doença.

A identificação de fatores de risco para as doenças cardiovasculares (DCV) se justifica pela alta prevalência dessas doenças na população, com alto custo, morbidade e mortalidade.[2,3]

No século 20, ocorreu a chamada transição epidemiológica: no começo do século, quando a principal causa de morte eram as doenças infectocontagiosas e as DCV ocupavam apenas modesta posição nas principais causas de morte; no meio do século, passou-se para a situação atual, na qual as DCV ocupam a primeira posição entre as causas de morte e invalidez.

No Brasil, das 260 mil mortes por DCV no ano 2000, estima-se que 30,1% ocorreram por infarto agudo do miocárdio (IAM) e 32,8% por acidente vascular encefálico (AVE). Nos EUA, acontecem 800 mil novos casos de IAM por ano e 2,5 milhões de internações por síndromes isquêmicas agudas (SAI) por ano. Embora compreenda um amplo espectro de síndromes clínicas, a manifestação mais importante da aterosclerose é a doença arterial coronariana (DAC), que acomete milhões de pessoas no Brasil e aproximadamente 12 milhões de pessoas nos EUA (6 milhões com doença estável e 6 milhões se recuperam de um IAM). O gasto anual com a cardiopatia isquêmica pode ser estimado em 117 bilhões de dólares/ano.[4,5]

Além disso, a aterosclerose, manifestada por DAC, doença cerebrovascular e dos vasos periféricos, tem sido considerada a maior contribuidora para as doenças do aparelho circulatório, com elevada morbidade e impacto na qualidade de vida e produtividade da população acometida. Os estudos epidemiológicos têm demonstrado repetidamente que a presença de alguns fatores de risco, como hipertensão arterial sistêmica (HAS), diabetes melito (DM), tabagismo, dislipidemia, história familiar, sedentarismo, obesidade central, ingesta pobre de frutas e vegetais e estresse psicossocial, explica quase 90% do risco atribuível de doença na população ao redor do mundo.[6]

FUNDAMENTAÇÃO TEÓRICA

Definição e determinação do risco cardiovascular

Existem três tipos de risco em medicina: relativo, absoluto e atribuível. O risco relativo é a comparação das proporções de eventos entre duas populações. Por exemplo, no estudo de Framingham[7,8], os indivíduos de pior evolução foram aqueles com colesterol total (CT) de 300 mg/dℓ, que tiveram 5 vezes mais DAC do que aqueles com 150 mg/dℓ. Esse resultado direciona a atenção apenas ao colesterol alto como determinante do risco. No mesmo estudo, 90% das pessoas com CT $\geq$ 300 mg/dℓ desenvolveram DAC em 26 anos.

Outro tipo de risco, o atribuível, é definido como a porcentagem de eventos que ocorre em um grupo de indivíduos de uma população. No estudo de Framingham, 35% dos casos de DAC ocorreram na população com CT entre 150 e 200 mg/dℓ, considerado um intervalo normal. Esses números foram mais do que o dobro dos da população com CT ≥ 300 mg/dℓ, ou seja, o risco atribuível dessa população foi maior, já que existem muito mais pessoas nessa faixa de colesterol do que com CT elevado (45% *vs.* 3%), embora o risco absoluto, ou seja, o risco real de eventos dessa população, tenha sido de apenas 20% em 26 anos. Em termos de risco atribuível, o pior CT está em torno de 225 mg/dℓ. Nessa faixa de colesterol, o risco absoluto é de 40% em 26 anos. Dessa maneira, é preciso saber como determinar, dentre indivíduos com colesterol normal, quais são os 40% sob risco de apresentar DAC.

Classificação dos fatores de risco cardiovascular

Quando se fala em risco cardiovascular e se estabelecem os fatores associados a ele, deve-se ter em mente que esses fatores de risco podem ter associação diferente com a doença (no caso, DAC). Existem vários tipos de classificação para os fatores de risco. Classicamente, é possível separá-los em modificáveis e não modificáveis, optando-se por utilizar um tipo de classificação que deixe espaço para a inclusão de fatores "novos", "emergentes" ou "condicionais". Assim, podem ser divididos em três grupos principais: independentes, predisponentes e condicionais.[9,10]

Os fatores independentes são aqueles em que a relação causa/efeito está totalmente comprovada, enquanto os predisponentes são os que podem levar, por exemplo, à aterosclerose por se associarem ou causarem distúrbios nos chamados fatores independentes. Os fatores condicionais são aqueles em que há forte evidência de seu papel na aterogênese, contudo, ainda existem controvérsias de seu papel como fator de risco independente.

Como fatores independentes, podem-se citar: idade (> 45 anos para homens e > 55 anos para mulheres), CT e LDL-colesterol (LDL-C) elevados (> 240 e 160 mg/dℓ), HDL-colesterol (HDL-C) baixo (< 40 mg/dℓ), tabagismo, HAS e DM, assim classificados por existirem evidências fisiopatológicas (aceitáveis biologicamente) para o aparecimento da aterosclerose. Por exemplo, a lesão endotelial causada pela oxidação de LDL-C ou pela HAS.[11-13]

Entre os fatores predisponentes, estão: obesidade, principalmente abdominal, história familiar precoce de DAC, sedentarismo, etnia e fatores psicossociais. No caso da obesidade abdominal, esta se associa com a síndrome metabólica (HAS, hiperinsulinemia, dislipidemia, hiperglicemia e DM). A história familiar precoce (< 55 anos para homens e < 65 anos para mulheres) pode ser indicativa de distúrbio genético, como dislipidemia ou HAS. O sedentarismo associa-se ao excesso de peso e à disfunção endotelial. Já os fatores psicossociais podem refletir hábitos inadequados, como dieta, tabagismo, sedentarismo, ansiedade e depressão.

Entre os principais fatores condicionais, estão: proteína C reativa (CPR) de alta sensibilidade, fibrinogênio, lipoproteína (Lp), homocisteína (HCY), lipoproteínas ricas em triglicerídios (TG), LDL tipo B, Apo B elevada, Apo AI baixa, substância amiloide do soro A (SAA), interleucinas e fosfolipase A2 associada a lipoproteínas.[14]

Fatores de risco que podem ser avaliados

Colesterol total e lipoproteínas de baixa e alta densidade

O papel do LDL-C elevado como causa de DAC é indiscutível. Contudo, ainda existem controvérsias em relação ao papel das alterações no LDL-C e no AVE. Embora o estudo de Framingham[7,8] não tenha mostrado relação entre LDL-C e AVE, os estudos com estatinas (fármacos redutores do colesterol) constataram a diminuição dessa doença com a redução do LDL-C. Apesar de os estudos em populações ocidentais mostrarem que o risco relativo de DAC aumenta apenas com CT > 180 mg/dℓ, estudos em populações orientais demonstram que aparentemente não existe um limiar a partir do qual níveis de colesterol não se correlacionam mais com a DAC (CT 147 a 180 mg/dℓ). Esse fato foi comprovado em estudos de intervenção, como o *Heart Protection Study* (HPS), realizado em indivíduos de alto risco para eventos coronarianos. Em indivíduos com CT > 135 mg/dℓ, a redução do LDL-C em 35% com o uso de estatina associou-se à diminuição de 24% nos eventos cardiovasculares independentemente do valor inicial do CT.[15] O mecanismo biológico para o colesterol ser fator de risco está na oxidação da LDL-C no espaço subendotelial, causando disfunção endotelial, migração de células inflamatórias para a camada íntima vascular, geração de células espumosas e progressão e agravamento do processo aterosclerótico. O LDL-C é um potente agente inflamatório, oxidativo e proliferativo. Esse potencial aterogênico pode ocorrer mesmo quando o LDL-C está baixo, na presença de outros fatores de risco que lesem o endotélio e aumentem o estresse oxidativo.[11,13]

Considerando o exposto, fica claro que a redução do LDL-C é benéfica em indivíduos sob risco de desenvolver DCV e deve ser buscada por meio de abordagens não farmacológicas e/ou farmacológicas.

Níveis diminuídos de HDL-C são fatores de risco para a aterosclerose por conta da participação dessa lipoproteína no transporte reverso do colesterol, por sua ação antioxidante, antitrombótica, antiproliferativa, anti-inflamatória, provavelmente secundária à proteção da integridade do endotélio vascular.[16] Embora o HDL-C baixo isolado seja fator de risco, ele geralmente associa-se a múltiplos distúrbios, como na síndrome metabólica, fato que potencializa o risco.[17] São consideradas baixas concentrações de HDL-C valores < 50 mg/dℓ nas mulheres e < 40 mg/dℓ nos homens. Concentrações > 60 mg/dℓ são consideradas protetoras. Em virtude da relação inversa entre HDL-C e TG, é difícil separar o benefício do aumento isolado do HDL-C da diminuição das lipoproteínas ricas em TG, como no caso do estudo VA-HIT.[18]

A Tabela 20.1 apresenta os valores adequados, limítrofes e altos para concentrações de CT, LDL-C, HDL-C e TG, preconizados pelo Executive Summary of The Third Report of The National Cholesterol Education Program (NCEP III).[19]

Em uma publicação recente, a Sociedade Brasileira de Cardiologia (SBC)[20] recomendou que a avaliação desses parâmetros seja feita de acordo com o risco cardiovascular do paciente, propondo, então, parâmetros de classificação segundo esse risco cardiovascular, que deve ser avaliado pelo médico ou profissional de saúde que examinar o paciente (Tabela 20.2).

Tabela 20.1 Valores de referências de CT, LDL-C, HDL-C e TG em adultos (mg/dℓ).

Variável lipídica	Adequado	Limítrofe	Limítrofe alto	Inadequado	Muito alto
CT	< 200	200 a 239	–	≥ 240	–
LDL-C	< 100	100 a 129	130 a 159	160 a 189	≥ 190
HDL-C	≥ 60	–	–	< 40	–
TG	< 150	–	150 a 199	200 a 499	≥ 500

Fonte: NCEP III, 2001.[19]

A avaliação desses fatores de risco é simples na prática clínica (exames laboratoriais) e, para isso, deve-se seguir recomendações bem estabelecidas sobre quando e quem avaliar, para não haver negligência em relação a pacientes com risco aumentado nem haver exagero em relação a pacientes com risco cardiovascular baixo.

Pressão arterial

As Diretrizes da SBC sobre a classificação da hipertensão arterial sofreram diversas atualizações nos últimos anos e tornaram os parâmetros de classificação da pressão arterial (PA) mais rígidos. Atualmente, as VII Diretrizes Brasileiras de Hipertensão[21] (Tabela 20.3) denominam como PA normal valores de PA sistólica (PAS) abaixo de 120 mmHg e de PA diastólica (PAD) menores que 80 mmHg. Segundo essas diretrizes, classificam-se como pré-hipertensos indivíduos cujos valores de PAS estão entre 121 e 139 mmHg e de PAD entre 81 e 89 mmHg; os indivíduos hipertensos são classificados em estágios (1, 2 e 3) de acordo com a elevação dos valores de PA.

Além de tornarem essa avaliação mais rígida, as atuais diretrizes também seguem a tendência de interpretação dos valores de PA de acordo com o risco cardiovascular do paciente.

Tabela 20.2 Valores de referência e terapêuticos para perfil lipídico de acordo com a categoria de risco cardiovascular.

Parâmetro	Jejum de 12 h (mg/dℓ)	Sem jejum de 12 h (mg/dℓ)	Categoria de risco cardiovascular
CT	< 190	< 190	Desejável
HDL-C	> 40	> 40	Desejável
TG	< 150	< 175	Desejável
Categorias de risco			
LDL-C	< 130	< 130	Baixo
	< 100	< 100	Intermediário
	< 70	< 70	Alto
	< 50	< 50	Muito alto
Não HDL-C	< 160	< 160	Baixo
	< 130	< 130	Intermediário
	< 100	< 100	Alto
	< 80	< 80	Muito alto

Fonte: Faludi et al., 2017.[20]

Estudos populacionais[22-24] evidenciam que, em pacientes com alto risco cardiovascular, portadores de AVE e portadores de DAC, a redução da PA de uma população pré-hipertensa, com características similares às populações desses estudos, reduz significativamente o risco de eventos cardiovasculares fatais e não fatais. O estudo de Framinhan[25] demonstrou que, comparativamente a indivíduos com PA ótima, portadores de PA normal apresentavam risco de 2 a 4 vezes maior de desenvolvimento de HAS; para indivíduos com valores limítrofes, o risco de HAS foi 5 vezes maior.

A HAS é uma doença que afeta milhões de pessoas em todo o mundo, sendo responsável pelo grande número de mortes decorrentes de IAM, AVE e doença renal crônica (DRC). No Brasil, de acordo com dados estatísticos, as DCV constituem importante causa de mortalidade, sendo que a HAS atinge cerca de 15 a 20% da população urbana adulta (com mais de 18 anos), chegando a 65% nos indivíduos mais idosos.[26] Como a maioria das doenças crônicas cuja incidência aumenta com a idade, a HAS envolve tanto componentes etiológicos ambientais quanto hereditários, sendo, portanto, classificada como uma doença poligênica e multifatorial, estando relacionada com mudanças morfológicas e funcionais no sistema cardiovascular e no controle autonômico em humanos e animais.[26]

Estudos demonstram clara associação entre aumento da PA e risco cardiovascular. Uma revisão de literatura de 61 estudos tipo coorte envolvendo mais de 1 milhão de indivíduos confirmou associação entre aumento progressivo da PA e aumento progressivo do risco cardiovascular, mesmo em faixas de normalidade da PA.[27] Além disso, é importante destacar que indivíduos hipertensos têm maior risco de hipertrofia

Tabela 20.3 Definição e classificação da PA das VII Diretrizes da Sociedade Brasileira de Hipertensão.

Categoria	PAS (mmHg)	PAD (mmHg)
Normal	< 120	< 80
Pré-hipertenso	121 a 139	81 a 89
HAS estágio 1	140 a 159	90 a 99
HAS estágio 2	160 a 179	100 a 109
HAS estágio 3	≥ 180	≥ 110
Hipertensão sistólica isolada	≥ 140	< 90

HAS: hipertensão arterial sistêmica.

Fonte: Malachias et al., 2016.[21]

cardíaca, AVE, DAC e doença renal, relacionados com 40% das mortes por AVE e 25% das mortes por DAC. Diante dessas evidências, são fundamentais medidas farmacológicas e não farmacológicas, a fim de reduzir este impacto. Nesse aspecto, estudos epidemiológicos envolvendo o tratamento da HAS demonstraram redução da morbimortalidade por DAC e por AVE em função da redução dos níveis pressóricos, inclusive após pequenas reduções de 5 a 6 mmHg.[28] A avaliação da PA na população geral e nos pacientes com diagnóstico definido deve seguir recomendações estabelecidas em diretrizes.[21]

Marcadores de perfil glicídico

A determinação dos valores da glicemia de jejum e da hemoglobina glicada (HbA1c) deve fazer parte da avaliação clínica de pacientes com risco cardiovascular aumentado. A resistência à insulina e a intolerância à glicose têm relação com risco cardiovascular. Nos pacientes diabéticos, esse risco é ainda maior.

Por outro lado, está bem estabelecido que o controle glicêmico rígido reduz as complicações microvasculares de pacientes portadores de DM tipos I e II a longo prazo.[19,29] No estudo UKPDS[30], a relação entre risco cardiovascular e níveis de HbA1c mostrou-se linear; para cada redução absoluta de 1% nos níveis da HbA1c havia um declínio de 37% no risco das complicações microvasculares; no entanto, a redução de eventos cardiovasculares foi limítrofe. Nesse aspecto, alguns estudos sugerem que a glicemia pós-prandial pode ser precisa em predizer risco de mortalidade quando comparada à glicemia de jejum. No estudo *Diabetes Intervention*, uma glicemia 1 h pós-prandial ≤ 8 mmol/dℓ conferiu menor risco de IAM e morte em pacientes com DM tipo 2, enquanto níveis > 10 mmol/dℓ foram associados com maior risco de eventos.[31] Contudo, intervenções baseadas nesses resultados ainda não consolidados precisam ser comprovadas em desfechos clínicos relevantes. Considerando a importância do DM como fator de risco cardiovascular, mudanças no estilo de vida, como dieta pobre em carboidratos, redução de peso e prática regular de atividade física, devem ser instituídas. Além disso, todo paciente de alto risco ou com evidências de doença cardiovascular deve manter sua glicemia < 100 mg/dℓ e HbA1c < 7%[19,29], de acordo com a Sociedade Brasileira de Diabetes[32] e a American Diabetes Association.[33]

A dosagem da HbA1c é importante no controle da glicemia em pacientes diabéticos. Diferentemente da glicemia de jejum, a hemoglobina glicada é um marcador crônico das alterações da glicemia ao longo dos últimos 2 a 3 meses. Diversos tipos de hemoglobina ocorrem naturalmente no organismo, ligadas a diferentes tipos de açúcares. A HbA1c apresenta vida útil de 120 dias e pode representar até 12% do total de hemoglobina corporal em pacientes diabéticos. Valores esperados de normalidade são de até 6,5% em relação à hemoglobina total.[33]

O teste de tolerância oral à glicose (TTOG) também é bastante utilizado no diagnóstico de DM. Nesse teste, a glicemia é avaliada a cada 30 min após a ingestão de uma dose de 75 g de glicose (100 g para gestantes). A glicemia deve apresentar valores inferiores a 200 mg/dℓ em 2 h após a ingestão da dose de glicose.[32] Os valores de referência para marcadores de glicemia, insulina, hemoglobina glicada e TTOG podem ser vistos na Tabela 20.4.

A dosagem da insulina de jejum é um método simples para a avaliação da sensibilidade à insulina. Concentrações plasmáticas de insulina de jejum se correlacionam com a intensidade da resistência à insulina, determinada pelo *clamp* euglicêmico hiperinsulinêmico ("padrão-ouro" para avaliação de resistência à insulina).[34] Em jejum, níveis de insulina entre 1,9 e 23 µUI/mℓ são considerados adequados. A partir da medida de insulina e glicemia de jejum, pode-se calcular os índices HOMA-IR e HOMA-BETA (Tabela 20.5). O índice HOMA-IR apresenta informações sobre a sensibilidade do paciente à insulina, ou seja, o quanto o organismo é capaz de reduzir a glicemia em resposta à liberação de insulina. Já o índice HOMA-BETA está relacionado com a capacidade funcional das células beta pancreátricas em secretar insulina, se o pâncreas é capaz de produzir e liberar insulina suficiente em resposta ao aumento da glicemia. As fórmulas para cálculo dos índices HOMA-IR e HOMA-BETA são apresentadas na Tabela 20.5.[34]

Novos marcadores cardiovasculares

Nos últimos anos, novos marcadores têm sido introduzidos na prática clínica, e sua utilização ou os fatores de risco se baseiam no fato de que aproximadamente 77% dos eventos cardiovasculares ocorrem em indivíduos com LDL-C < 160 mg/dℓ e 20% dos eventos coronarianos ocorrem mesmo na ausência dos clássicos fatores de risco. Entre estes, destacam-se a CPR, a HCY e a Lp(a).[14,35,36]

A CPR é um marcador de inflamação associado à DAC.[35] Recomendações de associações mundiais sugerem que a avaliação da CPR em pacientes com risco intermediário de DAC (10 a 20% em 10 anos segundo o escore de Framingham) sirva para estratificar indivíduos com pior prognóstico. De acordo com o níveis de CPR, são considerados de alto risco relativo

Tabela 20.4 Valores de referência para marcadores de glicemia, insulina, hemoglobina glicada e TTOG.

Parâmetro	Valores de referência
Glicemia de jejum	< 100 mg/dℓ
Glicemia pós-prandial	< 140 mg/dℓ
Insulina de jejum	1,9 a 23 µUI/mℓ
HbA1c	< 7%
TTOG	Glicemia < 200 mg/dℓ em 2 h após a ingestão da dose de glicose

HbA1c: hemoglobina glicada; TTOG: teste de tolerância oral à glicose.

Tabela 20.5 Equações e pontos de corte dos índices HOMA-IR e HOMA-BETA para classificação de quadro de resistência à insulina.

Índice	Fórmula	Pontos de corte
HOMA-IR	Glicemia (mmol) × Insulina (uU/mℓ) ÷ 22,5	≤ 1
HOMA-BETA	20 × Insulina (uU/ℓ) ÷ (Glicemia (mmol) − 3,5)	= 100%

Fonte: Geloneze e Tambascia, 2006[34]; Vasques *et al.*, 2008.[37]

os pacientes com CPR > 3 mg/ℓ em comparação a indivíduos com CPR < 1 mg/ℓ. A persistência de valores de CPR acima de 10 mg/ℓ pode indicar a presença de doença subclínica não cardiovascular (artrite, infecções bacterianas, virais etc.). Contudo, o uso dessa medida para estabelecer o risco na população em geral ainda não é consenso.[36] Problemas metodológicos dificultam a utilização desse parâmetro como rotina na prática clínica.[38] Dosagem de alta sensibilidade é necessária para avaliação do grau de inflamação:

- Valores abaixo de 1 mg/dℓ: baixo risco
- Valores entre 1 e 2 mg/dℓ: risco médio
- Valores acima de 2 mg/dℓ: risco alto
- Valores acima de 10 mg/dℓ: risco muito alto.[20,39]

A HCY pode contribuir para a aterogênese por efeito citotóxico direto sobre o endotélio.[40] A HCY é um aminoácido formado a partir do metabolismo da metionina, que culmina na produção do aminoácido cisteína. Seu metabolismo completo depende de vitaminas do complexo B (B_6, B_{12} e ácido fólico), e deficiências nutricionais dessas vitaminas podem acarretar acúmulo de HCY no sangue. Além da deficiência vitamínica, a hiper-homocisteínemia pode ser causada por genética e outros fatores fisiológicos, como fases da vida e envelhecimento.

Estudos ainda não fornecem fortes evidências para relação entre HCY e risco cardiovascular, considerando-se apenas modesto o risco atribuído pela HCY para aterosclerose em relação a outros fatores de risco. Estudos randomizados não comprovam a relação entre HCY e risco para doenças cardiovasculares[41], portanto, esse marcador deve ser usado com cautela. Os valores plasmáticos de referência sugeridos são entre 5 e 14 mmol/ℓ.

Além dos parâmetros usuais de perfil lipídico, medidas de apolipoproteínas (Apo) têm sido utilizadas para complementar o diagnóstico de dislipidemias. A Apo B é a principal Apo das partículas aterogênicas (VLDL, IDL e LDL) e fornece uma boa estimativa do número dessas partículas. Já a Apo A-I é a principal Apo do HDL e fornece estimativa da quantidade desta lipoproteína na corrente sanguínea.[42] Além dos marcadores tradicionais, alguns parâmetros têm se mostrado promissores na avaliação do risco cardiovascular, como alteração na partícula de LDL, fosfolipase A2 lipoproteína-associada (Lp-PLA2), Apo B e Apo A-I, LpA, proteína transportadora de ésteres de colesterol (CETP) e subclasses de LDL e HDL. Estes marcadores podem ser importantes na avaliação de risco de uma parcela da população que não demonstra alterações em parâmetros tradicionais.[43]

Segundo a Sociedade Brasileira de Cardiologia[42], valores de Apo A-I ≤ 120 mg/dℓ para homens e ≤ 140 mg/dℓ para mulheres estão associados a baixos níveis de HDL. Estudos sugerem que a adição desses marcadores não tradicionais como Apo B e a relação Apo B/Apo A-I podem melhorar a predição de risco cardiovascular em conjunto com a utilização dos marcadores tradicionais.[44] A dosagem de LpA já é contemplada nas recomendações norte-americanas do National Cholesterol Education Program (NCEP) como marcador secundário de risco, e existe grande expectativa para a inclusão de Apo B, não HDL-C e a taxa CT/HDL-C.[43]

As evidências para o uso da LpA vêm de estudos em populações caucasianas, no entanto, seu papel como fator de risco isolado para o desenvolvimento e a progressão da aterosclerose ainda é controverso. Entretanto, níveis elevados de LpA (> 30 mg/dℓ) e de HCY parecem potencializar o risco atribuído a níveis diminuídos de HDL-C e aumentados de LDL-C e CT.[14]

ESTRATIFICAÇÃO DO RISCO CARDIOVASCULAR

Atualmente, a estratificação do risco de eventos coronarianos é feita pelo cálculo do risco absoluto em 10 anos, ou seja, o risco que uma pessoa tem de desenvolver determinado evento clínico nesse período. Essa análise, derivada de estudos prospectivos, é baseada no fato de que a análise do conjunto dos fatores de risco é superior à avaliação de um fator individual como determinante do risco de eventos cardiovasculares. Considera também o custo/benefício dos tratamentos disponíveis, já que, para evitar um evento clínico em certa população pelo controle de um dado fator de risco, é necessário tratar uma série de pacientes durante anos. As sociedades internacionais optaram pelo uso de escores que avaliam o conjunto dos fatores de risco considerando variáveis contínuas, como valores de PA, CT ou LDL-C, HDL-C, idade, TG, e variáveis categóricas, como a presença ou não de DM, tabagismo e DAC precoce na família. Os escores mais importantes são o Framingham, o PROCAM e o SCORE.

Pontuação para estratificação do risco cardiovascular

A seguir, são apresentadas as pontuações para o escore de Framingham. Os dados foram baseados na Diretriz Brasileira Sobre Dislipidemias e Prevenção da Aterosclerose versão atualizada[20], bem como no NCEP III.[19]

Com base na atualização das diretrizes da SBC, os pacientes devem ser classificados em quatro níveis de risco: muito alto, alto, intermediário ou baixo (Tabela 20.6). Essa estratificação de risco é baseada no Escore de Risco Global (EGR), que representa o risco de IAM, AVE ou insuficiência cardíaca, fatais ou não, ou insuficiência vascular periférica em 10 anos.[20]

A NCEP III adota como fatores de risco para DAC os seguintes itens:

- Idade:
  - Homens ≥ 45 anos
  - Mulheres ≥ 55 anos
- Antecedente familiar de aterosclerose prematura:
  - Parente de 1º grau do sexo masculino < 55 anos
  - Parente de 1º grau do sexo feminino < 65 anos
- Tabagismo atual (qualquer quantidade de cigarros fumados no mês anterior)
- Hipertensão arterial (duas medidas ≥ 140/90 mmHg ou uso de anti-hipertensivo)
- Diabetes melito (tipo 1 ou 2; sua presença classifica o paciente como de alto risco)
- HDL-C < 40 mg/dℓ

Tabela 20.6 Categorias de risco cardiovascular.

Categoria de risco	Diagnóstico
Muito alto	Doença aterosclerótica significativa (coronariana, cerebrovascular, vascular periférica com ou sem eventos clínicos ou obstrução > 50% de qualquer território arterial)
Alto	Indivíduos em prevenção primária: portadores de aterosclerose subclínica; aneurisma de aorta abdominal; doença renal crônica; LDL-C ≥ 190 mg/dℓ; diabetes melito (tipo 1 ou 2) e com LDL-C entre 70 e 189 mg/dℓ e presença de ER ou DASC
Intermediário	Indivíduos com ERG entre 5 e 20% no sexo masculino e 5 e 10% no sexo feminino; diabéticos sem critérios de DASC; ER
Baixo	ERG < 5% para ambos os sexos

ERG: Escore de Risco Global; ER: estratificadores de risco; DASC: doença aterosclerótica subclínica.

ER para diabetes: idade ≥ 48 anos para homens e ≥ 54 anos para mulheres; tempo de diagnóstico do diabetes > 10 anos; história familiar de parente de 1ª grau com DCV prematura (< 55 anos para homem e < 65 anos para mulher); tabagismo (pelo menos um cigarro no último mês); HAS; síndrome metabólica, de acordo com a International Diabetes Federation; presença de albuminúria > 30 mg/g de creatinina e/ou retinopatia; taxa de filtração glomerular (TFG) < 60 mℓ/min; DASC: ultrassonografia de carótidas com presença de placa > 1,5 mm; índice tornozelo-braço (ITB) < 0,9; escore de CAC > 10; presença de placas ateroscleróticas na angio-TC de coronárias; pacientes com LDL-C entre 70 e 189 mg/dℓ, do sexo masculino com risco calculado pelo ERG > 20% e nas mulheres > 10%.

O cálculo do escore de Framingham leva em consideração a idade (Tabela 20.7), as concentrações de CT (Tabela 20.8), de HDL-C (Tabela 20.9), os valores de PAS (Tabela 20.10) e a presença ou não de tabagismo (Tabela 20.11). De maneira prática, os dados do indivíduo devem ser inseridos dentro de cada uma das tabelas a seguir, buscando-se o valor do escore de Framingham correspondente. Em seguida, somam-se estes valores e, consultando a Tabela 20.12, pode-se obter o risco em 10 anos segundo o escore de Framingham.

Tabela 20.7 Escore de Framingham para homens e mulheres.

Idade	Pontos	
	Homens	Mulheres
20 a 34 anos	–9	–7
35 a 39 anos	–4	–3
40 a 44 anos	0	0
45 a 49 anos	3	3
50 a 54 anos	6	6
55 a 59 anos	8	8
60 a 64 anos	10	10
65 a 69 anos	11	12
70 a 74 anos	12	14
75 a 79 anos	13	16

Tabela 20.8 Escore de Framingham para homens e mulheres em função da idade e da concentração de CT.

CT (mg/dℓ)	Faixa etária				
	20 a 39 anos	40 a 49 anos	50 a 59 anos	60 a 69 anos	70 a 79 anos
Homens	Pontos				
< 160	0	0	0	0	0
160 a 199	4	3	2	1	0
200 a 239	7	5	3	1	0
240 a 279	9	6	4	2	1
≥ 280	11	8	5	3	1
Mulheres	Pontos				
< 160	0	0	0	0	0
160 a 199	4	3	2	1	1
200 a 239	8	6	4	2	1
240 a 279	11	8	5	3	2
≥ 280	13	10	7	4	2

AVALIAÇÃO DA FUNÇÃO RENAL

Parâmetros bioquímicos como ureia, ácido úrico e creatinina são importantes na avaliação da função renal e no monitoramento da ingestão adequada de nutrientes em indivíduos com risco de desenvolvimento de doenças renais. Em pacientes que sofrem de doença renal, em diálise ou não, níveis sanguíneos elevados de ureia e creatinina demonstram prejuízos na função renal. São esperados níveis sanguíneos de ureia entre 20 e 40 mg/dℓ e de creatinina de 0,6 a 1,3 mg/dℓ em indivíduos saudáveis.[45,46] A ureia é um composto nitrogenado não proteico, intermediário do metabolismo de proteínas e de baixa

Tabela 20.9 Escore de Framingham para homens e mulheres em função da concentração de HDL-C.

HDL-C (mg/dℓ)	Pontos	
	Homens	Mulheres
≥ 60	–1	–1
50 a 59	0	0
40 a 49	1	1
< 40	2	2

Tabela 20.10 Escore de Framingham para homens e mulheres em função dos valores de PAS.

PAS (mmHg)	Não tratada		Em tratamento	
	Homens	Mulheres	Homens	Mulheres
< 120	0	0	0	0
120 a 129	0	1	1	3
130 a 139	1	2	2	4
140 a 159	1	3	2	5
≥ 160	2	4	3	6

Tabela 20.11 Escore de Framingham para homens e mulheres em função da idade e da presença ou não de tabagismo.

Tabagismo	Faixa etária				
	20 a 39 anos	40 a 49 anos	50 a 59 anos	60 a 69 anos	70 a 79 anos
Homens	Pontos				
Não fumante	0	0	0	0	0
Fumante	8	5	3	1	1
Mulheres	Pontos				
Não fumante	0	0	0	0	0
Fumante	9	7	4	2	1

Tabela 20.12 Estimativa de risco em 10 anos pelo escore de Framingham para homens e mulheres.

Risco absoluto em 10 anos (%)		Total de pontos	
Mulheres	Homens	Mulheres	Homens
< 1	< 1	< 9	< 0
1	1	9	0
1	1	10	1
1	1	11	2
1	1	12	3
2	1	13	4
2	2	14	5
3	2	15	6
4	3	16	7
5	4	17	8
6	5	18	9
8	6	19	10
11	8	20	11
14	10	21	12
17	12	22	13
22	16	23	14
27	20	24	15
≥ 30	25	≥ 25	16
	≥ 30		≥ 17

concentração plasmática. Em estado catabólicos, com elevada degradação de proteínas musculares, o aumento no metabolismo proteico eleva as taxas de eliminação desse metabólito na urina, assim, este marcador pode ser utilizado na avaliação do balanço nitrogenado em quadros catabólicos e em pacientes em suporte nutricional. Em estados metabólicos normais, espera-se aproximadamente 25 g de ureia na urina diariamente.

A avaliação de eletrólitos também é útil no acompanhamento do paciente renal ou de pacientes em terapia nutricional, em que alterações nos eletrólitos plasmáticos são comuns e devem ser corrigidas pela dieta.[47] Pequenas alterações de sódio e potássio séricos podem resultar em efeitos importantes em tecidos, como nervos, músculo esquelético e cardíaco.

Em indivíduos saudáveis, espera-se sódio sérico entre 135 e 145 mEq/ℓ e potássio sérico entre 3,5 e 5 mEq/ℓ.[47]

O acúmulo de ácido úrico, produto final da oxidação de purinas em humanos, está relacionado com doenças como artrites inflamatórias e gota.[48] A hiperuricemia pode ser causada tanto pelo aumento na produção (consumo elevado de purinas podem contribuir com este aumento) quanto pela diminuição na excreção desse metabólito (diminuição na função renal). Os valores de normalidade para ácido úrico são: entre 3,6 e 7,7 mg/dℓ para homens e 2,5 e 6,8 mg/dℓ para mulheres.[48] Atualmente, alguns estudos sugerem também que níveis aumentados de ácido úrico podem estar relacionados com elevado risco de desenvolvimento de doenças cardiovasculares e síndrome metabólica.[49,50]

AVALIAÇÃO DA FUNÇÃO HEPÁTICA

Disfunções hepáticas estão estreitamente ligadas a alterações no metabolismo e no estado nutricional. Em casos de pacientes com insuficiência hepática, o estado nutricional é um indicador do prognóstico dos pacientes. Marcadores da função hepática podem apresentar-se alterados tanto em disfunções mais leves quanto em casos mais graves de hepatites e outras doenças hepáticas.[51] A alanina aminotransferase (ALT) e a aspartato aminotransferase (AST) podem apresentar elevação maior que 100 vezes o padrão de normalidade em casos de hepatites, ou apresentar pequenas elevações (até 5 vezes o padrão de normalidade) em casos de doença hepática esteatótica não alcoólica (DHENA). A ALT é o melhor marcador de inflamação hepática, pois se eleva mais precocemente que a AST.[51]

A dosagem das enzimas fosfatase alcalina (FA) e gamaglutamil transferase (GGT) também é utilizada na avaliação da função hepática, assim como a dosagem de bilirrubina e testes de coagulação (atividade de protrombina). Os testes de coagulação (razão normalizada internacional – RNI) medem o atraso na velocidade de uma via específica de coagulação (p. ex., via da protrombina) em comparação ao tempo normal.[51] Os valores de referência para esses marcadores variam entre os laboratórios de análises clínicas. A Tabela 20.13 apresenta os valores de normalidade mais utilizados para os parâmetros descritos.

A DHENA é causada pelo uso de alguns tipos de medicamentos, crescimento bacteriano e, atualmente, é bastante associada à obesidade. Nesses pacientes, a avaliação da função hepática pode estar alterada, assim como outros marcadores

Tabela 20.13 Padrões de normalidade para enzimas hepáticas.

Parâmetro	Valores de normalidade
ALT	0 a 50 U/ℓ
AST	0 a 45 U/ℓ
FA	40 a 150 U/ℓ
Bilirrubina total	0,20 a 1 mg/dℓ
GGT	8 a 41 U/ℓ (mulheres) e 12 a 73 U/ℓ (homens)
RNI*	0,9 a 1,1 segundos

* Teste de tempo de coagulação sanguínea.

Fonte: Ferraz et al., 2014[51]; Pratt e Kaplan, 2000.[53]

metabólicos, como perfil lipídico e glicídico. Em geral, as alterações nesses marcadores são mais leves do que em outras doenças hepáticas e podem ser revertidas com uma intervenção nutricional adequada. O diagnóstico de DHENA é feito por meio de ultrassonografia abdominal, além da dosagem de enzimas hepáticas.[51,52]

CONSIDERAÇÕES FINAIS

Este capítulo apresentou métodos bioquímicos para avaliação do estado nutricional em indivíduos com risco de doenças crônicas não transmissíveis decorrentes da obesidade. É importante destacar que a avaliação bioquímica complementa as outras avaliações realizadas no atendimento nutricional, como anamnese, avaliação do consumo alimentar e parâmetros antropométricos.

Atualmente, com a epidemia de obesidade observada no mundo inteiro, a avaliação de marcadores de perfil glicídico e lipídico é de extrema importância nesses pacientes. Além disso, a avaliação de medidas da função renal e hepática é muito importante e embasa a prescrição nutricional.

REFERÊNCIAS BIBLIOGRÁFICAS

1. Kannel WB, Dawber TR, Kagan A, Revotskie N, Stokes J 3rd. Factors of risk in the development of coronary heart disease – six year follow-up experience. The Framingham Study. Ann Intern Med 1961;55:33-50.
2. Lopez AD. Assessing the burden of mortality from cardiovascular diseases. World Health Stat Q 1993;46(2):91-6.
3. Murray CJ, Lopez AD, Black R, Mathers CD, Shibuya K, Ezzati M et al. Global burden of disease 2005: call for collaborators. Lancet 2007;370(9582):109-10.
4. Durham BA. Updates in acute coronary syndrome: implications for geriatric emergencies. Topics in Emergency Medicine 2001;23(3):22-9.
5. Brasil. Ministério da Saúde. Datasus. Disponível em: www.datasus.gov.br.
6. Yusuf S, Hawken S, Ounpuu S, Dans T, Avezum A, Lanas F et al. Effect of potentially modifiable risk factors associated with myocardial infarction in 52 countries (the INTERHEART study): case-control study. Lancet 2004;364:937-52.
7. Castelli WP. Epidemiology of coronary heart disease: the Framingham Study. Am J Med 1984;76(2A):4-12.
8. D'Agostino RB, Vasan RS, Pencina MJ, Wolf PA, Cobain M, Massaro JM et al. General cardiovascular risk profile for use in primary care: the Framingham Heart Study. Circulation 2008;117(6):743-53.
9. Grundy SM, Pasternak R, Greenland P, Smith Jr. S, Fuster V. Assessment of cardiovascular risk by use of multiple risk-factor assessment equations: a statement for healthcare professionals from the American Heart Association and the American College of Cardiology. Circulation 1999;100:1481-92.
10. Santos Filho RD, Martinez TLR. Fatores de risco para doença cardiovascular. Arq Bras Endocrinol Metab 2002;46(3):212-14.
11. Steinberg D, Parthasarathy S, Carew TE, Khoo JC, Witztum JL. Beyond cholesterol. Modifications of low-density lipoprotein that increase its atherogenicity. N Engl J Med 1989;320(14):915-24.
12. Kim S, Iwao H. Molecular and cellular mechanisms of angiotensin II-mediated cardiovascular and renal diseases. Pharmacol Rev 2000;52(1):11-34.
13. Rocha VZ, Libby P. Biologia vascular da aterosclerose e complicações agudas do ateroma. In: Nobre F, Serrano Jr. CV (eds.). Tratado de cardiologia da SOCESP. Barueri: Manole, 2005. p.541-54.
14. Santos RD, Martinez LR, Cavalheiro C, César LAM. Novos fatores de risco. In: Nobre F, Serrano Jr. CV (eds.). Tratado de cardiologia da SOCESP. Barueri: Manole, 2005. p.381-89.
15. MRC/BHF Heart Protection Study of cholesterol lowering with sinvastatin in 20,536 high-risk individuals: a randomised placebo-controlled trial. Lancet 2002;360:7-22.
16. Davidson MH, Toth PP. High-density lipoprotein metabolism: potential therapeutic targets. Am J Cardiol 2007;100(11 A):32-40.
17. Hansen BC, Saye AJ, Wennogle LP. The metabolic syndrome X: converge of insulin resistance, glucose intolerance, hypertension, obesity and dyslipidemia-searching for the underling defects. Ann N Y Acad Sci 1999;892:336.
18. Robins SJ, Collins D, Wittes JT, Papademetriou V, Deedwania PC, Schaefer EJ et al. Veterans Affairs High-Density Lipoprotein Intervention Trial. Relation of gemfibrozil treatment and lipid levels with major coronary events: VA-HIT: a randomized controlled trial. JAMA 2001;285:1585-91.
19. Executive Summary of The Third Report of The National Cholesterol Education Program (NCEP III) Expert Panel on Detection, Evaluation, And Treatment of High Blood Cholesterol In Adults (Adult Treatment Panel III). JAMA 2001;285:2486-97.
20. Faludi AA, Izar MCO, Saraiva JFK, Chacra APM, Bianco HT, Afiune Neto A et al. Atualização da Diretriz Brasileira de Dislipidemias e Prevenção da Aterosclerose – 2017. Arq Bras Cardiol 2017;109(2Supl.1):1-76.
21. Malachias MVB, Souza WKSB, Plavnik FL, Rodrigues CIS, Brandão AA, Neves MFT et al. VII Diretriz Brasileira de Hipertensão Arterial. Arq Bras Cardiol 2016;107(3Supl.3):1-83.
22. PROGRESS Collaborative Group. Randomised trial of a perindopril-based blood-pressure-lowering regimen among 6,105 individuals with previous stroke or transient ischaemic attack. Lancet 2001;358(9287):1033-41.
23. Fox KM; EURopean trial On reduction of cardiac events with Perindopril in stable coronary Artery disease Investigators. Efficacy of perindopril in reduction of cardiovascular events among patients with stable coronary artery disease: randomised, double-blind, placebo-controlled, multicentre trial (the EUROPA study). Lancet 2003;362(9386):782-8.
24. Vasan RS, Larson MG, Leip EP, Kannel WB, Levy D. Assessment of frequency of progression to hypertension in non-hypertensive participants in the Framingham Heart Study: a cohort study. Lancet 2001;358(9294):1682-6.
25. Lolio CA, Pereira JCR, Lotufo PA, Souza JMP. Hipertensão arterial e possíveis fatores de risco. Rev Saúde Pública 1993; 27:357-62.
26. Irigoyen M, Lacchini S, De Angelis K, Micchelini L. Fisiopatologia da Hipertensão: o que avançamos? Revista da Sociedade de Cardiologia do Estado de São Paulo 2003;1:20-45.

27. Lewington S, Clarke R, Qizilbash N, Peto R, Collins R; Prospective Studies Collaboration. Age-specific relevance of usual blood pressure to vascular mortality: a meta-analysis of individual data for one million adults in 61 prospective studies. Lancet 2002;360(9349):1903-13.

28. McMahon S. Blood pressure and risk of cardiovascular disease. In: Swales JD (ed.). Textbook of hypertension. Oxford: Blackwell, 1994. p.46-57.

29. Buse JB, Ginsberg HN, Bakris GL, Clark NG, Costa F, Eckel R *et al*. Primary prevention of cardiovascular disease in patients with diabetes. Diabetes Care 2007;30(1):162-72.

30. UK Prospective Diabetes Study Group (UKPDS). Intensive blood glucose control with sulphonylureas or insulin compared with conventional treatment and risk of complications in patients with type 2 diabetes. Lancet 1998;352:837-53.

31. Hanefeld M, Fischer S, Julius U, Schulze J, Schwanebeck U, Schmechel H *et al*. Risk factors for myocardial infarction and death in newly detected NIDDM: the Diabetes Intervention Study, 11-year follow-up. Diabetologia 1996;39:1577-83.

32. Sociedade Brasileira de Diabetes (SBD). Diretrizes da Sociedade Brasileira de Diabetes 2015-2016. Rio de Janeiro: AC Farmacêutica, 2016.

33. American Diabetic Association. Standards of Medical Care in Diabetes – 2016. Diabetes Care 2016;39(Suppl. 1):S1-S2.

34. Geloneze B, Tambascia MA. Avaliação laboratorial e diagnóstico da resistência insulínica. Arquivos Brasileiros de Endocrinologia & Metabologia 2006;50(2):208-15.

35. Vasques ACJ, Rosado LEPFL, Alfenas RCG, Gelonese B. Análise crítica do uso dos índices do *Homeostasis Model Assessment* (HOMA) na avaliação da resistência à insulina e capacidade funcional das células-C pancreáticas. Arq Bras Endocrinol Metab 2008;52/1:32-39.

36. Libby P, Ridker PM. Inflammation and atherosclerosis: role of C-reactive protein in risk assessment. Am J Med 2004;2(116 Suppl 6A):9S-16S.

37. Wassertheil-Smoller S, Hendrix SL, Limacher M, Heiss G, Kooperberg C, Baird A *et al*. Effect of estrogen plus progestin on stroke in postmenopausal women: the Women's Health Initiative: a randomized trial. JAMA 2003;289(20):2673-84.

38. Yousuf O, Mohanty BD, Martin SS, Joshi PH, Blaha MJ, Nasir K *et al*. High-sensitivity C-reactive protein and cardiovascular disease. J Am Coll Cardiol. 2013;62(5):397-408.

39. Pfützner A, Forst T. High-sensitivity C-reactive protein as cardiovascular risk marker in patients with diabetes mellitus. J Am Coll Cardiol 2006;8(1):28-36.

40. Shai I, Stampfer MJ, Ma J, Manson JE, Hankinson SE, Cannuscio C *et al*. Homocysteine as a risk factor for coronary heart diseases and its association with inflammatory biomarkers, lipids and dietary factors. Atherosclerosis 2004;177(2):375-81.

41. Cybulska B, Kosiewicz-Latoszek L. Homocysteine-is it still an important risk factor for cardiovascular disease? Kardiologia Polska 2013;73(11):1092-6.

42. Sociedade Brasileira de Cardiologia (SBC). V Diretriz Brasileira de dislipidemias e prevenção da aterosclerose. Arquivos Brasileiros de Cardiologia 2013;101(4 Supl 1):1-22.

43. Silva IT, Almeida-Pititto B, Ferreira SR. Reassessing lipid metabolism and its potentialities in the prediction of cardiovascular risk. Arch Endocrinol Metabol 2015;59(2):171-80.

44. Sandhu PK, Musaad SMA, Remaley AT, Buehler SS, Strider S, Derzon JH *et al*. Lipoprotein biomarkers and risk of cardiovascular disease: a laboratory medicine best practices (LMBP) systematic review. J Appl Lab Med 2016;1(2):214-29.

45. Abensur H. Biomarcadores na nefrologia. [s.l.] Sociedade Brasileira de Nefrologia, 2011.

46. Rodrigues CS, Roncato JF. Principais biomarcadores laboratoriais da função renal em pacientes cardiopatas. Revista Saúde Integrada 2016;9(17):9-15.

47. Waitzberg DL. Nutrição oral, enteral e parenteral na prática clínica. 3. ed. São Paulo: Atheneu, 2000.

48. Pinheiro GRC. Revendo a orientação dietética na gota. Rev Bras Reumatol 2008;48(3):57-161.

49. Almeida SCL, Joaquim F, Schwartzmann PV, Roriz-Filho JS, Moriguti JC. Avaliação do paciente com artrite. Medicina (Ribeirão Preto) 2010;43(3):283-91.

50. Marion M, Carvalho JAM, Bochi GV, Sangoi MB, Moresco RN. Ácido úrico como fator de risco para doenças cardiovasculares e síndrome metabólica. Rev Bras Farm 2011;92(1):3-8.

51. Ferraz MLG, Schiavon JN, Silva AE. Guia de hepatologia. 3. ed. Barueri: Manole, 2014.

52. Isosaki M, Cardoso E. Dietoterapia e avaliação nutricional. São Paulo: Atheneu, 2004.

53. Pratt DS, Kaplan MM. Evaluation of abnormal liver enzyme results in asymptomatic patients. N Engl J Med 2000;342(17):1266-71.

21 Avaliação Nutricional de Crianças

Camila Maria de Melo | *Sandra Maria Lima Ribeiro*

INTRODUÇÃO

A infância compreende o período entre o nascimento até aproximadamente os 9 anos e 11 meses. Acompanhar o crescimento e desenvolvimento nessa fase da vida possibilita identificar as condições de saúde e nutrição. O principal indicador do estado nutricional nessa etapa é o crescimento – um processo complexo que compreende alterações na dimensão corporal e aumento no número e na função celular.[1,2]

Durante os primeiros 2 anos de vida, observam-se rápidos crescimento e desenvolvimento. Em paralelo, diversas mudanças afetam a alimentação e o consumo de nutrientes pela criança, e a garantia de um bom estado nutricional propicia o crescimento saudável.[3]

A avaliação do estado nutricional leva à detecção de necessidades e deficiências nutricionais e visa a estabelecer a melhor intervenção nutricional em termos de contribuição para o crescimento e o desenvolvimento adequados. Essa avaliação deve combinar informações como a história alimentar da criança, o exame físico, as medidas antropométricas e bioquímicas, quando necessário.

AVALIAÇÃO DO CONSUMO ALIMENTAR

Na avalição do consumo alimentar da criança, a participação dos pais ou cuidadores é fundamental, principalmente quando a criança ainda não é capaz de relatar seu consumo alimentar com precisão. Todavia, a criança deve ter participação nesse processo sempre que possível, recebendo atenção do avaliador. Deve ser criada empatia com a criança, de modo a tentar extrair o máximo de informações que ajudem na avaliação e no planejamento da intervenção nutricional.[4-6]

A aplicação de inquéritos quantitativos, como o recordatório alimentar de 24 h (R24h), contribui na descrição do dia a dia da criança e sua rotina alimentar. Avaliações mais qualitativas, como a aplicação de questionários de frequência alimentar (QFA), podem demonstrar as preferências da criança, como consumo de frutas, verduras e legumes, ou ainda alimentos industrializados e lanches não saudáveis do tipo *fast food*.

Inquéritos específicos para a avaliação de crianças estão disponíveis na literatura. Colucci *et al.*[5] e Hinnig *et al.*[4] desenvolveram QFA específicos para crianças entre 2 e 5 anos e 7 e 10 anos de idade, respectivamente. A Tabela 21.1 sugere alguns alimentos que devem estar presentes na avaliação do consumo alimentar de crianças, segundo estes autores.

É importante destacar que, em virtude da desaceleração na velocidade de crescimento conforme a criança se torna mais velha, é relativamente comum se observar diminuição no apetite. Além disso, por apresentar grande interesse pelo mundo ao redor, muitas vezes a criança apresenta inapetência e passa a selecionar os alimentos consumidos.

AVALIAÇÃO ANTROPOMÉTRICA

Como citado anteriormente, o crescimento é considerado o melhor indicador do estado nutricional de crianças.[7] A velocidade de crescimento é grande no primeiro ano de vida, sendo que, do nascimento até o primeiro ano de vida, o peso corporal aumenta em 3 vezes. O ganho de estatura é mais lento que o ganho de peso. Após o primeiro ano de vida, o crescimento torna-se mais lento.[3]

Na avaliação antropométrica da criança, as medidas de peso e estatura (ou comprimento) são as medidas essenciais. Todavia, outras medidas podem ser realizadas para complementar as informações. A seguir, são descritas as medidas essenciais e algumas medidas adicionais que podem ser utilizadas.

Medidas antropométricas essenciais

Peso corporal

O peso é uma medida sensível para a avaliação nutricional de crianças, pois pode detectar agravos nutricionais precoces. Para aferição do peso de crianças de até 2 anos de idade, recomenda-se utilizar balança pediátrica, com capacidade máxima de 15 kg. Crianças entre 2 e 9 anos e 11 meses de idade já podem ser pesadas em pé, em balança antropométrica.[8]

Crianças com até 24 meses devem ser pesadas completamente despidas, colocadas no centro do equipamento; elas podem permanecer sentadas ou deitadas na balança.

Tabela 21.1 Alimentos que devem fazer parte da avaliação do consumo alimentar de crianças por meio de QFA.

Crianças de 2 a 5 anos			
Achocolatados	Biscoitos com e sem recheio	Espessantes	Salgadinhos (tipo batata *chips*)
Açúcar refinado	Bolo	Feijão	Sopas
Arroz branco	Carnes	Macarrão	Suco artificial
Banana	Cereal matinal	Pães	Suco natural
Batata (cozida e frita)	Embutidos (linguiça, salsicha etc.)	Refrigerantes	Tomate
Crianças de 7 a 10 anos			
Arroz	Biscoitos com e sem recheio	Achocolatado	Refrigerantes
Cereal matinal	Batata cozida e frita	Iogurte tipo *petit suisse*	Sorvetes/picolés cremosos
Pães	Frutas	Doces (chocolate, creme de avelã)	Pipoca
Pão de queijo	Carnes assadas e cozidas ou fritas	Pizza	Sucos artificiais de caixinha
Croissant	Embutidos (linguiça/*nuggets*/presunto)	Sanduíches (cachorro-quente/hambúrguer)	Leite/queijos

Fonte: Colucci *et al.*, 2004[5]; Hinnig *et al.*, 2014.[4]

A partir dos 2 anos, a criança deve ser pesada com o mínimo de roupas possível e descalça; ela deve permanecer em pé e ser posicionada ao centro da plataforma da balança.

Comprimento ou estatura

O crescimento da criança é linear e ocorre até o final da adolescência. Prejuízos de crescimento decorrem de inadequações nutricionais e não podem ser recuperados, o que torna o acompanhamento dessa medida imprescindível nesse período da vida. Para crianças entre 0 e 24 (ou até 36) meses, recomenda-se aferir o comprimento na posição horizontal e, para isso, utiliza-se o antropômetro ou a régua horizontal, graduada em centímetros e milímetros; a graduação zero deve conter a haste fixa e, na parte oposta, o cursor deve deslizar sobre a base.[8]

A partir dos 24 meses (ou 36 meses), a medida da estatura da criança deve ser feita na posição vertical (em pé). O aparelho mais indicado é o estadiômetro, graduado em centímetros e milímetros. Para realização da medida, a criança deve estar posicionada no centro da plataforma do estadiômetro, em posição ereta, com pés e pernas paralelos, braços relaxados ao lado do corpo e palmas das mãos voltadas para o corpo, pernas estendidas, pés juntos e cabeça alinhada no plano de Frankfurt. As superfícies posteriores do corpo, como calcanhares, panturrilhas, nádega, ombros e região occipital, e a cabeça devem estar em contato com a superfície de medida do equipamento ou parede.

Perímetro cefálico

A circunferência ou o perímetro cefálico (PC) é uma medida útil para avaliar crianças desde o nascimento até os 36 meses. Essa medida reflete o crescimento cerebral. Embora seja considerado um marcador do estado nutricional, não é uma medida adotada na prática da avaliação.[2] Essa medida é mais frequentemente utilizada em pediatria, por exemplo, para diagnósticos de casos de microcefalia ou macrocefalia.

Para aferição dessa medida, indica-se o uso de fita métrica flexível, inelástica e estreita graduada em centímetros e milímetros.

Medidas antropométricas adicionais propostas para a avaliação de crianças

Perímetro ou circunferência braquial

Trata-se de uma medida utilizada para avaliação nutricional rápida, que reflete as reservas corporais da criança na região do braço. A partir do perímetro ou da circunferência braquial (CB), não é possível distinguir a massa magra do tecido adiposo, porém sua classificação pode ser utilizada como um instrumento de triagem do estado nutricional de crianças menores de 5 anos. Recomenda-se sua aferição quando não for possível aferir o peso e a estatura de modo habitual.[8]

Para identificação da CB, o avaliador deve inicialmente solicitar que a criança flexione o braço a 90°. Em seguida, após solicitar que a criança retorne os braços estendidos e paralelos ao corpo, a fita deve ser posicionada ao redor do braço, no ponto médio da distância entre o acrômio e o olécrano, na lateral do braço. Para essa medida, recomenda-se utilizar a fita métrica flexível e inelástica.

O estudo multicêntrico da Organização Mundial da Saúde (OMS)[9] publicou referenciais para CB para crianças até 5 anos de idade. Essa medida também pode ser utilizada em conjunto com a medida da dobra cutânea tricipital (DCT), para estimativa do conteúdo muscular da região braquial por meio dos cálculos de circunferência muscular do braço (CMB) e área muscular do braço (AMB). Frisancho[10] apresenta, em seu manual de antropometria, valores de referência para essas medidas. As tabelas com os valores de referência para essas medidas estão descritas no Anexo.

Dobra cutânea tricipital e dobra cutânea subescapular

A medida de dobras cutâneas (DC) é utilizada na aferição da adiposidade subcutânea corporal. É realizada com auxílio de um adipômetro.[8] Em crianças, são preconizadas as medidas da DC tricipital (DCT) e subescapular (DCSE). A medida da DCT deve ser realizada no ponto médio entre o acrômio e o olécrano, na parte posterior do braço; já a medida da DCSE é feita com o adopômetro posicionado 1 cm abaixo do ângulo inferior da escápula, na diagonal, formando um ângulo de 45° entre a escápula e a coluna vertebral. Mais informações sobre os procedimentos corretos para aferição dessas medidas estão descritas no Capítulo 7.

Para crianças até 5 anos de idade, a classificação pode ser feita pelas curvas de crescimento disponibilizadas pela OMS.[9] Para crianças acima de 5 anos, a classificação pode ser feita utilizando-se os valores referenciais de Frisancho (Anexo, Tabela 1).[10] A normalidade compreende os valores entre os percentis 5 e 95. Os valores entre os percentis 5 e 15 e entre 85 e 95 devem ser acompanhados, pois representam as faixas de risco de desnutrição energética e obesidade, respectivamente.

Circunferência da cintura

A medida da circunferência da cintura (CC) é utilizada há muito tempo na avaliação do risco de desenvolvimento de doenças cardiovasculares em adultos. Nas últimas décadas, com a crescente preocupação com o excesso de peso na população infantil, foram desenvolvidos pontos de corte para classificação da circunferência da cintura nesta população.

A medida é aferida com a criança em pé, com o abdome relaxado. O avaliador deve posicionar-se na lateral do avaliado e passar fita métrica no ponto médio entre a última costela e a crista ilíaca. É importante observar se a fita está mantida em plano horizontal sem pressionar os tecidos moles.

A Sociedade Brasileira de Pediatria (SBP)[8] recomenda o uso dos pontos de corte propostos por Freedman et al., que avaliaram crianças a partir dos 10 anos de idade.[11] Segundo esse autor, valores de circunferência da cintura acima do percentil 90 estão relacionados com maior prevalência de dislipidemias, hipertensão arterial e resistência à insulina.

Índices antropométricos

São construídos a partir de duas ou mais medidas. Na avaliação de crianças, os índices mais comumente usados são descritos a seguir.

Índice peso para idade

Este índice identifica dois extremos: a desnutrição proteico-energética e o excesso de peso. O índice peso para idade (P/I) é considerado um indicador adequado para acompanhar o crescimento infantil, mas não diferencia o comprometimento nutricional agudo do crônico.

A análise dos dados deve ser cautelosa, pois nem sempre uma criança que apresenta baixo peso para a idade encontra-se desnutrida e, do mesmo modo, nem sempre a criança com excesso de peso para a idade é obesa. Devem ser levados em consideração fatores genéticos, por exemplo. Assim, é importante a interpretação conjunta de outros índices antropométricos para o diagnóstico nutricional.

Índice estatura para idade

O índice estatura para idade (E/I) é um indicador progressivo e reflete o crescimento linear da criança. O ganho de estatura é mais lento do que o peso, portanto, este índice mostra a condição nutricional de modo mais crônico do que o peso.

A baixa estatura para idade pode estar relacionada com condições nutricionais inadequadas ou herança genética, por isso, a análise do dado deve ser cautelosa.

Índice peso para estatura

É considerado um indicador sensível para as mudanças nutricionais agudas, sendo muito utilizado para identificar o estado nutricional atual.

O índice peso para estatura (P/E) é sensível para diagnosticar excesso de peso ou baixo peso, uma vez que relaciona o peso atual da criança com o peso de crianças com estatura similar.

Índice de massa corporal para a idade

O índice de massa corporal para a idade (IMC/I) representa a relação entre o peso e o quadrado da estatura em relação à idade. É o índice antropométrico recomendado para identificar o baixo peso e o excesso de peso em crianças com mais de 2 anos de idade. O IMC para idade é recomendado internacionalmente no diagnóstico individual e coletivo dos distúrbios nutricionais.

Estudos de referência para classificação dos índices antropométricos

Os índices antropométricos precisam ser comparados a estudos de referências e, a partir dessa comparação, é feita a classificação do estado nutricional. Diferentes estudos de referência foram propostos no decorrer da história. Na década de 1970, mais especificamente em 1977, os primeiros dados referenciais, ou seja, curvas de crescimento esperado para crianças, foram publicados pelo National Center for Health Statistics (NCHS) dos EUA para crianças norte-americanas entre 5 e 10 anos de idade.[12] No ano 2000, o Center for Disease Control and Prevention (CDC) revisou as curvas publicadas anteriormente, ampliando a amostra do estudo a fim de garantir maior diversidade racial e étnica, aprimoramento das técnicas estatísticas e extensão das curvas de crescimento até os 20 anos. Além disso, foram incluídos os percentis 3 e 97 para todas as curvas e também o índice de IMC/idade.[13] Essas curvas passaram a ser utilizadas em diversos países, porém não há recomendações de órgãos internacionais para utilização em outras populações que não a norte-americana.

Na tentativa de se obter um referencial específico para a população a ser avaliada, muitos países iniciaram estudos para publicação de curvas de crescimento representativas de sua população. No Brasil, Marcondes[14] publicou curvas de crescimento a partir de um estudo realizado com 1.533 crianças brasileiras entre zero e 12 anos e 3.082 crianças entre 10 e 20 anos de idade.

A recomendação da OMS, porém, é que esses referenciais sejam realizados com uma amostra representativa da população mundial. Assim, a OMS iniciou em 1996 um estudo multicêntrico para desenvolvimento de curvas de crescimento que representassem crianças de todas as regiões mundiais. O estudo envolveu seis países de diferentes regiões geográficas do mundo: Brasil (Pelotas), Gana (Acra), Índia (Nova Delhi), Noruega (Oslo), Omã (Muscat) e EUA (Davis). O desenho metodológico envolveu o acompanhamento longitudinal de crianças até 24 meses e um estudo transversal de crianças entre 18 e 71 meses de idade. A partir desse estudo, em 2006, a OMS publicou a primeira parte do estudo: as curvas de crescimento para crianças entre 0 e 5 anos de idade. Em 2007, foram divulgadas as curvas para crianças e adolescentes até 19 anos de idade.[9]

A Figura 21.1 apresenta as curvas disponíveis de acordo com a faixa etária da OMS.

As curvas de crescimento do estudo multicêntrico da OMS estão disponíveis em sua versão original na internet, assim como as versões das curvas traduzidas para o português pelo Ministério da Saúde.

A classificação do estado nutricional pela comparação com as curvas de referência é feita a partir da identificação dos percentis ou ainda a partir do número de desvios padrões em relação à mediana da referência (escore-Z).[1,2] O Ministério da Saúde adota as recomendações da OMS quanto a essas classificações[9,15], utilizando os índices P/I, E/I, P/E e IMC/I. As Tabelas 21.2 a 21.6 apresentam essas propostas de classificação, de acordo com o intervalo de faixa etária.

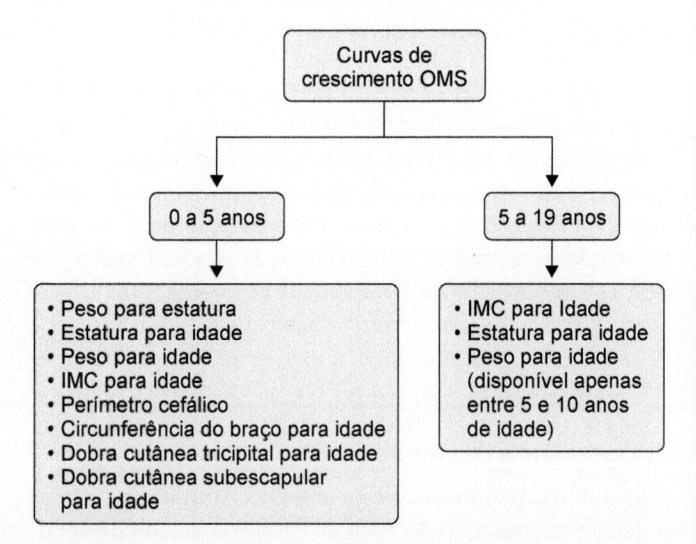

Figura 21.1 Curvas para avaliação do crescimento disponíveis pela OMS segundo a faixa etária.

Tabela 21.2 Pontos de corte de P/I para crianças de 0 a 10 anos.

Valores críticos		Diagnóstico nutricional
< percentil 0,1	< Escore-Z –3	Muito baixo peso para a idade
≥ percentil 0,1 e < percentil 3	≥ Escore-Z –3 e < escore-Z –2	Baixo peso para a idade
≥ percentil 3 e ≤ percentil 97	≥ Escore-Z –2 e ≤ escore-Z +2	Peso adequado para a idade
> percentil 97	> Escore-Z +2	Peso elevado para a idade

Fonte: OMS, 2006[9]; Brasil, 2011.[15]

Tabela 21.3 Pontos de corte de P/E para crianças de 0 a 5 anos.

Valores críticos		Diagnóstico nutricional
< percentil 0,1	< Escore-Z –3	Magreza acentuada
≥ percentil 0,1 e < percentil 3	≥ Escore-Z –3 e < escore-Z –2	Magreza
≥ percentil 3 e ≤ percentil 85	≥ Escore-Z –2 e ≤ escore-Z +1	Eutrofia
> percentil 85 e ≤ percentil 97	> Escore-Z +1 e ≤ escore-Z +2	Risco de sobrepeso
> percentil 97 e ≤ percentil 99,9	> Escore-Z +2 e ≤ escore-Z +3	Sobrepeso
> percentil 99,9	> Escore-Z +3	Obesidade

Fonte: OMS, 2006[9]; Brasil, 2011.[15]

Tabela 21.4 Pontos de corte do IMC/I para crianças menores de 5 anos.

Valores críticos		Diagnóstico nutricional
< percentil 0,1	< Escore-Z –3	Magreza acentuada
≥ percentil 0,1 e < percentil 3	≥ Escore-Z –3 e < escore-Z –2	Magreza
> percentil 3 e ≤ percentil 85	≥ Escore-Z –2 e ≤ escore-Z +1	Eutrofia
> percentil 85 e ≤ percentil 97	> Escore-Z +1 e ≤ escore-Z +2	Risco de sobrepeso
> percentil 97 e ≤ percentil 99,9	> Escore-Z +2 e ≤ escore-Z +3	Sobrepeso
> percentil 99,9	> Escore-Z +3	Obesidade

Fonte: OMS, 2006[9]; Brasil, 2011.[15]

Tabela 21.5 Pontos de corte do IMC/I para crianças de 5 a 10 anos.

Valores críticos		Diagnóstico nutricional
< percentil 0,1	< Escore-Z –3	Magreza acentuada
≥ percentil 0,1 e < percentil 3	≥ Escore-Z –3 e < escore-Z –2	Magreza
≥ percentil 3 e ≤ percentil 85	> Escore-Z –2 e ≤ escore-Z +1	Eutrofia
> percentil 85 e ≤ percentil 97	> Escore-Z +1 e ≤ escore-Z +2	Risco de sobrepeso
> percentil 97 e ≤ percentil 99,9	> Escore-Z +2 e ≤ escore-Z +3	Sobrepeso
> percentil 99,9	> Escore-Z +3	Obesidade

Fonte: OMS, 2006[9]; Brasil, 2011.[15]

Tabela 21.6 Pontos de corte de E/I para crianças de 0 a 10 anos.

Valores críticos		Diagnóstico nutricional
< percentil 0,1	< Escore-Z –3	Muito baixa estatura para a idade
≥ percentil 0,1 e < percentil 3	≥ Escore-Z –3 e < escore-Z –2	Baixa estatura para a idade
≥ percentil 3	≥ Escore-Z –2 e ≤ escore-Z +1	Estatura adequada para a idade

Fonte: OMS, 2006[9]; Brasil, 2011.[15]

AVALIAÇÃO BIOQUÍMICA

Exames laboratoriais podem complementar de modo importante a avaliação nutricional. Na população infantil, podem-se destacar as medidas bioquímicas de hemoglobina e estoques de ferro, lembrando que a anemia ferropriva é bastante prevalente na infância. Além disso, com o crescente aumento nas taxas de sobrepeso e obesidade infantil, tornam-se cada vez mais necessárias dosagens sanguíneas de glicemia e perfil lipídico. As diretrizes para prevenção da aterosclerose em crianças e adolescentes propostas pela Sociedade Brasileira de Cardiologia (SBC)[16] definem valores de normalidade para as medidas de perfil lipídico para crianças e adolescentes. Valores de normalidade para perfil lipídico e glicemia estão descritos nas Tabelas 21.7 e 21.8.

AVALIAÇÃO NUTRICIONAL DE RECÉM-NASCIDOS E LACTENTES

O estado nutricional do recém-nascido reflete as condições gestacionais a que ele foi submetido. Medidas como peso ao nascer, idade gestacional e PC são importantes nessa fase.

Tabela 21.7 Valores de normalidade para medidas bioquímicas para crianças e adolescentes.

Valores de lipídios	Desejáveis (mg/dℓ)	Limítrofes (mg/dℓ)	Aumentados (mg/dℓ)
CT	< 150	150 a 169	≥ 170
LDL-C	< 100	100 a 129	≥ 130
HDL-C	≥ 45		
TG	< 100	100 a 129	≥ 130

CT: colesterol total; LDL-C: lipoproteína de baixa densidade; HDL: lipoproteína de alta densidade; TG: triglicerídeos.

Fonte: SBC, 2005.[16]

A idade gestacional é classificada como pré-termo (< 37 semanas), termo (entre 38 e 42 semanas) e pós-termo (> 42 semanas). Acrescenta-se à idade gestacional a avaliação do peso ao nascer, sendo os valores abaixo do percentil 10 classificados como pequeno para idade gestacional (PIG); entre o percentil 10 e o 90, como adequado para idade gestacional (AIG); e acima do percentil 90, como grande para idade gestacional (GIG).[2] O Ministério da Saúde adota a classificação de peso ao nascer proposta pela OMS.[9] Os valores são apresentados na Tabela 21.9.

Puffer e Serrano[17] propuseram a seguinte classificação de peso ao nascer: baixo peso < 2.500 g; peso insuficiente: 2.500 e 3.000 g; e peso adequado: ≥ 3.000 g. Gráficos de crescimento pós-natal também podem ser aplicados nessa avaliação e levam em consideração as alterações de peso esperadas nos primeiros dias de vida.

O PC avalia se o crescimento corporal é proporcional ao desenvolvimento cefálico. Esta medida pode ser classificada de acordo com os padrões de referência propostos pela OMS.[9] Do nascimento aos 6 meses de vida, as medidas de perímetros cefálico e torácico são praticamente iguais, e alterações na medida do PC com ou sem mudança na proporção dessas medidas estão associadas a alterações do estado nutricional.[2] Associa-se PC assimétrico com desnutrição materna e doenças durante a gestação. Já o PC simétrico, isto é, quando estão comprometidos tanto o PC quanto peso e comprimento, está associado a malformações congênitas e síndrome hipertensiva da gestação.

No caso de bebês prematuros, o padrão de crescimento apresenta características especiais dependendo da idade gestacional e da gravidade da doença inicial. É recomendado o uso de curvas de crescimento específicas ou curvas para crianças nascidas a termo utilizando a idade corrigida.[18,19] Calcula-se a idade corrigida subtraindo-se o número de semanas

Tabela 21.8 Valores de normalidade de insulina e glicemia de jejum para crianças e adolescentes.

Variável	Estágio puberal	Meninos		Meninas		Total	
		P50	P90	P50	P90	P50	P90
Insulina (mUI/mℓ)	Global	5,95	1,02	8,76	17,26	7,4	15,05
	Tanner I	3,13	7,79	3	9,32	3,1	8,16
	• 1 a 12 meses	2,32	5,88	1,7	4,05	2,01	4,98
	• 13 a 36 meses	2,28	5,42	1,31	4,99	1,72	5,25
	• 37 a 96 meses	3,2	8,8	4,3	10,92	4,11	10,63
	• 97 a 160 meses	6,71	9,82	7,05	14,16	7,05	11,04
	Tanner II	7,52	11,07	9,68	17,39	9,06	15,24
	Tanner III	9,63	14,47	10,22	18,41	10	16,12
	Tanner IV	11,18	17,32	11,44	20,49	11,37	20,22
Glicemia (mg/dℓ)	Global	87	97	87	96	87	96
	Tanner I	82	92	81	90	81	90
	• 1 a 12 meses	82	94	81	90	82	91
	• 13 a 36 meses	79	87	79	91	79	88
	• 37 a 96 meses	81	94	79	88	80	90
	• 97 a 160 meses	87	96	86	95	86	96
	Tanner II	91	100	90	96	90	99
	Tanner III	93	99	90	97	91	97
	Tanner IV	90	98	90	102	90	100

Fonte: SBP, 2009[8]; Cuartero et al., 2007.[20]

Tabela 21.9 Classificação do estado nutricional de crianças imediatamente após o nascimento.

Peso da criança	Classificação
≥ 2.500 g	Peso adequado
< 2.500 g	Baixo peso ao nascer
< 1.500 g	Muito baixo peso ao nascer

Fonte: Brasil, 2011.[15]

que faltaram para a gestação completar 40 semanas da idade cronológica atual da criança. Recomenda-se a idade corrigida para PC até os 18 meses de idade, para peso até 24 meses e comprimento até 3,5 anos, ou até as diferenças não serem mais significativas.

Espera-se um ganho de peso de 20 a 30 g/dia, e o peso deve ser avaliado pelas curvas da OMS[9] com a idade corrigida para crianças nascidas a termo ou curvas especiais para diferentes casos: recém-nascidos de muito baixo peso[21], recém-nascidos de baixo peso[22] e recém-nascidos pré-termo.[23] Além do ganho

de peso, podem ser feitas as classificações da relação entre PC/CB, classificada pela curva proposta por Sasanow et al.[24], a qual representa um indicador de proporcionalidade corporal.

O índice ponderal de Rohner (IP) pode ser utilizado na classificação de desnutrição intrauterina:

$$IP = \frac{(\text{Peso ao nascer em gramas} \times 100)}{\text{Comprimento ao nascer em cm}^3}$$

Para classificação, utiliza-se a curva proposta por Ramos.[25] Considera-se desnutrido qualquer recém-nascido com idade gestacional inferior a 29 semanas e IP inferior a 2, e abaixo do percentil 3.

Para o lactente (crianças até 1 ano de vida), espera-se um ganho médio diário de peso > 20 g (> 600 g/mês) até o 6º mês e, depois, um ganho de peso > 15 g/dia (> 400 g/mês). Além da avaliação do ganho de peso, deve-se aplicar as curvas de crescimento propostas pela OMS.[9]

É importante lembrar que as curvas de crescimento devem sempre apresentar uma característica ascendente; curvas retas ou descendentes significam diminuição na velocidade de ganho de peso ou processo de perda de peso e desnutrição.[2]

CONSIDERAÇÕES FINAIS

Este capítulo apresentou as principais preocupações na avaliação nutricional da criança, além dos métodos disponíveis para essa avaliação. Nessa faixa etária, a maior preocupação do nutricionista é garantir o adequado crescimento e desenvolvimento; nesse sentido, medidas de peso e estatura e acompanhamento do crescimento linear da criança são importantes.

Considerando o aumento nos índices de sobrepeso e obesidade infantil, medidas de adiposidade corporal, como dobras cutâneas e medida da circunferência da cintura, em conjunto com avaliação do consumo alimentar e bioquímica, devem completar a avaliação nutricional da criança.

REFERÊNCIAS BIBLIOGRÁFICAS

1. Oliveira FLC, Leite HP, Sarni ROS, Palma D. Manual de terapia nutricional pediátrica. Barueri: Manole, 2014.
2. Vitolo MR. Nutrição da gestação à adolescência. Rio de Janeiro: Rubio, 2008.
3. Mahan LK, Escott-Stump S, Raymond JL. Krause: alimentos, nutrição e dietoterapia. Rio de Janeiro: Elsevier, 2012.
4. Hinnig PF, Mariat AB, Freaza SRM, Gambardella AMD, Bergamaschi DP. Construção de questionário de frequência alimentar para crianças de 7 a 10 anos. Rev Bras Epidemiol 2014;7(2):479-94.
5. Colucci ACA, Philippi ST, Slater B. Desenvolvimento de um questionário de frequência alimentar para avaliação do consumo alimentar de crianças de 2 a 5 anos de idade. Rev Bras Epidemol 2004;7(4):393-401.
6. Pedraza DF, Menezes TM. Questionários de frequência de consumo alimentar desenvolvidos e validados para população do Brasil: revisão da literatura. Ciência & Saúde Coletiva 2015;20(9):2697-720.
7. Sigulem DM, Devincenzi MU, Lessa AnC. Diagnóstico do estado nutricional da criança e do adolescente. J Pediatr 2000; 76(S3):S275-S284.
8. Sociedade Brasileira de Pediatria (SBP). Avaliação nutricional da criança e do adolescente: manual de orientação. São Paulo: SBP, 2009. 112p.
9. World Health Organization (WHO). WHO Multicenter growth reference study group. WHO Child growth standards. Acta Paediatr 2006;450:5-101.
10. Frisancho AR. Anthropometric standards for the assessment of growth and nutritional status. Ann Arbor: The University of Michigan Press, 1999. 143p.
11. Freedman DS, Serdula MK, Srinivasan SR, Berenson GS. Relation of circumferences and skinfold thicknesses to lipid and insulin concentrations in children and adolescents: the Bogalusa Heart Study. Am J Clin Nutr 1999;69(2):308-17.
12. World Health Organization (WHO). Expert committee on physical status: the use of and interpretation of anthropometry. Report of a WHO Expert Committee. WHO technical report series; 854. Geneva: WHO, 1995. 452p.
13. Ogden CL, Kuczmarski RJ, Flegal KM, Mei Z, Guo S, Wei R et al. Centers for Disease Control and Prevention 2000 growth charts for the United States: improvements to the 1977 National Center for Health Statistics version. Pediatrics 2002;109(1):45-60.
14. Marcondes E. Normas para o diagnóstico e a classificação dos distúrbios do crescimento e da nutrição – última versão. Pediatria 1982;(4):307-26.
15. Brasil. Ministério da Saúde. Norma técnica do Sistema de Vigilância Alimentar e Nutricional (SISVAN). Orientações para coleta e análise de dados antropométricos em serviços de Saúde. Brasília: Ministério da Saúde, 2011.
16. Sociedade Brasileira de Cardiologia (SBC). I Diretriz de Prevenção da Aterosclerose na Infância e na Adolescência. Arq Bras Cardiol 2005;85(VI).
17. Puffer RR, Serrano CV. Patterns of birth-weights. Washington: Pan American Health Organization, 1987.
18. Wehkalampi K, Hovi P, Dunkel L, Strang-Karlsson S, Jarvenpaa A, Eriksson JG et al. Advanced pubertal growth spurt in subjects born preterm: the Helsinki study of very low birth weight adults. J Clin Endocrin Metab 2011;96(2):525-33.
19. Cardoso-Demartini AA, Bagatin AC, Da Silva RPGVC, Boguszewski MCS. Crescimento de crianças nascidas prematuras. Arq Bras Endocr Metab 2011;55(8):351-56.
20. Cuartero BG, Lacalle CG, Jimenes LC, Vergaz AG, Rey CC; Villar MJ et al. Indice HOMA y QUICKI, insulina y peptido C em niños sanos. Puntos de corte de riesgo cardiovascular. Anales de Pediatria 2007;66(5):481-90.
21. Ehrenkranz RA, Younes N, Lemons JA, Fanaroff AA, Donovan EF, Wright LL et al. Longitudinal growth of hospitalized very low birth weight infants. Pediatrics 1999;104(2 Pt 1):280-9.
22. Shaffer SG, Quimiro C, Anderson JV, Hall RT. Postnatal weight changes in low birth weight infants. Pediatrics 1987;79:702-5.
23. Fenton T. A new growth chart for preterm babies: Babson and Benda's chart update with recent data and new format. BMC Pediatric 2003;3:13.
24. Sasanow SR, Georgieff MK, Pereira GR. Mid-area circumference and mid-arm head circumference rates: standard curves of anthropometric assessment of neonatal nutritional status. J Pediatr 1986;109(2):311-5.
25. Ramos JLA. Avaliação do crescimento intrauterino por medidas antropométricas do recém-nascido. Tese (Doutorado). São Paulo: Faculdade de Medicina da Universidade de São Paulo, 1983. 180p.

ANEXO

As figuras e tabelas a seguir apresentam as curvas de crescimento de acordo com a OMS.[9]

Do nascimento aos 5 anos (escore-Z)

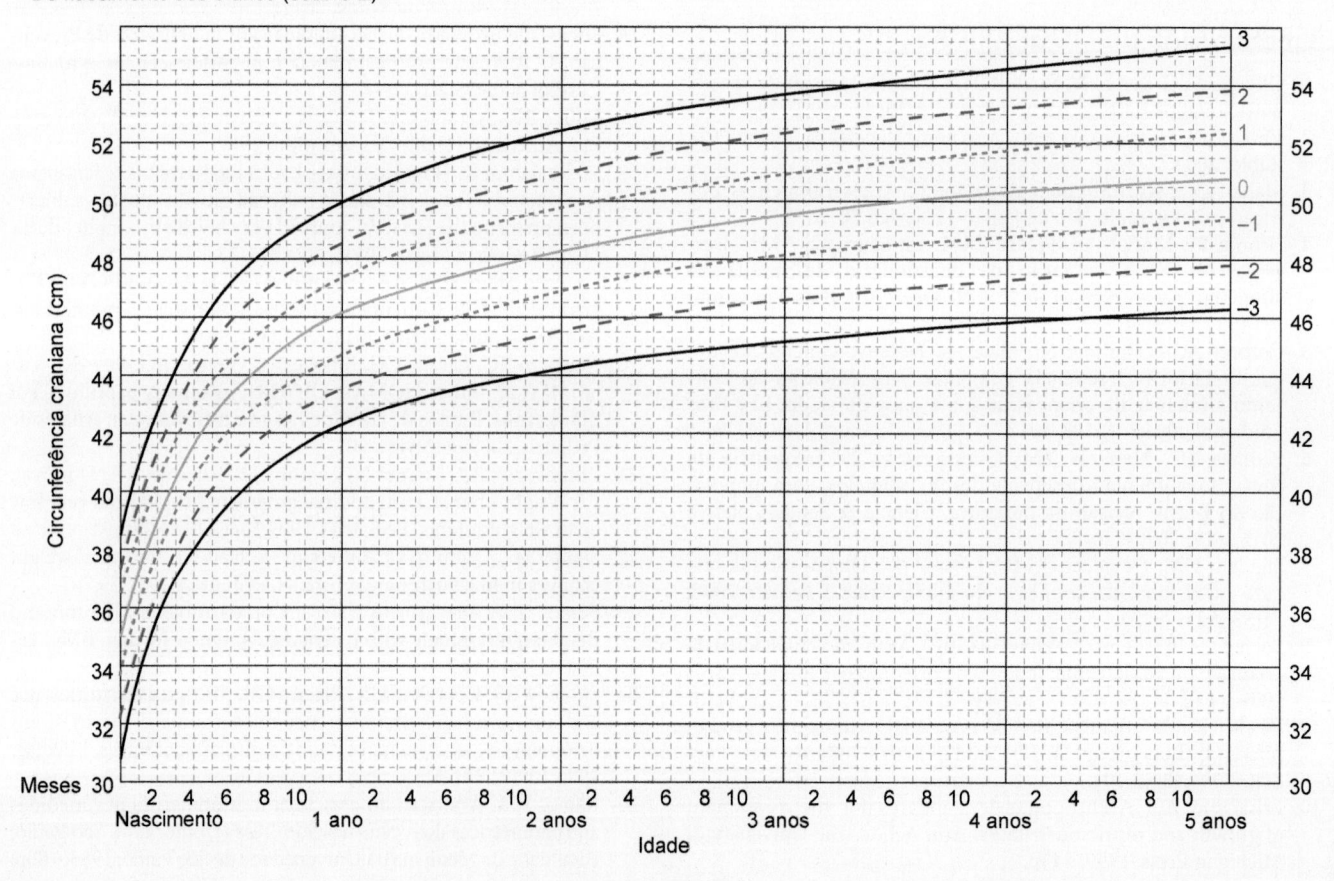

Figura 1 Circunferência craniana por idade – meninos.

Do nascimento aos 5 anos (escore-Z)

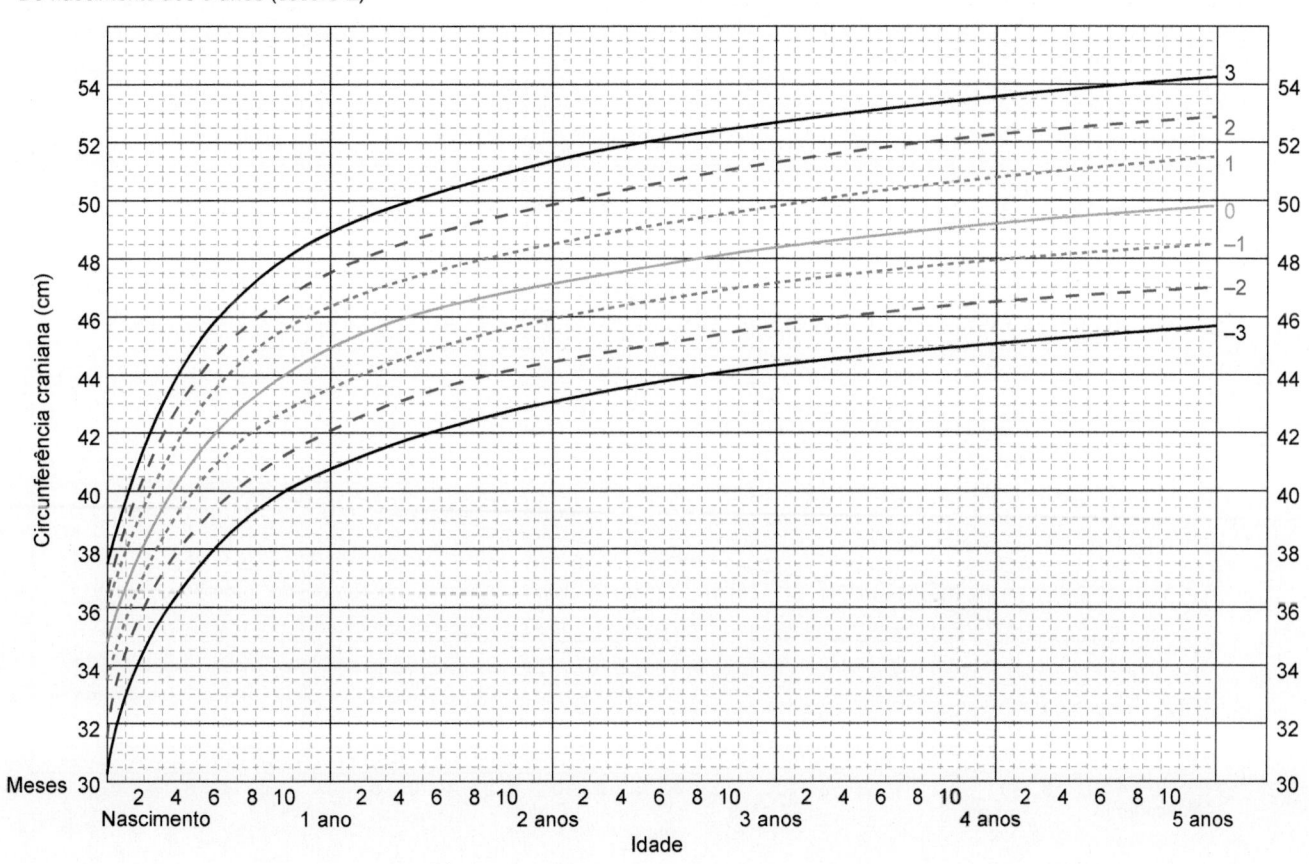

Figura 2 Circunferência craniana por idade – meninas.

Do nascimento aos 5 anos (escore-Z)

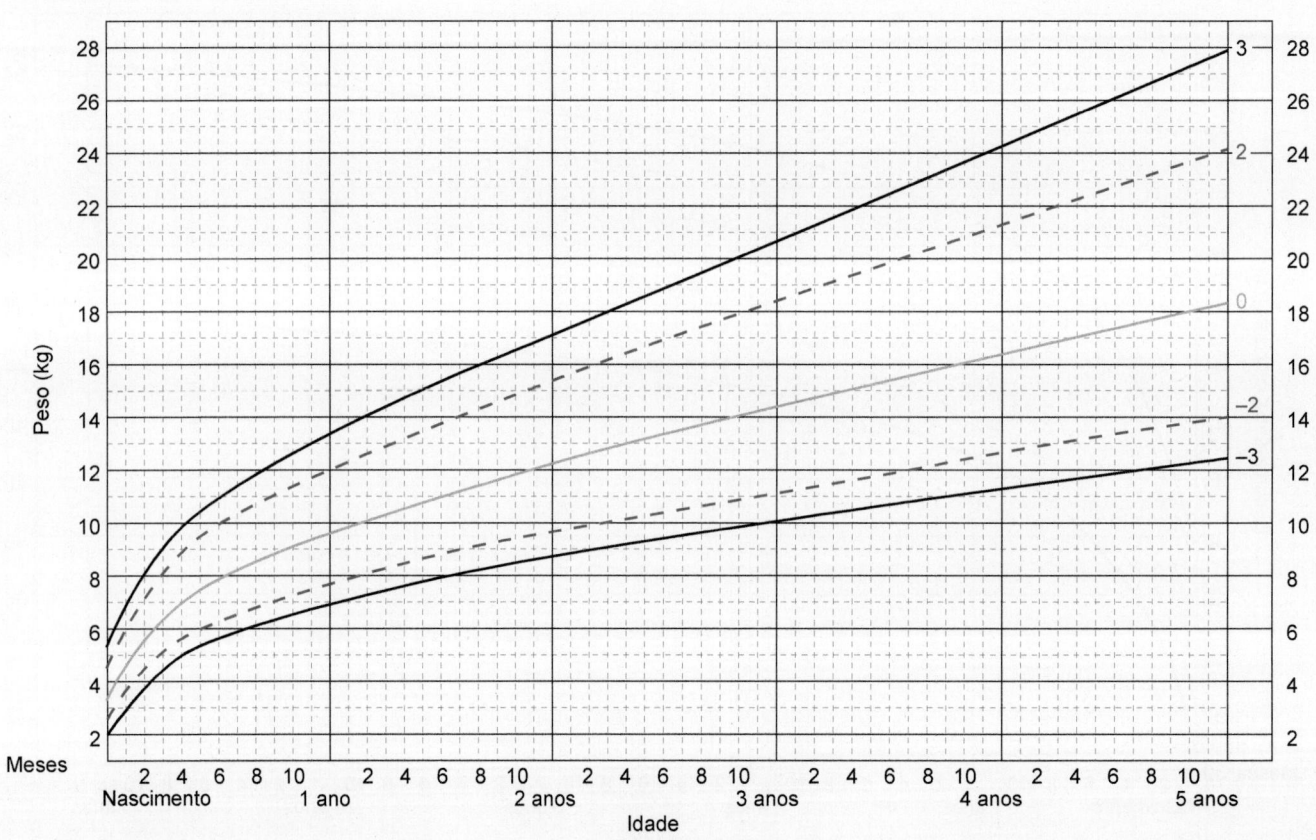

Figura 3 Peso por idade – meninos.

Do nascimento aos 5 anos (escore-Z)

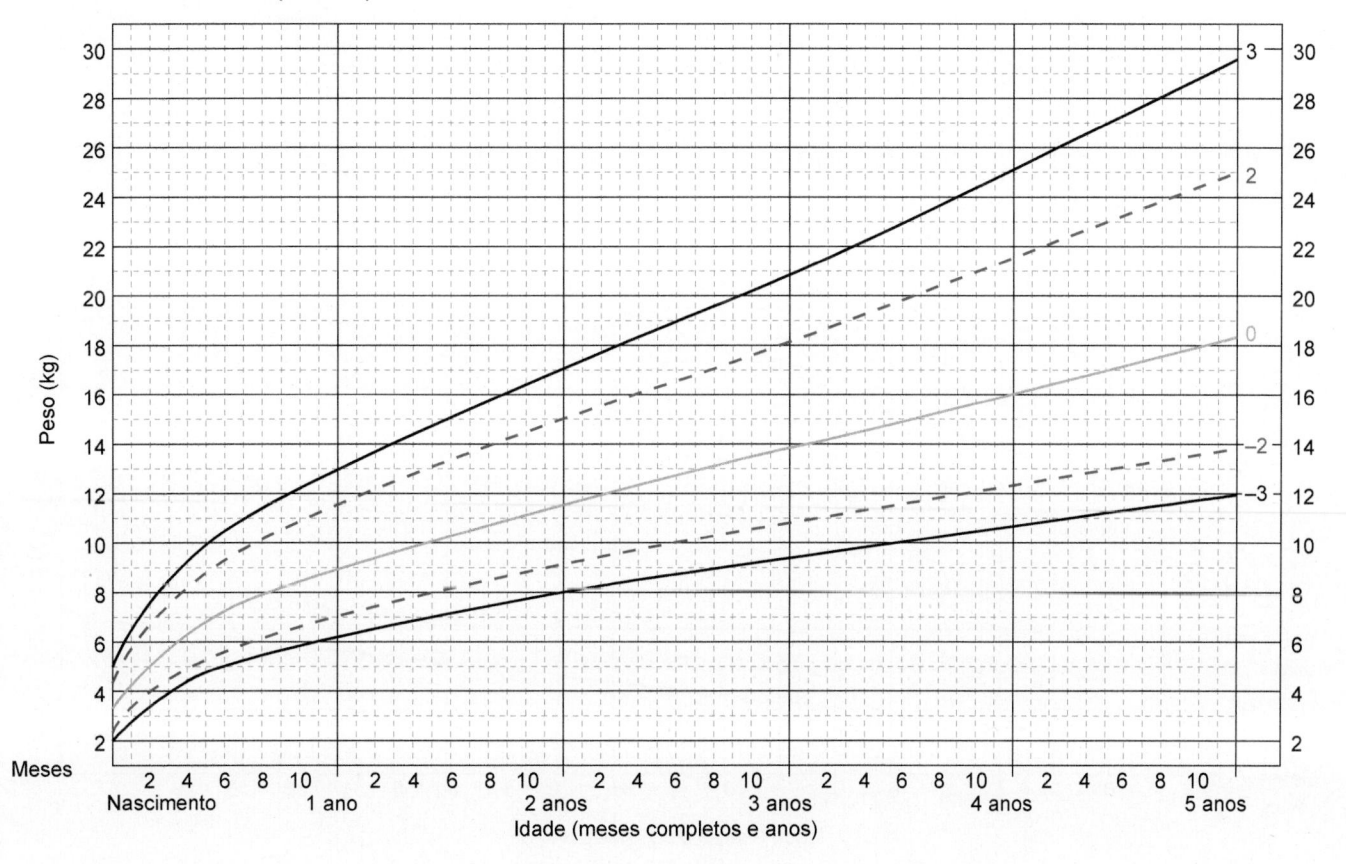

Figura 4 Peso por idade – meninas.

Dos 5 aos 10 anos (escore-Z)

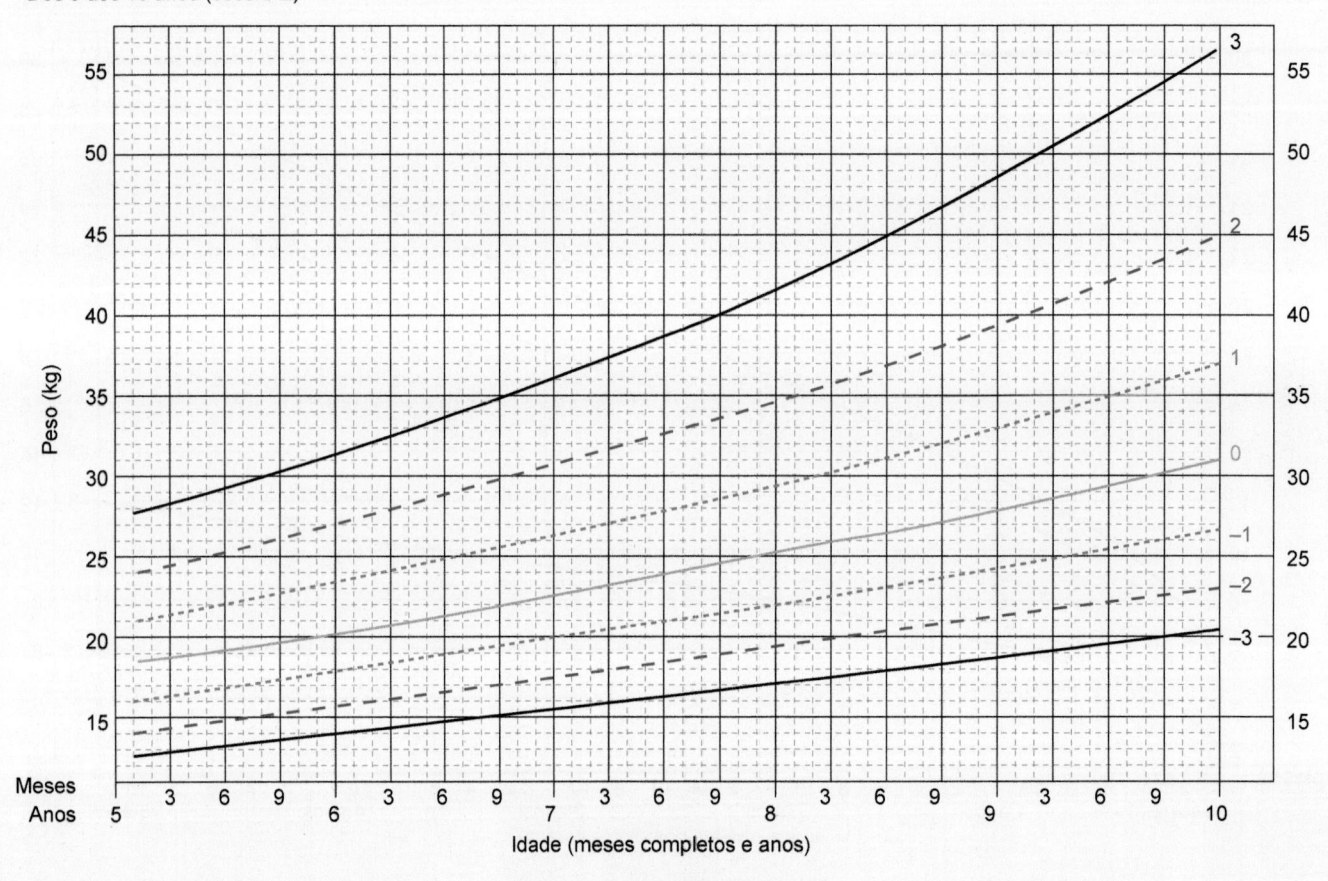

Figura 5 Peso por idade – meninos.

Dos 5 aos 10 anos (escore-Z)

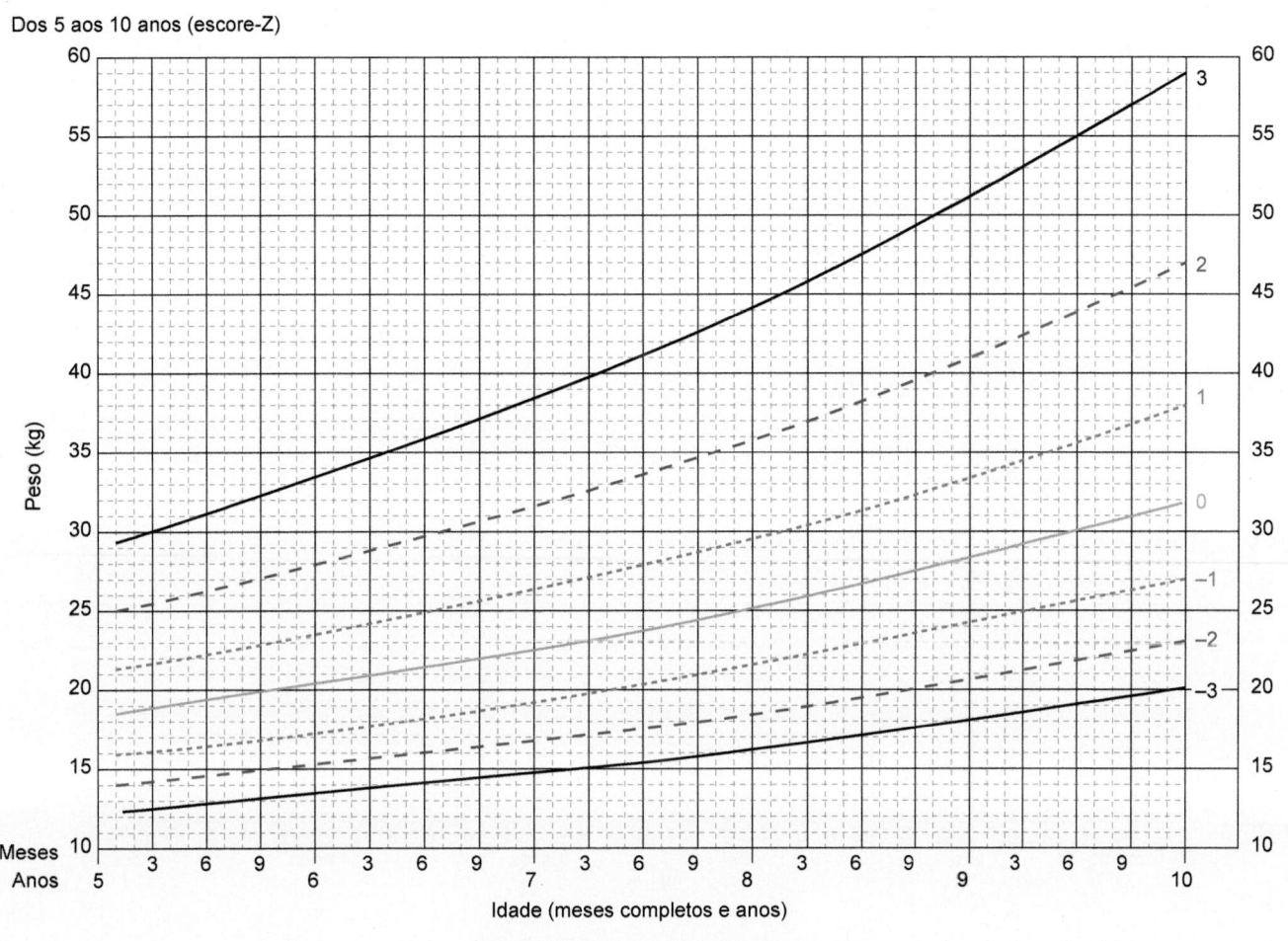

Figura 6 Peso por idade – meninas.

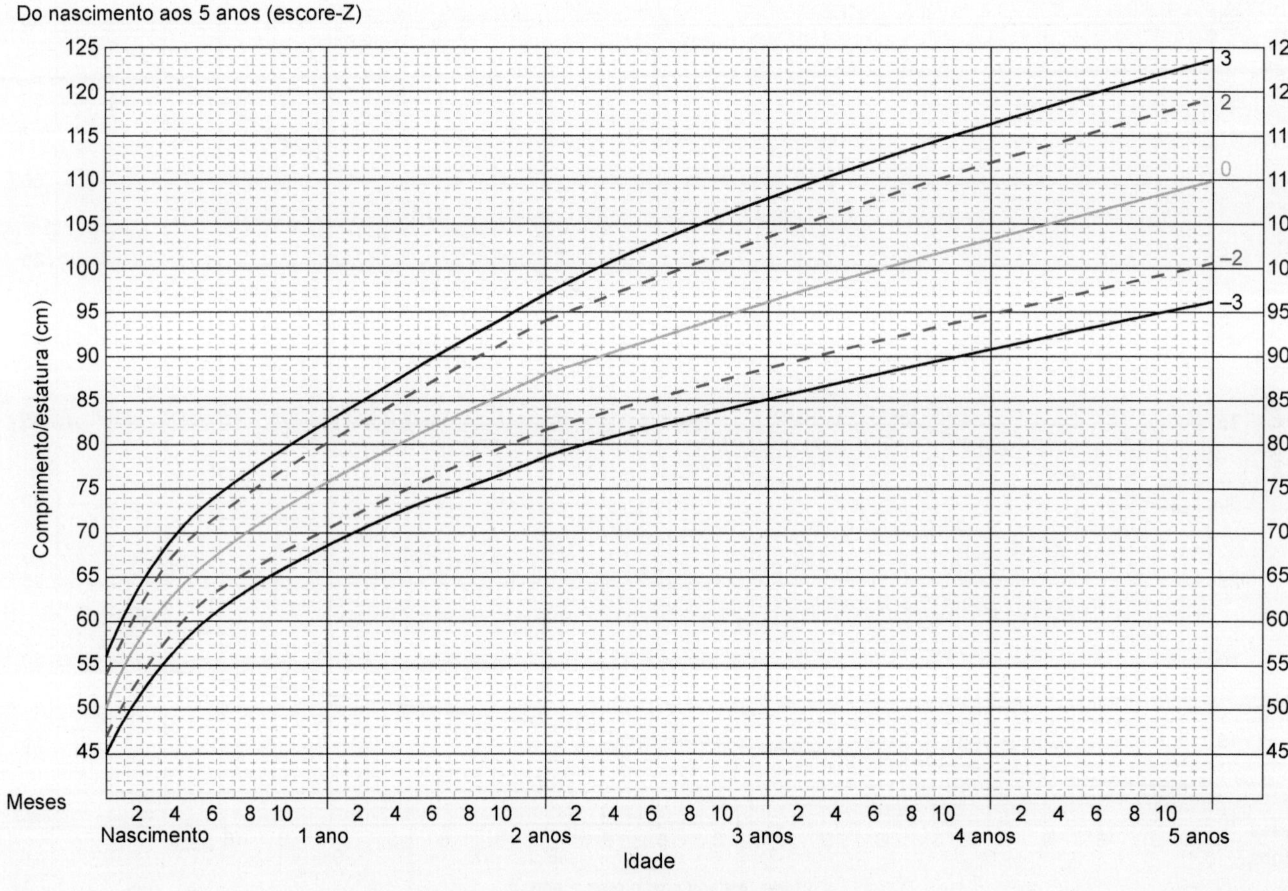

Do nascimento aos 5 anos (escore-Z)

Figura 7 Comprimento/estatura por idade – meninos.

Do nascimento aos 5 anos (escore-Z)

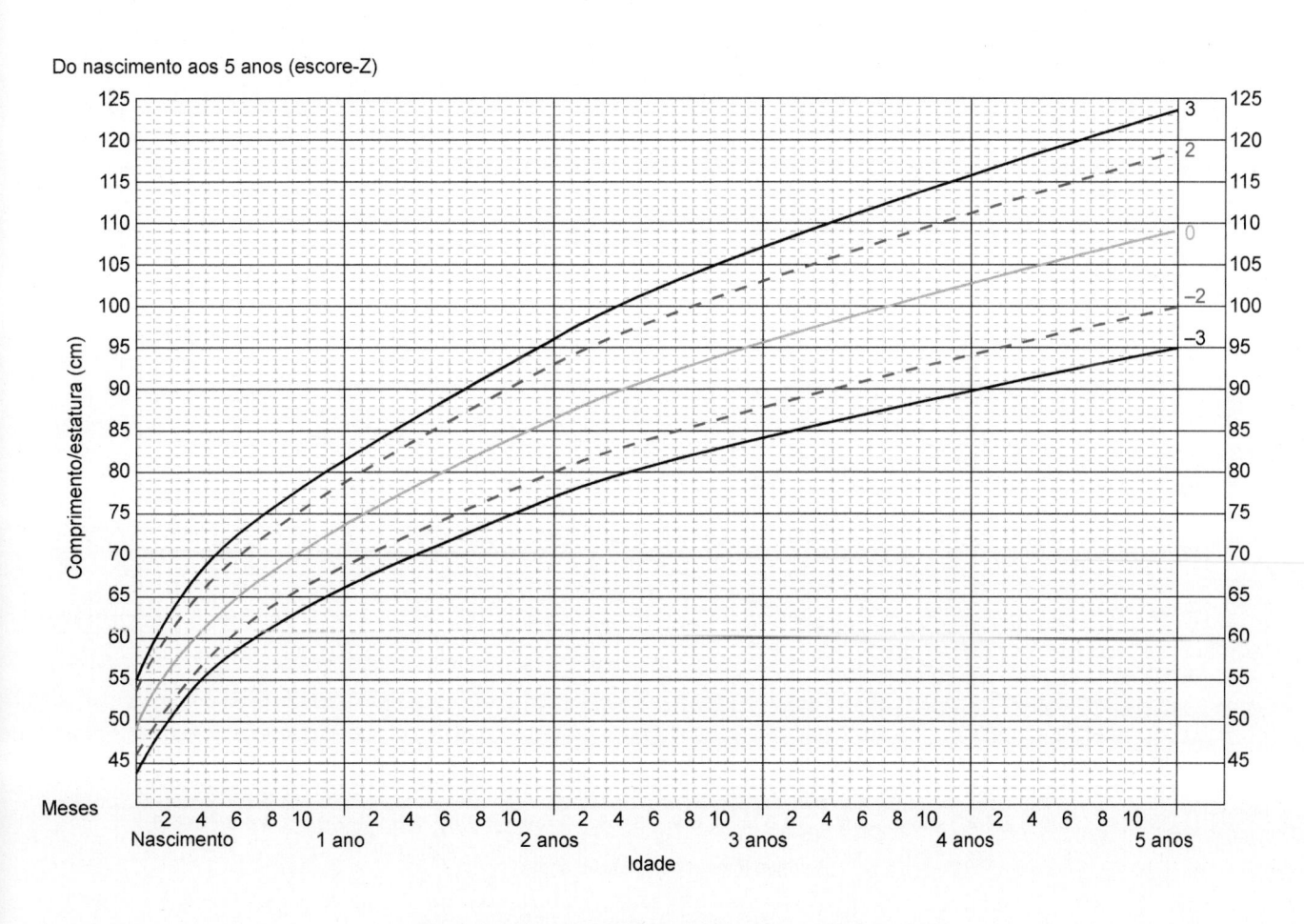

Figura 8 Comprimento/estatura por idade – meninas.

Dos 5 aos 19 anos (escore-Z)

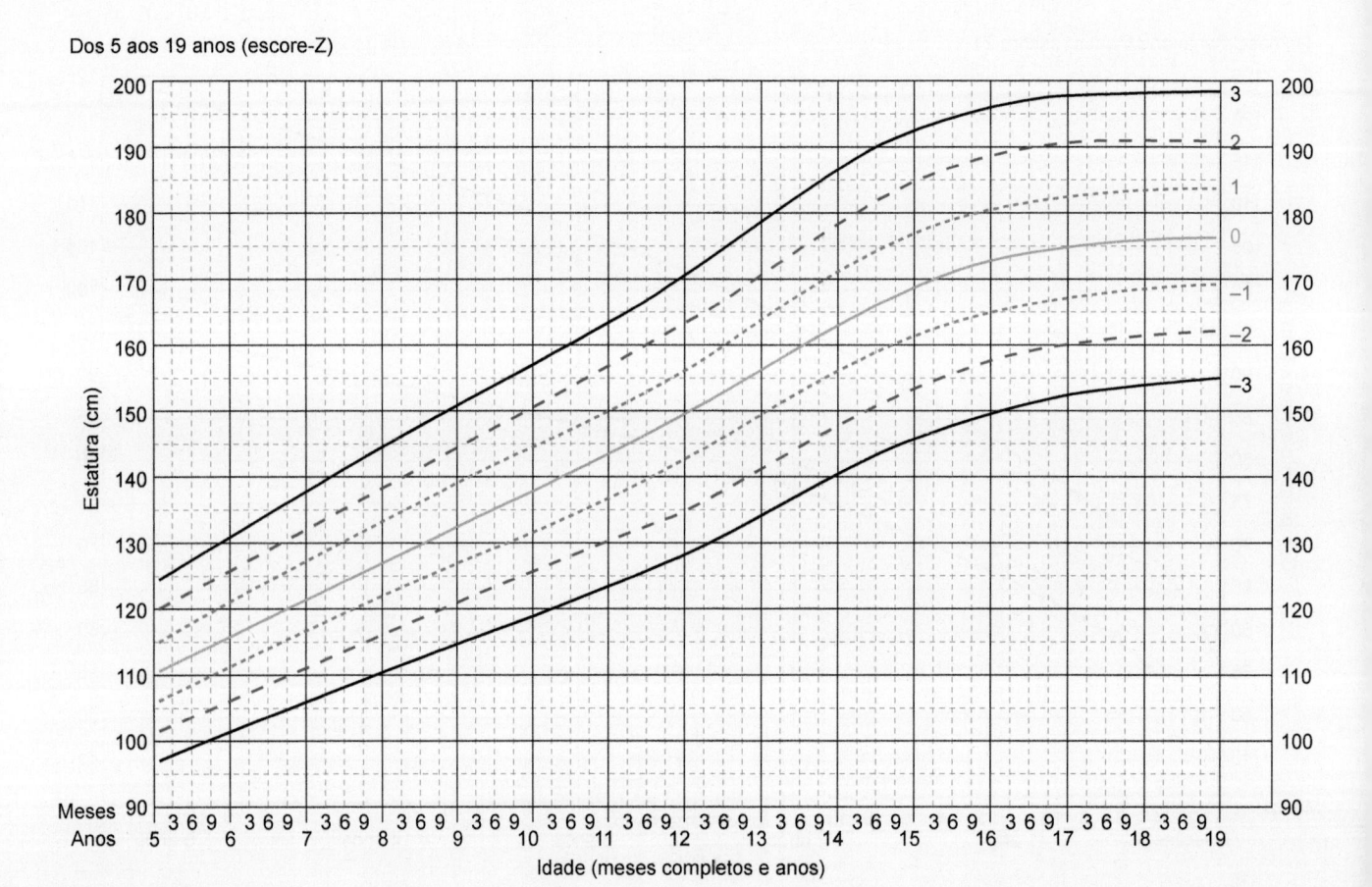

Figura 9 Estatura por idade – meninos.

Dos 5 aos 19 anos (escore-Z)

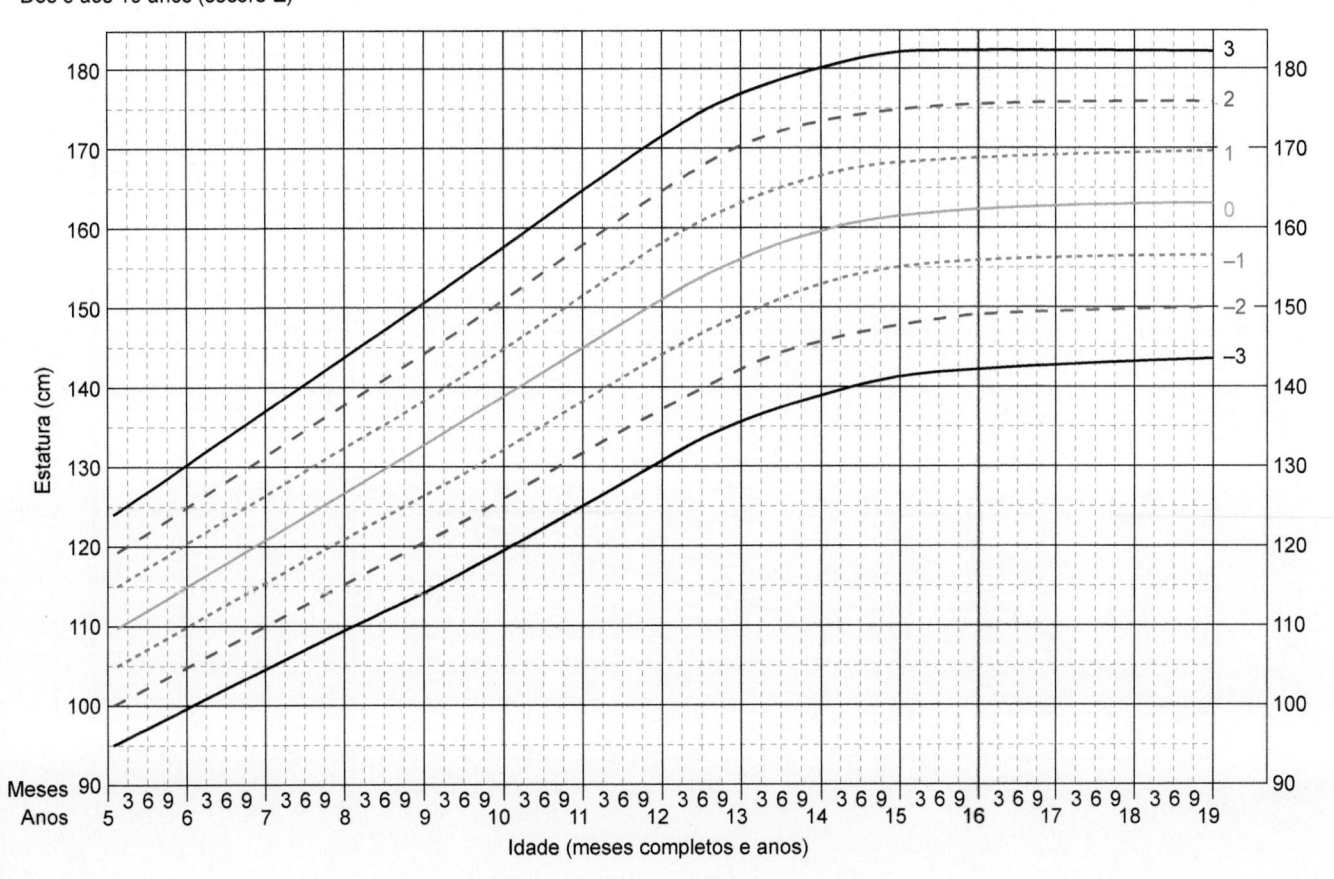

Figura 10 Estatura por idade – meninas.

Do nascimento aos 5 anos (escore-Z)

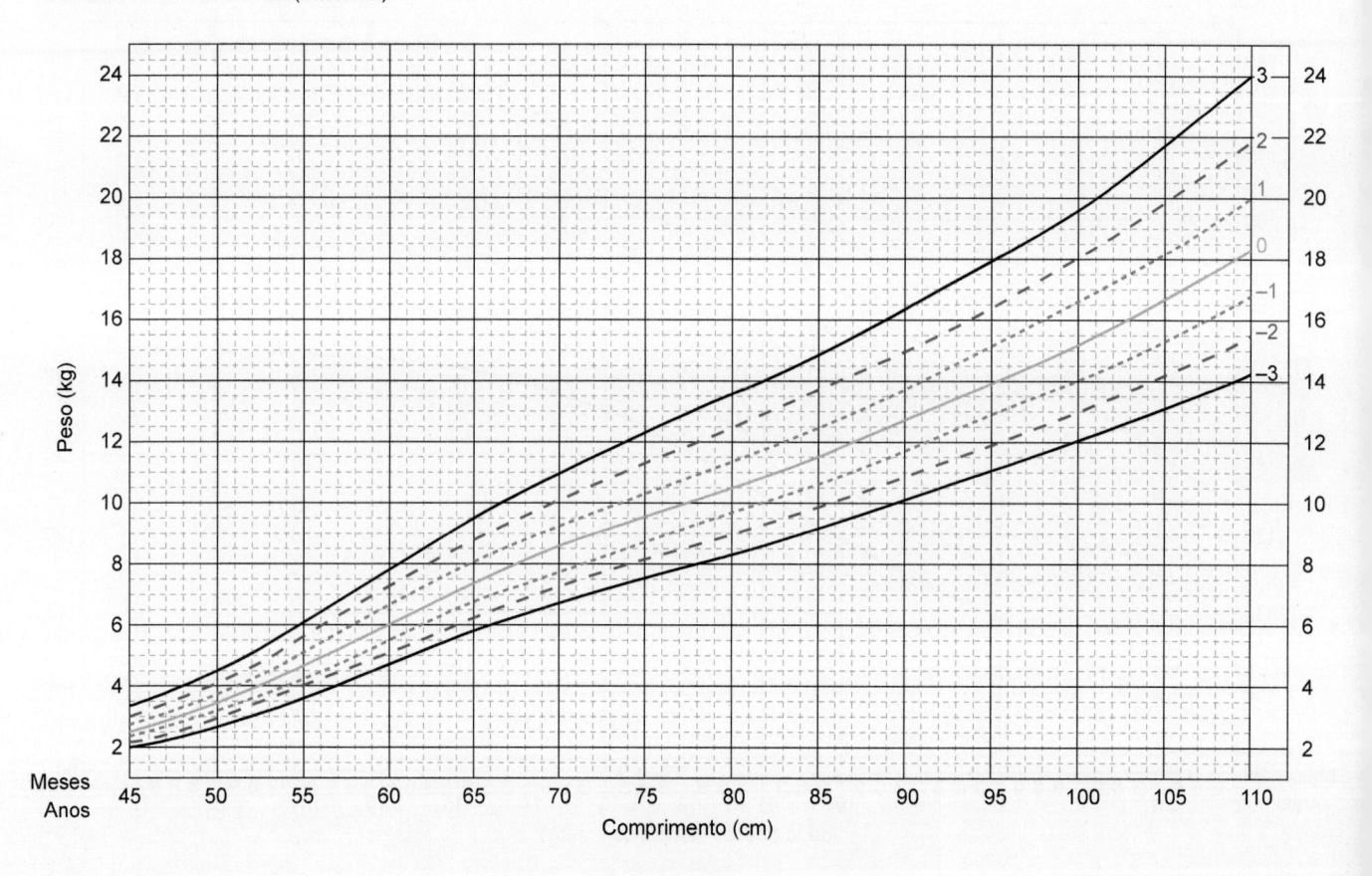

Figura 11 Peso por comprimento – meninos.

Do nascimento aos 5 anos (escore-Z)

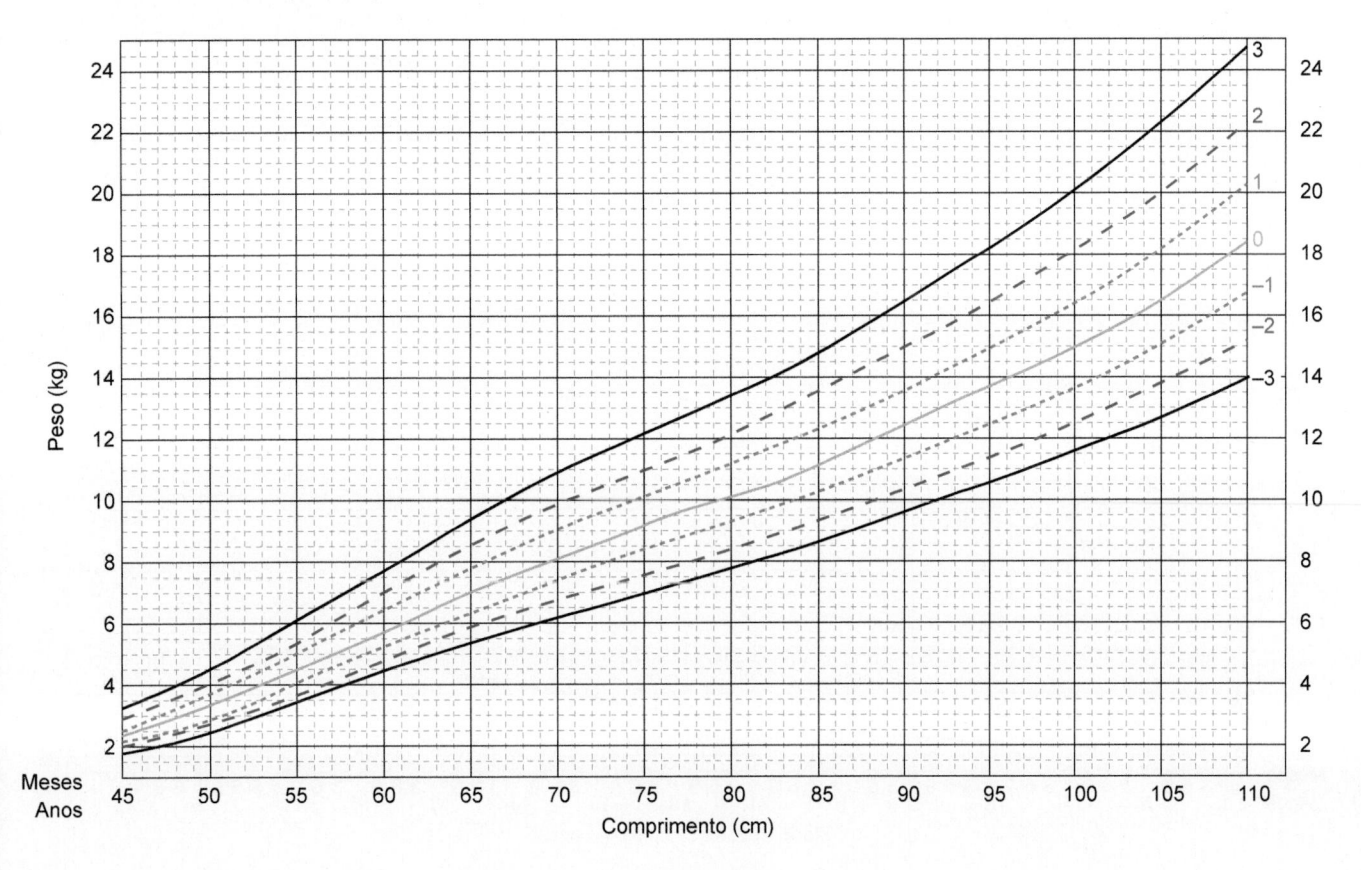

Figura 12 Peso por comprimento – meninas.

Dos 5 aos 19 anos (escore-Z)

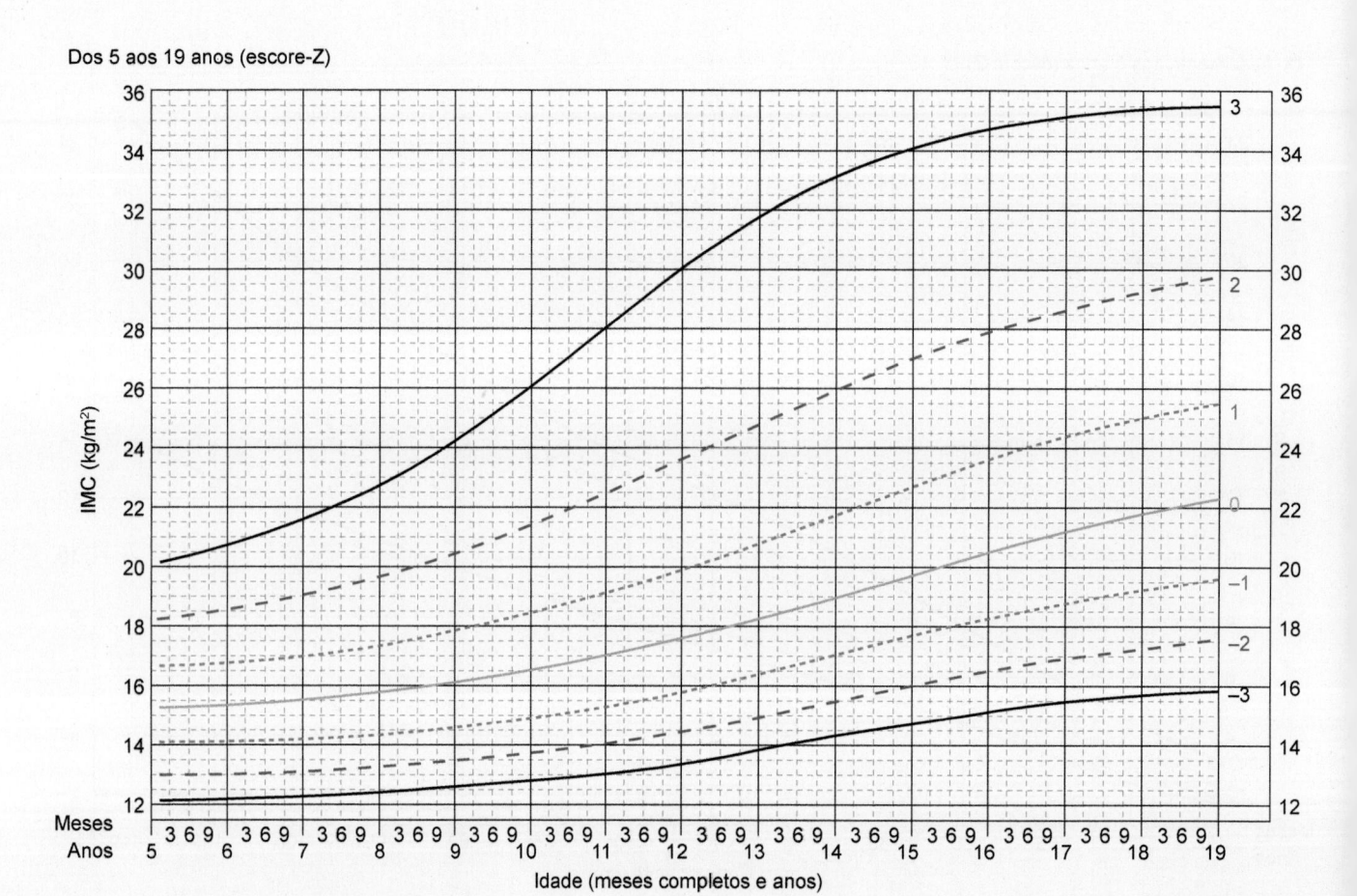

Figura 13 IMC por idade – meninos.

Dos 5 aos 19 anos (escore-Z)

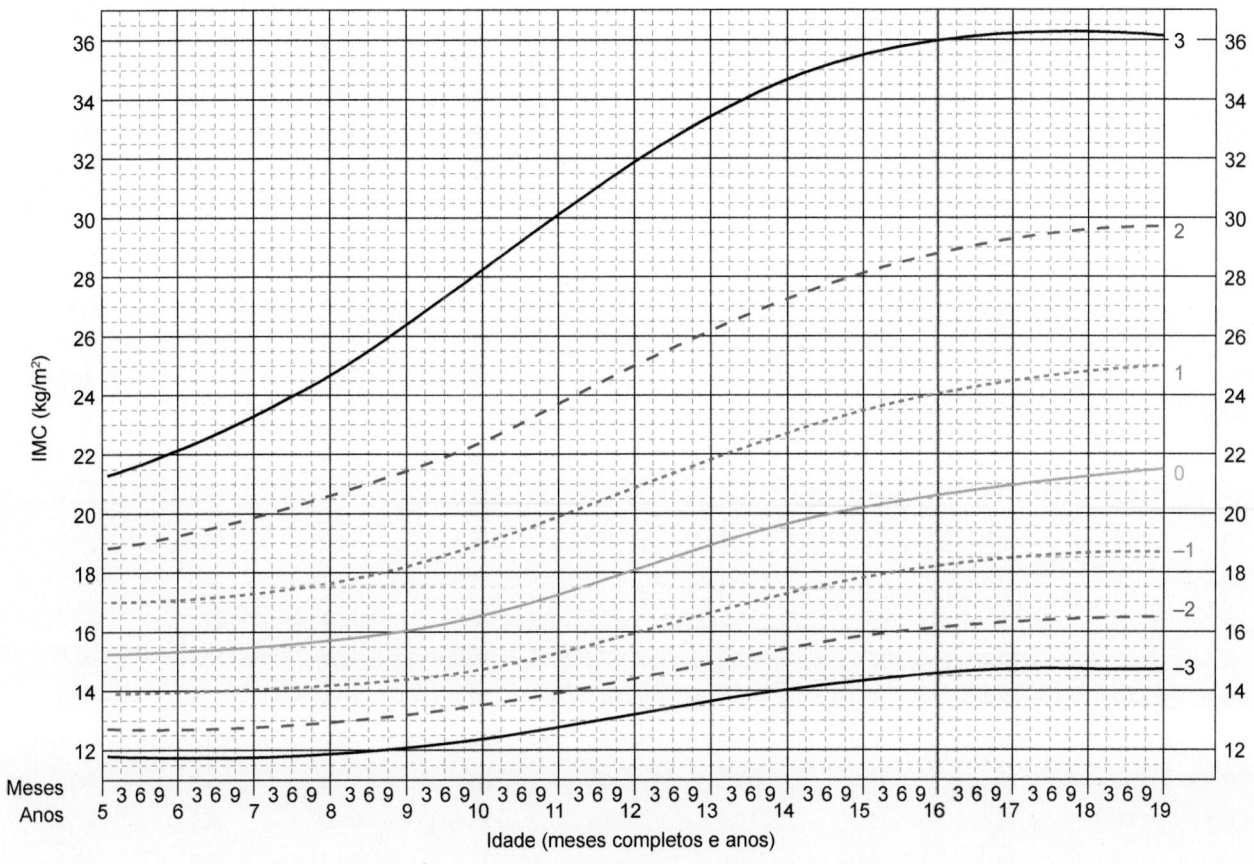

Figura 14 IMC por idade – meninas.

Tabela 1 Classificação percentilar para circunferência do braço em crianças.

Idade (anos)	Percentis								
	5	10	15	25	50	75	85	90	95
Homens									
1 a 1,9	14,2	14,7	14,9	15,2	16,0	16,9	17,4	17,7	18,2
2 a 2,9	14,3	14,8	15,1	15,5	16,3	17,1	17,6	17,9	18,6
3 a 3,9	15,0	15,3	15,5	16,0	16,8	17,6	18,1	18,4	19,0
4 a 4,9	15,1	15,5	15,8	16,2	17,1	18,0	18,5	18,7	19,3
5 a 5,9	15,5	16,0	16,1	16,6	17,5	18,5	19,1	19,5	20,5
6 a 6,9	15,8	16,1	16,5	17,0	18,0	19,1	19,8	20,7	22,8
7 a 7,9	16,1	16,8	17,0	17,6	18,7	20,0	21,0	21,9	22,8
8 a 8,9	16,5	17,2	17,5	18,1	19,2	20,5	21,6	22,6	24,0
9 a 9,9	17,5	18,0	18,4	19,0	20,1	21,8	23,2	24,5	26,0
10 a 10,9	18,1	18,6	19,1	19,7	21,1	23,1	24,8	26,0	27,9
11 a 11,9	18,5	19,3	19,8	20,6	22,1	24,5	26,1	27,6	29,4
12 a 12,9	19,3	20,1	20,7	21,5	23,1	25,4	27,1	28,5	30,3
Mulheres									
1 a 1,9	13,6	14,1	14,4	14,8	15,7	16,4	17,0	17,2	17,8
2 a 2,9	14,2	14,6	15,0	15,4	16,1	17,0	17,4	18,0	18,5
3 a 3,9	14,4	15,0	15,2	15,7	16,6	17,4	18,0	18,4	19,0
4 a 4,9	14,8	15,3	15,7	16,1	17,0	18,0	18,5	19,0	19,5
5 a 5,9	15,2	15,7	16,1	16,5	17,5	18,5	19,4	20,0	21,0
6 a 6,9	16,7	16,2	16,5	17,0	17,8	19,0	19,9	20,5	22,0
7 a 7,9	16,4	16,7	17,0	17,5	18,6	20,1	20,9	21,6	23,3
8 a 8,9	16,7	17,2	17,6	18,2	19,5	21,2	22,2	23,2	25,1
9 a 9,9	17,6	18,1	18,6	19,1	20,6	22,2	23,8	25,0	16,7
10 a 10,9	17,8	18,4	18,9	19,5	21,2	23,4	25,0	26,1	27,3
11 a 11,9	18,8	19,6	20,0	20,6	22,2	25,1	26,5	27,9	30,0
12 a 12,9	19,2	20,0	20,5	21,5	23,7	25,8	27,6	28,3	30,2

Fonte: Frisancho, 1999.[10]

Tabela 2 Classificação percentilar para dobra cutânea tricipital em crianças.

Idade (anos)	Percentis								
	5	10	15	25	50	75	85	90	95
Homens									
1 a 1,9	6,5	7,0	7,5	8,0	10,0	12,0	13,0	14,0	15,5
2 a 2,9	6,0	6,5	7,0	8,0	10,0	12,0	13,0	14,0	15,0
3 a 3,9	6,0	7,0	7,0	8,0	9,5	11,5	12,5	13,5	15,0
4 a 4,9	5,5	6,5	7,0	7,5	9,0	11,0	12,0	12,5	14,0
5 a 5,9	5,0	6,0	6,0	7,0	8,0	10,0	11,5	13,0	14,5
6 a 6,9	5,0	5,5	6,0	6,5	8,0	10,0	12,0	13,0	16,0
7 a 7,9	4,5	5,0	6,0	6,0	8,0	10,5	12,5	14,0	16,0
8 a 8,9	5,0	5,5	6,0	7,0	8,5	11,0	13,0	16,0	19,0
9 a 9,9	5,0	5,5	6,0	6,5	9,0	12,5	15,5	17,0	20,0
10 a 10,9	5,0	6,0	6,0	7,5	1,0	14,0	17,0	20,0	24,0
11 a 11,9	5,0	6,0	6,5	7,5	10,0	16,0	19,5	23,0	27,0
12 a 12,9	4,5	6,0	6,0	7,5	10,5	14,5	18,0	22,58	27,5
Mulheres									
1 a 1,9	6,0	7,0	7,0	8,0	10,0	12,0	13,0	14,0	16,0
2 a 2,9	6,0	7,0	7,5	8,5	10,0	12,0	13,5	14,5	16,0
3 a 3,9	6,0	7,0	7,5	8,5	10,0	12,0	13,0	14,0	16,0
4 a 4,9	6,0	7,0	7,5	8,0	10,0	12,0	13,0	14,0	15,5
5 a 5,9	5,5	7,0	7,0	8,0	10,0	12,0	13,5	15,0	17,0
6 a 6,9	6,0	6,5	7,0	8,0	10,0	12,0	13,0	15,0	17,0
7 a 7,9	6,0	7,0	7,0	8,0	10,5	12,5	15,0	16,0	19,0
8 a 8,9	6,0	7,0	7,5	8,5	11,0	14,5	17,0	18,0	22,5
9 a 9,9	6,5	7,0	8,0	9,0	12,0	16,0	19,0	21,0	25,0
10 a 10,9	7,0	8,0	8,0	9,0	12,5	17,5	20,0	22,5	27,0
11 a 11,9	7,0	8,0	8,5	10,0	13,0	18,0	21,5	24,0	29,0
12 a 12,9	7,0	8,0	9,0	11,0	14,0	18,5	21,5	24,0	27,5

Fonte: Frisancho, 1999.[10]

Tabela 3 Classificação percentilar para circunferência muscular do braço em crianças.

Idade (anos)	Percentis						
	5	10	25	50	75	90	95
Homens							
1 a 1,9	11,0	11,3	11,9	12,7	13,5	14,4	14,7
2 a 2,9	11,1	11,4	12,2	13,0	14,0	14,6	15,0
3 a 3,9	11,7	12,3	13,1	13,7	14,3	14,8	15,3
4 a 4,9	12,3	12,6	13,3	14,1	14,8	15,6	15,9
5 a 5,9	12,5	12,8	13,4	14,2	15,1	15,9	16,5
6 a 6,9	13,0	13,3	13,8	14,5	15,4	16,6	17,1
7 a 7,9	12,9	13,5	14,2	15,1	16,0	17,1	17,6
8 a 8,9	13,8	14,0	15,1	16,0	17,1	18,3	19,4
9 a 9,9	14,7	15,0	15,8	16,7	18,0	19,4	19,8
10 a 10,9	14,8	15,0	15,9	17,0	18,0	19,0	19,7
11 a 11,9	15,9	16,5	17,3	18,3	19,5	20,5	23,0
12 a 12,9	16,7	17,1	18,2	19,5	21,0	22,3	24,1
Mulheres							
1 a 1,9	10,5	11,1	11,7	12,4	13,2	13,9	14,3
2 a 2,9	11,1	11,4	11,9	12,6	13,3	14,2	14,7
3 a 3,9	11,3	11,9	12,4	13,2	14,0	14,6	15,2
4 a 4,9	11,5	12,1	12,8	13,6	14,4	15,2	15,7
5 a 5,9	12,8	13,3	14,0	14,7	15,4	16,2	16,9
6 a 6,9	13,1	13,5	14,2	15,1	16,1	17,0	17,7
7 a 7,9	13,7	13,9	15,1	16,0	16,8	17,7	18,0
8 a 8,9	14,0	14,5	15,4	16,2	17,0	18,2	18,7
9 a 9,9	15,1	15,4	16,1	17,0	18,3	19,6	20,2
10 a 10,9	14,8	15,0	15,9	17,0	18,0	19,0	19,7
11 a 11,9	15,0	15,8	17,1	18,1	19,6	21,7	22,3
12 a 12,9	16,2	16,6	18,0	19,1	20,1	21,4	22,0

Fonte: Frisancho, 1999.[10]

Tabela 4 Classificação percentilar para área muscular do braço em crianças.

Idade (anos)	Percentis								
	5	10	15	25	50	75	85	90	95
Homens									
1 a 1,9	9,7	10,4	10,8	11,6	13,0	14,6	15,4	16,3	17,2
2 a 2,9	10,1	10,9	11,3	12,4	13,9	15,6	16,4	16,9	18,4
3 a 3,9	11,2	12,0	12,6	13,5	15,0	16,4	17,4	18,3	19,5
4 a 4,9	12,0	12,9	13,5	14,5	16,2	17,9	18,8	19,8	20,9
5 a 5,9	13,2	14,2	14,7	15,7	17,6	19,5	20,7	21,7	23,2
6 a 6,9	14,4	15,3	15,8	16,8	18,7	21,3	22,9	23,8	25,7
7 a 7,9	15,1	16,2	17,0	18,5	20,6	22,6	24,5	25,2	28,6
8 a 8,9	16,3	17,8	18,5	19,5	21,6	24,0	25,5	26,6	29,0
9 a 9,9	18,2	19,3	20,3	21,7	23,5	26,7	28,7	30,4	32,9
10 a 10,9	19,6	20,7	21,6	23,0	25,7	29,0	32,2	34,0	37,1
11 a 11,9	21,0	22,0	23,0	24,8	27,7	31,6	33,6	36,1	40,3
12 a 12,9	22,6	24,1	25,3	26,9	30,4	35,9	39,3	40,9	44,9
Mulheres									
1 a 1,9	8,9	9,7	10,1	10,8	12,3	13,8	14,6	15,3	16,2
2 a 2,9	10,1	10,6	10,9	11,8	13,2	14,7	15,6	16,4	17,3
3 a 3,9	10,8	11,4	11,8	12,6	14,3	15,8	16,7	17,4	18,8
4 a 4,9	11,2	12,2	12,7	13,6	15,3	17,0	18,0	18,6	19,8
5 a 5,9	12,4	13,2	13,9	14,8	16,4	18,3	19,4	20,6	22,1
6 a 6,9	13,5	14,1	14,6	15,6	17,4	19,5	21,0	22,0	24,2
7 a 7,9	14,4	15,2	15,8	16,7	18,9	21,2	22,6	23,9	25,3
8 a 8,9	15,2	16,0	16,8	18,2	20,8	23,2	24,6	26,5	28,0
9 a 9,9	17,0	17,9	18,7	19,8	21,9	25,4	27,2	28,3	31,1
10 a 10,9	17,6	18,5	19,3	20,9	23,8	27,0	29,1	31,0	33,1
11 a 11,9	19,5	21,0	21,7	23,2	26,4	30,7	33,5	35,7	39,2
12 a 12,9	20,4	21,8	23,1	25,5	29,0	33,2	36,3	37,8	40,5

Fonte: Frisancho, 1999.[10]

22 Avaliação Nutricional de Adolescentes

Aline de Piano Ganen | *Ariana Galhardi Lira* | *Roseli Espíndola Blachiunas*

INTRODUÇÃO

A adolescência, de acordo com a etimologia da palavra, deriva do latim *adolescere*, que significa crescer. É uma fase de transição da infância para a vida adulta, caracterizada pela intensa transformação biopsicossocial. Segundo a Organização Mundial da Saúde (OMS), essa fase é representada pelo período cronológico entre 10 e 19 anos completos; já a Organização das Nações Unidas (ONU) utiliza como critério, para fins estatísticos e políticos, entre 15 e 24 anos.[1] No Brasil, nas normas e políticas de saúde do Ministério de Saúde, os limites da faixa etária são as idades de 10 a 24 anos. Em contrapartida, no país, segundo o Estatuto da Criança e do Adolescente (ECA), Lei n. 8.069, de 1990, considera-se criança o indivíduo com até 12 anos de idade incompletos, definindo a adolescência como a faixa etária entre 12 e 18 anos de idade (Art. 2º) e, em casos excepcionais e quando disposto na lei, o estatuto pode ser aplicável até os 21 anos de idade (Art. 121 e 142).[2]

A puberdade é representada por processo complexo de eventos biológicos que acontecem na adolescência, como a adrenarca e a gonadarca.[3] A adrenarca precede a gonadarca e decorre da mudança do padrão de resposta do córtex suprarrenal ao hormônio adrenocorticotrófico (ACTH), levando ao aumento dos níveis de sulfato de deidroepiandrosterona (S-DHEA), que, por sua vez, leva ao aumento progressivo de testosterona (T) e estradiol (E2), anunciando a gonadarca no menino e na menina (Figura 22.1).[3]

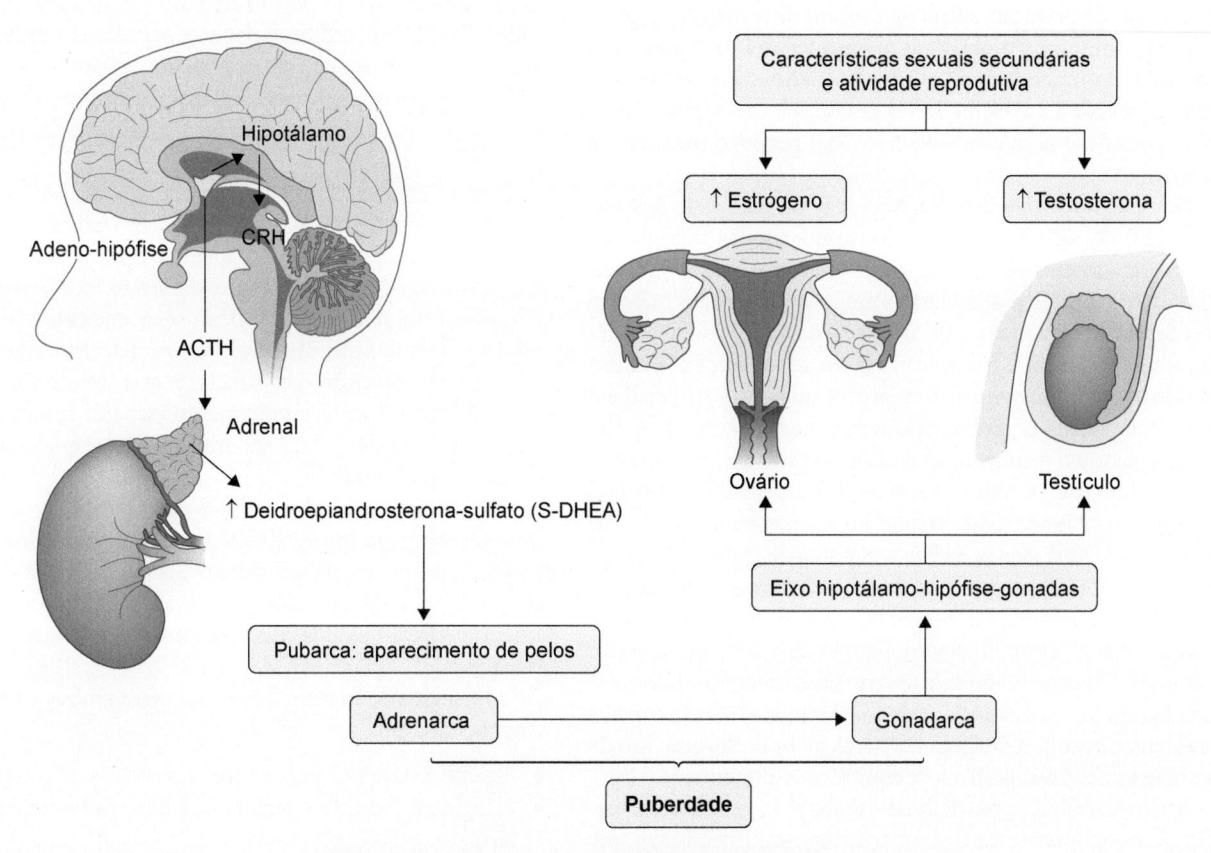

Figura 22.1 Eventos pubertários ocorridos na adolescência.

As principais características fisiológicas desse período são representadas pela significativa aquisição de altura, com um ganho de aproximadamente 20% da estatura final, obtenção de mais de 50% da massa óssea e o surgimento das características sexuais secundárias como resultado do processo de maturação sexual. Com a evolução do estadiamento puberal, nota-se o surgimento de características típicas na composição corporal, de acordo com o sexo, em que se nota a maior quantidade de massa muscular nos meninos, conferindo-lhes força e resistência, enquanto, nas meninas, observa-se maior deposição de gordura, principalmente na região glúteo-femoral.[4]

O desenvolvimento dessas características fisiológicas típicas da adolescência sofre forte influência de diversos fatores, como genéticos e ambientais. As condições nutricionais pregressas e atuais do indivíduo, ou seja, o histórico de seu estado nutricional pode implicar atraso ou adiantamento da puberdade.[5]

O tecido adiposo pode interferir no desencadeamento e na manutenção da atividade reprodutiva.[6] No sexo feminino, a obesidade abdominal é fortemente associada à hiperandrogenemia, podendo levar à puberdade precoce. No sexo masculino, a produção androgênica testicular é reduzida, apresentando correlação inversa com o grau de obesidade abdominal. A aromatização de andrógenos, convertendo-os em estrógenos, ocorre no tecido adiposo de ambos os sexos e é fortemente relacionada ao peso corporal.[7] Dessa maneira, evidencia-se a importância da avaliação das medidas antropométricas, associadas à avaliação dos estágios de maturação sexual, para identificação das fases da puberdade.

A adolescência é uma fase crítica do *imprinting* metabólico, ou seja, é considerada um período de intenso desenvolvimento e crescimento, no qual as experiências nutricionais vivenciadas, sejam de privação, sejam de excesso de nutrientes, e a interação com fatores ambientais podem ter efeitos duradouros na saúde do indivíduo.[8] Desse modo, a alimentação balanceada, associada a um estilo de vida saudável, desempenha função primordial no alcance do potencial genético máximo de crescimento.

Os resultados da Pesquisa Nacional de Saúde do Escolar (PeNSE), em 2015, revelaram consumo regular dos marcadores de alimentação não saudável (salgados fritos, guloseimas, refrigerantes e alimentos ultraprocessados) e consumo inferior ao recomendado de alimentação saudável (feijão, legumes ou verduras e frutas frescas) em adolescentes.[9] Em um estudo sobre o consumo de ultraprocessados e o perfil da dieta dos adolescentes e adultos brasileiros, notou-se que sua dieta ultrapassou a recomendação calórica, proteica, de açúcar livre, gordura trans e sódio e mostrou-se insuficiente na ingestão de fibras e potássio.[10] Esses resultados surgem em razão do alto consumo de *junk foods* e da baixa ingestão de frutas, verduras e legumes. Além desse perfil dietético desfavorável, a adolescência é marcada pela maior vulnerabilidade às pressões da mídia e da sociedade, que cultuam um padrão de beleza muitas vezes inatingível, representado pela magreza nas meninas e muscularidade e força nos meninos, podendo gerar insatisfação e maior preocupação com a imagem corporal, além de surgimento de comportamentos sugestivos de transtornos alimentares.[11,12]

Assim, a avaliação nutricional – realizada por meio das medidas antropométricas e da avaliação da composição corporal, atreladas à avaliação da maturação sexual e à avaliação completa de seu histórico clínico e dietético, incluindo exames bioquímicos e físicos – e a avaliação do comportamento alimentar são ferramentas primordiais no atendimento especializado em Hebiatria.

Este capítulo apresenta todos os instrumentos de avaliação antropométrica e seus respectivos procedimentos teórico-práticos, contextualizando situações clínicas e condutas nutricionais essenciais para o paciente adolescente, bem como para a intervenção populacional desse público.

FUNDAMENTAÇÃO TEÓRICA

A avaliação antropométrica consiste na medição das variações das dimensões físicas e da composição global do corpo humano em diferentes idades. Em todos os procedimentos de mensuração de medidas antropométricas, é necessário o registro correto da idade do adolescente em meses; as medidas devem ser aferidas por um avaliador capacitado utilizando equipamento adequado e devidamente calibrado, conferindo precisão e exatidão.[13]

Em adolescentes, a idade cronológica é um referencial pouco consistente para caracterizar o crescimento, sendo necessário associar os indicadores de maturidade sexual às variáveis de peso, estatura, idade e sexo para classificar seu estado nutricional.[14]

Maturação sexual

A identificação dos estágios de maturação sexual na avaliação do estado nutricional, no diagnóstico e na conduta nutricional é fundamental, pois a maioria dos eventos puberais, bem como a definição de pontos de corte de determinados marcadores de risco cardiometabólico, como a circunferência da cintura e do pescoço, correlacionam-se mais com as fases da puberdade do que com a idade cronológica, ou seja, existem indivíduos com a mesma faixa etária em diferentes estágios da puberdade.[14-16]

O estadiamento da maturação sexual é realizado pela avaliação de características típicas de cada fase no desenvolvimento das mamas (tamanho, forma e características) no sexo feminino, dos genitais (volume, diâmetro e desenvolvimento peniano, testicular e escrotal) no sexo masculino e de pelos públicos (quantidade, distribuição e características) em ambos os sexos. A descrição das características típicas e os critérios de avaliação de cada estadiamento puberal foram definidos pelo médico inglês J. M. Tanner em 1962, os quais são utilizados até os dias atuais.[17]

A avaliação clínica dos estágios de Tanner deve ser feita por um médico e, na impossibilidade da realização por este profissional, pode-se aplicar a autoavaliação da escala de Tanner, composta por figuras, além de, atualmente, um instrumento fotográfico com as imagens referentes a cada fase pubertária por sexo.[18,19]

Os estágios de maturação sexual, para ambos os sexos, são classificados em:

- Estágio 1: fase pré-púbere (características infantis)
- Estágios 2, 3 e 4: fase púbere (em desenvolvimento pubertário)

- Estágio 5: fase pós-púbere (finalização do processo de maturação sexual).

Como visto anteriormente, a avaliação do estadiamento puberal de meninas deve ser feita pela identificação das características das mamas (M1, M2, M3, M4 ou M5) e dos pelos púbicos (P1, P2, P3, P4, P5 e P6); para os meninos, avalia-se o desenvolvimento dos pelos púbicos e da genitália (G1, G2, G3, G4 e G5). Recomenda-se realizar a avaliação dos dois componentes do estadiamento separadamente, pois é possível encontrar adolescentes em diferentes fases de puberdade para cada característica, uma vez que o desenvolvimento de cada uma é influenciado por diferentes mecanismos endócrinos e genéticos. O tamanho das mamas pode indicar um dos estágios de Tanner, mas, isoladamente, não define o diagnóstico, já que a presença de gordura em razão de excesso de peso pode mascarar a fase de maturação sexual. Já

o desenvolvimento dos pelos púbicos apresenta influências étnicas e de possíveis distúrbios hormonais, também não sendo indicado como parâmetro isolado de diagnóstico da maturação sexual. As características de cada estágio de maturação sexual da escala de Tanner, de acordo com o sexo, são apresentadas nas Tabelas 22.1 e 22.2 e na Figura 22.2.

A avaliação da maturação sexual auxilia o profissional de saúde na identificação de possíveis alterações endócrino-metabólicas e doenças na adolescência. Além disso, os estágios de Tanner determinam o comportamento da aquisição de estatura, representado pela velocidade de crescimento estatural em meninas e meninos (Figura 22.3).

No atendimento ao adolescente, a conduta nutricional é determinada não apenas pelo diagnóstico dos índices antropométricos, mas também deve estar associada ao estágio de maturação sexual. Adolescentes com índice de massa corporal (IMC) entre os percentis 85 e 95 nas fases pré-púbere ou

Tabela 22.1 Características dos estágios de maturação sexual no sexo feminino, de acordo com a escala de Tanner.

Meninas	Pelos púbicos (P)	Mamas (M)	Alterações das características secundárias correspondentes
Estágio 1	Ausentes	Sem modificação da fase infantil	–
Estágio 2	Pequena quantidade de pelos finos, longos e lisos no lábio medial	Brotos mamários; início de aumento (formação) da mama	Maior atividade das glândulas sudoríparas; estirão do crescimento (7,5 a 12,5 cm)
Estágio 3	Aumento da quantidade, pelos mais escuros e enrolados	Maior aumento da mama e da aréola, mas sem separação do mamilo e da aréola	Final do pico de velocidade de altura; começo da acne; pelos axilares presentes
Estágio 4	Mais abundantes, textura grosseira, tipo adulto cobrindo mais densamente a região púbica, sem atingir as coxas	Maior crescimento da mama e da aréola; a aréola e o mamilo formam o monte secundário	A acne pode ser grave; começa a menarca
Estágio 5	Pilosidade pública igual à do adulto, espalhando-se para a parte medial das coxas	Mamas com aspecto adulto, contorno contínuo	Aumento da massa gordurosa e muscular

Fonte: Tanner, 1962.[17]

Tabela 22.2 Características dos estágios de maturação sexual no sexo masculino, de acordo com a escala de Tanner.

Meninos	Pelos púbicos (P)	Genitália (G)	Alterações das características secundárias correspondentes
Estágio 1	Nenhum	Pré-puberal; características infantis sem alteração	–
Estágio 2	Pequena quantidade nas margens externas do púbis, finos e claros	Início do aumento do pênis; testículos aumentados para o volume de 5 mℓ; escroto avermelhado e de textura alterada	Aumento da atividade das glândulas sudoríparas
Estágio 3	Púbis coberto	Crescimento peniano em comprimento; maior crescimento dos testículos (8 a 10 mℓ) e do escroto	A voz começa a mudar; bigode "fraco", aparecem pelos faciais; pelos axilares presentes; estirão do crescimento
Estágio 4	Tipo adulto, não se estende para as coxas	Crescimento peniano em comprimento e principalmente no diâmetro; testículos aumentados para 12 mℓ; pele escrotal mais escura	Final do pico de velocidade de altura; a voz fica mais grossa; a acne pode ser grave; pelos faciais aumentam; pelos nas pernas mais escuros
Estágio 5	Tipo adulto, com extensão para as coxas	Pênis adulto; testículos aumentados para 15 mℓ	A massa muscular aumenta significativamente

Fonte: Tanner, 1962.[17]

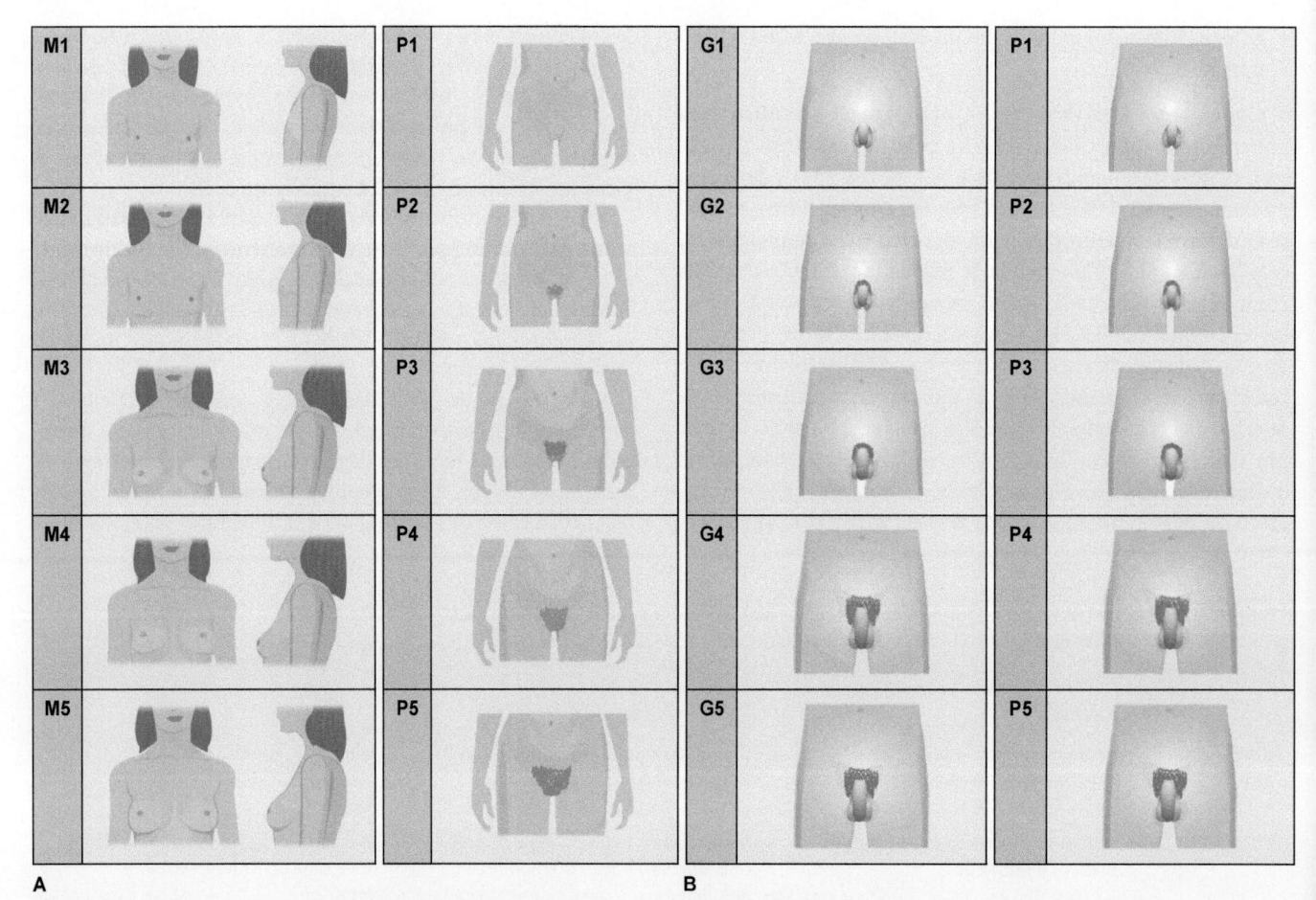

A

B

Figura 22.2 Processo de maturação sexual em adolescentes. **A.** Sexo feminino, segundo desenvolvimento mamário (M) e dos pelos púbicos (P). **B.** Sexo masculino, de acordo com desenvolvimento da genitália (G) e dos pelos púbicos (P), segundo critérios de Tanner (1 a 5).

púbere, sem complicação de saúde (hipertensão, dislipidemias e resistência à insulina), devem receber orientações de alimentação saudável e atividade física para manutenção do peso (Figura 22.4). Já indivíduos com IMC entre os percentis 85 e 95 com complicações e percentil maior ou igual a 95 com ou sem complicações devem receber intervenção para perda de peso, porém esta não pode interferir em seu crescimento, devendo ser monitorada. A redução de 108 kcal/dia promove a perda de aproximadamente 15 g/dia ou 450 g/mês (Figura 22.4).[20] No caso de adolescente pós-púbere com sobrepeso ou obesidade, a perda gradual de peso está indicada, mas a redução energética deve ocorrer prevendo-se redução em cerca de 0,5 kg/semana, utilizando-se as fórmulas para cálculos das necessidades energéticas para meninos e meninas com sobrepeso e obesidade, determinadas pelas *Dietary Reference Intakes* (DRI) de 2005.[21]

Avaliação antropométrica

Faz parte do exame físico do adolescente e consiste na aferição de segmentos do corpo. Nessa avaliação, as medidas aferidas apresentam técnicas simples, mas que devem ser aplicadas cuidadosamente, seguindo-se uma padronização; os instrumentos utilizados devem ser frequentemente calibrados, garantindo confiabilidade nos resultados obtidos. Tendo em vista a importância da padronização da aferição das medidas

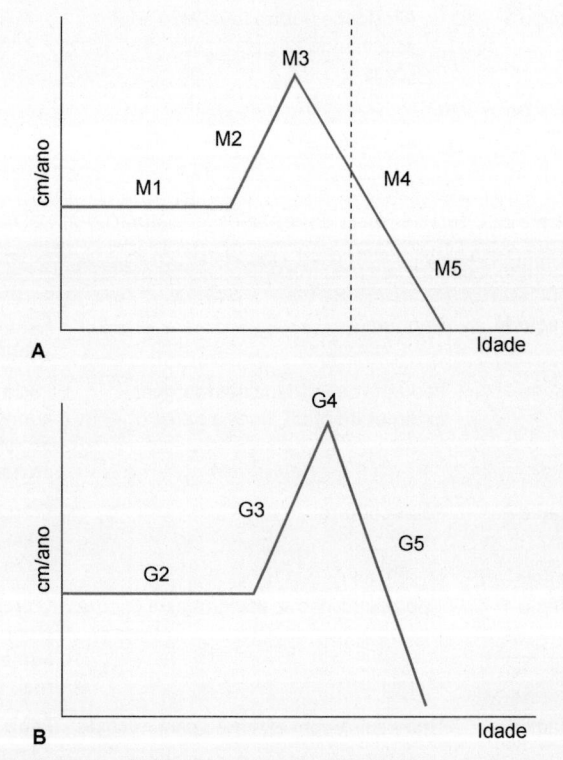

Figura 22.3 Velocidade de crescimento de acordo com o estadiamento puberal no sexo feminino (**A**) e masculino (**B**).

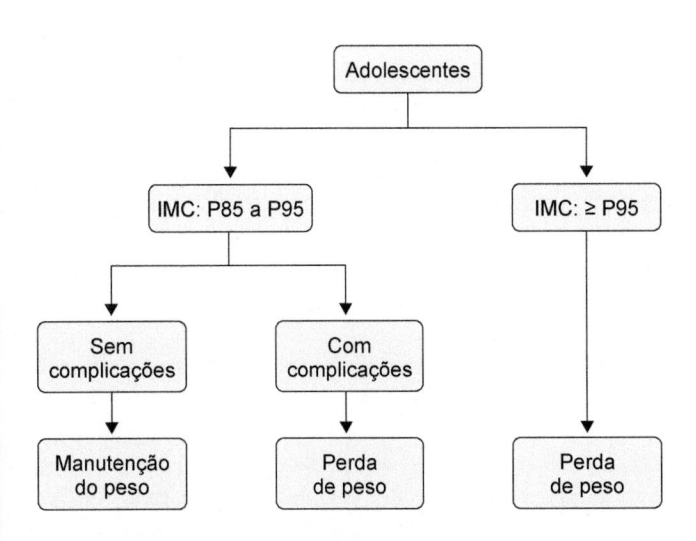

Figura 22.4 Fluxograma para atendimento de adolescentes com excesso de peso. Adaptada de Brasil, 2014.[20]

antropométricas, o Ministério da Saúde, por meio da Coordenação Geral da Política de Alimentação e Nutrição (CGPAN), publicou, em 2004, o material denominado "Antropometria: como pesar e medir".[22] A descrição das medidas antropométricas pode ser encontrada em outros capítulos desta obra.

As medidas antropométricas mais utilizadas na avaliação nutricional de adolescentes são peso (P), estatura (E), circunferências do braço (CB) e da cintura (CC) e dobras cutâneas do tríceps ou tricipital (DCT) e subescapular (DCSE).[23]

Para aferição do peso de adolescentes, utilizam-se balanças do tipo plataforma para adultos, com divisões de, no mínimo, 100 g; a estatura é a medida do indivíduo na posição em pé, encostado em um antropômetro vertical. Os equipamentos devem estar calibrados e passar por manutenção periódica. Os adolescentes devem ser pesados descalços e usando roupas leves. Devem ser orientados a retirarem objetos pesados, como chaves, cintos, óculos, telefones celulares e quaisquer outros objetos que possam interferir no peso total.[24] Para medida da estatura, o adolescente deve ser posicionado de costas para o medidor da balança, descalço, com o mínimo possível de roupas, no centro do equipamento, ereto, com os pés juntos e os braços estendidos ao longo do corpo. Deve ficar nessa posição até que se complete a aferição.[24]

Para adolescentes com limitações físicas, as medidas de segmentos dos membros superiores e inferiores permitem estimar a estatura com a utilização de equações propostas por Stevenson[25], para crianças de 2 a 12 anos, e Chumlea et al.[26], para crianças e adolescentes entre 6 e 18 anos de idade.

As medidas de segmento utilizadas são:

- Comprimento superior do braço (CSB): distância do acrômio até a cabeça do rádio, medida com o membro superior fletido a 90°
- Comprimento tibial (CT): distância da borda superomedial da tíbia até a borda do maléolo medial inferior, feita com fita inextensível
- Comprimento do membro inferior a partir do joelho (CJ): distância do joelho ao tornozelo.

Usando-se as medidas dos segmentos, são empregadas as fórmulas para estimativa da estatura descritas nas Tabelas 22.3 e 22.4.

Índices antropométricos

São utilizados na avaliação do crescimento e no desenvolvimento de adolescentes, pois correspondem ao monitoramento das condições de saúde e nutrição, uma vez que o desequilíbrio entre as necessidades fisiológicas e a ingestão de alimentos causa alterações físicas, as quais variam de quadros de desnutrição até sobrepeso e obesidade.[27]

Os índices antropométricos mais amplamente usados, recomendados pela OMS e adotados pelo Ministério da Saúde na avaliação do estado nutricional de adolescentes, são o IMC para idade (IMC/I) e a estatura para idade (E/I).

Índice IMC para idade

Expressa a relação entre o peso do adolescente e o quadrado de sua estatura; é utilizado principalmente para identificar o excesso de peso em adolescentes. O ganho de peso insuficiente em relação à altura, ou perda excessiva de peso, costuma resultar de um processo recente e grave associado a fome aguda e/ou doença grave (p. ex., diarreia, infecção respiratória aguda). Está mais associado a um processo "agudo".

O IMC/I é recomendado internacionalmente no diagnóstico individual e coletivo dos distúrbios nutricionais.

Índice estatura para idade

Expressa o crescimento linear do adolescente e é considerado o indicador mais sensível para aferir a qualidade de vida de uma população. O ganho insuficiente de altura em relação à idade é resultado de condições de saúde e/ou nutricionais inadequadas por período prolongado ou associado a um processo contínuo que vem ocorrendo há algum tempo (associado a um processo "crônico").

Tabela 22.3 Estimativa da estatura para crianças e adolescentes de 2 a 12 anos de idade.

Medida do segmento	Estatura estimada (cm)	Desvio padrão (cm)
CSB	E = (4,35 × CSB) + 21,8	± 1,7
CT	E = (3,26 × CT) + 30,8	± 1,4
CJ	E = (2,69 × CJ) + 24,2	± 1,1

Fonte: Stevenson, 1995.[25]

Tabela 22.4 Estimativa da estatura para crianças e adolescentes de 6 a 18 anos de idade.

Sexo	Etnia	
	Brancos	Negros
Meninos (6 a 18 anos)	40,54 + (2,22 × CJ)	39,60 + (2,18 × CJ)
Meninas (6 a 18 anos)	43,21 + (2,14 × CJ)	46,59 + (22 × CJ)

Fonte: Chumlea et al., 1994.[26]

Esses índices estão presentes na Caderneta de Saúde do Adolescente do Ministério da Saúde.

Referenciais antropométricos

Uma população de referência é aquela cujas medidas antropométricas foram aferidas em indivíduos sadios, vivendo em condições socioeconômicas, culturais e ambientais satisfatórias, tornando-se uma referência para comparações com outros grupos. Com a distribuição gráfica das medidas de peso e estatura de indivíduos sadios, são construídas curvas de crescimento de referência.

Os referenciais antropométricos são tabelas e gráficos (estes mais utilizados) que reproduzem, para cada idade e sexo, os diferentes valores de cada medida corpórea, estimados como normais com base nos observados em amostras de adolescentes avaliados como normais e sadios. Os valores estão organizados sob a forma de percentil e/ou escore-Z.

Percentil é um termo estatístico referente à posição ocupada por determinada observação no interior de uma distribuição. Para obtê-lo, os valores da distribuição devem ser ordenados do menor para o maior. Como a distribuição em percentis dos parâmetros antropométricos é sempre normal (simétrica, em curva de Gauss) ou muito próxima do normal, os valores de tendência central (próximos ao percentil 50) são também os mais frequentemente observados na população normal, enquanto os de extremos são os mais raros.

Escore-Z é outro termo estatístico que quantifica a distância do valor observado em relação à mediana dessa medida ou ao valor considerado normal na população. Corresponde à diferença padronizada entre o valor aferido e a mediana dessa medida da população de referência e é calculado pela seguinte fórmula:

$$\text{Escore-Z} = \frac{\text{(Valor medido)} - \text{(Valor da mediana de referência)}}{\text{Desvio padrão da população de referência}}$$

Embora seja um pouco mais trabalhoso do que a classificação em percentil, o escore-Z tem a vantagem de, quando necessário, obter um valor preciso, além de permitir a realização de cálculos aritméticos, como média e desvio padrão. Essa possibilidade é útil quando se avaliam ou é preciso comparar estatisticamente grupos de adolescentes, motivo pelo qual esse modo de classificar os parâmetros antropométricos é o mais indicado para uso em pesquisas científicas e estudos epidemiológicos.

A Figura 22.5 apresenta a curva de distribuição normal ou de Gauss, mostrando a frequência (em porcentagem, na abscissa) com que determinado escore-Z é encontrado na população normal.

A busca de um melhor referencial teórico para a avaliação antropométrica da população estudada envolve muitas pesquisas e tempo. Diversos autores, de vários países, produziram alguns referenciais, abrindo uma ampla discussão acerca de qual seria a mais adequada. Vale destacar os estudos de Tanner (crianças e adolescentes ingleses), do National Center for Health Statistics (NCHS; norte-americanos), de Santo André (brasileiros), do Centers for Disease Control and Prevention (CDC; norte-americanos, em 2000) e os propostos pela OMS, publicados em 2006 e 2007.

A publicação de 2006, para crianças até 5 anos, refere-se ao estudo multicêntrico com a participação de vários países: Brasil (Pelotas), Gana (Accra), Índia (Nova Delhi), Noruega (Oslo), Omã (Muscat) e EUA (Davis), a fim de representar as diferentes regiões do mundo. Em junho de 2007, a OMS publicou as novas curvas de referência para crianças acima de 5 anos e adolescentes (até 19 anos completos). A referência foi definida com base nos dados do NCHS.

A OMS admite o uso de um único referencial internacional comum, pois isso teria a vantagem de viabilizar comparações entre diversos grupos populacionais.[29]

Pode-se considerar como o referencial mais indicado para adolescentes de 10 a 19 anos a publicação da OMS de 2007, que contempla tabelas e gráficos dos índices antropométricos E/I e IMC/I, referentes a ambos os sexos. Vale lembrar que o referencial da OMS de 2007 pode ser considerado novo apenas por se tratar de uma reconstrução de tabelas e gráficos, isto é, uma reanálise dos dados do NCHS de 1977, que contou com alisamento das curvas no período de transição entre os

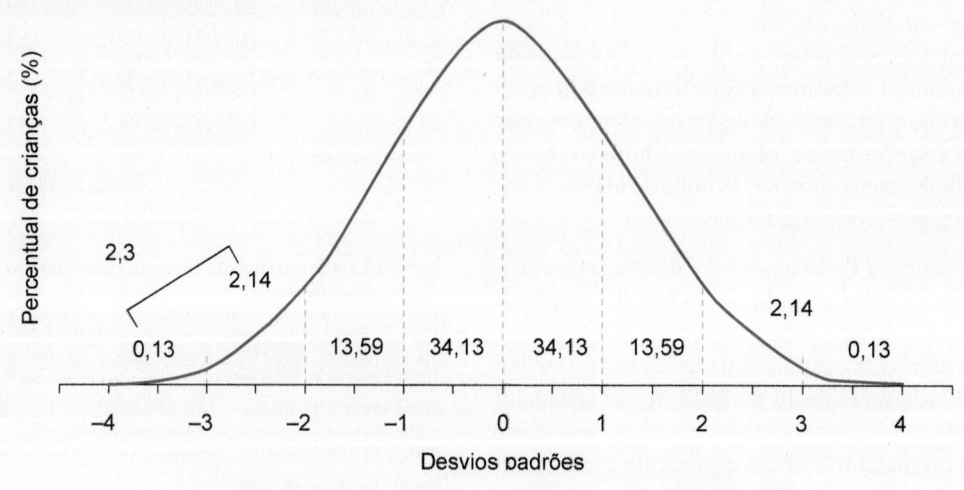

Figura 22.5 Curva de distribuição normal. Adaptada de Brasil, 2011.[28]

menores de 5 anos, incorporando parte dos dados dos indivíduos avaliados no estudo de 2006.

No Brasil, o Ministério da Saúde adota a referência da OMS de 2007 para a avaliação antropométrica de adolescentes de 10 a 19 anos, incorporada à Caderneta de Saúde do Adolescente.

As curvas de avaliação do crescimento de crianças e adolescentes dos 5 aos 19 anos estão disponíveis no endereço eletrônico da OMS; é possível baixar livremente tabelas e gráficos do referencial OMS de 2007, além do programa de cálculo de percentil e escore-Z da OMS (WHO AnthroPlus), com o respectivo manual. No site do Ministério da Saúde, também é possível obter uma parte desses gráficos e tabelas já traduzidos para português.

As Figuras 1 a 4 do Anexo apresentam os gráficos dos índices antropométricos E/I e IMC/I sob a forma de escore-Z, segundo idade e sexo, em português.

Pontos críticos ou pontos de corte

A definição de pontos de corte de normalidade/anormalidade é uma questão arbitrária que pode ser baseada em conceitos estatísticos e epidemiológicos, decorrentes da frequência com que determinados valores se apresentam na população normal pesquisada.

O Ministério da Saúde adota as recomendações da OMS quanto ao uso de curvas de referência para avaliação do estado nutricional. Para os adolescentes, recomenda-se o uso da referência da OMS lançada em 2007.[29]

Os pontos de corte são expressos em percentil e escore-Z para os índices antropométricos IMC/I e E/I e estão apresentados nas Tabelas 22.5 e 22.6, respectivamente.

Vale destacar a evidência de que um adolescente classificado entre os percentis 3 e 15 (i. e., entre os escores-Z –2 e –1) requer atenção especial; nesse caso, atentar para a evolução do crescimento do adolescente. Se a linha de crescimento, no gráfico, for descendente ao longo dos atendimentos, trata-se de um sinal de alerta, já que o adolescente está próximo de uma situação de magreza ou de baixa estatura para idade. Logo, o intervalo entre os percentis 3 e 15 é considerado uma faixa importante para a

vigilância nutricional. Contudo, não é adotada mais a classificação de risco nutricional, como realizado anteriormente.

Programa AnthroPlus

O AnthroPlus é um *software* desenvolvido pela OMS para facilitar o monitoramento do crescimento e do desenvolvimento de indivíduos e populações de crianças e adolescentes de 5 a 19 anos. O WHO AnthroPlus consiste em três módulos: calculadora antropométrica, acompanhamento individual e estado nutricional de populações. Cada um destes módulos tem funções específicas para avaliar o estado nutricional dos adolescentes, acompanhar o crescimento e o desenvolvimento deles no longo prazo ou o estado nutricional de populações de crianças e adolescentes.

Os resultados dos indicadores de estado nutricional podem ser expressos em escores-Z ou em percentis, com base nas normas da OMS, e visualizados em gráficos. Os escores-Z são apresentados com duas casas decimais, enquanto os percentis têm apenas uma casa decimal. A cor verde no valor de escore-Z indica estado nutricional adequado; a cor amarela, estado de alerta; a cor vermelha, déficit nutricional; e a cor preta, implausibilidade biológica.

Circunferências corporais | Braço, cintura e pescoço

São medidas utilizadas na avaliação antropométrica de indivíduos, que auxiliam na identificação de sua composição corporal. São úteis para quantificar diferenças interindividuais – possibilitando identificar, dentro de uma mesma população, indivíduos com maior risco de desnutrição ou obesidade – e diferenças intraindividuais durante o acompanhamento nutricional.

Circunferência do braço

Representa a soma das áreas constituídas pelos tecidos ósseo, muscular e gorduroso desse membro. A circunferência do braço (CB) é uma medida complementar, mas pode ser usada isoladamente como instrumento de triagem ou para diagnosticar

Tabela 22.5 Pontos de corte do índice antropométrico IMC/I, segundo a OMS, 2007.[29]

Valores críticos		Diagnóstico nutricional
< percentil 0,1	< escore-Z –3	Magreza acentuada
≥ percentil 0,1 e < percentil 3	≥ escore-Z –3 e < escore-Z –2	Magreza
≥ percentil 3 e ≤ percentil 85	≥ escore-Z –2 e ≤ escore-Z +1	Eutrofia
> percentil 85 e ≤ percentil 97	> escore-Z +1 e ≤ escore-Z +2	Sobrepeso
> percentil 97 e ≤ percentil 99,9	> escore-Z +2 e ≤ escore-Z +3	Obesidade
> percentil 99,9	> escore-Z +3	Obesidade mórbida

Tabela 22.6 Pontos de corte do índice antropométrico E/I, segundo a OMS, 2007.[29]

Valores críticos		Diagnóstico nutricional
< percentil 0,1	< escore-Z –3	Muito baixa estatura para a idade
≥ percentil 0,1 e < percentil 3	≥ escore-Z –3 e < escore-Z –2	Baixa estatura para a idade
≥ percentil 3	≥ escore-Z –2	Estatura adequada para a idade

o estado nutricional do adolescente, caso outro método não possa ser utilizado (p. ex., quando não é possível pesar o paciente acamado, ou quando o peso está superestimado, como na presença de tumor, visceromegalia e edema localizado em face ou abdome). Em condições de edema generalizado, a CB tem aplicabilidade limitada.

É medida preferencialmente no braço direito, que deve estar relaxado e flexionado em direção ao tórax, formando um ângulo de 90°. A medida é feita no ponto médio entre o acrômio e o olécrano.

Como referência para classificação da CB, utiliza-se a tabela percentilar proposta por Frisancho[30] (Tabela 22.7). Valores abaixo do P5 são indicadores de risco de doenças e distúrbios associados à desnutrição, e valores acima do P95 representam risco de doenças relacionadas com o excesso de peso.

Circunferência muscular do braço

A circunferência muscular do braço (CMB) é uma medida secundária obtida a partir das medidas da CB e da dobra cutânea tricipital (DCT), por meio da seguinte fórmula simplificada:

$$CMB \text{ (em cm)} = CB \text{ (em cm)} - [DCT \text{ (em cm)} \times 3{,}14]$$

A CMB é considerada um bom indicador da reserva do tecido muscular, sem corrigir a área óssea. Sua aplicação, suas vantagens e desvantagens são as mesmas da medida da CB. Para referência da classificação da CMB, também deve-se utilizar a tabela percentilar proposta por Frisancho[31] (Tabela 22.8). Valores abaixo do P5 são indicadores de risco de doenças e distúrbios associados à desnutrição. Diferentemente do que ocorre com as outras medidas, valores acima do P95 não indicam excesso de gordura corporal, visto que se trata da medida indireta do tecido muscular, isto é, da musculatura desenvolvida.

Circunferência da cintura

Em adultos, é utilizada como ferramenta importante para avaliar o risco de doenças cardiovasculares. Reflete indiretamente a adiposidade central em adolescentes. Existem várias formas de aferição, e a mais empregada utiliza o ponto médio entre a última costela fixa e a crista ilíaca superior (Figura 22.6).

Alguns estudos propõem pontos de corte da circunferência da cintura (CC) para adolescentes. O estudo de Freedman et al.[32], com dados provenientes do Bogalusa Heart Study, avaliou a relação entre a medida da CC e os valores sanguíneos de lipídios e insulina em 2.996 indivíduos na faixa etária entre 5 e 17 anos. Ao final, levando-se em conta o risco de alterações nas avaliações laboratoriais estudadas, produziram tabelas com pontos de corte baseados no percentil 90 da distribuição

Tabela 22.7 Distribuição dos percentis da CB (cm) por sexo e idade.

Percentis									
Sexo masculino									
Idade (anos)	5	10	15	25	50	75	85	90	95
10 a 10,9	18,1	18,6	19,1	19,7	21,1	23,1	24,8	26	27,9
11 a 11,9	18,5	19,3	19,8	20,6	22,1	24,5	26,1	27,6	29,4
12 a 12,9	19,3	20,1	20,7	21,5	23,1	25,4	27,1	28,5	30,3
13 a 13,9	20	20,8	21,6	22,5	24,5	26,6	28,2	29	30,8
14 a 14,9	21,6	22,5	23,2	23,8	25,7	28,1	29,1	30	32,3
15 a 15,9	22,5	23,4	24	25,1	27,2	29	30,3	31,2	32,7
16 a 16,9	24,1	25	25,7	26,7	28,3	30,6	32,1	32,7	34,7
17 a 17,9	24,3	25,1	25,9	26,8	28,6	30,8	32,2	33,3	34,7
18 a 24,9	26	27,1	27,7	28,7	30,7	33	34,4	35,4	37,2
Sexo feminino									
Idade (anos)	5	10	15	25	50	75	85	90	95
10 a 10,9	17,8	18,4	18,9	19,5	21,2	23,4	25	26,1	27,3
11 a 11,9	18,8	19,6	20	20,6	22,2	25,1	26,5	27,9	30
12 a 12,9	19,2	20	20,5	21,5	23,7	25,8	27,6	28,3	30,2
13 a 13,9	20,1	21	21,5	22,5	24,3	26,7	28,3	30,1	32,7
14 a 14,9	21,2	21,8	22,5	23,5	25,1	27,4	29,5	30,9	32,9
15 a 15,9	21,6	22,2	22,9	23,5	25,2	27,7	28,8	30	32,2
16 a 16,9	22,3	23,2	23,5	24,4	26,1	28,5	29,9	31,6	33,5
17 a 17,9	22	23,1	23,6	24,5	26,6	29	30,7	32,8	35,4
18 a 24,9	22,4	23,3	24	24,8	26,8	29,2	31,2	32,4	35,2

Fonte: Frisancho, 1990.[30]

Tabela 22.8 Distribuição dos percentis da CMB (cm) por sexo e idade.

Percentis							
Sexo masculino							
Idade (anos)	**5**	**10**	**25**	**50**	**75**	**90**	**95**
10 a 10,9	15,6	16	16,6	18	19,1	20,9	22,1
11 a 11,9	15,9	16,5	17,3	18,3	19,5	20,5	23
12 a 12,9	16,7	17,1	18,2	19,5	21	22,3	24,1
13 a 13,9	17,2	17,9	19,6	21,1	22,6	23,8	24,5
14 a 14,9	18,9	19,9	21,2	22,3	24	26	26,4
15 a 15,9	19,9	20,4	21,8	23,7	25,4	26,6	27,2
16 a 16,9	21,3	22,5	23,4	24,9	26,9	28,7	29,6
17 a 17,9	22,4	23,1	24,5	25,8	27,3	29,4	31,2
18 a 18,9	22,6	23,7	25,2	26,4	28,3	29,8	32,4
19 a 24,9	23,8	24,5	25,7	27,3	28,9	30,9	32,1
Sexo feminino							
Idade (anos)	**5**	**10**	**25**	**50**	**75**	**90**	**95**
10 a 10,9	14,8	15	15,9	17	18	19	19,7
11 a 11,9	15	15,8	17,1	18,1	19,6	21,7	22,3
12 a 12,9	16,2	16,6	18	19,1	20,1	21,4	22
13 a 13,9	16,9	17,5	18,3	19,8	21,1	22,6	24
14 a 14,9	17,4	17,9	19	20,1	21,6	23,2	24,7
15 a 15,9	17,5	17,8	18,9	20,2	21,5	22,8	24,4
16 a 16,9	17	18	19	20,2	21,6	23,4	24,9
17 a 17,9	17,5	18,3	19,4	20,5	22,1	23,9	25,7
18 a 18,9	17,4	17,9	19,5	20,2	21,5	23,7	24,5
19 a 24,9	17,9	18,5	19,5	20,7	22,1	23,6	24,9

Fonte: Frisancho, 1981.[31]

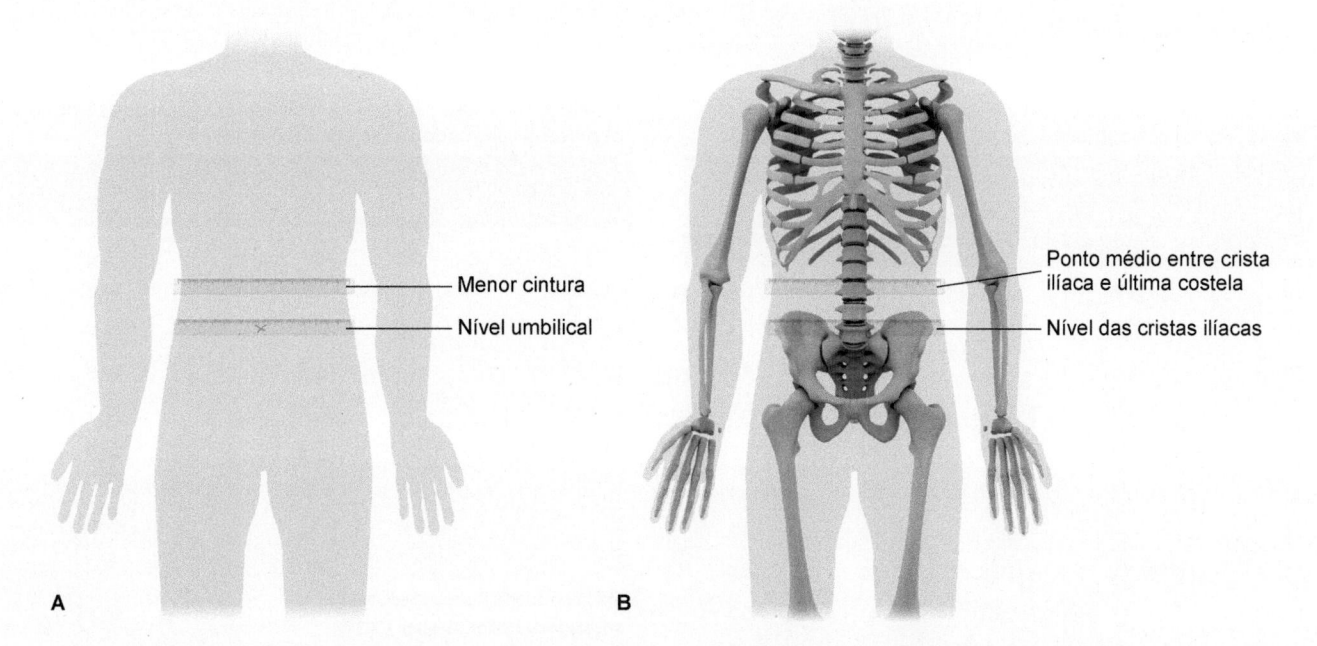

A — Menor cintura — Nível umbilical

B — Ponto médio entre crista ilíaca e última costela — Nível das cristas ilíacas

Figura 22.6 A e B. Local anatômico utilizado para a aferição da circunferência da cintura. Adaptada de Vasques *et al.*, 2010.[35]

encontrada, mostrando que a CC, quando acima do percentil 90, apresentou boa correlação com o desenvolvimento de dislipidemia, hipertensão arterial e resistência insulínica (Tabela 22.9).

O estudo de Taylor et al.[33] procurou validar a medida da circunferência abdominal de 580 crianças e adolescentes entre 3 e 19 anos como indicadora de adiposidade central. Utilizaram como padrão-ouro de avaliação da adiposidade a absorciometria com raios X de dupla energia (DEXA, do inglês *dual energy X-ray absorptiometry*), produzindo uma tabela com pontos de corte para a medida da CC baseados no percentil 80 (Tabela 22.10).

Apesar das dificuldades para se estabelecer o diagnóstico da síndrome metabólica em crianças e adolescentes, cabe ressaltar a importância da identificação de crianças e adolescentes que preencham os requisitos para esse diagnóstico, pois são indivíduos de maior risco metabólico e devem ser adequadamente acompanhados. Assim, o estudo de Jolliffe e Janssen[34] avaliou os critérios para o diagnóstico da síndrome metabólica, incluindo a medida da CC com pontos de corte, de acordo com idade e sexo, apresentados na Tabela 22.11.

Vários autores apontam que o estudo de Jollife e Janssen[34], de 2007, apresenta boa concordância no diagnóstico da síndrome metabólica em adolescentes, quando comparado aos critérios da International Diabetes Federation (IDF).

Circunferência do pescoço

A aferição da circunferência do pescoço (CP) apresenta algumas vantagens em relação à CC:

- Tem boa confiabilidade inter e intraobservador
- Não é influenciada pelo horário de avaliação (período pré-prandial e pós-prandial)
- É aferida em superfície mais estável e exposta do corpo
- Apresenta maior facilidade para o examinador e o examinado, especialmente no inverno e em locais com pouca privacidade
- É mais aceitável socialmente.[36]

A medida da CP é realizada com o adolescente em pé e a cabeça posicionada no plano horizontal de Frankfurt, na altura média do pescoço (Figura 22.7).

Tabela 22.9 Pontos de corte em percentis da CC (cm) em adolescentes de ambos os sexos e de etnias branca e negra, de acordo com a idade.

Idade (anos)	Meninos brancos			Meninas brancas			Meninos negros			Meninas negras		
	N	P50	P90	N	P50	P90	N	P50	P90	N	P50	P90
10	72	64	88	67	63	75	53	64	79	49	62	79
11	97	68	90	95	66	83	58	64	79	67	67	87
12	102	70	89	89	67	83	60	68	87	73	67	84
13	82	77	95	78	69	94	49	68	87	64	67	81
14	88	73	99	54	69	96	62	72	85	51	68	92
15	58	73	99	58	69	88	44	72	81	54	72	85
16	41	77	97	58	68	93	41	75	91	34	75	90
17	22	79	90	42	66	86	31	78	101	35	71	105

Adaptada de Freedman et al., 1999.[32]

Tabela 22.10 Pontos de corte baseados no percentil 80 da CC (cm) em adolescentes de ambos os sexos, de acordo com a idade.

Idade (anos)	Circunferência da cintura (cm) – percentil 80			
	Meninas		Meninos	
	N	CC (cm)	N	CC (cm)
10	14	69,6	17	70,1
11	18	71,8	25	72,4
12	15	73,8	25	74,7
13	29	75,6	36	76,9
14	25	77	22	79
15	23	78,3	27	81,1
16	26	79,1	19	83,1
17	17	79,8	14	84,9
18	11	80,1	6	86,7
19	11	80,1	13	88,4

Adaptada de Taylor et al., 2000.[33]

Tabela 22.11 Valores dos pontos médios da CC (cm) de acordo com os percentis, segundo a faixa etária e o sexo.

Idade (anos)	Masculino	Feminino
	IDF (P83)	IDF (P50)
12	85,1	72,5
13	87	74,2
14	88,9	75,7
15	90,5	76,8
16	91,8	77,7
17	92,7	78,5
18	93,4	79,2
19	93,8	79,8
20	94	80

IDF: International Diabetes Federation.
Adaptada de Jollife e Janssen, 2007.[34]

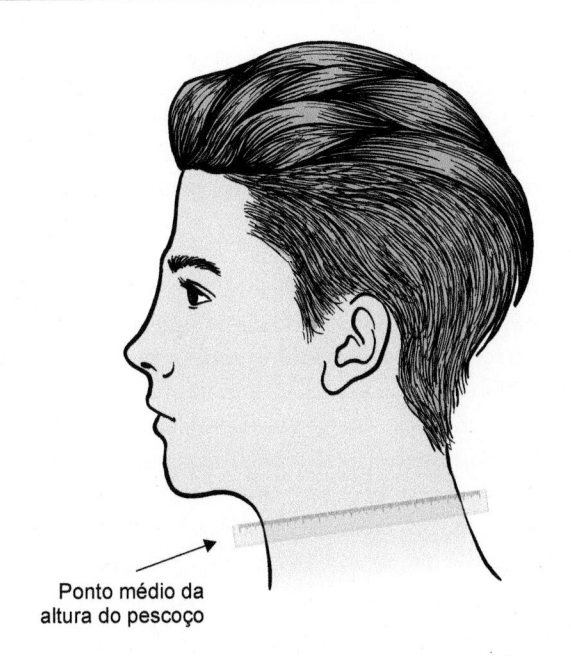

Figura 22.7 Ilustração do local anatômico utilizado para aferição da circunferência do pescoço. Fonte: Vasques *et al.*, 2010.[32]

Vários estudos internacionais confirmam a associação da CP com fatores de risco cardiometabólico.[37-40]

Da gordura corporal total, mais de 85% é subcutânea e, quando localizada no segmento inferior do corpo, parece não desempenhar papel na patogênese das doenças cardiovasculares.[41] Contudo, o acúmulo de gordura subcutânea no segmento superior do corpo vem sendo associado aos fatores de risco cardiometabólico em virtude de uma maior liberação sistêmica de ácidos graxos livres, particularmente em indivíduos obesos.

A gordura acumulada no pescoço é essencialmente subcutânea e, portanto, a CP vem sendo considerada em estudos como uma medida antropométrica preditiva para resistência à insulina e para o risco cardiometabólico, por ter maior atividade lipolítica desse compartimento de gordura.

Alguns estudos identificaram pontos de corte da CP para determinação do excesso de peso e do risco cardiometabólico em adolescentes. Destacam-se como referências os estudos de Hatipoglu *et al.*[42], Nafiu *et al.*[43] e Lou *et al.*[44], que determinaram os pontos de corte para identificação de excesso de peso, além do estudo brasileiro de Silva *et al.*[36] para predição de resistência à insulina. A CP esteve significativamente relacionada com índices de adiposidade e pode identificar crianças e adolescentes com IMC elevado.

O estudo de Hatipoglu *et al.*[42] foi realizado na Turquia com 967 crianças e adolescentes de 6 a 18 anos. Os pontos de corte da CP encontrados pelos autores para excesso de peso foram determinados de acordo com idade, sexo e estadiamento puberal, sendo de 29 cm para meninos pré-púberes; 32,5 cm para meninos púberes; 28 cm para meninas pré-púberes; 31 cm para meninas púberes.

O estudo de Nafiu *et al.*[43] foi realizado nos EUA com 1.102 crianças e adolescentes de 6 a 18 anos submetidos a cirurgias eletivas e encontrou os seguintes pontos de corte da CP também para identificação de sobrepeso e obesidade, respectivamente: 28,5 e 39 cm para meninos, e 27 e 34,6 cm para meninas. A Tabela 22.12 apresenta os valores da CP de acordo com a idade e o sexo.

O estudo de Lou *et al.*[44] foi realizado na China com 2.847 crianças e adolescentes da etnia Han, na faixa etária de 7 a 12 anos. Foram identificados os pontos de corte da CP associados com sobrepeso e obesidade, de acordo com a faixa etária em anos e o sexo, conforme apresentado na Tabela 22.13.

O estudo de Silva *et al.*[36] foi parte de uma investigação maior, o *Brazilian Metabolic Syndrome Study* (BRAMS). Participaram da amostra 388 adolescentes de 10 a 19 anos de Campinas, São Paulo. Os pontos de corte da CP para identificação de resistência à insulina encontrados pelos autores, de acordo com estadiamento puberal e sexo, foram: meninos pré-púberes > 30,3 cm e meninos púberes > 34,8 cm; meninas pré-púberes > 32 cm e meninas púberes > 34,1 cm.

Apesar das limitações, os resultados do estudo de Silva *et al.*[36] mostraram que a CP pode ser um importante indicador

Tabela 22.12 Pontos de corte e valores de sensibilidade e especificidade da CP (cm) relacionados com sobrepeso e obesidade em adolescentes de ambos os sexos.

Idade (anos)	Meninos				Meninas			
	N	CP (cm)	Sensibilidade (%)	Especificidade (%)	N	CP (cm)	Sensibilidade (%)	Especificidade (%)
10	49	32	85,7	94,2	46	30,5	79,9	70,3
11	39	32,2	75,3	95,6	35	31	80	90
12	36	32,5	93,7	80	31	31,1	68,6	100
13	50	33,5	81,8	67,9	51	31,3	82,4	76,5
14	52	36	60	93,8	29	32	83,3	86,9
15	37	37	78,9	94,4	30	33	66,7	55,6
16	24	38	75	81,3	28	33,4	81,8	70,5
17	21	38,6	66,7	93,3	28	34,5	83,3	100
18	17	39	100	100	18	34,6	60	83,3

Adaptada de Nafiu *et al.*, 2010.[43]

da saúde de adolescentes, por ser um instrumento de rastreamento capaz de identificar a resistência à insulina e as alterações nos componentes da síndrome metabólica em adolescentes brasileiros.

Outro estudo nacional, que avaliou a CP em 1.668 adolescentes, identificou que os pontos de corte para a identificação de sobrepeso em meninas e meninos foi de 31,25 cm e 34,25 cm, e de obesidade foram 32,65 cm e 37,95 cm, respectivamente.[16]

Dobras cutâneas

A medida das dobras cutâneas é utilizada para aferir a adiposidade, pois mede duas camadas de pele juntamente com a gordura subcutânea de um ponto anatômico específico, e mais da metade da gordura corporal do organismo humano se localiza no tecido subcutâneo.

A aferição das dobras cutâneas deve ser feita com auxílio de um calibrador a uma pressão constante de 10 g/mm^2, denominado adipômetro, paquímetro ou plicômetro.

As dobras cutâneas mais utilizadas na avaliação nutricional de adolescentes são a tricipital e a subescapular. A seguir, são descritas as técnicas para a aferição da dobra cutânea tricipital (DCT) e da dobra cutânea subescapular (DCSE).[45] A descrição para aferição dessas medidas pode ser encontrada em outros capítulos desta obra.

A classificação da DCT (Tabela 22.14) e da DCSE (Tabela 22.15) é feita por meio da distribuição percentilar da referência de Frisancho.[30] A normalidade compreende os valores entre os percentis 5 e 95. Os valores entre os percentis 5 e 15 e 85 e 95 devem ser acompanhados, pois representam as faixas de risco de desnutrição energética e obesidade, respectivamente.

Além da referência em tabela percentilar isolada para a DCT e DCSE, também tem-se a somatória de duas dobras (Tabela 22.16) por meio da distribuição percentilar de Frisancho.[30] A normalidade compreende os valores entre os percentis 5 e 95. Os valores entre os percentis 5 e 15 e 85 e 95 devem

Tabela 22.13 Pontos de corte e valores de sensibilidade e especificidade da CP (cm) relacionados com sobrepeso e obesidade em adolescentes de ambos os sexos.

Idade (anos)	Meninos				Meninas			
	N	CP (cm)	Sensibilidade (%)	Especificidade (%)	N	CP (cm)	Sensibilidade (%)	Especificidade (%)
10	271	29,9	75,5	91,7	284	29,1	82	87,7
11	277	30,6	82,5	85,4	238	30,3	83,6	85,9
12	188	31,3	86,7	85,7	183	31,4	83,7	93,3

Adaptada de Lou *et al.*, 2012.[44]

Tabela 22.14 Distribuição dos percentis da DCT (mm) por sexo e idade.

Idade	Percentis								
	5	10	15	25	50	75	85	90	95
Sexo masculino									
10 a 10,9	5	6	6	7,5	10	14	17	20	24
11 a 11,9	5	6	6,5	7,5	10	16	19,5	23	27
12 a 12,9	4,5	6	6	7,5	10,5	14,5	18	22,5	27,5
13 a 13,9	4,5	5	5,5	7	9	13	17	20,5	25
14 a 14,9	4	5	5	6	8,5	12,5	15	18	23,5
15 a 15,9	5	5	5	6	7,5	11	15	18	23,5
16 a 16,9	4	5	5,1	6	8	12	14	17	23
17 a 17,9	4	5	5	6	7	11	13,5	16	19,5
18 a 24,9	4	5	5,5	6,5	10	14,5	17,5	20	23,5
Idade	**Percentis**								
	5	10	15	25	50	75	85	90	95
Sexo feminino									
10 a 10,9	7	8	8	9	12,5	17,5	20	22,5	27
11 a 11,9	7	8	8,5	10	13	18	21,5	24	29
12 a 12,9	7	8	9	11	14	18,5	21,5	24	27,5
13 a 13,9	7	8	9	11	15	20	24	25	30
14 a 14,9	8	9	10	11,5	16	21	23,5	26,5	32

(continua)

Tabela 22.14 (*Continuação*) Distribuição dos percentis da DCT (mm) por sexo e idade.

Idade	Percentis								
	5	10	15	25	50	75	85	90	95
15 a 15,9	8	9,5	10,5	12	16,5	20,5	23	26	32,5
16 a 16,9	10,5	11,5	12	14	18	23	26	29	32,5
17 a 17,9	9	10	12	13	18	24	26,5	29	34,5
18 a 24,9	9	11	12	14	18,5	24,5	28,5	31	36

Fonte: Frisancho, 1990.[30]

Tabela 22.15 Distribuição dos percentis da DCSE (mm) por sexo e idade.

Idade	Percentis								
	5	10	15	25	50	75	85	90	95
Sexo masculino									
10 a 10,9	3,5	4	4	4,5	6	8	11	14	19,5
11 a 11,9	4	4	4	5	6	9	15	18,5	26
12 a 12,9	4	4	4,5	5	6	9,5	15	19	24
13 a 13,9	4	4	5	5	6,5	9	13	17	25
14 a 14,9	4	5	5	5,5	7	9	12	15,5	22,5
15 a 15,9	5	5	5,5	6	7	10	13	16	22
16 a 16,9	5	6	6	7	8	11	14	16	22
17 a 17,9	5	6	6	7	8	11	14	17	21,5
18 a 24,9	6	7	7	8	11	16	20	24	30

Idade	Percentis								
	5	10	15	25	50	75	85	90	95
Sexo feminino									
10 a 10,9	4	4,5	5	5,5	7	11,5	16	19,5	24
11 a 11,9	4,5	5	5	6	8	12	16	20	28,5
12 a 12,9	5	5,5	6	6,5	9	13	17	22	30
13 a 13,9	5	6	6	7	10	15,5	19	23	26,5
14 a 14,9	6	6	7	7,5	10	16	20,5	25	30
15 a 15,9	6	7	7,5	8	10	15	20	23	28
16 a 16,9	7	7,5	8	9	11,5	16,5	24	26	34
17 a 17,9	6	7	7,5	9	12,5	19	24,5	28	34
18 a 24,9	6,5	7	8	9,5	13	20	25,5	29	36

Fonte: Frisancho, 1990.[30]

ser acompanhados, pois representam as faixas de risco de desnutrição energética e obesidade, respectivamente.

Também por meio da somatória das duas dobras, é possível obter a porcentagem de gordura corporal com o uso de equações preditivas como a fórmula de Slaughter *et al.*[46] na faixa etária de 8 a 18 anos, desenvolvida de acordo com as variáveis sexo e idade, tendo como fatores de correção o estadiamento puberal e a etnia (Tabela 22.17). A classificação do percentual de gordura corporal está apresentada na Tabela 22.18. Outros métodos de avaliação da composição corporal, como bioimpedância elétrica e a técnica da DEXA, podem ser utilizados nesta população (mais informações sobre essas técnicas são apresentadas nos Capítulos 8 e 13).

Em um estudo nacional desenvolvido com 4.690 adolescentes com idades entre 10 e 15 anos, de 31 escolas do município de São Paulo, identificou-se o percentual de gordura corporal de acordo com sexo, idade (Tabela 22.19) e estadiamento de maturação sexual (Tabela 22.20).[15]

Razão cintura/estatura

A razão cintura/estatura (RCE) é calculada dividindo-se a medida da cintura (cm) pela estatura (cm). De acordo com o trabalho de Ashwell e Hsieh[48], o ponto de corte utilizado para

Tabela 22.16 Distribuição dos percentis da somatória das DCT e DCSE (mm) por sexo e idade.

Idade	Percentis								
	5	10	15	25	50	75	85	90	95
Sexo masculino									
10 a 10,9	9	10	11	12	15,5	22	27	33,5	42
11 a 11,9	9	10	11	12,5	16,5	25	33	40	53,5
12 a 12,9	9	10	11	12,5	17	24	34	40,5	53
13 a 13,9	8,5	10,5	11	12,5	15	21	29	37	48
14 a 14,9	9	10	11	12	15	22	27	33	45
15 a 15,9	10	10,5	11	12	15	21	27	32,5	43
16 a 16,9	10	11,5	12	13	16	22,5	27,5	33,5	44
17 a 17,9	10	11	12	13	16	22	27	31,5	41
18 a 24,9	11	12	13,5	15	21	30	37	41,5	50,5

Idades	Percentis								
	5	10	15	25	50	75	85	90	95
Sexo feminino									
10 a 10,9	12	12,5	13	15	20	28,5	34,5	40,5	51
11 a 11,9	12	13,5	14,5	16	22	30	37	42	55
12 a 12,9	13	14	15	18	23	31	37	44	57
13 a 13,9	12,5	14	15,5	18,5	24,5	35,5	43	47,5	56,5
14 a 14,9	14,5	16	17,5	20	26	37	44,5	48,5	62
15 a 15,9	15	17	18	20,5	26,5	34,5	42,5	48,5	62,5
16 a 16,9	17,5	20	21,5	24	30	39,5	47	53,5	69,5
17 a 17,9	16,5	18,5	20	23	31	42	49	55,5	67,4
18 a 24,9	16,7	19	21	24	32	44	52	58,5	70

Fonte: Frisancho, 1990.[30]

Tabela 22.17 Equações antropométricas para determinação do percentual de gordura corporal utilizando a soma das duas dobras cutâneas (tricipital e subescapular), em ambos os sexos, na faixa etária de 8 a 18 anos.

Homens (raça branca)	
Pré-púberes	1,21 (Tricipital + Subescapular) – 0,008 (Tricipital + Subescapular)^2 – 1,7
Púberes	1,21 (Tricipital + Subescapular) – 0,008 (Tricipital + Subescapular)^2 – 3,4
Pós-púberes	1,21 (Tricipital + Subescapular) – 0,088 (Tricipital + Subescapular)^2 – 5,5
Homens (raça negra)	
Pré-púberes	1,21 (Tricipital + Subescapular) – 0,008 (Tricipital + Subescapular)^2 – 3,2
Púberes	1,21 (Tricipital + Subescapular) – 0,008 (Tricipital + Subescapular)^2 – 5,2
Pós-púberes	1,21 (Tricipital + Subescapular) – 0,088 (Tricipital + Subescapular)^2 – 6,8
Mulheres	
Todas as mulheres	1,33 (Tricipital + Subescapular) – 0,013 (Tricipital + Subescapular)^2 – 2,5
Se a soma das duas dobras cutâneas > 35 mm	
Homens	0,783 (Tricipital + Subescapular) + 1,6
Mulheres	0,546 (Tricipital + Subescapular) + 9,7

Tríceps e subescapular em mm; pré-púberes: estágios 1 e 2 de Tanner; púberes: estágio 3 de Tanner; pós-púberes: estágios 4 e 5 de Tanner.

Fonte: Slaughter *et al.*, 1988.[46]

discriminar o risco cardiovascular em adolescentes de ambos os sexos é 0,50, ou seja, adolescentes com RCE ≥ 0,50 são classificados com risco cardiovascular e adolescentes com RCE < 0,50 sem risco. Dessa maneira, a mensagem populacional sugerida é que a CC deve ser menor que a metade da sua altura.

Tabela 22.18 Classificação do percentual de gordura corporal de acordo com a somatória das dobras cutâneas tricipital e subescapular, segundo com o sexo.

Classificação	Meninos	Meninas
Muito baixo	< 6	< 12
Baixo	6 a 10	12 a 15
Ótimo	11 a 20	16 a 25
Moderadamente alto	21 a 25	26 a 30
Alto	26 a 31	31 a 35
Muito alto	> 31	> 35

Adaptada de Lohman, 1987.[47]

Como a RCE tem uma relação direta com o crescimento e a CC, talvez seja essa a maior vantagem da medida, e justifique ela ter um mesmo valor para os pontos de corte, independentemente da idade.

Um ponto positivo dessa medida é sua fácil aplicabilidade, podendo ser feita somente com uma fita métrica.

De acordo com o estudo de Madruga et al.[49], os adolescentes entre 10 e 17 anos com RCE > 0,50 apresentaram uma chance 2,4 vezes maior para a presença de hipertensão arterial sistêmica (HAS), em comparação àqueles com RCE < 0,50. Assim, pode-se considerar o uso da RCE uma ferramenta adicional na avaliação de risco cardiovascular em adolescentes, os quais devem ser incentivados a manter a CC abaixo da metade de sua altura.

O estudo realizado por Pelegrini et al.[50] com 1.197 adolescentes de 15 a 17 anos demonstrou uma relação positiva da medida da RCE com a gordura corporal em adolescentes, e os pontos de corte associados à gordura corporal elevada foram: RCE de 0,43 para meninos e de 0,41 para meninas.

Tabela 22.19 Pontos de corte do percentual de gordura corporal em adolescentes entre 10 e 15 anos, segundo sexo, propostos por Cintra et al.[15]

Sexo	Idade (anos)	Baixo (< P3)	Normal (≥ P3 a < P85)	Moderadamente elevado (≥ P85 a < P95)	Elevado (≥ P95 a < P97)	Muito elevado (≥ P97)
Meninos	10	6,97 ± 1,25	18,72 ± 5,16	31,56 ± 1,47	36,05 ± 1,10	51,05 ± 0,38
	11	7,25 ± 1,35	17,76 ± 5,4	32,5 ± 2,37	40,62 ± 1,76	46,82 ± 4,37
	12	7,08 ± 1,19	17,74 ± 5,87	32,12 ± 1,1	36,02 ± 0,96	42,29 ± 5,17
	13	7,2 ± 1,04	16,98 ± 4,97	31,02 ± 1,83	37,91 ± 0,92	46,43 ± 7,15
	14	7,78 ± 1,36	15,96 ± 4,44	29,31 ± 1,75	34,28 ± 1,45	42,52 ± 5,18
	15	7,56 ± 1,43	15,68 ± 4,08	28,52 ± 1,88	33,12 ± 0,92	41,13 ± 5,13
Meninas	10	8,56 ± 0,41	18,6 ± 4,69	32,54 ± 2,71	37 ± 0,77	44,53 ± 3,27
	11	6,8 + 1,41	18,18 ± 4,6	30,9 ± 2,06	36,56 ± 0,77	42,1 ± 5,85
	12	8,97 ± 1,06	19,6 ± 4,52	31,48 ± 2,07	36,57 ± 2,07	41,59 ± 2,6
	13	9,02 ± 1,68	20,72 ± 4,3	31,95 ± 1,84	36,81 ± 0,68	43,13 ± 6,21
	14	10,41 ± 1,42	21,71 ± 4,32	32,97 ± 1,64	36,33 ± 0,46	42,04 ± 4,46
	15	13,18 ± 0,25	21,93 ± 3,62	30,48 ± 1,86	33,97 ± 0,03	36,09 ± 0,41

Adaptada de Cintra et al., 2013.[15]

Tabela 22.20 Pontos de corte do percentual de gordura corporal em adolescentes entre 10 e 15 anos, segundo maturação sexual e sexo, propostos por Cintra et al.[15]

Sexo	Maturação Sexual	Baixo (< P3)	Normal (≥ P3 a < P85)	Moderadamente elevado (≥ P85 a < P97)	Elevado (≥ P95 a < P97)	Muito elevado (≥ P97)
Meninos	Pré-púbere	7,44 ± 1,86	18,84 ± 6,69	32,54 ± 1,55	41,04 ± 2,35	48,5 ± 3,67
	Púbere	7,32 ± 1,17	17,05 ± 5	31,09 ± 1,56	36,3 ± 1	44,33 ± 5,68
	Pós-púbere	–	13,57 ± 2,43	24,18 ± 1,05	–	–
Meninas	Pré-púbere	7,86 ± 0,59	16,48 ± 4,46	29,52 ± 3,17	35,01 ± 0,11	41,82 ± 5,68
	Púbere	8,61 ± 1,56	20,03 ± 4,47	31,55 ± 1,8	36,2 ± 0,54	41,86 ± 4,84
	Pós-púbere	11,98 ± 3,05	24,9 ± 4,97	36,83 ± 0,62	–	38,73 ± 1,1

Adaptada de Cintra et al., 2013.[15]

Na Tabela 22.21, encontram-se os valores de referência da RCE para adolescentes, obtidos em diferentes estudos populacionais.

Índice de conicidade (índice C)

O índice de conicidade (índice C) é de interpretação simples, uma vez que o denominador corresponde ao cilindro produzido pelo peso e pela estatura do indivíduo avaliado. Este índice tem sido foco de diversos estudos com o intuito de avaliar sua possível relação com variáveis consideradas de risco para o desenvolvimento de doenças cardiovasculares, tendo em vista que representa um bom indicador de obesidade, sobretudo central.

O índice C é determinado por meio das medidas de peso, estatura e CC conforme a seguinte equação matemática:

$$\text{Índice C} = \frac{\text{Circunferência da cintura (m)}}{0,109\sqrt{\dfrac{\text{Peso corporal (kg)}}{\text{Estatura (m)}}}}$$

O valor 0,109 é a constante que resulta da raiz da razão entre $4\,\pi$ (advindo da dedução do perímetro do círculo de um cilindro) e a densidade média do ser humano de $1,050\ kg/m^3$. Sua principal ideia é que indivíduos com menor acúmulo de gordura na região central teriam a forma corporal semelhante à de um cilindro e aqueles com maior acúmulo teriam a semelhança com um duplo cone, tendo uma base em comum, dispostos um sobre o outro.[51]

O índice C não apresenta unidade de medida e sua faixa teórica é de 1 (cilindro perfeito) a 1,73 (cone duplo). Entre suas vantagens, está o fato de incluir em sua estrutura um ajuste da medida da CC para peso e estatura, possibilitando comparações diretas de adiposidade abdominal entre os indivíduos ou entre as populações. Além disso, o índice C apresenta fraca correlação com a estatura, o que é desejável para indicadores de obesidade.

Desse modo, um índice C igual a 1,20 significa que a medida da CC é 1,20 vez maior do que o perímetro do cilindro gerado a partir do peso e da estatura daquele indivíduo, refletindo o excesso de adiposidade na região abdominal.

Assim, o índice C também tem sido utilizado como indicador para diagnosticar a gordura corporal. De acordo com o estudo de Pelegrini et al.,[50] o melhor ponto de corte para o índice C foi de 1,12 para meninos e 1,06 para meninas. Os autores ressaltam que não foram encontradas publicações sobre a predição de gordura corporal elevada por meio do índice C, o que dificulta a comparação com os resultados encontrados.

APLICAÇÃO PRÁTICA

Consulta nutricional em Hebiatria

Como descrito anteriormente, o atendimento nutricional especializado em Hebiatria, além de considerar todas as medidas antropométricas associadas à maturação sexual, deve contar com a avaliação detalhada do consumo e do comportamento alimentar.

Avaliação do consumo e do comportamento alimentar

Comportamento alimentar são ações relacionadas com o ato de se alimentar, e está inserido no constructo das atitudes alimentares, que são crenças, pensamentos, sentimentos, comportamentos e relacionamento com os alimentos – a relação do adolescente com a alimentação, como ele pensa, sente e se comporta com os alimentos é essencial para desenvolver os comportamentos alimentares saudáveis, os quais são influenciados pelos hábitos alimentares da família, pela interação social com amigos e pela mídia, que é a mais persuasiva.[12] Nenhum outro comportamento se relaciona de maneira tão estreita com sobrevivência das pessoas e revela a cultura na qual elas estão inseridas.[56]

A análise do consumo alimentar não deve se restringir apenas à quantificação dos nutrientes consumidos; além disso, deve identificar os determinantes demográficos, sociais, culturais, ambientais e cognitivo-emocionais da alimentação cotidiana.[57]

Para avaliar o consumo e o comportamento alimentar, diferentes instrumentos podem ser utilizados como: questionários de frequência alimentar (QFA), diário alimentar e recordatório de 24 h.[58] O uso e a interpretação desses métodos estão descritos nos Capítulos 3, 4 e 5.

Avaliação da satisfação da imagem corporal

A adolescência é marcada por contradições. Há muitas perdas nessa fase, como a perda do corpo infantil, do papel e da identidade infantis. Na maioria das vezes, o adolescente não se reconhece mais em seu corpo e busca comparar-se com outros, passando a questionar até sobre sua identidade.[59] Dessa maneira, a avaliação da imagem corporal pode ser considerada

Tabela 22.21 Valores de referência do índice antropométrico RCE em adolescentes em diferentes estudos populacionais.

Estudo	População	Utilização	Meninas	Meninos
Kelishadi et al., 2007[52]	4.811 crianças e adolescentes (6 a 18 anos)	Identificar associação com marcadores de risco cardiovascular	0,4	0,4
Maffeis et al., 2008[53]	1.479 crianças e adolescentes com excesso de peso (5 a 15 anos)	Identificar alto risco metabólico	0,5	0,5
Beck et al., 2011[54]	660 adolescentes (14 a 19 anos)	Identificar preditores de alterações lipídicas	0,4	0,4
Pereira et al., 2012[55]	113 adolescentes do sexo feminino (14 a 19 anos)	Identificar risco cardiometabólico	0,5	–

essencial para a melhor compreensão da relação que o paciente adolescente estabelece com seu próprio corpo.

Para avaliar a satisfação com a imagem corporal de adolescentes, diferentes métodos podem ser utilizados; as escalas de figuras de silhuetas constituem-se numa das medidas mais utilizadas em todo o mundo.[60]

A escala de silhuetas brasileira leva em consideração o biotipo brasileiro, incluindo as diferenças de etnia, sexo e faixa etária, além de aspectos culturais e sociodemográficos, sendo composta por figuras de silhuetas numeradas, para as quais as médias de IMC correspondentes a cada figura variam de 12,5 a 47,5 kg/m², com diferença constante de 2,5 pontos. A escala

com figuras de adultos também foi validada para adolescentes (Figuras 22.8 e 22.9).[61,62]

Na escala de silhuetas brasileiras, cada figura corresponde a um valor médio e intervalos de IMC predeterminados, o que possibilita a análise dos resultados de estimação corporal e insatisfação corporal também em termos numéricos (Tabela 22.22).[61,62]

A satisfação corporal pode influenciar diretamente o consumo e o comportamento alimentar dos adolescentes, e estudos têm demonstrado a associação entre insatisfação corporal e comportamento alimentar inadequado.[63,64] A busca por informações sobre o consumo alimentar e o comportamento

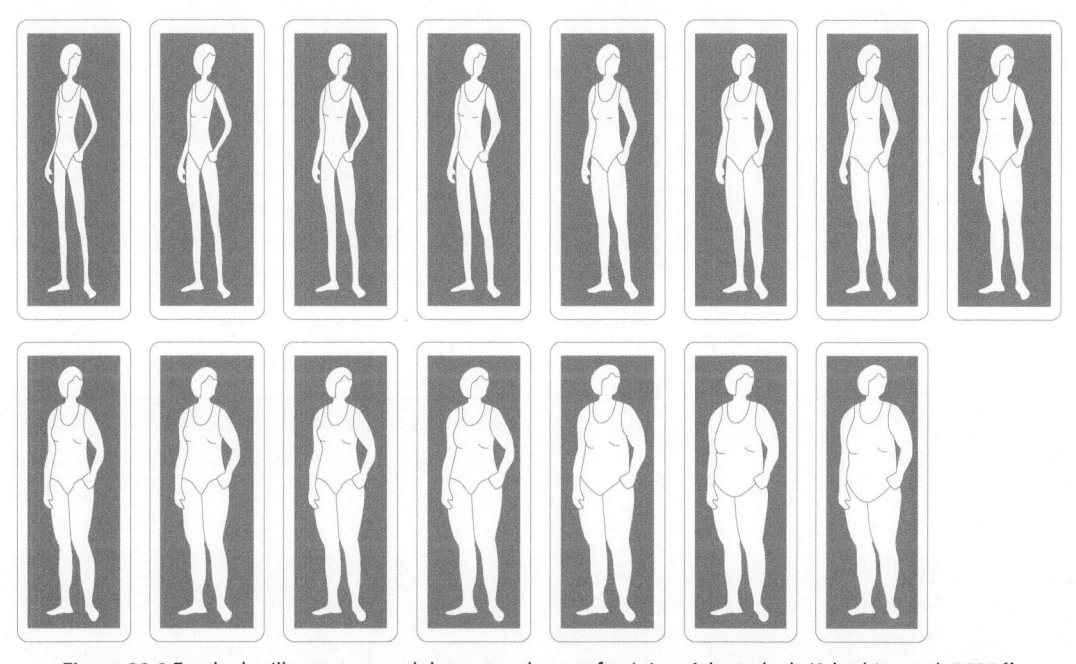

Figura 22.8 Escala de silhuetas para adolescentes do sexo feminino. Adaptada de Kakeshita *et al.*, 2009.[61]

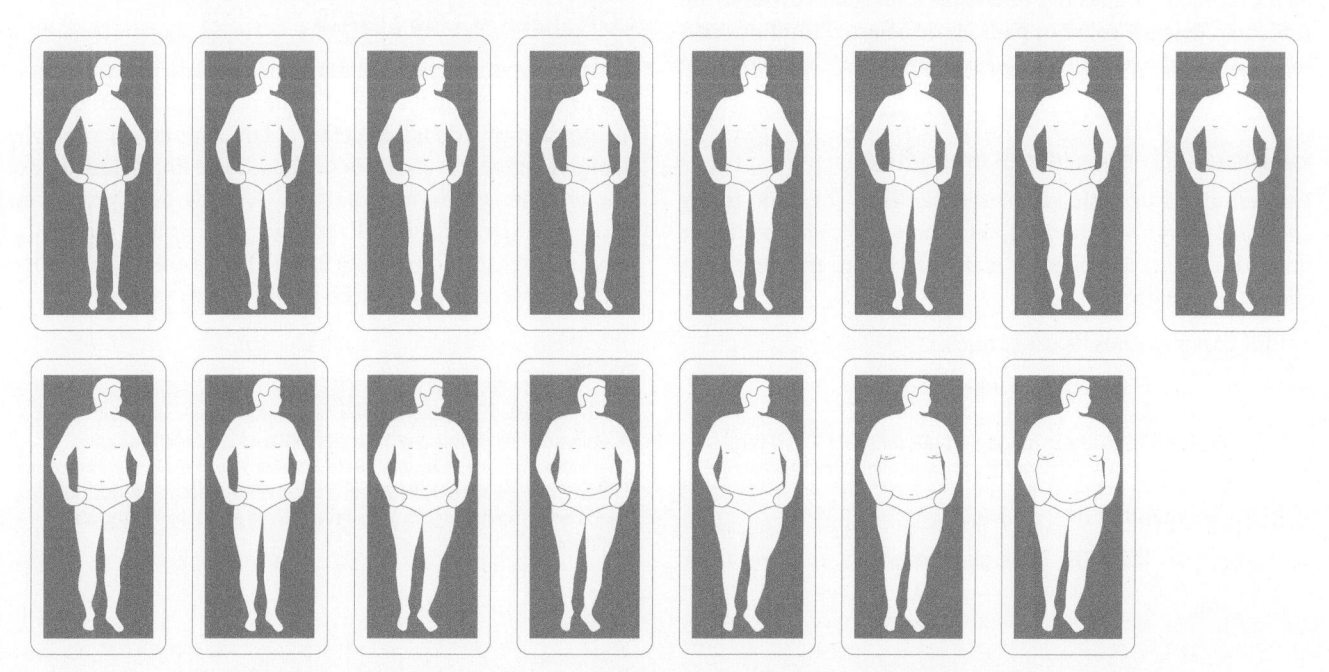

Figura 22.9 Escala de silhuetas para adolescentes do sexo masculino. Adaptada de Kakeshita *et al.*, 2009.[61]

Tabela 22.22 Valor médio e intervalos de IMC predeterminados na escala de silhuetas brasileiras relacionados com as Figuras 22.8 e 22.9.

Figura	IMC médio (kg/m²)	Intervalo de IMC (kg/m²): mín. – máx.
A	12,5	11,25 a 13,74
B	15	13,75 a 16,24
C	17,5	16,25 a 18,74
D	20	18,75 a 21,24
E	22,5	21,25 a 23,74
F	25	23,75 a 26,24
G	27,5	26,25 a 28,74
H	30	28,75 a 31,24
I	32,5	31,25 a 33,74
J	35	33,75 a 36,24
K	37,5	36,25 a 38,74
L	40	38,75 a 41,24
M	42,5	41,25 a 43,74
N	45	43,75 a 46,24
O	47,5	46,25 a 48,75

Fonte: Kakeshita *et al.*, 2009.[61]

pode fornecer detalhes importantes na tomada de decisão sobre a melhor conduta a ser seguida. Portanto, o atendimento ao adolescente requer flexibilidade e constante atualização por parte do profissional, que deve estar preparado para abordar dietas da moda e questões referentes à imagem corporal, assim como discutir sobre os padrões de beleza difundidos não só pelos pares, mas também pelas diferentes mídias, como as mídias sociais.[65]

Avaliação das necessidades energéticas

Para estimar a necessidade energética diária (EER, do inglês *estimated energy requirement*), diferentes equações podem ser utilizadas. As recomendações mais atuais e de referência para adolescentes eutróficos são[21]:

• EER para meninos de 9 a 18 anos:

$$EER = TEE + Energia\ de\ depósito$$

$$EER = 88,5 - (61,9 \times Idade\ [anos]) + NAF \times (26,7 \times Peso\ [kg]) + (903 \times Altura\ [m]) + 25\ [kcal/dia\ para\ energia\ de\ depósito])$$

• EER para meninas de 9 a 18 anos:

$$EER = TEE + Energia\ de\ depósito$$

$$EER = 135,3 - (30,8 \times Idade\ [anos]) + NAF \times (10 \times Peso\ [kg] + (934 \times Altura\ [m]) + 25\ [kcal/dia\ para\ energia\ de\ depósito])$$

Em que TEE: gasto total de energia (do inglês *total energy expended*); NAF: nível de atividade física.

Os coeficientes do nível de atividade física (NAF) para ambos os sexos estão descritos na Tabela 22.23.

Já em adolescentes com sobrepeso ou obesidade, a fórmula utilizada para o cálculo da TEE deve ser:

• TEE para meninos de 9 a 18 anos:

$$TEE = 114 - (50,9 \times Idade\ [anos]) + NAF \times (19,5 \times Peso\ [kg] + 1.161,4 \times Estatura\ [m])$$

• TEE para meninas de 9 a 18 anos:

$$TEE = 389 - (41,2 \times Idade\ [anos]) + NAF \times (15 \times Peso\ [kg] + 701,6 \times Estatura\ [m])$$

Ressalta-se que, em caso de sobrepeso e obesidade na adolescência, a conduta nutricional para manutenção ou perda de peso depende do estadiamento puberal, bem como da presença ou não de comorbidades, como visto anteriormente no item "Maturação sexual" e no fluxograma de atendimento de adolescentes com excesso de peso (ver Figura 22.4).

Tabela 22.23 Coeficiente do nível de atividade física.

Classificação	Sexo masculino	Sexo feminino
Sedentário	1	1
Leve	1,12	1,18
Moderado	1,24	1,35
Intenso	1,45	1,6

Adaptada de IOM, 2005.[21]

CONSIDERAÇÕES FINAIS

O atendimento nutricional deve ser realizado a partir de uma anamnese nutricional detalhada que proporcione um conhecimento da rotina do adolescente, assim como doenças prévias, hábitos alimentares e aversões, avaliação de sinais clínicos, exames bioquímicos e antropometria. Desse modo, o profissional será capaz de realizar o diagnóstico nutricional e a melhor conduta a ser seguida (Figura 22.10). Para a avaliação antropométrica, sugere-se a utilização de protocolos validados.

 Ponto-chave

• Para auxiliar na fixação da aplicabilidade de cada medida antropométrica, a Tabela 22.24 apresenta um roteiro sobre càda item da avaliação nutricional a ser investigado no atendimento aos adolescentes, com seus respectivos objetivo, método e diretrizes.

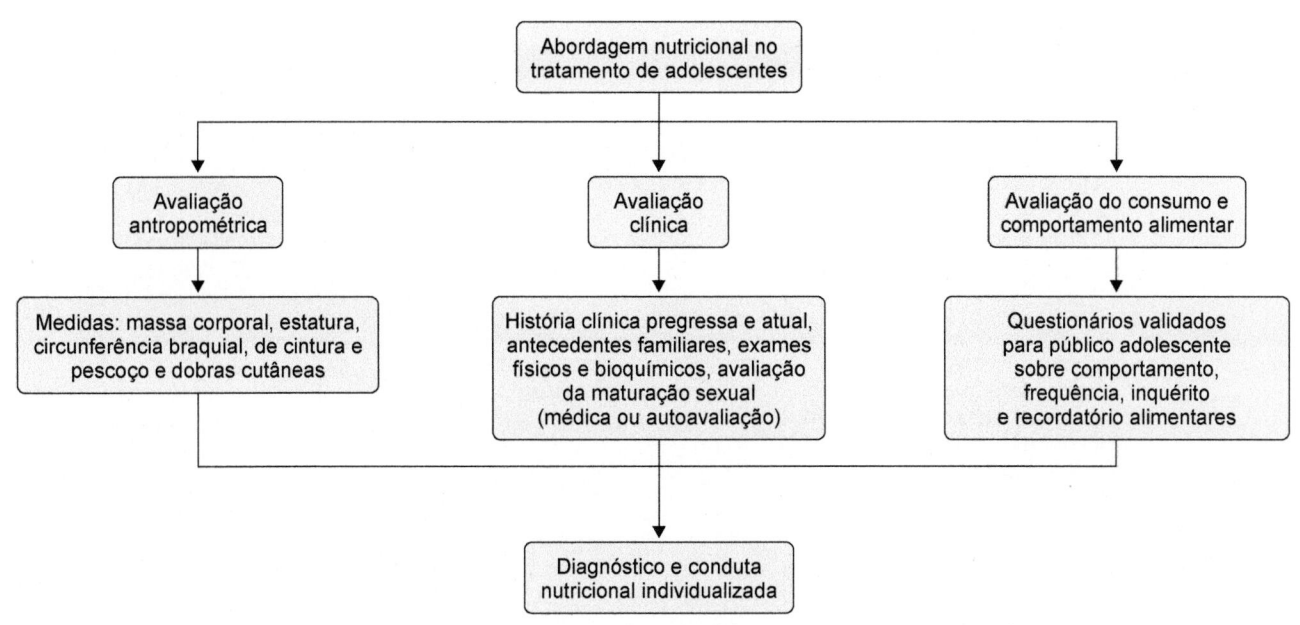

Figura 22.10 Roteiro de atendimento com a abordagem nutricional no tratamento de adolescentes.

Tabela 22.24 Roteiro sobre as medidas antropométricas na prática clínica no atendimento nutricional de adolescentes.

O que investigar	Por quê	Como	Diretrizes
Maturação sexual	Determina a conduta nutricional de acordo com diagnóstico do EN identificado pela avaliação antropométrica, bem como identificação de pontos de corte de algumas medidas (circunferência de cintura e pescoço de determinadas diretrizes)	Avaliação médica ou autoavaliação pela escala de Tanner	• Tanner, 1962[17] • Chipkevitch, 1995[19] (escala de Tanner em modelo fotográfico brasileiro)
Estatura/idade	Reflete o comportamento da aquisição de estatura em relação ao esperado para sua idade É um importante indicador do comportamento de crescimento linear	Avaliação realizada pela mensuração de estatura	Curva de crescimento de estatura/idade em adolescentes (10 a 19 anos de idade) da OMS, 2007[29]
IMC/idade	Reflete melhor as mudanças corporais. Orienta-se utilizar esta medida associada às dobras cutâneas para distinguir se o IMC elevado ocorreu por excesso de gordura corporal ou por musculatura desenvolvida	Avaliação realizada pela mensuração de peso e estatura, posterior cálculo do IMC	Curva de crescimento de IMC/idade em adolescentes (10 a 19 anos de idade) da OMS, 2007[29]
Dobras cutâneas	Avalia a quantidade de gordura corporal (tecido adiposo subcutâneo)	Aferição deve ser realizada utilizando o adipômetro devidamente calibrado, de acordo com as técnicas padronizadas para cada medida específica	Frisancho, 1990[30]
Percentual de gordura	Avalia a proporção de gordura corporal	Impedância elétrica Pletismografia DEXA Pesagem hidrostática Estimativa por somatória das dobras cutâneas	• Slaughter *et al.*, 1988[46]: fórmula para estimar o percentual de gordura corporal por somatória das dobras tricipital e subescapular em crianças e adolescentes • Lohamn, 1987[47]: pontos de corte para avaliar o percentual de gordura corporal em adolescentes • Cintra *et al.*, 2013[15]: pontos de corte do percentual de gordura corporal em adolescentes brasileiros, de acordo com sexo e maturação sexual

(continua)

Tabela 22.24 (*Continuaçao*) Roteiro sobre as medidas antropométricas na prática clínica no atendimento nutricional de adolescentes.

O que investigar	Por quê	Como	Diretrizes
Circunferência de cintura	Constitui um dos indicadores de diagnóstico de adiposidade central, componente da síndrome metabólica. Determinadas diretrizes utilizam determinado ponto de corte associado à dislipidemia, hipertensão arterial e resistência insulínica	Aferição feita com a fita inelástica de acordo com as orientações (métodos) específicas da diretriz, referência escolhida	• Freedman *et al.*, 1999[32]: associação com resistência à insulina e dislipidemias. • Taylor *et al.*, 2000[33]: obesidade central • Jolliffe e Jansen, 2007[34]: componente da síndrome metabólica • Ferreti *et al.*, 2015[16]: indicador de sobrepeso e obesidade em adolescentes brasileiros, de acordo com sexo e estadiamento puberal
Circunferência de pescoço	Apresenta associação com excesso de peso (sobrepeso e obesidade) e adiposidade central, relação com apneia obstrutiva do sono, diabetes e hipertensão; preditor de resistência à insulina e componentes da síndrome metabólica	Aferição deve ser realizada com a fita inelástica posicionada na altura média do pescoço	• Nafiu *et al.*, 2010[43]: triagem de sobrepeso e obesidade • Hatipoglu *et al.*, 2010[42]: indicador de excesso de peso, pontos de corte de acordo com sexo e estadiamento puberal • Lou *et al.*, 2012[44]: pontos de corte em crianças e adolescentes (7 a 12 anos) da etnia Han • Silva *et al.*, 2014[36]: indicador antropométrico para predição de resistência à insulina e componentes da síndrome metabólica em adolescentes brasileiros de acordo com sexo e estadiamento puberal • Ferreti *et al.*, 2015[16]: indicador de sobrepeso e obesidade em adolescentes brasileiros, de acordo com sexo e estadiamento puberal
Cintura/estatura	Discriminar o risco cardiovascular em adolescentes	Deve-se dividir a circunferência da cintura pela estatura obtida	• Kelishadi *et al.*, 2007[51], Maffeis *et al.*, 2008[52] e Pereira *et al.*, 2011[54]: identificador de risco cardiometabólico • Beck *et al.*, 2011[53]: preditor de alterações lipídicas

REFERÊNCIAS BIBLIOGRÁFICAS

1. World Health Organization (WHO). Young people's health – a challenge for society. Report of a WHO Study Group on Young People and Health for All. Technical Report Series 731. Geneva: WHO, 1986.
2. Brasil. Ministério da Justiça. Lei nº 8.069, de 13 de Julho de 1990. Estatuto da Criança e do Adolescente. Brasília: Ministério da Justiça, 1990.
3. Grumbach MM, Styne DM. Puberty: ontogeny, neuroendocrinology, physiology, and disorders. In: Wilson JD, Foster DW. Williams textbook of endocrinology. 9. ed. Philadelphia: W. B. Saunders, 1998. p.1509-14.
4. Coutinho MFG, Freitas ICF. Crescimento e puberdade. In: Tratado de Pediatria da Sociedade Brasileira de Pediatria. 2. ed. Barueri: Manole, 2010.
5. Eisenstein E, Coelho, K. Crescimento e desenvolvimento. In: Brasil. Ministério da Saúde. Saúde do adolescente: competências e habilidades, 2008.
6. Engeli S, Bohnke J, Feldpausch M, Gorzelniak K, Heintze U, Janke J *et al.* Regulation of 11beta-HSD genes in human adipose tissue: influence of central obesity and weight loss. Obes Res 2004;12(1):9-17.
7. Lordello RA, Mancini MC, Cercato C, Halpern A. Eixos hormonais na obesidade: causa ou efeito? Arq Bras Endocrinol Metab 2007;51/1:34-41.
8. Barker DJ. The origins of the developmental origins theory. Journal of Internal Medicine 2007;261(5):412-7.
9. Brasil/IBGE. Pesquisa nacional de saúde do escolar: 2015/IBGE. Coordenação de População e Indicadores Sociais. Rio de Janeiro: IBGE, 2016. 132p.
10. Louzada MLDC, Martins APB, Canella DS, Baraldi LG, Levy RB, Claro RM *et al.* Ultra-processed foods and the nutritional dietary profile in Brazil. Rev Saúde Pública 2015;49:38.
11. Heinzelmann FL, Romani PF, Lessa ADS, Silva MSD, Strey MN. A tirania da moda sobre o corpo: submissão *versus* subversão feminina. Revista Subjetividades 2014;14(2):297-305.
12. Alvarenga M, Koritar P. Atitude e comportamento alimentar: determinantes de escolhas e consumo. In: Alvarenga M, Figueiredo M, Timerman F, Antonaccio C (orgs.). Nutrição comportamental. Barueri: Manole, 2015. p.23-49.
13. Freiber CK, Rossi L, Caramico DCO. Antropometria e composição corporal. In: Avaliação nutricional: novas perspectivas. 2. ed. Rio de Janeiro: Guanabara Koogan, 2015. p.77-96.
14. Chipkevitch E. Avaliação clínica da maturação sexual na adolescência. J Pediatr 2001;77(Supl.2):S135-S142.
15. Cintra I de P, Ferrari GL, Soares AC, Passos MA, Fisberg M, Vitalle MS. Body fat percentiles of Brazilian adolescents according to age and sexual maturation: a cross-sectional study. BMC Pediatr 2013;13:96.
16. Ferretti R de L, Cintra I de P, Passos MA, de Moraes Ferrari GL, Fisberg M. Elevated neck circumference and associated factors in adolescents. BMC Public Health 2015;15:208.
17. Tanner JM. Growth at adolescence. Oxford: Blackwell, 1962.
18. van Weringen JC, Waffelbakker F, Verbrugge HP. Growth diagrams 1965. Leiden: Netherland Institute for Preventive Medicine, 1971.
19. Chipkevitch E. Puberdade e adolescência: aspectos biológicos, clínicos e psicossociais. São Paulo: Roca, 1995.
20. Brasil. Ministério da Saúde. Secretaria de Atenção à Saúde. Departamento de Atenção Básica. Estratégias para o cuidado da pessoa com doença crônica. Obesidade. Cadernos de Atenção Básica, n. 38. Brasília, 2014.

21. Institute of Medicine (IOM). Dietary references intakes for energy, carbohydrate, fiber, fat, acids, cholesterol, protein and amino acids. Washington: National Academy Press, 2005.

22. Brasil. Ministério da Saúde. Secretaria de Atenção à Saúde. Departamento de Atenção Básica. Orientações para a coleta e análise de dados antropométricos em serviços de saúde: Norma Técnica do Sistema de Vigilância Alimentar e Nutricional – SISVAN. Brasília: Ministério da Saúde, 2011. 76p.

23. Sociedade Brasileira de Pediatria (SBP). Avaliação nutricional da criança e do adolescente – Manual de Orientação/Sociedade Brasileira de Pediatria. Departamento de Nutrologia. São Paulo: SBP, 2009. p.112.

24. Lohman TG, Roch AF, Martorell R. Anthropometric standardization reference manual. Illinois: Human Kinetics Books, 1988. p.177.

25. Stevenson RD. Use of segmental measures to estimate stature in children with cerebral palsy. Arch Pediatr Adolesc Med 1995;149:658-62.

26. Chumlea WMC, Guo SS, Steinbaugh ML. Prediction of stature from knee height for black and white adults and children with application to mobility impaired or handicapped persons. J Am Diet Assoc 1994;94(12):1385-8.

27. Gomes FS, Anjos LA, Vasconcellos MTL. Antropometria como ferramenta de avaliação do estado nutricional coletivo de adolescentes. Rev Nutr 2010;23(4):591-605.

28. Brasil. Ministério do Planejamento, Orçamento e Gestão Instituto Brasileiro de Geografia e Estatística – IBGE. Diretoria de Pesquisas Coordenação de Trabalho e Rendimento Pesquisa Nacional de Saúde 2013. Manual de Antropometria. Elaborado pela equipe do Laboratório de Avaliação Nutricional de Populações – LANPOP. Rio de Janeiro: IBGE, 2013.

29. World Health Organization (WHO); Onis M, Onyango AW, Borghi E, Siyam A, Nishida C et al. Development of a WHO growth reference for school-aged children and adolescents. Bull World Health Organ 2007;85(9):660-7.

30. Frisancho AR. Anthropometric standards for the assessment of growth and nutritional status. Ann Arbor: University of Michogan Press, 1990.

31. Frisancho AR. New norms of upper limb fat and muscle areas for assessment of nutritional status. Am J Clin Nutr 1981;34:2540-5.

32. Vasques AC, Rosado L, Rosado G, Ribeiro RC, Franceschini S, Gelonczc B. Anthropometric indicators of insulin resistance. Arq Bras Cardiol 2010;95(1):e14-e23.

33. Freedman DS, Serdula MK, Srinivasan SR, Berenson GS. Relation of circumferences and skinfold thicknesses to lipid and insulin concentrations in children and adolescents: the Bogalusa Heart Study. Am J Clin Nutr.1999;69:308-17.

34. Taylor RW, Jones IE, Williams SM, Goulding A. Evaluation of waist circumference, waist-to-hip ratio, and the conicity index as screening tools for high trunk fat mass, as measured by dual energy X-ray absorptiometry, in children aged 3-19 y. Am J Clin Nutr 2000;72:490-5.

35. Jolliffe J, Janssen I. Development of age-specific adolescent metabolic syndrome criteria that are linked to the Adult Treatment Panel III and International Diabetes Federation Criteria. J Am Coll Cardiol 2007;49(8):891-8.

36. Silva CDC, Zambom MP, Vasques ACJ, Rodrigues AMB, Camilo DF, Antonio MARGM et al. Neck circumference as a new anthropometric indicator for prediction of insulin resistance and components of metabolic syndrome in adolescents: Brazilian Metabolic Syndrome Study. Rev Paul Pediatr 2014;32(2):221-9.

37. Onat A, Hergenç G, Yüksel H, Can G, Ayhan E, Kaya Z et al. Neck circumference as a measure of central obesity: associations with metabolic syndrome and obstructive sleep apnea syndrome beyond waist circumference. Clin Nutr 2009;28(1):46-51.

38. Vallianou NG, Evangelopoulos AA, Bountziouka V, Vogiatzakis ED, Bonou MS, Barbetseas J et al. Neck circumference is correlated with triglycerides and inversely related with HDL cholesterol beyond BMI and waist circumference. Diabetes Metab Res Rev 2013;29(1):90-7.

39. Yan Q, Sun D, Li X, Zheng Q, Li L, Gu C et al. Neck circumference is a valuable tool for identifying metabolic syndrome and obesity in Chinese elder subjects: a community-based study. Diabetes Metab Res Rev 2014;30(1):69-76.

40. Yang GR, Yuan SY, Fu HJ, Wan G, Zhu LX, Bu XL et al.. Neck circumference positively related with central obesity, overweight, and metabolic syndrome in Chinese subjects with type 2 diabetes: Beijing Community Diabetes Study 4. Diabetes Care 2010;33(11):2465-7.

41. Canoy D. Distribution of body fat and risk of coronary heart disease in men and women. Curr Opin Cardiol 2008;23(6):591-8.

42. Hatipoglu N, Mazicioglu MM, Kurtoglu S, Kendirci M. Neck circumference: an additional tool of screening overweight and obesity in childhood. Eur J Pediatr 2010;169(6):733-9.

43. Nafiu OO, Burke C, Lee J, Voepel-Lewis T, Malviya S, Tremper KK. Neck circumference as a screening measure for identifying children with high body mass index. Pediatrics 2010;126(2):e306-10.

44. Lou DH, Yin FZ, Wang R, Ma CM, Liu XL, Lu Q. Neck circumference is an accurate and simple index for evaluating overweight and obesity in Han children. Ann Hum Biol 2012;39(2):161-5.

45. Harrison GG, Buskirk ER, Carter JEL, Johnston FE, Lohman TG, Pollock ML et al. Skinfold thicknesses and measurement technique. In: Lohman TG, Roche AF, Martorell R (eds.). Anthropometric standardization reference manual. Champaign: Human Kinetics, 1988. p.55-70.

46. Slaughter MH, Lohman TG, Boileau RA, Horswill CA, Stillman RJ, Van Loan MD et al. Skinfold equations for estimation of body fatness in children and youth. Hum Biol 1988;60(5):709-23.

47. Lohman TG. The use of skinfold to estimate body fatness on children and youth. J Phys Educ 1987;58(9):98-103.

48. Ashwell M, Hsieh SD. Six reasons why the waist-to-height ratio is a rapid and effective global indicator for health risks of obesity and how its use could simplify the international public health message on obesity. Int J Food Sci Nutr 2005;56(5):303-7.

49. Madruga JG, Moraes Silva F, Scherer Adami F. Positive association between waist-to-height ratio and hypertension in adolescents. Rev Port Cardiol 2016;35(9):479-84.

50. Pelegrini A, Silva DA, Silva JM, Grigollo L, Petroski EL. Anthropometric indicators of obesity in the prediction of high body fat in adolescents. Rev Paul Pediatr 2015;33(1):56-62.

51. Kelishadi R, Ardalan G, Adeli K, Motaghian M, Majdzadeh R, Mahmood-Arabi MS et al. Factor analysis of cardiovascular risk clustering in pediatric metabolic syndrome: CASPIAN study. Ann Nutr Metab 2007;51(3):208-15.

52. Maffeis C, Banzato C, Talamini G, Obesity Study Group of the Italian Society of Pediatric Endocrinology and Diabetology. Waist-to-height ratio, a useful index to identify high metabolic risk in overweight children. J Pediatr 2008;152(2):207-13.

53. Beck CC, Lopes A da S, Pitanga FJ. Anthropometric indicators as predictors of high blood pressure in adolescents. Arq Bras Cardiol 2011;96(2):126-33.

54. Pereira PF, Serrano HM, Carvalho GQ, Lamounier JA, Peluzio MC, Franceschini SC et al. Body fat location and cardiovascular disease risk factors in overweight female adolescents and eutrophic female adolescents with a high percentage of body fat. Cardiol Young 2012;22(2):162-9.

55. Valdez R. A simple model-based index of abdominal adiposity. J Clin Epidemiol 1991;44(9):955-6.

56. Mintz SW. Comida. Antropologia: uma breve revisão. Rev Bras Ci Soc 2001;16(47).

57. Brasil. Ministério da Saúde. Secretaria de Atenção à Saúde. Departamento de Atenção Básica. Guia alimentar para a população brasileira. 2. ed. Brasília : Ministério da Saúde, 2014.

58. Fisberg RM, Marchioni DM, Colucci AC. Assessment of food consumption and nutrient intake in clinical practice. Arq Bras Endocrinol Metabol 2009;53(5):617-24.

59. Silva PSM, Viana MN, Carneiro SNV. O desenvolvimento da adolescência na teoria de Piaget. Psicologia 2011;1-12.

60. Kakeshita IS, Laus MF, Almeida SS. Living well but looking good: a modern health dichotomy: a brief overview on women's body image. Rev Educ Fis Rio Claro 2013;19(3):558-64.

61. Kakeshita IS, Silva, AIP, Zanatta DP, Almeida SS. Construção e fidedignidade teste-reteste de escalas de silhuetas brasileiras para adultos e crianças. Psic: Teor e Pesq 2009;25(2):263-70.

62. Laus MF; Almeida SS, Murarole MB, BRAGA-COSTA TM. Estudo de validação e fidedignidade de escalas de silhuetas brasileiras em adolescentes. Psic: Teor e Pesq 2013;29(4):403-9.

63. Fortes LS, Leonardo de Sousa Fortes, Meireles JFF, Neves CM, Almeida SS. Autoestima, insatisfação corporal e internalização do ideal de magreza influenciam os comportamentos de risco para transtornos alimentares? Rev Nutr 2015;28(3):253-64.

64. Fortes LS, Morgado FFR, Ferreira MEC. Fatores associados ao comportamento alimentar inadequado em adolescentes escolares. Rev Psiquiatr Clín 2013;40(2):59-64.

65. Lira AG, Ganen AP, Lodi AS, Alvarenga MS. Uso de redes sociais, influência da mídia e insatisfação com a imagem corporal de adolescentes brasileiras. J Bras Psiquiatr [online] 2017;66(3):164-71.

ANEXO

Estatura por idade – meninos

Dos 5 aos 19 anos (escore-Z)

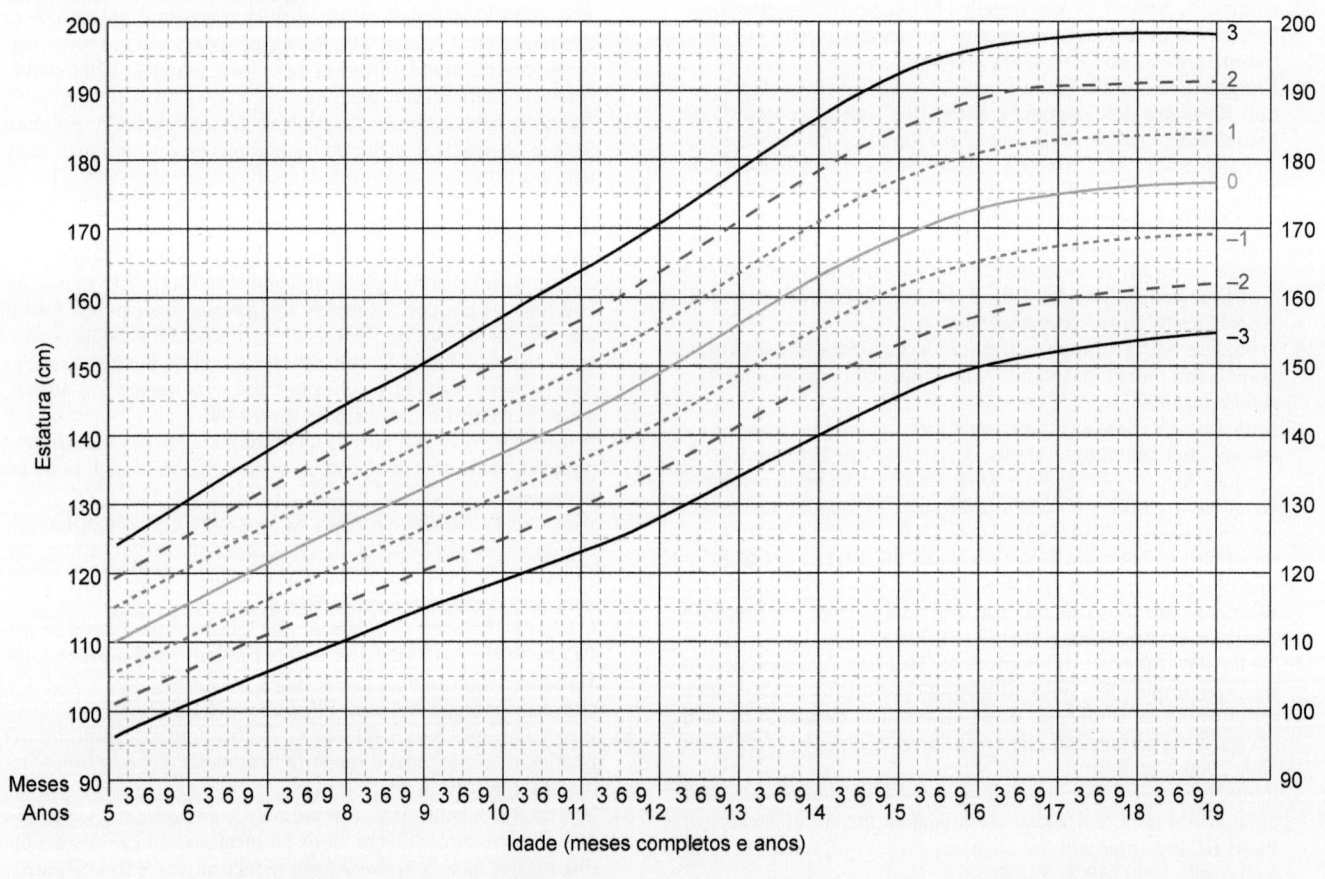

Figura 1 Gráfico da curva de crescimento do índice E/I em escore-Z de 5 a 19 anos de idade, meninos.

IMC por idade – meninos

Dos 5 aos 19 anos (escore-Z)

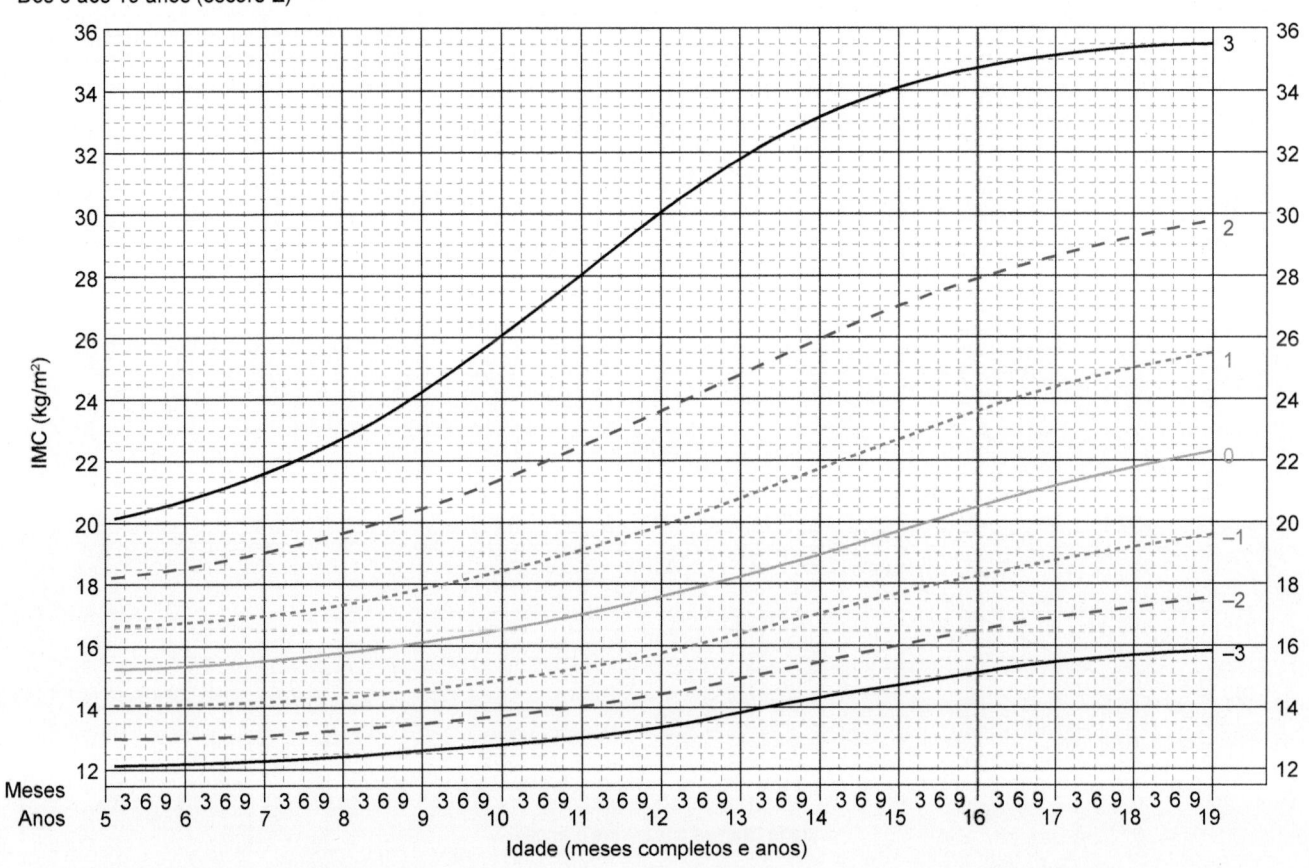

Figura 2 Gráfico da curva de crescimento do índice IMC/I em escore-Z de 5 a 19 anos de idade, meninos.

Estatura por idade – meninas

Dos 5 aos 19 anos (escore-Z)

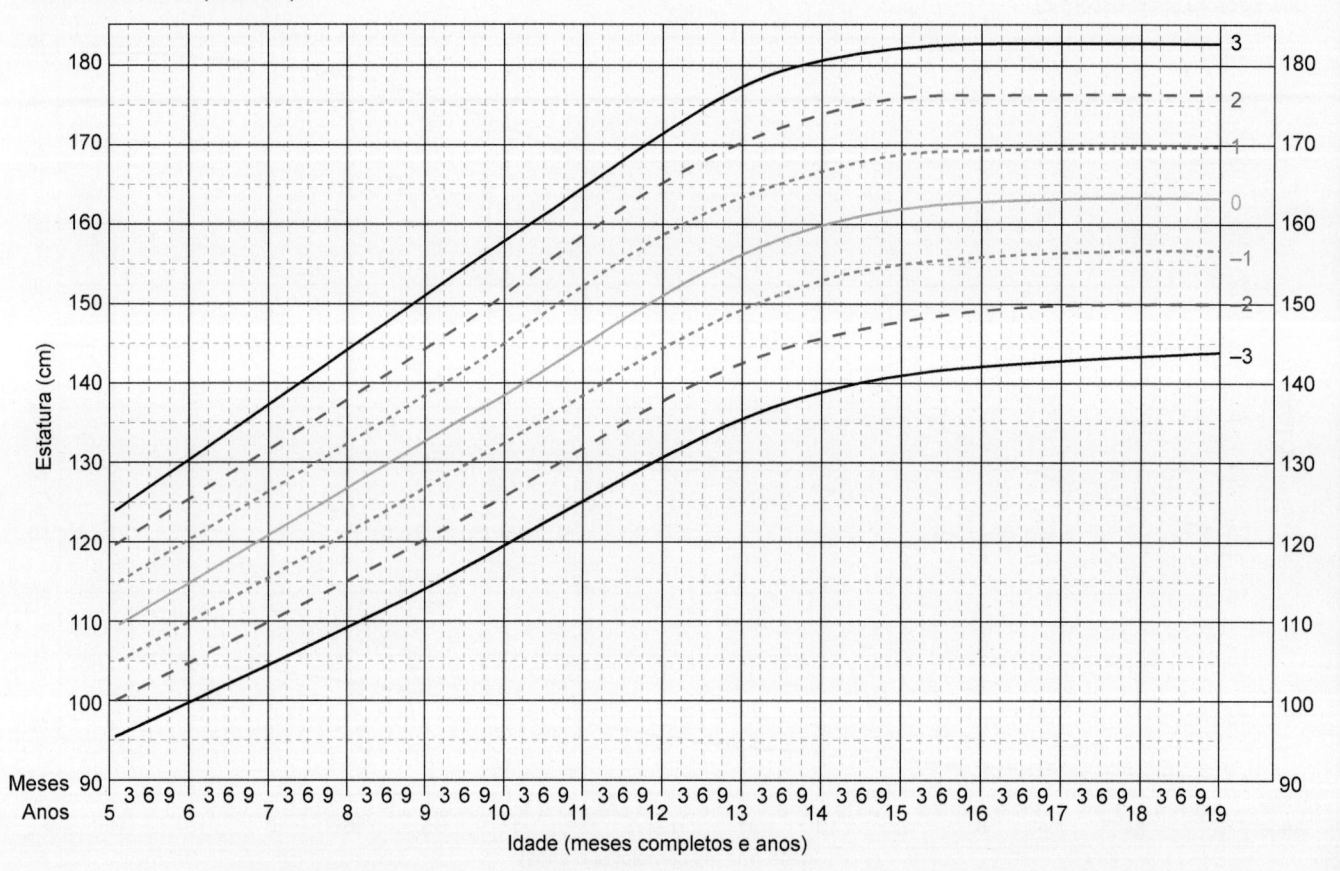

Figura 3 Gráfico da curva de crescimento do índice E/I em escore-Z de 5 a 19 anos de idade, meninas.

IMC por idade – meninas

Dos 5 aos 19 anos (escore-Z)

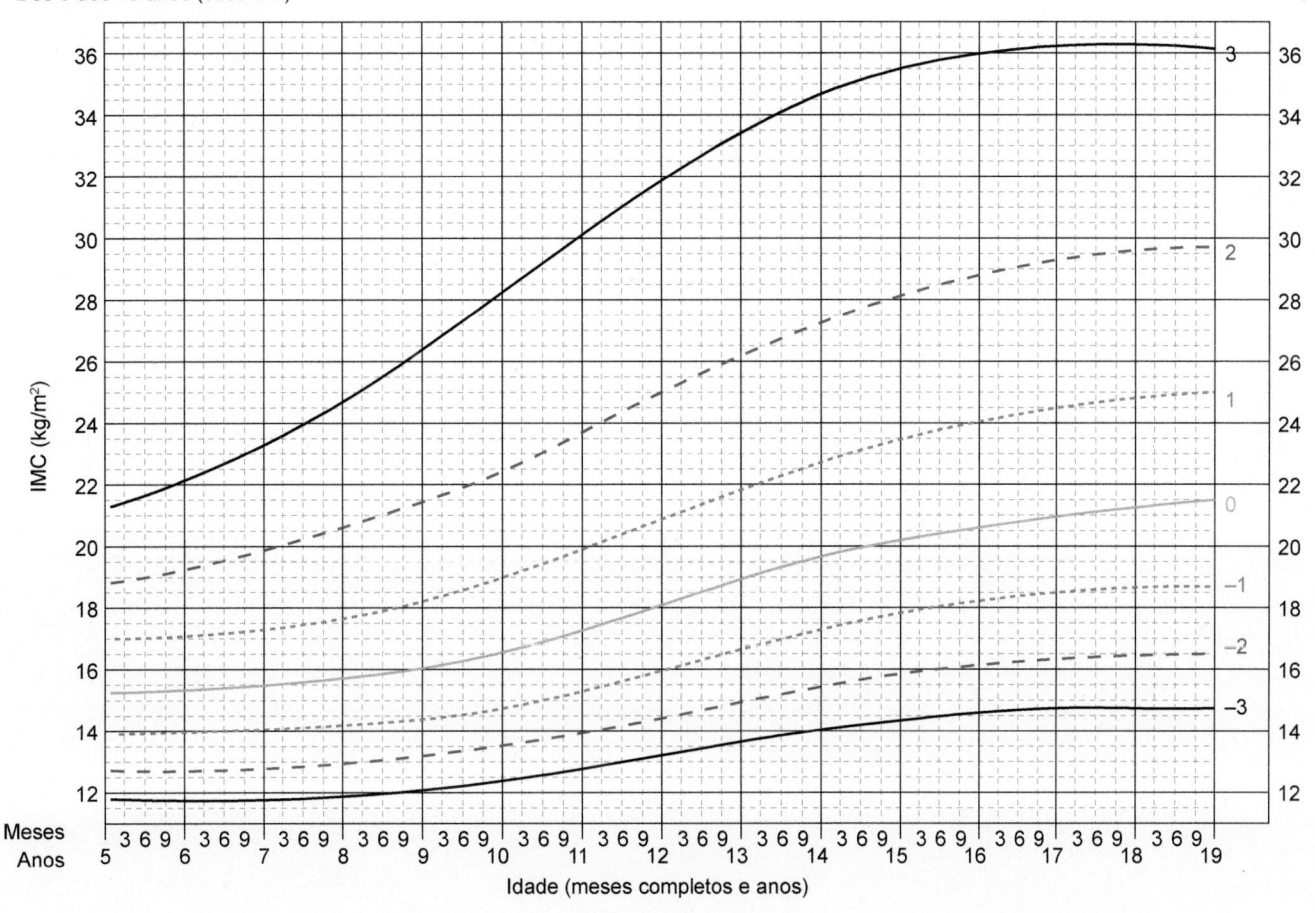

Figura 4 Gráfico da curva de crescimento do índice IMC/I em escore-Z de 5 a 19 anos de idade, meninas.

23 Avaliação do Estado Nutricional de Adultos

Sandra Maria Lima Ribeiro | *Camila Maria de Melo* |
Marcus Vinicius Lucio dos Santos Quaresma

INTRODUÇÃO

A fase adulta é caracterizada por uma estabilidade física, sendo que um indivíduo adulto já ultrapassou a fase de crescimento e de maturação sexual. Em crianças e adolescentes, o consumo inadequado de nutrientes pode ter consequências como a interrupção do crescimento e da maturação sexual, de modo a não garantir as funções vitais. Assim, na avaliação nutricional desses grupos, esses indicadores (crescimento ou avaliação da maturação sexual) são bastante utilizados. A avaliação do estado nutricional do adulto se baseia na análise de depleções e excessos nutricionais e, em ambos os casos, avaliações do consumo alimentar e a distribuição dos diferentes tecidos corporais (massa magra e massa gorda) são fortes indicadores do estado nutricional.

Assim, é possível esquematizar as três situações que podem ocorrer na avaliação do estado nutricional do adulto, como apresentado na Figura 23.1.

Este capítulo visa a discutir a avaliação nutricional do indivíduo adulto saudável (não doente). É importante ressaltar que grande parte das técnicas utilizadas para a avaliação, relacionadas com todos os métodos (antropométricos, dietéticos ou bioquímicos), é discutida em diferentes capítulos deste livro. Portanto, pretende-se apenas discutir os pontos associados às técnicas mais apropriadas, aos critérios de classificação e aos padrões de referência para a população adulta.

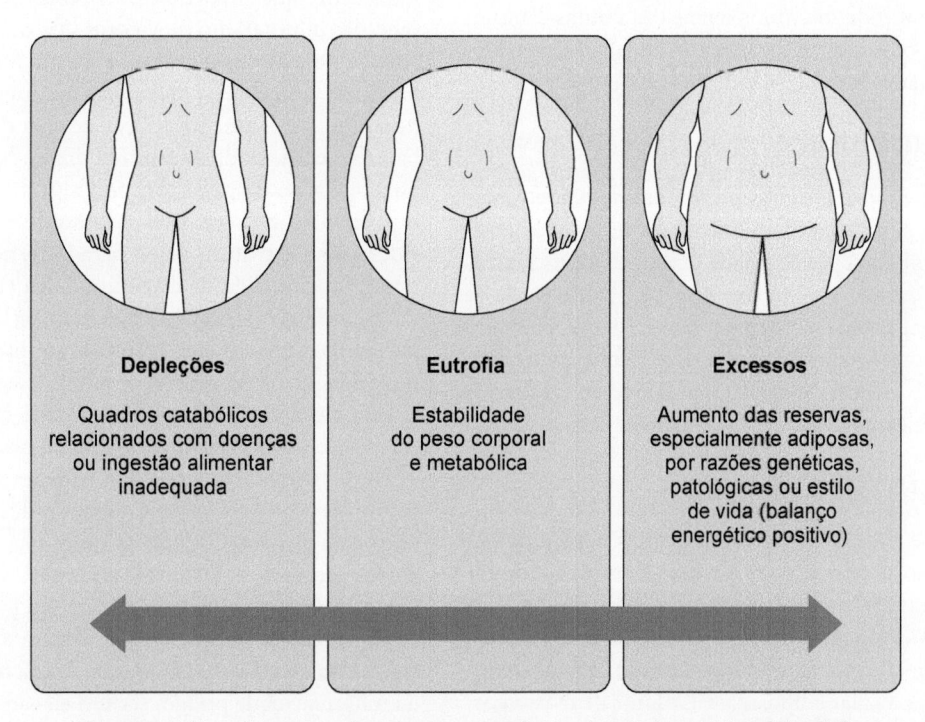

Depleções

Quadros catabólicos relacionados com doenças ou ingestão alimentar inadequada

Eutrofia

Estabilidade do peso corporal e metabólica

Excessos

Aumento das reservas, especialmente adiposas, por razões genéticas, patológicas ou estilo de vida (balanço energético positivo)

Figura 23.1 Situações que podem ocorrer na avaliação do estado nutricional do adulto.

AVALIAÇÃO DO CONSUMO ALIMENTAR

É fundamental para a análise do estado nutricional e o planejamento da intervenção nutricional. A escolha da técnica avaliatória do consumo alimentar deve ser feita em relação ao objetivo da investigação. A avaliação pode ter metas qualitativas, quantitativas ou semiquantitativas.

No adulto, a avaliação do balanço energético (equilíbrio entre o consumo e o gasto de energia) torna-se importante para analisar as razões dos excessos ou depleções da massa corporal. Quando se deseja investigar com maior fidedignidade o balanço energético, o ideal é lançar mão de técnicas quantitativas como os diários alimentares ou os recordatórios de 24 h (R24h), atentando-se às dificuldades desse tipo de investigação. Quando se tratar principalmente de indivíduos obesos, deve-se considerar que esse grupo populacional tende a subestimar o consumo alimentar[1,2] e superestimar o gasto de energia[3], o que pode prejudicar a análise e a interpretação dos dados. Assim, a escolha de estratégias de treinamento e conscientização dos avaliados parece colaborar para a minimização dessas questões.[4]

No que diz respeito às interpretações qualitativas ou semiquantitativas, nos últimos anos, muito se tem investigado sobre a aplicabilidade dos questionários de frequência alimentar (QFA), dada sua praticidade e menor comprometimento de memória ou de aspectos de subestimativa. Além disso, dependendo do objetivo da avaliação nutricional, esse tipo de instrumento possibilita que seja investigada a ingestão específica de nutrientes relacionados a doenças ou deficiências nutricionais. Assim, de modo geral, o objetivo de avaliar o consumo alimentar é que, a partir disso, podem-se identificar inadequações no consumo de macronutrientes (carboidrato, lipídio e proteína), bem como de micronutrientes (vitaminas e minerais) para que se possa intervir de maneira adequada, considerando as necessidades nutricionais de cada indivíduo.

AVALIAÇÃO BIOQUÍMICA

Como em qualquer outro grupo populacional, a grande vantagem da avaliação por dados bioquímicos diz respeito à sensibilidade dos métodos e à possibilidade de detectar deficiências em seus estágios iniciais. Assim, esse tipo de método torna-se coadjuvante na realização do diagnóstico nutricional, de modo que, aliado aos outros métodos, pode-se inferir com mais precisão o quadro atual do indivíduo, podendo-se realizar as adequações nutricionais necessárias de maneira mais assertiva.

AVALIAÇÃO ANTROPOMÉTRICA

Sem dúvida, ao se comparar diferentes grupos populacionais quanto à avaliação nutricional, as técnicas e os meios de interpretação das variáveis antropométricas são os que mais se diferenciam dos demais grupos etários. No indivíduo adulto, considerando que o crescimento já foi cessado, o foco da investigação deve ser avaliar adiposidade (volume de massa gorda) e muscularidade (volume de massa muscular).[5]

Quanto à adiposidade, fica cada vez mais clara a necessidade de se avaliar não somente a quantidade de gordura corporal, mas também como essa gordura se distribui no corpo (subcutânea ou visceral). Assim, a seguir são discutidas as principais medidas, índices, relações e fórmulas utilizadas na avaliação nutricional do indivíduo adulto, com suas técnicas, vantagens e limitações. As medidas mais comumente utilizadas são: massa corporal total (peso), estatura ou comprimento, circunferências e dobras cutâneas, estas duas últimas com todas as suas respectivas relações e adequações.

Peso, estatura e adequações

Para aferição do peso corporal em adultos, utilizam-se balanças do tipo plataforma com divisões de, no mínimo, 100 g. A estatura é a medida do indivíduo na posição em pé, encostado em um antropômetro vertical. As medidas devem ser realizadas com os indivíduos descalços e usando roupas leves. Para medida da estatura, o avaliado é posicionado de costas para o medidor da balança, descalço, com o mínimo possível de roupas, no centro do equipamento, ereto, com os pés juntos e os braços estendidos ao longo do corpo. Deve ficar nessa posição até que se complete a aferição.[6]

Por muitos anos, tabelas ou valores considerados para o "peso ideal" foram adotados como metas exatas para todos os indivíduos. Entretanto, existem muitas características individuais, genéticas, metabólicas ou mesmo psicológicas que tornam impossível estabelecer um padrão universal de peso. Tendo como exemplo o problema da obesidade, é comum a utilização de termos como "peso teórico" como um simples parâmetro a ser observado, ou ainda considerar o peso habitual do avaliado aquele peso em que ele se sinta confortável e saudável.

Nesse contexto, outra discussão que por muito tempo permaneceu, e que ainda hoje causa controvérsias, é a escolha das medidas ou intervalo de valores que determinariam um peso teórico ou peso adequado. Existe na literatura uma série de fórmulas utilizadas por muitos autores, como as equações de Lorentz e Ansel Keys.[7] Na década de 1980, uma medida bastante comentada e utilizada dizia respeito à determinação da adequação de peso corporal a partir da compleição óssea ou compleição física. Essa relação de medidas leva em consideração a estrutura óssea para determinar a adequação do peso.[8] Essa medida da estrutura óssea era realizada por meio da medida da largura do cotovelo ou da circunferência do punho. Posteriormente, tabelas eram utilizadas para checar o peso adequado de acordo com tais medidas. Contudo, essas tabelas caíram em desuso em virtude das dificuldades de se estabelecer uma única medida como peso ideal.

Dessa maneira, como já amplamente divulgado, o índice de massa corporal (IMC) passou a ser uma medida relativamente adequada para se discutir adiposidade, por seu alto nível de correlação com a gordura corporal. Contudo, cabe ressaltar que o IMC não é um bom parâmetro para analisar a muscularidade, haja vista que ele não separa a massa corporal total em massa gorda e massa magra. Logo, indivíduos com elevada muscularidade podem ter um elevado IMC e, obviamente, não serem classificados como sobrepeso ou obesidade.

Considerando que a principal utilidade do IMC está em predizer adiposidade e, consequentemente, as doenças a ela associadas, a OMS, em seu informe técnico de 2000,[9] propôs o critério de classificação para adultos demonstrado na Tabela 23.1, paralelamente à classificação de risco. A faixa de peso adequado proposta pela OMS pode ser utilizada como alvo terapêutico nos tratamentos para excesso de peso e obesidade.

Avaliação da distribuição da gordura corporal | Gordura visceral

Desde a década de 1940, Vague[10] já discutia que a obesidade não era uma condição em que a gordura corporal era homogeneamente distribuída, e que a gordura concentrada na região abdominal estava mais estritamente relacionada a doenças crônicas como resistência à insulina, diabetes melito do tipo II, dislipidemias e hipertensão arterial sistêmica (HAS). Na época, o autor denominou esse tipo de distribuição de gordura de modelo "androide", enquanto a distribuição mais concentrada na região dos quadris era chamada ginoide (ou ginecoide). No entanto, nessa época, alguns autores já descreviam que nem toda gordura localizada na região abdominal compõe a gordura visceral, e que a gordura abdominal total é composta por tipos distintos de gordura: subcutânea e visceral.

Atualmente, sabe-se que a gordura na região abdominal – tanto subcutânea, mas especialmente a visceral – apresenta características mais aterogênicas e contribui com maior risco para desenvolvimento de resistência à insulina, diabetes melito, hipertensão arterial e dislipidemias.[11]

O acúmulo de gordura visceral está relacionado com a maior expressão de fatores inflamatórios (adipocinas), distúrbios no metabolismo de lipídios incluindo a atividade da lipoproteína lipase, o que resulta em maior incidência de doenças cardiovasculares.[12-14] É importante ressaltar que essas diferenciações dos tipos de gordura localizados na região abdominal só podem ser observadas a partir de diagnósticos por imagem, como tomografia computadorizada (TC), ultrassonografia ou ressonância magnética (RM).[15] Mais informação sobre os métodos de imagem estão disponíveis em outros capítulos desta obra.

No que diz respeito às técnicas antropométricas, a medida da relação cintura-quadril (RCQ) foi bastante utilizada na predição do risco de doenças cardiovasculares, porém, atualmente, apenas a medida da circunferência da cintura (CC) tem demonstrado ser eficiente nessa predição.[11] Existem controvérsias quanto aos diferentes locais para tomada da CC. A OMS[9] recomenda que essa medida seja realizada no ponto médio entre a última costela e a crista ilíaca superior, porém é importante reconhecer a dificuldade dessa medida em indivíduos obesos. Wang et al.[16] buscaram quatro regiões anatômicas comumente utilizadas para tomada dessas medidas. Os locais e a publicação responsável por essa padronização encontram-se na Tabela 23.2.

A partir de diferentes tipos de comparação, Wang et al.[16] puderam concluir que:

- Há uma diferença em magnitude nas medidas, em ambos os sexos
- As quatro medidas se correlacionaram significativamente com a gordura abdominal, sendo, portanto, adequadas para avaliar o risco relativo a essa gordura.

É importante destacar que a medida da CC, isoladamente, não é capaz de distinguir gordura visceral de gordura subcutânea, então, deve ser utilizada em conjunto com outros fatores para identificação do risco de doenças cardiovasculares.[17] Entretanto, diversos autores demonstram a boa correlação entre esta medida e o volume de gordura visceral, lipídios e insulina plasmáticos.[14,18]

A relação entre cintura e estatura (RCE) tem sido proposta por alguns autores para avaliar o risco de doenças cardiovasculares.[14,19] Estudos sugerem que este índice apresenta igual ou maior correlação com a gordura visceral que a CC isolada e se correlaciona melhor com a gordura visceral que o IMC ou a RCQ.[20] Uma metanálise realizada com 19 estudos e mais de 300 mil indivíduos de diversas etnias demonstrou que o índice CC/estatura obteve superioridade em relação à medida isolada da CC ou do IMC na detecção de fatores de risco cardiometabólicos em homens e mulheres. Os autores sugerem a inclusão desta avaliação na detecção do risco cardiometabólico.[21] Propõe-se que valores de RCE > 0,5 estejam associados a risco cardiovascular.

A área sagital do abdome representa a altura medida na região da crista ilíaca superior, com o indivíduo deitado em uma maca. O diâmetro é medido com uma régua como a distância vertical entre a parte frontal do corpo e a parte apoiada na mesa, após uma expiração normal.[22] O estudo publicado por Sjöström et al.[23] sugere que a medida do diâmetro sagital é

Tabela 23.1 Classificação do IMC segundo a OMS e riscos de doenças crônicas.

IMC	Classificação	Risco de doenças crônicas
< 18,5	Baixo peso	Baixo risco
18,5 a 24,9	Eutrofia	Sem risco
> 25	Sobrepeso	–
25 a 29,9	Pré-obesidade	Risco aumentado
30 a 34,9	Obesidade classe I	Moderado
35 a 39,9	Obesidade classe II	Grave
> 40	Obesidade classe III	Muito grave

Adaptada de OMS, 2000.[9]

Tabela 23.2 Padronizações para medida da CC.

Locais anatômicos da medida	Observações
Imediatamente abaixo da última costela	Locais adotados pelo *Anthropometric Standardization Reference Manual*[6]
No menor diâmetro abdominal	
Ponto médio entre a última costela e a crista ilíaca superior	Local adotado pela OMS[25]
Imediatamente acima da crista ilíaca superior	Local adotado pelo National Institute of Health[26] e seguido pelo *National Health and Nutrition Examination Surveys III*

Adaptada de Wang et al., 2003.[16]

válida para identificar o volume de gordura visceral, ao passo que Pouliot *et al.*[24] acreditam que a análise da CC e do diâmetro sagital associados é capaz de identificar com mais precisão o volume de gordura visceral. Estudos sugerem que esta medida pode ser mais efetiva na predição do risco cardiovascular do que a CC isolada.[22]

Avaliação da adiposidade subcutânea

No indivíduo adulto, a avalição da proporção dos diferentes tecidos corporais é importante, sobretudo o conteúdo de gordura e massa corporal magra. Nessa população, é possível avaliar diferentes tecidos corporais por diferentes técnicas. A seguir, discute-se a aplicação de técnicas antropométricas em indivíduos adultos. Outros métodos de avaliação da composição corporal são discutidos em outros capítulos.

Para avaliar a adiposidade corporal por métodos antropométricos, pode-se avaliar uma única região do corpo, como a região braquial, ou a composição corporal bruta, ou seja, avaliar o percentual de gordura corporal.

Fórmulas preditivas | Múltiplas medidas de dobras cutâneas

Técnicas antropométricas, como a medida de circunferências e dobras cutâneas para avaliação da composição corporal, ganham destaque na prática clínica do nutricionista. A somatória de dobras cutâneas de diferentes regiões corporais é utilizada em equações preditivas para estimativa da densidade corporal e, posteriormente, do percentual de gordura corporal.

Medidas em diversas regiões corporais e diferentes protocolos de medidas (equações preditivas) com dobras cutâneas estão disponíveis na literatura. Além disso, é motivo de muita discussão o número ideal de dobras cutâneas medidas para

determinar o percentual de gordura. Um estudo clássico realizado por Roche *et al.*[27] avaliou 13 locais anatômicos diferentes para predição de gordura corporal, e concluiu que somente cinco foram considerados bons preditores (subescapular, abdominal, tricipital, coxa e panturrilha). As Tabelas 23.3 e 23.4 apresentam algumas equações para cálculo da densidade corporal (DC) para adultos.

Após a obtenção do valor de DC, calcula-se o percentual de gordura corporal por meio da equação proposta por Siri:[31]

Percentual de gordura (%) = [(4,95/DC) – 4,50] × 100

A partir da determinação do percentual de gordura corporal, é possível descrever os pesos dos componentes da gordura e da massa magra. Após essa determinação, questiona-se qual seria o percentual desejado de gordura corporal. Contudo, não existem estudos populacionais que determinem os valores exatos de gordura corporal adequado, por sexo ou faixa etária, uma vez que a variabilidade individual é muito grande. Assim, alguns autores sugerem intervalos de valores na avaliação do percentual de gordura em adultos. Robergs e Roberts[32], a partir dos estudos de Jackson e Pollock[29] e Jackson *et al.*[30], elaboraram a classificação descrita nas Tabelas 23.5 e 23.6. Lee e Nieman[33] também sugerem os estudos de Nieman[34] (Tabela 23.7).

Além da utilização de fórmulas, também existe a proposta de se interpretar a gordura corporal a partir de medidas de apenas uma dobra cutânea, ou ainda de combinar medidas de dobras e circunferências em uma região específica. Essas medidas possibilitam um posterior cálculo da área de gordura ou de músculos na região.[6]

Em estudos de avaliação do estado nutricional, embora a predição do percentual de gordura corporal e a DC constituam técnicas cada vez mais difundidas e utilizadas, a determinação de áreas e circunferências é bastante aceita e praticada,

Tabela 23.3 Equações de Durnin e Womersley[28] para adultos.

Faixa etária	Homens	Mulheres
16 a 19 anos	DC = (1,1620 – 0,0630 × $\log_{10} \sum$ 4a)	DC = (1,1549 – 0,0678 × $\log_{10} \sum$ 4a)
20 a 29 anos	DC = (1,1631 – 0,0632 × $\log_{10} \sum$ 4a)	DC = (1,1599 – 0,0717 × $\log_{10} \sum$ 4a)
30 a 39 anos	DC = (1,1422 – 0,0544 × $\log_{10} \sum$ 4a)	DC = (1,1423 – 0,0632 × $\log_{10} \sum$ 4a)
40 a 49 anos	DC = (1,1620 – 0,0700 × $\log_{10} \sum$ 4a)	DC = (1,1333 – 0,0612 × $\log_{10} \sum$ 4a)
50 a 72 anos	DC = (1,1715 – 0,0779 × $\log_{10} \sum$ 4a)	DC = (1,1339 – 0,0645 × $\log_{10} \sum$ 4a)

DC: densidade corporal; $\sum$ 4a: DCT + DCB + DCSE + DCSI.

Tabela 23.4 Equações propostas por Jackson e Pollock[29,30] para adultos.

Sexo/protocolo	Equações
Sexo masculino – Protocolo de 7 dobras	DC = 1,112 – 0,00043499 (Torácica + Axilar média + Tríceps + Subescapular + Abdominal + Suprailíaca + Coxa) + 0,00000055 (Torácica + Axilar média + Tríceps + Subescapular + Abdominal + Suprailíaca + Coxa)² – 0,00028826 (Idade)
Sexo feminino – Protocolo de 7 dobras	DC = 1,097 – 0,00046971 (Torácica + Axilar média + Tríceps + Subescapular + Abdominal + Suprailíaca + Coxa) + 0,00000056 (Torácica + Axilar média + Tríceps + Subescapular + Abdominal + Suprailíaca + Coxa)² – 0,00012828 (Idade)
Sexo feminino – Protocolo de 4 dobras	DC = 1,096095 – 0,0006952 (Tríceps + Suprailíaca + Abdominal + Coxa) + 0,0000011 (Tríceps + Suprailíaca + Abdominal + Coxa)² – 0,0000714 (Idade)

Observação: valores das dobras cutâneas em milímetros; idade em anos.

Tabela 23.5 Classificação do percentual de gordura corporal para homens.

Classificação	Valores (%) de acordo com a idade (anos)				
	20 a 29	30 a 39	40 a 49	50 a 59	> 60
Excelente (atlético)	< 11	< 12	< 14	< 15	< 16
Bom	11 a 13	12 a 14	14 a 16	15 a 17	16 a 18
Dentro da média	14 a 20	15 a 21	17 a 23	18 a 24	19 a 25
Regular	21 a 23	22 a 24	24 a 26	25 a 27	26 a 28
Alto percentual de gordura	> 23	> 24	> 26	> 27	> 28

Adaptada de Jackson e Pollock, 1978[29]; Jackson et al., 1980.[30] Robergs e Roberts, 1996[32]

Tabela 23.6 Classificação do percentual de gordura corporal para mulheres.

Classificação	Valores (%) de acordo com a idade (anos)				
	20 a 29	30 a 39	40 a 49	50 a 59	> 60
Excelente (atlético)	< 16	< 17	< 18	< 19	< 20
Bom	16 a 19	17 a 20	18 a 21	19 a 22	20 a 23
Dentro da média	20 a 28	21 a 29	22 a 30	23 a 31	24 a 32
Regular	29 a 31	30 a 32	31 a 33	32 a 34	33 a 35
Alto percentual de gordura	> 31	> 32	> 33	> 34	> 35

Adaptada de Jackson e Pollock, 1978[29]; Jackson et al., 1980.[30] Robergs e Roberts, 1996[32]

Tabela 23.7 Classificação sugerida para o percentual de gordura corporal para adultos.

Classificação	Homens (%)	Mulheres (%)
Magro	< 8	< 13
Ótimo	8 a 15	13 a 23
Leve adiposidade	16 a 20	24 a 27
Adiposidade	21 a 24	28 a 32
Obesidade	≥ 25	≥ 3%

Adaptada de Nieman, 1995.[34]

principalmente em clínicas e consultórios. Assim, a partir dos conceitos apresentados, é possível dividir a interpretação da proporção entre gordura e massa magra conforme mostra a Figura 23.2.

Avaliação a partir de medidas em uma única região do corpo

De acordo com o segundo tipo, mostrado na Figura 23.2, a proposta é, em um mesmo local anatômico, determinar a dobra

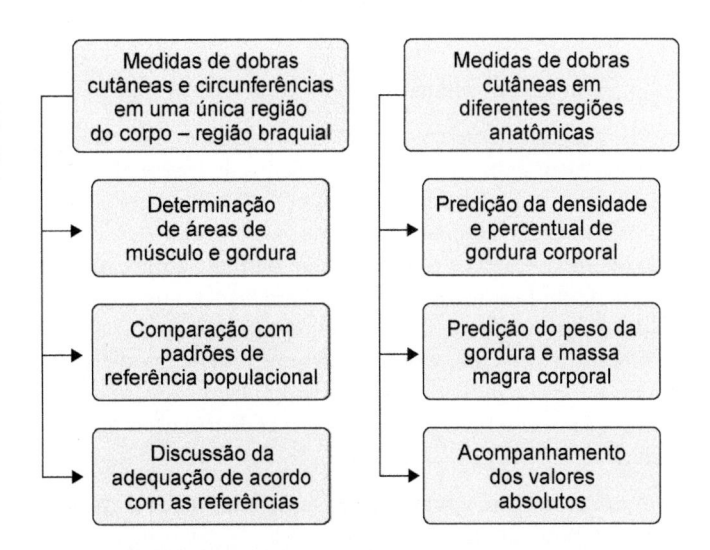

Figura 23.2 Tipos de análise e interpretação da proporção entre gordura e massa magra corporais.

cutânea e a circunferência, e, em seguida, estabelecer as áreas de gordura e de músculo. De acordo com Frisancho[5], a região mais utilizada para determinação das relações entre gordura e massa magra é a tricipital. Desse modo, as medidas são circunferência do braço (CB) e dobra cutânea tricipital (DCT).

Com relação à técnica de medida, alguns procedimentos devem ser seguidos:[35]

- O avaliado deve permanecer em pé. O braço direito deve ser flexionado a 90°, e marca-se o ponto médio entre o processo acromial e o olécrano
- Em seguida, o avaliado deve relaxar o braço e manter a palma da mão voltada para a parte interna do corpo. A fita inelástica deve contornar o braço no ponto demarcado, e a medida é realizada sem exercer pressão sobre o braço. O mesmo local anatômico deve ser utilizado para a medida da DCT.[5]

Frisancho[5], citando Best e Kuhl[36] e Baker et al.[37,38], assume que a região superior do braço, com seus constituintes, é cilíndrica e, por isso, as fórmulas derivadas dessas medidas são baseadas nas áreas de um círculo. Assim:

$$\text{Circunferência muscular do braço (CMB)} = CB\ (cm) - [DCT\ (cm) \times \pi]$$

$$\text{Área total do braço (ATB)} = \frac{CB^2}{(4 \times \pi)}$$

$$\text{Área muscular do braço (AMB)} = \frac{[CMB]^2}{(4 \times \pi)}$$

Para o cálculo da CMB, é importante converter a DCT de milímetros para centímetros, dividindo o valor obtido em milímetros por 10.

De acordo com Heymsfield[39], para que a área do braço seja ajustada desconsiderando a área do osso (considerando, assim, apenas a massa muscular), devem ser feitas as seguintes subtrações: para homens, subtrair 10 cm² e, para mulheres, subtrair 6,5 cm².

Área de gordura do braço (AGB) = (ATB − AMB)

Índice de gordura do braço = (AGB / ATB) × 100

Os padrões de referência para comparação dos valores obtidos costumam ser baseados em dados do National Health and Nutrition Examination Surveys (NHANES), versões I, II ou III. Frisancho[5], em seu manual de padronização de técnicas antropométricas, tece uma discussão bastante ampla sobre a utilização de padrões de referência e a leitura da adequação de dados a partir de uma distribuição normal.

Conforme já visto, existem diferentes maneiras de interpretar dados de indivíduos avaliados confrontando-os com a curva de referência, cujo desenho é uma distribuição normal. São elas:

- A partir do percentual de adequação em relação à medida correspondente ao P50
- A partir do percentil
- A partir da determinação do escore-Z.

A sensibilidade e a especificidade, quando se comparam valores de avaliação a partir de percentual do P50, ficam prejudicadas. Desse modo, podem-se apontar falso-positivos ou falso-negativos. Assim, de acordo com Frisancho[5], a classificação é feita diretamente pelo percentil ou pelo escore-Z. É importante ressaltar que o escore-Z refere-se ao número de desvios padrões que um determinado valor se afasta do valor mediano, descrito por:

$$Escore\text{-}Z = \frac{(Valor\ mediano - Valor\ medido\ no\ sujeito)}{Valor\ de\ um\ desvio\ padrão\ da\ referência}$$

Segundo o mesmo autor, a classificação da muscularidade é realizada a partir da comparação entre os valores obtidos de AMB e o estudo de referência (NHANES); essa classificação está descrita na Tabela 23.8.

Com relação à adiposidade, Frisancho[5] discute ainda a dificuldade de se estabelecer os intervalos de categoria, uma vez que a curva de referência foi construída a partir de uma população saudável, e, portanto, isenta de doenças relacionadas à adiposidade; e que a importância maior de se classificar o estado de gordura é avaliar o risco para desenvolver doenças crônicas. O autor determina a classificação a partir de diferentes medidas relacionadas à gordura corporal, somando os valores relativos à pressão arterial e a concentrações plasmáticas de colesterol. Assim, propõe-se que a classificação da adiposidade seja realizada a partir das diferentes análises da gordura corporal: somatória das dobras cutâneas tricipital e subescapular; dobra cutânea tricipital; área de gordura do braço; índice de gordura do braço. Essa classificação está descrita na Tabela 23.9, e os valores de referência para as medidas de DCT, somatória de DCT e DCSE e AGB encontram-se nas Tabelas 1 a 6 do Anexo.

Tabela 23.8 Critério de classificação para o estado muscular.

Categorias	Percentil	Escore-Z	Estado muscular
I	0 a 5	< −1,650	Baixa musculatura (wasted)
II	5,1 a 15	−1,645 a −1,040	Abaixo da média
III	15,1 a 85	−1,036 a +1,030	Média
IV	85,1 a 95	+1,036 a +1,640	Acima da média
V	95,1 a 100	> +1,645	Alta musculatura: bom estado nutricional

Fonte: Frisancho, 1999.[5]

Tabela 23.9 Critério de classificação para o estado de gordura corporal.

Categoria	Percentil	Escore-Z	Estado de gordura
I	0 a 5	< −1,650	Magro
II	5,1 a 15	−1,645 a −1,040	Abaixo da média
III	15,1 a 75	−1,036 a +0,670	Média
IV	75,1 a 85	+0,675 a +1,030	Acima da média
V	85,1 a 100	> +1,036	Gordura excessiva

Fonte: Frisancho, 1999.[5]

CONSIDERAÇÕES FINAIS

A avaliação do estado nutricional de indivíduos adultos considera basicamente a manutenção da massa corporal, centrada, sobretudo, na proporção entre tecido adiposo e gordura corporal. Essa deposição resulta de alterações metabólicas e que, portanto, podem ser refletidas nas concentrações plasmáticas de proteínas, aminoácidos e lipídios. Ademais, é importante lembrar que a ingestão dietética pode ser a razão inicial para as alterações no estado nutricional.

As avaliações dietéticas e antropométricas são as mais rotineiras, pelo baixo custo e pela praticidade. São capazes de apontar alterações crônicas no estado nutricional, destacando a relação entre gordura e massa magra. Embora não haja um consenso definitivo sobre a melhor maneira de avaliar a relação entre gordura e massa magra, é importante escolher a mais conveniente para estabelecer essa discussão.

REFERÊNCIAS BIBLIOGRÁFICAS

1. Mattes RD, Bormann LA. Reduced dietary under recording with concurrent tracking of hunger. J Am Diet Assoc 2001;101(5):578-80.
2. Goris AHC, Westerterp-Plantenga MS, Westerterp KR. Undereating and under recording of habitual food intake in obese men: selective underreporting of fat intake. Am J Clin Nutr 2000;71(1):130-4.
3. Walsh MC, Hunter GR, Sirikul B, Gower BA. Comparison of self-reported with objectively assessed energy expenditure in

black and white women before and after weight loss. Am J Clin Nutr 2004;79(6):1013-9.

4. Scagliusi FB, Polacow VO, Artioli GG, Benatti FB, Lancha AH Jr. Selective underreporting of energy intake in women: magnitude, determinants, and effect of training. J Am Diet Assoc 2003;103(10):1306-13.

5. Frisancho AR. Anthropometric standards for the assessment of growth and nutritional status. Ann Arbor: The University of Michigan Press, 1999. 143p.

6. Lohman TG. Anthropometric standardization reference manual. Champaign: Human Kinetics, 1988. p.28-80.

7. Brozek A, Keys A. Limitations of the "normal" body weight as a criterion of normality. Science 1950;112(29):2922.

8. Frisancho AR, Flegel PN. Elbow breadth as a measure of frame size for US males and females. Am J Clin Nutr 1983;37(2):311-4.

9. World Health Organization (WHO). WHO Technical Report Series 894. Obesity: preventing and managing the global epidemic. Geneve: WHO, 2000. 251p.

10. Vague J. Sexual differentiation. A determinant factor of the forms of obesity. Obes Res 1947;4(2):201-3.

11. Associação Brasileira para o Estudo da Obesidade e da Síndrome Metabólica (ABESO). Diretrizes brasileiras de obesidade 2016. 4. ed. São Paulo: ABESO, 2016.

12. Jensen MD. Adipose tissue metabolism: an aspect we should neglect? Horm Metab Res 2007;39:722-5.

13. Santosa S, Jensen MD. Minireview: why are we shaped differently and why does it matter? Am J Physiol Endocrinol Metab 2008;295(3):E531-E535.

14. Savva SC, Tornaritis M, Savva ME, Kourides Y, Panagi A, Silikiotou N et al. Waist circumference and waist-to-height ratio are better predictors of cardiovascular disease risk factors in children than body mass index. Int J Obes Relat Metab Disord 2000;24(11):1453-8.

15. Wajchemberg BL. Subcutaneous and visceral adipose tissue: their relation to the metabolic syndrome. Endocrin Rev 2000; 21(6):697-738.

16. Wang J, Thornton JC, Bari S, Williamson B, Gallagher D, Heymsfield SB et al. Comparisons of waist circumferences measured at 4 sites. Am J Clin Nutr 2003;77:379-84.

17. Després JP. Body fat distribution and risk of cardiovascular disease: an update. Circulation 2012;126(10):1301-13.

18. Gómez-Hernández A, Beneit N, Díaz-Castroverde S, Escribano Ó. Differential role of adipose tissues in obesity and related metabolic and vascular complications. Int J Endocrinol 2016;2016:1216783.

19. Hsieh SD, Yoshinaga H. Waist/height ratio as a simple and useful predictor of coronary heart disease risk factors in women. Intern Med 1995;34(12):1147-52.

20. Pimenta NM, Cortez-Pinto H, Melo X, Silva-Nunes J, Sardinha LB, Santa-Clara H. Waist-to-height ratio is independently related to whole and central body fat, regardless of the waist circumference measurement protocol, in non-alcoholic fatty liver disease patients. J Hum Nutr Diet 2017;30(2):185-92.

21. Ashwell M, Gunn P, Gibson S. Waist-to-height ratio is a better screening tool than waist circumference and BMI for adult cardiometabolic risk factors: systematic review and meta-analysis. Obes Rev 2012;13(3):275-86.

22. Kahn HS. Sagittal abdominal diameter predicts cardiovascular events. Nutr Metab Cardiovasc Dis 2017;27(11):1031-2.

23. Sjöström L, Lönn L, Chowdhury B, Grangärd Lissner L, Sjöström D, Sullivan L. The sagittal diameter is a valid marker of the visceral adipose tissue volume. In: Angel A, Andreson H, Bouchard C, Lau D, Leiter L, Mendelson R (eds.). Progress in obesity research: proceedings of the Seventh International Congress on Obesity (Toronto, Canada, August 20-25, 1994). v. 7. London: John Libbey & Company, 1996. p.309-19.

24. Pouliot MC, Despres JP, Lemieux S, Moorjani S, Bouchard C, Tremblay A et al. Waist circumference and abdominal sagittal diameter: best simple anthropometric indexes of abdominal visceral adipose tissue accumulation and related cardiovascular risk in men and women. Am J Cardiol 1994;73:460-8.

25. Lean MEJ, Han TS, Deuremberg P. Predicting body composition by densitometry from simple anthropometric measurements. Am J Clin Nutr 1996;63:4-14.

26. National Institutes of Health (NIH). The practical guide identification, evaluation, and treatment of overweight and obesity in adults. Bethesda: NIH, 2000 (NIH publication n. 00-4084).

27. Roche AF, Abdel-Malex AK, Mukherjee D. New approaches to clinical assessment of adipose tissue. In: Body composition assessments in youth and adults (Report of the Sixth Ross Conference on Medical Research). Columbus: Ross Laboratories, 1985.

28. Durnin JVGA, Womersley, J. Body fat assessment from total body density and its estimation from skinfold thickness: measurements on 481 men and women aged 16-72 years. Br J Nutr 1974;32:77-97.

29. Jackson AS, Pollock ML. Generalized equations for predicting body density of men.Br J Nutr 1978;40:497-504.

30. Jackson AS, Pollock ML, Ward A. Generalized equations for predicting body density of women. Med Sci Sports Exerc 1980; 12:175-82.

31. Siri WE. Body composition from fluids spaces and density: analyses of methods. In: Techniques for measuring body composition. Washington: National Academy of Science and Natural Resource Council, 1961.

32. Roberts RA, Roberts SO. Exercise physiology. Exercise, performance and clinical applications. St Louis: Mosby, 1996. p.520-44.

33. Lee RD, Nieman DC. Nutritional assessment. 2. ed. St. Louis: Mosby, 1995. 689p.

34. Nieman DC. Fess & sport medicine. A health-related approach. Palo Alto: Bull Publishing, 1995.

35. Gibson RS. Principles of nutritional assessment. Oxford: Oxford University Press, 1990. 691p.

36. Best WR, Kuhl WJ. Estimation of active protoplasmic mass by physical and roentgenological anthropometry. Medical Nutrition Laboratory report n.114. Surgeon General's Department U.S. Army, 1953.

37. Baker PT, Frisancho AR, Thomas RB. A preliminary analysis of human growth in the Peruvian Andes. In: Malhotra MS (ed.). Human adaptability to environments and physical fitness. Research and Development Organization, Ministry of Defense, Government of India. Defense Institute of Physiology and Allied Sciences, 1965. p.259-69

38. Baker PT, Hunt EE, Sen T. The growth and interrelations of skinfolds and brachial tissues in man. Am J Phys Anthropol 1958;16:39-58.

39. Heymsfield SB, McManus C, Smith J, Stevens V, Nixon DW. Anthropometric measurements of muscle mass: revised equations for calculating bone-free arm muscle area. Am J Clin Nutr 1982;36:680-90.

ANEXO

Tabela 1 Valores de referência para classificação da circunferência do braço (cm), segundo sexo e idade.

Idade (anos)	Percentis								
	5	10	15	25	50	75	85	90	95
Homens									
18 a 24,9	26	27,1	27,7	28,7	30,7	33	34,4	35,4	37,2
25 a 29,9	27	28	28,7	29,8	31,8	34,2	35,5	36,6	38,3
30 a 34,9	27,7	28,7	29,3	30,5	32,5	34,9	35,9	36,7	38,2
35 a 39,9	24,4	28,6	29,5	30,7	32,9	35,1	36,2	36,9	38,2
40 a 44,9	27,8	28,9	29,9	31	32,8	34,9	36	36,9	38,1
45 a 49,9	27,2	28,6	29,4	30,6	32,6	34,9	36,1	36,9	38,2
50 a 54,9	27,1	28,3	29,1	30,2	32,3	34,5	35,8	36,8	38,3
55 a 59,9	26,8	28,1	29,2	30,4	32,3	34,3	35,5	36,6	37,8
60 a 64,9	26,6	27,8	28,6	29,7	32	34	35,1	36	37,5
Mulheres									
18 a 24,9	22,4	23,3	24	24,8	26,8	29,2	31,2	32,4	35,2
25 a 29,9	23,1	24	24,5	25,5	27,6	30,6	32,5	34,3	37,1
30 a 34,9	23,8	24,7	25,4	26,4	28,6	32	34,1	36	38,5
35 a 39,9	24,1	25,2	25,8	26,8	29,4	32,6	35	36,8	39
40 a 44,9	24,3	25,4	26,2	27,2	29,7	33,2	35,5	37,2	38,8
45 a 49,9	24,2	25,5	26,3	27,4	30,1	33,5	35,6	37,2	40
50 a 54,9	24,8	26	26,8	28	30,6	33,8	35,9	37,5	39,3
55 a 59,9	24,8	26,1	27	28,2	30,9	34,3	36,7	38	40
60 a 64,9	25	26,1	27,1	28,4	30,8	34	35,7	37,3	39,6

Fonte: Frisancho, 1999.[5]

Tabela 2 Valores de referência para classificação da circunferência muscular do braço (cm), segundo sexo e idade.

Idade (anos)	Percentis						
	5	10	25	50	75	90	95
Homens							
18 a 18,9	22,6	23,7	25,2	26,4	28,3	29,8	32,4
19 a 24,9	23,8	24,5	25,7	27,3	28,9	30,9	32,1
25 a 34,9	24,3	25	26,4	27,9	29,8	31,4	32,6
35 a 44,9	24,7	25,5	26,9	28,6	30,2	31,8	32,7
44,9 a 54,9	23,9	24,9	26,5	28,1	30	31,5	32,6
55 a 64,9	23,6	24,5	26	27,8	29,5	31	32
65 a 74,9	22,3	23,5	25,1	26,8	28,4	29,8	30,6
Mulheres							
18 a 18,9	17,4	17,9	19,1	20,2	21,5	23,7	24,5
19 a 24,9	10	12	15	20	26,5	34	38
25 a 34,9	18,3	18,8	19,9	21,2	22,8	24,6	26,4
35 a 44,9	18,6	19,2	20,5	21,8	23,6	25,7	27,2
45 a 54,9	18,7	19,3	20,6	22	23,8	26	27,4
55 a 64,9	18,7	19,6	20,9	22,5	24,4	26,6	28
65 a 74,9	18,5	19,5	20,8	22,5	24,4	26,4	27,9

Fonte: Frisancho, 1999.[5]

Tabela 3 Valores de referência para classificação da área muscular do braço (cm), segundo sexo e idade.

Idade (anos)	Percentis								
	5	10	15	25	50	75	85	90	95
Homens									
18 a 24,9	34,2	37,3	39,6	42,7	49,4	57,1	61,8	65	72
25 a 29,9	36,6	39,9	42,4	46	53	61,4	66,1	68,9	74,5
30 a 34,9	37,9	40,9	43,4	47,3	54,4	63,2	67,6	70,8	76,2
35 a 39,9	38,5	42,6	44,6	47,9	55,3	64	69,1	72,7	77
40 a 44,9	38,4	42,1	45,1	48,7	56	64	68,5	71,6	77
45 a 49,9	37,7	41,3	43,7	47,9	55,2	63,3	68,4	72,2	76,2
50 a 54,9	36	40	42,7	46,6	54	62,7	67	70,4	77,4
55 a 59,9	36,5	40,8	42,7	46,7	54,3	61,9	66,4	69,6	75
60 a 64,9	34,5	38,7	41,2	44,9	52,1	60	64,8	67,5	71
65 a 69,9	31,4	35,8	38,4	42,3	49,1	57,3	61,2	64,3	69,4
70 a 74,9	29,7	33,8	36,1	40,2	47	54,6	59,1	62,1	67,2
Mulheres									
18 a 24,9	19,5	21,5	22,8	24,5	28,3	33,1	36,4	39	44,2
18 a 24,9	19,5	21,5	22,8	24,5	28,3	33,1	36,4	39	44
25 a 29,9	20,5	21,9	23,1	25,2	29,4	34,9	38,5	41,9	47
30 a 34,9	21,1	23	24,2	26,3	30,9	36,8	41,2	44,7	51
35 a 39,9	21,1	23,4	24,7	27,3	31,8	36,7	43,1	46,1	54
40 a 44,9	21,3	23,4	25,5	27,5	32,3	39,8	45,8	49,5	55
45 a 49,9	21,6	23,1	24,8	27,4	32,5	39,5	44,7	48,4	56
50 a 54,9	22,2	24,6	25,7	28,3	33,4	40,4	46,1	49,6	55
55 a 59,9	22,8	24,8	26,5	28,7	34,7	42,3	47,3	52,1	58
60 a 64,9	22,4	24,5	26,3	29,2	34,5	41,1	45,6	49,1	55
65 a 69,9	21,9	24,5	26,2	28,9	34,6	41,6	46,3	49,6	56
70 a 74,9	22,2	24,4	26	28,8	34,3	41,8	46,4	49,2	54

Tabela 4 Valores de referência para classificação da dobra cutânea tricipital (mm), segundo sexo e idade.

Idade (anos)	N	Média	DP	Percentis								
				5	10	15	25	50	75	85	90	95
Homens												
18 a 18,9	1.752	11,3	6,4	4	5	5,5	6,5	10	14,5	17,5	20	23,5
25 a 29,9	1.251	12,2	6,7	4	5	6	7	11	15,5	19	21,5	25
30 a 34,9	941	13,1	6,7	4,5	6	6,5	8	12	16,5	20	22	25
35 a 39,9	832	12,9	6,2	4,5	6	7	8,5	12	16	18,5	20,5	24,5
40 a 44,9	828	13	6,6	5	6	6,9	8	12	16	19	21,5	26
45 a 49,9	867	12,9	6,4	5	6	7	8	12	16	19	21	25
50 a 54,9	879	12,6	6,1	5	6	7	8	11,5	15	18,5	20,8	25
55 a 59,9	807	12,4	6	5	6	6,5	8	11,5	15	18	20,5	25
60 a 64,9	1.259	12,5	6	5	6	7	8	11,5	15,5	18,5	20,5	24
65 a 69,9	1.774	12,1	5,9	4,5	5	6,5	8	11	15	18	20	23,5
70 a 74,9	1.251	12	5,8	4,5	6	6,5	8	11	15	17	19	23
Mulheres												
18 a 18,9	2.588	20	8,2	9	11	12	14	18,5	24,5	28,5	31	36
25 a 29,9	1.921	21,7	8,8	10	12	13	15	20	26,5	31	34	38
30 a 34,9	1.619	23,7	9,2	10,5	13	15	17	22,5	29,5	33	35,5	41,5
35 a 39,9	1.453	24,7	9,3	11	13	15,5	18	23,5	30,5	35	37	41
40 a 44,9	1.391	25,1	9	12	14	16	19	24,5	30,5	35	37	41
45 a 49,9	962	26,1	9,3	12	14,5	16,5	19,5	25,5	32	35,5	38	42,5
50 a 54,9	1.006	26,5	9	12	15	17,5	20,5	25,5	32	36	38,5	42
55 a 59,9	880	26,6	9,4	12	15	17	20,5	26	32	36	39	42,5
60 a 64,9	1.389	26,6	8,8	12,5	16	17,5	20,5	26	32	35,5	38	42,5
65 a 69,9	1.946	25,1	8,5	12	14,5	16	19	25	30	33,5	36	40
70 a 74,9	1.463	24	8,5	11	13,5	15,5	18	24	29,5	32	35	38,5

Tabela 5 Valores de referência para classificação da somatória das dobras cutâneas tricipital e subescapular (mm), segundo sexo e idade.

Idade (anos)	N	Média	DP	Percentis							
				5	10	15	25	50	75	85	90
Homens											
18 a 18,9	1.748	24,6	13,1	11	12	13,5	15	21	30	37	41,5
25 a 29,9	1.246	27,6	13,9	11,5	13	14	17	24,5	35	41	46
30 a 34,9	938	30,4	14,1	12	14,5	16,5	20	28	38	44	49
35 a 39,9	829	30,3	13,3	12	14,5	16,5	21	29	37	42,4	47
40 a 44,9	816	30,1	13,3	13	15	16,5	20,5	28,5	37	42,5	47,5
45 a 49,9	856	30,9	13,6	12,5	15	17,5	20,5	29	39	44	48
50 a 54,9	872	30,1	13,1	13	15	17	20,5	28	37,5	43	48
55 a 59,9	802	29,9	12,7	12	15	17	21	28,5	37	43	47
60 a 64,9	1.250	30,5	13,1	13	15,5	17,5	21	29	37,5	43	47
65 a 69,9	1.770	28,9	13,1	11	13,5	16	19,5	27	36	42	46,5
70 a 74,9	1.247	28,2	12,4	11,5	14	16	19	26	35	41	45
Mulheres											
18 a 18,9	2.586	36,1	16,6	16,7	19	21	24	32	44	52	58,5
25 a 29,9	1.907	39	18	17,5	20	22	25,5	35	48,5	58	64,5
30 a 34,9	1.613	43,3	19,8	18	22	24,5	28,5	39	55	64	71
35 a 39,9	1.443	45,2	19,5	19	22,5	25,5	30	42	57,5	66	72,2
40 a 44,9	1.378	45,8	18,9	20	23,5	27	31	43	58	67	73
45 a 49,9	953	47,7	19,2	21	24	27,5	33,5	45	59,5	69	74,5
50 a 54,9	992	49,3	18,9	21	26	30	35,5	47	61	70	75,3
55 a 59,9	868	49,5	19,5	21	26	29	35	47,5	62	69,5	75
60 a 64,9	1.374	49,2	18,6	22	27	30	35,5	48	61	68	74
65 a 69,9	1.930	46,3	17,6	21	25	28,5	34	44	57	64	70
70 a 74,9	1.458	44,5	17,1	19	23,5	27	32	43	56	62	67

Fonte: Frisancho, 1999.[5]

Tabela 6 Valores de referência para área de gordura do braço em percentis, segundo sexo e idade.

Idade (anos)	N	Média	DP	Percentis								
				5	10	15	25	50	75	85	90	95
Homens												
18 a 18,9	1.752	16,9	10,8	5,5	6,9	7,7	9,2	13,9	21,5	26,8	30,7	37,2
25 a 29,9	1.250	18,8	11,6	6	7,3	8,4	10,2	16,3	23,9	29,7	33,3	40,4
30 a 34,9	940	20,4	11,4	6,2	8,4	9,7	11,9	18,4	25,6	31,6	34,8	41,9
35 a 39,9	832	20,1	10,5	6,5	8,1	9,6	12,8	18,8	25,2	29,6	33,4	39,4
40 a 44,9	828	20,4	11,2	7,1	8,7	9,9	12,4	18	25,3	30,1	35,3	42,1
45 a 49,9	867	20,1	11	7,4	9	10,2	12,3	18,1	24,9	29,7	33,7	40,4
50 a 54,9	879	19,4	10,3	7	8,6	10,1	12,3	17,3	23,9	29	32,4	40
55 a 59,9	807	19,2	10,2	6,4	8,2	9,7	12,3	17,4	23,8	28,4	33,3	39,1
60 a 64,9	1.259	19,1	10,2	6,9	8,7	9,9	12,1	17	23,5	28,3	31,8	38,7
65 a 69,9	1.773	18	9,8	5,8	7,4	8,5	10,9	16,5	22,8	27,2	30,7	36,3
70 a 74,9	1.250	17,5	9,4	6	7,5	8,9	11	15,9	22	25,7	29,1	34,9
Mulheres												
18 a 18,9	2.588	25,2	13,4	10	12	13,5	16,1	21,9	30,6	37,2	42	51,6
25 a 29,9	1.921	28,1	14,7	11	13,3	15,1	17,7	24,5	34,8	42,1	47,1	57,5
30 a 34,9	1.619	31,6	16,1	12,2	14,8	17,2	20,4	28,2	39	46,8	52,3	64,5
35 a 39,9	1.453	33,6	16,8	13	15,8	18	21,8	29,7	41,7	49,2	55,5	64,9
40 a 44,9	1.390	34,3	16,2	13,8	16,7	19,2	23	31,3	42,6	51	56,3	64,5
45 a 49,9	961	36	17,2	13,6	17,1	19,8	24,3	33	44,4	52,3	58,4	68,8
50 a 54,9	1.004	36,7	15,9	14,3	18,3	21,4	25,7	34,1	45,6	53,9	57,7	65,7
55 a 59,9	879	37,6	17,7	13,7	18,2	20,7	26	34,5	46,4	53,9	59,1	69,7
60 a 64,9	1.389	37,1	16	15,3	19,1	21,9	26	34,8	45,7	51,7	58,3	68,3
65 a 69,9	1.946	34,7	15,1	13,9	17,6	20	24,1	32,7	42,7	49,2	53,6	62,4
70 a 74,9	1.463	32,9	14,6	13	16,2	18,8	22,7	31,2	41	46,4	51,4	57,7

Fonte: Frisancho, 1999.[5]

24 Avaliação Nutricional de Idosos

Sandra Maria Lima Ribeiro | *Mariana Staut Zukeran*

INTRODUÇÃO

Envelhecimento é um termo de difícil definição e explicação, uma vez que envolve modificações físicas, fisiológicas, metabólicas e psicológicas. É um processo que ocorre lenta e gradualmente e varia muito de um indivíduo para outro. Enquanto as manifestações são precoces em alguns, em outros aparecem muito mais tarde, por inúmeros motivos.[1]

De modo geral, começa-se a definir velhice a partir dos 60 ou 65 anos. Existem propostas de se estudar os idosos em subgrupos: idosos jovens (entre 65 e 75 anos), idosos velhos (entre 75 e 85 anos) e, acima disso, idosos mais velhos ou longevos. A Organização Mundial da Saúde (OMS) recomenda que os dados de referência sejam apresentados em grupos separados por sexo, em intervalos de 10 anos, e que idosos acima de 80 anos sejam estudados separadamente.[2]

Com o envelhecimento, várias funções fisiológicas e metabólicas são alteradas, e estas acabam por refletir no estado nutricional e, portanto, na saúde como um todo. De modo geral, podem ocorrer alterações na composição corporal, no metabolismo ósseo, na fisiologia bucal, nos órgãos dos sentidos, nas concentrações de nutrientes no plasma e nos tecidos, na secreção de enzimas e hormônios, entre outros.[1,3-5]

Com a idade, a mucosa intestinal perde a elasticidade e diminui os movimentos de contração e motilidade, causando, consequentemente, constipação intestinal e prejuízos à absorção intestinal. Há redução das secreções gástricas (hipocloridria), o que pode colaborar com infecções bacterianas da mucosa, comprometendo os processos digestivos, especialmente de vitamina B_{12}, tiamina e ferro. A perda dentária e as doenças da gengiva são comuns, e as cáries não tratadas podem resultar em periodontites. A utilização de dentaduras ou próteses nem sempre consegue ser um processo eficiente e, com isso, o indivíduo passa a limitar o consumo de determinados alimentos.[6,7]

Fatores psicológicos, como depressão por perda de familiares ou amigos, ou a institucionalização, podem estar relacionados negativamente com a ingestão de alimentos e, consequentemente, com o estado nutricional.

RISCO NUTRICIONAL

Uma vez que muitos fatores contribuem para o comprometimento do estado nutricional do idoso, é comum e recomendável a avaliação de seu risco nutricional. Alguns autores propõem que ela seja realizada de maneira subjetiva, a partir da identificação de alguns sinais ou sintomas de depleção; ainda, diferentes ferramentas de rastreamento rápido têm sido amplamente utilizadas para identificação de risco.

Portanto, é primordial encontrar meios de rastrear o risco de alteração do estado nutricional em todos os níveis de atenção à saúde em que há acompanhamento de idosos. Esse rastreamento precisa ser de fácil aplicação, ser realizado em curto período e conter informações essenciais para a definição do risco.

Existe hoje na literatura um número razoavelmente grande de propostas de ferramentas de risco nutricional em idosos. Entre essas ferramentas, a Miniavaliação Nutricional® (MAN®) tem sido uma das mais utilizadas, uma vez que foi traduzida e validada para a população brasileira.[8-10] Estudos têm demonstrado que a MAN® apresenta boa sensibilidade para identificar risco em idosos da comunidade, institucionalizados e hospitalizados. A partir da somatória da pontuação das questões contidas na ferramenta, é calculado um escore final, que classifica o risco nutricional. Em Unidades Básicas de Saúde (UBS) ou Centros de Referência a Idosos, esse tipo de avaliação garante maior agilidade no atendimento a idosos. A Figura 24.1 apresenta esse instrumento.[9,10]

A despeito de sua ampla utilização, a MAN® apresenta limitações na identificação de risco nutricional. Essa ferramenta leva em conta que o baixo peso é o único desvio de peso associado ao risco nutricional. Entretanto, sabe-se que a obesidade, por seu grande potencial inflamatório, é associada a desfechos negativos como sarcopenia e fragilidade, os quais sabidamente aumentam o risco nutricional. Essas informações levam a crer que ferramentas de rastreamento de risco nutricional devem ser atualizadas e redefinidas.[11,12]

Outro instrumento que apresenta bastante praticidade é o desenvolvido pelo *Nutrition Screening Iniciative* (NSI), denominado *Determine* (a partir do acróstico em inglês:

Miniavaliação Nutricional (MAN)
Mini Nutritional Assessment (MNA)™

Sobrenome:_____ Nome: _____ Sexo: _____ Data: _____

Idade:_____ Peso (kg): _____ Altura (cm):_____ Leito:_____

Preencher a primeira parte deste questionário, indicando a resposta. Somar os pontos da triagem. Caso o escore seja igual ou inferior a 11, concluir o questionário para obter a avaliação do estado nutricional.

Triagem
A. Nos últimos 3 meses, houve diminuição da ingesta alimentar devido a perda de apetite, problemas digestivos ou dificuldade para mastigar ou deglutir? 0 = Diminuição grave da ingesta 1 = Diminuição moderada da ingesta 2 = Sem diminuição da ingesta ☐
B. Perda de peso nos últimos meses: 0 = Superior a 3 kg 1 = Não sabe informar 2 = Entre 1 e 3 kg 3 = Sem perda de peso ☐
C. Mobilidade: 0 = Restrito ao leito ou à cadeira de rodas 1 = Deambula, mas não é capaz de sair de casa 2 = Normal ☐
D. Passou por algum estresse psicológico ou doença aguda nos últimos 3 meses? 0 = Sim 2 = Não ☐
E. Problemas neuropsicológicos: 0 = Demência ou depressão graves 1 = Demência leve 2 = Sem problemas psicológicos ☐
F. IMC: 0 = < 19 1 = ≤ 19 a < 21 2 = ≤ 21 a < 23 3 = ≥ 23 ☐
Escore de triagem (subtotal, máximo de 14 pontos) ☐,☐ ▪ 12 pontos ou mais: normal; desnecessário continuar a avaliação ▪ 11 pontos ou menos: possibilidade de desnutrição; continuar a avaliação

Avaliação global
G. O paciente vive em sua própria casa (não em casa geriátrica ou hospital)? 0 = Não 1 = Sim ☐
H. Utiliza mais de três medicamentos diferentes por dia? 0 = Sim 1 = Não ☐
I. Lesões de pele ou escaras? 0 = Sim 1 = Não ☐

J. Quantas refeições faz por dia?
0 = Uma refeição 1 = Duas refeições 2 = Três refeições ☐
K. O paciente consome: ▪ Pelo menos uma porção diária de leite ou derivados (queijo, iogurte)? Sim☐ Não☐ ▪ Duas ou mais porções semanais de legumes ou ovos? Sim☐ Não☐ ▪ Carne, peixe ou aves todos os dias? Sim☐ Não☐ 0,0 = Nenhuma ou uma resposta positiva 0,5 = Duas respostas positivas 1 = Três respostas positivas ☐,☐
L. O paciente consome duas ou mais porções diárias de frutas ou vegetais? 0 = Não 1 = Sim ☐
M. Quantos copos de líquidos (água, suco, café, chá, leite) o paciente consome por dia? 0,0 = Menos de 3 copos 0,5 = 3 a 5 copos 1 = Mais de 5 copos ☐,☐
N. Modo de se alimentar: 0 = Acredita estar desnutrido 1 = Não sabe dizer 2 = Acredita não ter problema nutricional ☐
P. Em comparação a outras pessoas da mesma idade, como o paciente considera sua própria saúde? 0,0 = Não muito boa 0,5 = Não sabe informar 1 = Boa 2 = Melhor ☐,☐
Q. Circunferência do braço (em cm): 0,0 = < 21 0,5 = ≤ 21 a ≤ 22 1 = > 22 ☐,☐
R. Circunferência da panturrilha (em cm): 0 = < 31 1 = ≥ 31 ☐
Avaliação global (máximo 16 pontos) ☐☐,☐
Escore da triagem ☐☐
Escore total ☐☐,☐
Avaliação do estado nutricional ▪ 17 a 23,5 pontos: risco de desnutrição ☐ ▪ < 17 pontos: desnutrido ☐

Figura 24.1 Miniavaliação Nutricional (MAN®). Adaptada de Machado *et al.*, 2015.[10]

Disease; *Eating poorly*; *Tooth loss*; *Economic hardship*; *Reduced social contact*; *Multiple medicines*; *Involuntary weight loss/gain*; *Needs assistance in self care*; *Elder years above age 80*). De acordo com Guigoz e Vellas[12], esse escore pode ser preenchido pelo próprio idoso ou seu cuidador. A partir da constatação de risco nutricional, são propostos dois rastreamentos, que incluem apoio de serviço social (*Screen I*) e apoio do serviço médico

(*Screen II*). A Tabela 24.1 apresenta o instrumento. Cabe destacar que não existem tradução nem validação brasileiras desse instrumento e, portanto, a tradução aqui apresentada é livre.[13]

Ainda, no ambiente hospitalar, é bastante utilizada a chamada avaliação subjetiva global. Ao final dessa avaliação, é estabelecido um escore que define o risco nutricional.[14,15] A Figura 24.2 apresenta a proposta para esse tipo de avaliação.[8]

Tabela 24.1 Escore inicial do risco nutricional, de acordo com o escore *Determine*.

Questões	Pontuação*
Atualmente eu tenho uma doença ou condição de saúde que me faz mudar o tipo ou a quantidade de alimento que como	2
Eu faço menos que duas refeições por dia	3
Eu como poucas frutas, vegetais, leite e derivados	2
Eu tomo três ou mais doses de bebidas alcoólicas por dia	2
Eu tenho alguns problemas na boca ou nos dentes que dificultam minha alimentação	2
Nem sempre eu tenho dinheiro suficiente para comprar os alimentos de que preciso	4
Na maioria das vezes, eu faço minhas refeições sozinho	1
Eu tomo diariamente mais que três medicamentos diferentes	1
Eu perdi 5 kg ou mais nos últimos 6 meses, sem intenção de perdê-los	2
Nem sempre eu estou fisicamente capaz de comprar e preparar meus alimentos ou mesmo de comê-los	2

* Deve-se somar apenas respostas afirmativas. Escore nutricional total: 0 a 2 = bom, reavaliar o escore a cada 6 meses; 3 a 5 = risco nutricional moderado; 6 ou mais = alto risco nutricional.

Fonte: White *et al.*, 1992.[13]

Avaliação Subjetiva Global do Estado Nutricional

(Selecione a categoria apropriada com um X ou entre com valor numérico onde indicado por "#")

A. História

1. Alteração no peso
   Perda total nos últimos 6 meses: Total = #_____ kg   % Perda = #_____
   Alteração nas últimas 2 semanas: _____Aumento _____Sem alteração _____Diminuição

2. Alteração na ingestão alimentar
   _____ Sem alteração
   _____ Alterada _____ Duração = # _____ semanas
   _____ Tipo: _____ Dieta sólida subótima _____ Dieta líquida completa _____ Líquidos hipocalóricos _____ Inanição

3. Sintomas gastrintestinais (que persistam por > 2 semanas)
   _____ Nenhum _____ Náuseas _____ Vômitos _____ Diarreia _____ Anorexia

4. Capacidade funcional
   _____ Sem disfunção (capacidade completa)
   _____ Disfunção _____ Duração = #_____ semanas
   _____ Tipo: trabalho subótimo _____ Ambulatório _____ Acamado

5. Doença e sua relação com necessidades nutricionais
   Diagnóstico primário (especificar) _____
   Demanda metabólica (estresse): ___ Sem estresse ___ Baixo estresse ___ Estresse moderado ___ Estresse elevado

B. Exame físico (para cada categoria, especificar: 0 = normal, 1+ = leve, 2+ = moderada, 3+ = grave).
   # _____ Perda de gordura subcutânea (tríceps, tórax)
   # _____ Perda muscular (quadríceps, deltoide)
   # _____ Edema tornozelo
   # _____ Edema sacral
   # _____ Ascite

C. Avaliação subjetiva global (selecione uma)
   _____ A = Bem nutrido
   _____ B = Moderadamente (ou suspeita de ser) desnutrido
   _____ C = Gravemente desnutrido

Figura 24.2 Modelo de avaliação nutricional subjetiva global. Adaptada de Barbosa-Silva e Barros, 2002.[8]

AVALIAÇÃO OBJETIVA DO ESTADO NUTRICIONAL

Entende-se por avaliação objetiva aquela que identifica o estado nutricional por ferramentas específicas e que preferencialmente aborde aspectos de ingestão de alimentos, medidas corporais, avaliação clínica e medidas bioquímicas.

A avaliação do consumo alimentar dos idosos requer alguns cuidados. Uma vez que pode haver comprometimento da memória, há necessidade de especial atenção na aplicação de métodos retrospectivos como o recordatório alimentar de 24 h (R24h). Por sua vez, métodos prospectivos, como os diários alimentares, requerem constantes lembretes, reforços e esclarecimentos, pelo erro que essa análise pode conter.[16] Finalmente, com relação à utilização de questionários de frequência alimentar (QFA) para a avaliação de consumo alimentar em idosos, destaca-se a grande variabilidade na ingestão de proteínas ou de micronutrientes, como zinco, magnésio e vitamina E.[17,18] Entretanto, poucos ou inexistentes são os instrumentos adaptados para a população brasileira.

Para a realização da avaliação antropométrica e da composição corporal, alguns aspectos específicos do envelhecimento são abordados a seguir.

Estatura e densidade mineral óssea

A densidade óssea é controlada, resumidamente, por células responsáveis pela incorporação de cálcio no osso (osteoblastos) e de células que se responsabilizam pela mobilização de cálcio do osso para a circulação sanguínea (osteoclastos). Esses processos são controlados por uma série de fatores: hormonais, imunológicos e relativos ao estilo de vida, à idade avançada, à estrutura física pequena, à raça branca, entre outros.[19]

A redução da densidade mineral óssea, principalmente em mulheres, é um processo natural e decorre, sobretudo, da cessação da produção de hormônios esteroides com a menopausa. De maneira geral, até a 3ª década de vida, é constituído o pico da massa óssea corporal e, a partir daí, inicia-se um lento declínio. De acordo com a OMS[20], osteoporose significa um valor de 2,5 desvios padrões abaixo da densidade mineral óssea correspondente ao valor mediano (P50) de uma população de referência. Valores entre 1 e 2,5 desvios padrões abaixo da média são classificados como osteopenia.

Paralelamente ao aparecimento de alterações na densidade mineral óssea, outro ponto discutido nos aspectos corporais de idosos é a estatura. Alterações cerebrais, relacionadas com o equilíbrio, podem levar a pessoa a perder a capacidade de manter o corpo ereto. Com o passar do tempo, os ossos da coluna vertebral se adaptam a esse desvio de postura, comprometendo a avaliação da estatura. O esquema apresentado na Figura 24.3 mostra que essas alterações estaturais se concentram na parte superior do corpo (da cintura para cima).

Independentemente das alterações na postura ereta, estudos populacionais relatam diminuição na estatura com a idade, mas há controvérsias nesse sentido. Perissinoto et al.[21] apontaram uma diminuição de 2 a 3 cm a cada década de vida. Já o Euronut Seneca Study[22] encontrou decréscimo de 1 a 2 cm em um estudo longitudinal de 4 anos. Na América Latina, o

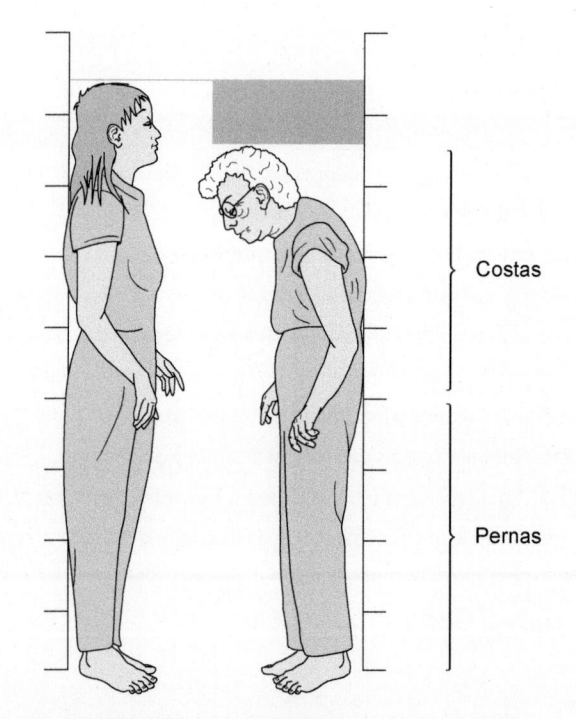

Figura 24.3 Esquema demonstrando a perda de estatura, especialmente na região superior do corpo.

Projeto Saúde, Bem-Estar e Envelhecimento (SABE)[23] apontou perda de 0,5 a 2 cm por década. Por outro lado, considerando a tendência secular do crescimento, claramente descrita na literatura, a análise da estatura de idosos comparativamente aos jovens dos dias atuais pode simplesmente estar relacionada com esse fenômeno.[24,25] Ainda, ambos os fenômenos (tendência secular do crescimento e o comprometimento da estatura com a idade) podem estar ocorrendo simultaneamente.

Considerando alterações na postura, devem ser buscadas alternativas para a tomada da estatura de idosos. Kwok e Whitelaw[26] propõem a medida da envergadura, ou seja, a medida dos braços abertos em cruz, de um dedo médio ao outro, como proporcional à estatura; já Mitchel e Lipchitz[27,28] estabelecem a medida do comprimento do braço que, de acordo com os autores, deve ser feita em um só lado, a partir do processo acromial da escápula até o final do processo estiloide da ulna. Entretanto, os idosos fragilizados e comprometidos não terão condições de permanecer com os braços abertos por tempo suficiente para o procedimento de medida.

O método mais utilizado e mais citado na literatura é o comprimento ou a altura do joelho, por considerar que a medida em membros inferiores não é afetada pela diminuição das dimensões ósseas. A medida é feita com o indivíduo deitado e o joelho flexionado a 90°, a partir da planta do pé até a superfície superior do joelho, conforme descrito na Figura 24.4.[29]

Para o estabelecimento da equação de regressão mais apropriada para estimativa da estatura a partir dessa medida, vários estudos são descritos na literatura. O primeiro estudo foi realizado em uma amostra não representativa de Southest Ohio, apenas com indivíduos da etnia branca.[30,31] Já em outro estudo[32], foi avaliada uma amostra pequena e não representativa de negros não hispânicos. Finalmente, um estudo que utilizou

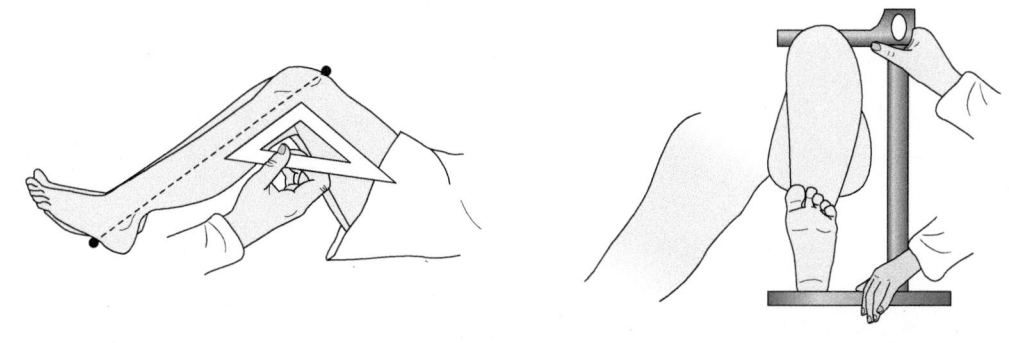

Figura 24.4 Técnica para tomada de medida da altura ou comprimento do joelho. Adaptada de Gibson, 1990.[29]

uma amostra estratificada por sexo e raça a partir do *National Health and Nutrition Examination Surveys* (NHANES) III avaliou 4.750 indivíduos, sendo 1.369 homens não hispânicos brancos, 1.472 mulheres não hispânicas brancas, 474 homens não hispânicos negros e 481 mulheres não hispânicas negras, além de 497 homens mexicanos-americanos e 457 mulheres mexicanas-americanas.[33] Portanto, esse estudo procurou avaliar uma amostra representativa de todas as diferenças étnicas da população americana. Os resultados são traduzidos nas fórmulas da Tabela 24.2.

Embora os estudos sobre estimativas de estatura tenham oferecido grande contribuição às técnicas antropométricas para avaliação do estado nutricional em idosos, o erro dessa análise ainda é bastante considerável e, portanto, sugere-se a adoção dessas medidas apenas quando as medidas convencionais realmente não forem possíveis.[31] Outro ponto a ser levado em consideração é a relação entre essas medidas e a realidade dos idosos brasileiros, uma vez que não há a mesma tendência de relação proporcional entre todas as populações.[34]

Massa corporal

Com relação ao peso ou à massa corporal, um estudo conduzido na população italiana, o *Italian Longitudinal Study on Ageing* (ILSI), apontou uma tendência à diminuição da massa corporal com a idade, especialmente a partir de 75 anos.[21]

Tabela 24.2 Equações preditivas da estatura de idosos ou indivíduos sem possibilidade de serem medidos em pé.

Sexo	Raça	Equação (altura)
Homens	Não hispânicos brancos	78,31 + (1,94 × Altura do joelho – (0,14 × Idade)
	Não hispânicos negros	79,69 + (1,85 × Altura do joelho) – (0,14 × Idade)
	Mexicanos-americanos	82,77 + (1,83 × Altura do joelho) – (0,16 × Idade)
Mulheres	Não hispânicas brancas	82,21 + (1,85 × Altura do joelho) – (0,21 × Idade)
	Não hispânicas negras	89,58 + (1,61 × Altura do joelho) – (0,17 × Idade)
	Mexicanas-americanas	84,25 + (1,82 × Altura do joelho) – (0,26 × Idade)

Fonte: Chumlea *et al.*, 1998.[33]

O Projeto SABE mostra dados similares ao estudo italiano, com diminuição em variáveis antropométricas nas idades avançadas.[23,35]

Ao considerar a massa corporal do idoso, deve-se também lembrar que, por vezes, este se encontra impossibilitado de se locomover. Balanças adaptadas ao leito ou plataformas de balanças adaptadas à cadeira de rodas são boas opções, porém têm um alto custo. Por isso, foram desenvolvidas fórmulas preditivas para essas situações. As fórmulas propostas por Chumlea *et al.*[31] são citadas pela OMS[34] (Tabela 24.3).[31]

Índice de massa corporal em idosos

Em adultos, é considerado um bom indicador de adiposidade e desfechos relacionados. Com relação a idosos, entretanto, alguns estudos têm apontado resultados diferentes. Em idosos, o índice de massa corporal (IMC) parece ter menor importância em indicar adiposidade, apontando a maior possibilidade de ser um bom preditor de risco nutricional. Por sua vez, dados do NHANES I e II mostram que, em idosos, o IMC parece se correlacionar melhor com a massa muscular do que com a adiposidade.[36]

Cabrera *et al.*[37] acompanharam por 5 anos pacientes por demanda espontânea em ambulatório de Geriatria no Rio de Janeiro (575 mulheres com 60 a 94 anos, sendo 109 com mais de 80 anos), identificando maior sobrevida naqueles com maiores valores de IMC. Resultados idênticos foram encontrados por Landi *et al.*[38], ao estudar, em Rovereto, norte da Itália, idosos da comunidade por um período de 1 ano. Assim, um baixo IMC parece ser um preditor significativo e independente de sobrevivência a curto e médio prazos. A Figura 24.5 mostra a taxa de sobrevida do estudo italiano.

Por todas essas razões, a classificação dos valores do IMC não poderia ser utilizada da mesma maneira para idosos

Tabela 24.3 Estimativas da massa corporal.

Sexo	Fórmula
Homem	(0,98 × CP) + (1,16 × Altura do joelho) + (1,73 × CMB) + (0,37 × DCSE) – 81,69
Mulher	(1,27 × CP) + (0,87 × Altura do joelho) + (0,98 × CMB) + (0,4 × DCSE) – 62,35

CP: circunferência da panturrilha; CMB: circunferência muscular do braço; DCSE: dobra cutânea subescapular.

Fonte: Chumlea e Steinbaugh, 1982.[31]

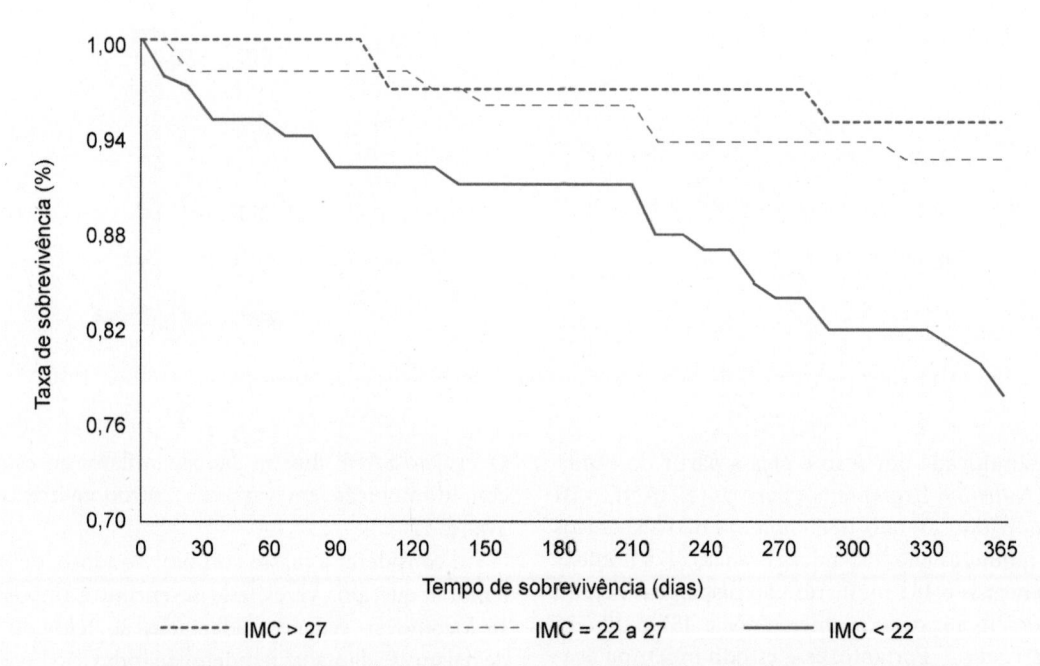

Figura 24.5 Taxa de sobrevida de idosos em função do IMC. Adaptada de Landi *et al.*, 1999.[38]

e jovens. A partir dos dados coletados no Projeto SABE[23], a OPAS indicou a seguinte classificação:

- < 23 kg/m²: baixo peso
- 23 a 28 kg/m²: peso normal
- 28 a 30 kg/m²: sobrepeso
- > 30 kg/m²: obesidade.

Por sua vez, no Brasil, a classificação do IMC adotada pelo Sistema de Vigilância Alimentar e Nutricional (SISVAN), do Ministério da Saúde[39], aplica as informações recebidas das UBS a partir da proposta do *Nutrition Screening Iniciative*.[4] Os valores são:

- < 22: baixo peso
- 22 a 27: eutrofia
- < 27: sobrepeso.

Massas magra e adiposa corporais

Com o envelhecimento, é comum ocorrer uma acentuada diminuição da massa muscular. Essa diminuição pode, em alguns casos, resultar em alteração na estrutura e na composição do músculo esquelético, com infiltração de gordura e tecido conectivo na massa muscular, o que é denominado sarcopenia. Essa redução pode ser decorrente de fatores como sedentarismo, alteração na síntese e secreção de hormônios, má alimentação, estresse oxidativo, aumento da atividade de citocinas, entre outros.[35,40] A sarcopenia pode resultar em maior risco de quedas, levando a comprometimentos na independência e na qualidade de vida. Cabe destacar que, embora a perda de massa muscular seja um processo normal do envelhecimento, a sarcopenia pode ser evitada.[41,42]

O estabelecimento de medidas antropométricas para avaliação do estado muscular em idosos tem sido objeto de diferentes estudos, sem, contudo, haver um consenso. Várias publicações buscaram estabelecer referências de medidas antropométricas para idosos. Burr e Phillips[43] avaliaram, em três áreas de South Wales, no País de Gales, idosos acima de 75 até mais de 80 anos, incluindo na amostra pacientes hospitalizados. Para determinação do estado nutricional proteico por indicadores antropométricos, os autores optaram pelas medidas de circunferência muscular do braço (CMB) e área muscular do braço (AMB). Embora bastante criticado, tanto pelo tamanho total da amostra como pela inclusão de idosos "não saudáveis", o estudo foi por muito tempo adotado como referência para avaliação de idosos. Outros estudos buscaram uma referência para idosos, principalmente nos EUA, mas nenhum isento de limitações, como tamanho da amostra, etnicidade, representatividade nacional, entre outros.[44-47]

Posteriormente, a partir de dados do NHANES III, foram avaliados 5.700 indivíduos acima de 60 anos.[42] As Tabelas 24.4 e 24.5 apresentam os dados de IMC, circunferência do braço (CB), dobra cutânea tricipital (DCT) e CMB obtidas desse estudo. Cabe ainda lembrar que o comitê de especialistas da OMS recomenda que, em países onde não existam estudos locais, os dados do NHANES III sejam utilizados.[48]

No Brasil, o Projeto SABE[49] apresentou a classificação percentilar de acordo com sexo e faixa etária no envelhecimento para CB, CMB, DCT e circunferência de panturrilha (CP), baseados em dados coletados a partir da amostra nacional do projeto na cidade de São Paulo, conforme apresentado nas Tabelas 24.6 e 24.7.

Considerando-se que a perda de massa muscular se concentra principalmente em membros inferiores, tem havido uma tendência em apontar a CP como a medida antropométrica mais sensível da massa muscular em idosos.[34] Nesse contexto, Rolland *et al.*[50], em estudo realizado na França, compararam as medidas da CP com absorciometria com raios X de dupla energia (DEXA, do inglês *dual energy X-ray absorptiometry*)

Tabela 24.4 IMC, CB, DCT e CMB de homens de 60 anos ou mais avaliados no NHANES III (1988-1994).

Variável e grupo etário	n.	Média ± DP	Percentis selecionados						
			P10	P15	P25	P50	P75	P85	P90
IMC									
60 a 69 anos	1.175	27,3 ± 0,18	21,9	23,1	24,4	27,1	30	31,7	32,8
70 a 79 anos	875	26,7 ± 0,21	21,5	22,3	23,8	26,1	29,3	30,7	31,7
≥ 80 anos	699	25 ± 0,22	19,8	21,1	22,4	25	27,1	28,7	29,5
CB									
60 a 69 anos	1.126	32,8 ± 0,15	28,4	29,2	30,6	32,7	35,2	36,2	37
70 a 79 anos	832	31,5 ± 0,17	27,5	28,2	29,3	31,3	33,4	35,1	36,1
≥ 80 anos	642	29,05 ± 0,19	25,5	26,2	27,3	29,5	31,5	32,6	33,3
DCT									
60 a 69 anos	1.122	14,2 ± 0,25	7,7	8,5	10,1	12,7	17,1	20,2	23,1
70 a 79 anos	825	13,4 ± 0,28	7,3	7,9	9	12,4	16	18,8	20,6
≥ 80 anos	641	12 ± 0,28	6,6	7,6	8,7	11,2	13,8	16,2	18
CMB									
60 a 69 anos	1.119	28,3 ± 0,13	24,9	25,6	26,7	28,4	30	30,9	31,4
70 a 79 anos	824	27,3 ± 0,14	24,4	24,8	25,6	27,2	28,9	30	30,5
≥ 80 anos	639	25,7 ± 0,16	22,6	23,2	24	25,7	27,5	28,2	28,8

IMC: índice de massa corporal; CB: circunferência do braço; DCT: dobra cutânea tricipital; CMB: circunferência muscular do braço.

Fonte: Kuczmarski *et al.*, 2000.[49]

Tabela 24.5 IMC, CB, DCT e CMB de mulheres de 60 anos ou mais avaliadas no NHANES III (1988-1994).

Variável e grupo etário	n.	Média ± DP	Percentis selecionados						
			P10	P15	P25	P50	P75	P85	P90
IMC									
60 a 69 anos	1.172	27,6 ± 0,27	20,9	21,8	23,5	26,6	30,8	33,6	35,7
70 a 79 anos	985	26,9 ± 0,28	20,7	21,4	22,6	25,9	29,9	32,1	34,5
≥ 80 anos	788	25,2 ± 0,26	19,3	20,3	21,7	25	28,4	30	31,4
CB									
60 a 69 anos	1.122	31,7 ± 0,21	26,2	26,9	28,3	31,2	34,3	36,5	38,3
70 a 79 anos	914	30,5 ± 0,23	25,4	26,1	27,4	30,1	33,1	35,1	36,7
≥ 80 anos	712	28,5 ± 0,25	23	23,8	25,5	28,4	31,5	33,2	34
DCT									
60 a 69 anos	1.090	24,2 ± 0,37	14,5	15,9	18,2	24,1	29,7	32,9	34,9
70 a 79 anos	902	22,3 ± 0,39	12,5	14	16,4	21,8	27,7	30,6	32,1
≥ 80 anos	705	18,6 ± 0,42	9,3	11,1	13,1	18,1	23,3	26,4	28,9
CMB									
60 a 69 anos	1.090	23,8 ± 0,12	20,6	21,1	21,9	23,5	25,4	26,6	27,4
70 a 79 anos	898	23,4 ± 0,14	20,3	20,8	21,6	23	24,8	26,3	27
≥ 80 anos	703	22,7 ± 0,16	19,3	20	20,9	22,6	24,5	25,4	26

Fonte: Kuczmarski *et al.*, 2000.[49]

Tabela 24.6 Percentis de CB, CMB, DCT e CP para mulheres.

Variáveis e grupo etário	Percentil						
	5	10	25	50	75	90	95
CB (cm)							
60 a 64 anos	26	28	30	33	35	37	39
65 a 69 anos	25	27	28	31	34	36	38,45
70 a 74 anos	24	25	28	31	33	36	38
75 a 79 anos	24	26	28	31	33	36	38
≥ 80 anos	22	23	26	29	31	34	35,15
CMB (cm)							
60 a 64 anos	18,77	19,89	21,46	23,21	24,94	26,32	28,14
65 a 69 anos	19	20,09	21,14	22,55	24,66	26,19	27,85
70 a 74 anos	18,49	19,22	21,02	22,52	24,43	26,32	28,11
75 a 79 anos	18,52	19,7	21,03	22,82	24,46	25,89	27,06
≥ 80 anos	18,17	18,86	20,31	22,01	23,62	24,78	25,96
DCT (mm)							
60 a 64 anos	17	20	23	29	35	39	72
65 a 69 anos	15	17	20,75	26	30	35	38
70 a 74 anos	11,05	14	21,25	27	32	39	42
75 a 79 anos	11,95	15	20	25	30	37	39
≥ 80 anos	8	10	15	20	25,5	30	33,5
CP (cm)							
60 a 64 anos	31	32	34	36	40	42	44
65 a 69 anos	29,5	31	33	36	38	41	42
70 a 74 anos	29	30	33	36	39	41	42
75 a 79 anos	29	30	32	35	37,5	40	41
≥ 80 anos	27	28	31	34	36	38	41

Fonte: Kuczmarski *et al.*, 2000.[49]

em 1.458 indivíduos saudáveis acima de 70 anos, sem histórico de fraturas. Os autores concluíram que a CP, embora não possa ser usada como diagnóstico da sarcopenia, fornece informações importantes sobre incapacidades relativas à musculatura e à função física. Esses mesmos autores apontaram que uma medida de CP menor que 31 cm pode ser relacionada com perda de capacidades e risco de desenvolvimento de fragilidade.

Com relação à técnica para tomada dessa medida, os seguintes procedimentos podem ser adotados:

- O avaliado deve permanecer sentado em uma mesa ou cadeira ou em pé, com os pés separados em cerca de 20 cm um do outro. Ao permanecer sentado em uma cadeira, a perna direita deve permanecer fixa ao chão, com as pernas flexionadas em 90°.[51] Já Lohman[52] propõe que a medida seja feita com a perna solta, não apoiada no solo. Em idosos que não podem se manter em pé ou sentados, a medida deve ser realizada com a perna em flexão de 90°. O grupo de estudos adotou o procedimento de manter os pés apoiados no chão

para que sejam medidos da mesma maneira a CP e a dobra cutânea da panturrilha (DCP)

- Uma fita inelástica deve ser posicionada ao redor da panturrilha no local de maior diâmetro, considerando um plano perpendicular ao solo. Para determinação do local, ao mover a fita, ela deve estar "folgada" para cima ou para baixo
- A medida deve ser realizada com um intervalo de 0,1 cm
- Ainda com relação à identificação da sarcopenia, diversos grupos de especialistas em todo o mundo apontam que uma avaliação mais completa do risco de sarcopenia deve incluir não somente medidas da massa muscular, mas também da função muscular. Com relação à massa muscular, tem sido recomendado o uso de medidas mais sofisticadas, como a DEXA. A sarcopenia consiste, de certo modo, na substituição de massa proteica por gordura no músculo e, por isso, esse processo pode ser ocultado em medidas antropométricas simples. A partir da DEXA, alguns autores propõem o índice de massa magra corporal, que consiste na relação massa magra corporal/estatura[2].

Tabela 24.7 Percentis de CB, CMB, DCT e CP para homens.

Variáveis e grupo etário	Percentil						
	5	10	25	50	75	90	95
CB (cm)							
60 a 64 anos	24,9	27	29	30	32	35	37
65 a 69 anos	24,55	27	29	30	32	34,9	36
70 a 74 anos	24	26	27	30	32	34	35,25
75 a 79 anos	23	24	26	29	31	33	35
≥ 80 anos	22	23	25	28	30	32	33
CMB (cm)							
60 a 64 anos	20,74	21,97	23,86	25,60	27,29	28,82	29,86
65 a 69 anos	21,18	22,36	24,12	25,72	27,17	28,49	29,20
70 a 74 anos	20,99	21,77	23,49	25,03	26,52	28,19	28,91
75 a 79 anos	20,34	21,11	23,79	24,60	26,32	28,12	28,73
≥ 80 anos	19,15	20,12	21,65	23,66	25,49	26,60	27,41
DCT (mm)							
60 a 64 anos	5,75	7	10	15	20	26	27
65 a 69 anos	6	7	10	14	19	23	26
70 a 74 anos	6	7	9	13	17	20,6	22,6
75 a 79 anos	6	6,8	9	13	17	21	24,1
≥ 80 anos	5	6	8	11	16	21	23
CP (cm)							
60 a 64 anos	30,9	32	34	36	38,5	40,2	43
65 a 69 anos	31,5	32	34	36	38	40	42,5
70 a 74 anos	30,7	31	32,5	35	38	39	40
75 a 79 anos	29	30,9	33	35	38	40	41,5
≥ 80 anos	27	29	31	34	36	38	39

Fonte: Kuczmarski *et al.*, 2000.[49]

Com relação a testes de função muscular, a medida da força de preensão palmar tem sido bastante utilizada. Trata-se de um método simples e de fácil aplicabilidade na prática clínica; requer a utilização do instrumento dinamômetro hidráulico, o qual fornece leitura rápida e direta da força em quilogramas.[53] Embora a importância da avaliação da força de preensão palmar seja bem estabelecida por sua associação a desfechos negativos, como quedas, morbidade e doenças cardiovasculares, os pontos de corte para esta medida não estão bem estabelecidos. O *European Working Group on Sarcopenia in Older People* (EWGSOP) sugere os pontos de corte para rastreamento de fraqueza relacionada com a sarcopenia: < 30 kgf para homens e < 20 kgf para mulheres.[54] A medida da força também pode ser utilizada como avaliação evolutiva do acompanhamento de intervenção nutricional.

A recomendação para a aferição desta medida é a seguinte:

• O indivíduo deve estar sentado, com o ombro abduzido e naturalmente rodado, cotovelo fletido a 90° e antebraço e punho em posição neutra

• Solicita-se que o indivíduo pressione o dinamômetro com o máximo de força possível. A leitura em quilogramas é feita no próprio aparelho. Esta medida deve ser repetida 3 vezes com intervalo de 1 min entre cada aferição

• Calcula-se a média das três medidas obtidas e o resultado deve ser utilizado para comparação com o ponto de corte ou com a medida realizada anteriormente pelo mesmo paciente, visando à avaliação evolutiva.

Assim como a massa magra, a gordura corporal também tende a sofrer modificações importantes com o envelhecimento. Além da possível substituição de massa proteica por massa adiposa, há uma tendência à diminuição na gordura subcutânea e a um acúmulo na região abdominal. Sabidamente, o aumento da gordura na região abdominal está relacionado a comprometimentos à saúde, explicados, entre outros fatores, pelo quadro inflamatório sistêmico gerado.[55-58] O tecido adiposo visceral é capaz de expressar, comparativamente ao tecido adiposo subcutâneo, maior quantidade de citocinas relacionadas com a inflamação.[59] Embora, durante todo o ciclo da vida, os homens tenham um maior acúmulo de gordura visceral, com o envelhecimento, esse aspecto praticamente se iguala ao das mulheres, em virtude da diminuição dos estrógenos após a menopausa.[60]

Nicklas *et al.*[58], a partir de amostra extraída do estudo denominado *The Health, Aging and Body Composition Study*, com 1.387 mulheres e 1.116 homens entre 70 e 79 anos, analisaram a associação entre infarto do miocárdio com: adiposidade total (IMC); distribuição da gordura corporal [circunferência da cintura (CC), relação cintura-quadril (RCQ), tecido adiposo visceral e subcutâneo]. Os autores observaram que a gordura visceral, mesmo em indivíduos com menor adiposidade subcutânea, mostrou melhor relação com eventos de infarto do miocárdio e com mortalidade decorrente disso.

Outro aspecto importante possivelmente relacionado com a adiposidade visceral é a neurodegeneração. O envelhecimento em si é considerado um fator de comprometimento do funcionamento do cérebro, explicado, por exemplo, pela diminuição do fluxo sanguíneo e pela perda natural de neurônios, o que pode levar a uma série de incapacidades, como perda da memória, da função cognitiva, do equilíbrio, entre outras. Jagust *et al.*[56] investigaram se a elevação da gordura visceral estaria associada a mudanças estruturais cerebrais relacionadas com declínio cognitivo e demência. O estudo foi realizado a partir de uma amostra do *Sacramento Area Latino Study on Aging*. Foram selecionados 112 indivíduos de uma amostra de 1.789 idosos, sendo avaliados: RCQ, glicemia e insulina de jejum, colesterol e pressão arterial de repouso. O volume do hipocampo e dos hemisférios direito e esquerdo do cérebro foram avaliados por ressonância magnética (RM). Entre outros resultados, os autores encontraram uma associação negativa e significativa entre volume do hipocampo e RCQ ($r = -0,2$; $p = 0,02$). Desse modo, os autores concluíram que um alto valor de RCQ pode estar associado a processos neurodegenerativos, vasculares e metabólicos que afetam as estruturas cerebrais, levando a declínio cognitivo e demência.

É importante destacar que, além da gordura corporal, vários estudos têm apontado que certas deficiências nutricionais parecem estar também relacionadas com a função cerebral.[55] Alguns resultados desses estudos podem ser observados na Tabela 24.8.

Considerando que ainda não estão bem definidas as técnicas, os métodos e os padrões de referência mais apropriados para avaliação do estado nutricional dos micronutrientes, mais uma vez deve-se reforçar a importância de uma avaliação aprofundada do consumo alimentar por idosos, de maneira a identificar possíveis riscos de deficiência de nutrientes.

A gordura visceral ou central também tem sido relacionada com o grau de funcionalidade e com o nível de atividades físicas. Em uma amostra representativa na Espanha[61], entre 2001 e 2003, foram estudados 3.235 idosos não institucionalizados (1.411 homens e 1.824 mulheres). Avaliaram-se incapacidades por cinco indicadores:

- Mobilidade
- Agilidade

Tabela 24.8 Relações entre nutrientes e cérebro.

Função cerebral	Ingestão inadequada ou deficiência
Perda de memória de curto prazo	Vitamina B_{12}, vitamina C
Resultados fracos em testes de resolução de problemas	Riboflavina, folato, vitamina B_{12}, vitamina C
Demência	Tiamina, zinco
Capacidade cognitiva	Folato, vitamina B_6, vitamina B_{12}, ferro
Degeneração do tecido cerebral	Vitamina B_6

Fonte: Ribeiro, 2005.[1]

- Restrição das atividades diárias
- Atividades instrumentais para a vida diária
- Atividades de autocuidado.

As análises foram realizadas e repetidas após 2 anos. Observou-se que a circunferência abdominal foi preditora da incapacidade após 2 anos, levando à conclusão prévia de que evitar o aumento da gordura visceral é, portanto, uma maneira de evitar comprometimentos das capacidades físicas com a idade.

Parâmetros e variáveis bioquímicas relacionados com o sistema imunológico

Pode-se inferir que a somatória dos fatores – diminuição da ingestão de nutrientes, diminuição da massa corporal magra e quadro inflamatório sistêmico gerado pela gordura central – levam a uma condição desfavorável relacionada com a desnutrição e a redução de atividades metabólicas importantes. Uma consequência possível é o aumento da incidência de infecções oportunistas. Algumas células do sistema imunológico são alteradas com a idade, e as respostas celulares (células específicas do sistema imunológico) parecem ser mais afetadas do que as respostas humorais (mediadas por anticorpos). Ademais, vários estudos demonstram que a desnutrição de proteínas e energia, avaliada por indicadores bioquímicos ou a deficiência em micronutrientes, como zinco, vitamina B_6, vitaminas A, C e E, estão relacionadas com alterações imunológicas e, consequentemente, infecções, responsáveis por um grande número de mortes.[62,63]

A grande vantagem da avaliação do estado nutricional por indicadores bioquímicos é a detecção de deficiência em estágios subclínicos. Assim, aliada às avaliações do consumo alimentar e às medidas antropométricas, a escolha de indicadores bioquímicos relacionados com o estado nutricional proteico, como a albumina plasmática, ou ainda a contagem total de linfócitos, podem colaborar na avaliação ampla do estado nutricional em idosos. A albumina, além de refletir síntese de proteínas, pode estar relacionada com alterações gastrintestinais, doenças renais e hepáticas, entre outras.[29]

INDICADORES DE MALNUTRIÇÃO EM IDOSOS EM DIFERENTES CONTEXTOS

Como visto anteriormente, são vários os fatores que podem culminar em malnutrição em idosos. Por sua vez, não há um consenso absoluto para definir malnutrição para esse grupo etário. Nesse contexto, a American Geriatrics Association[64] propõe uma lista de definições e aspectos a serem observados em idosos (Tabela 24.9 e Quadro 24.1), relacionados com a malnutrição em diferentes ambientes.

CONSIDERAÇÕES FINAIS

O estabelecimento de técnicas apropriadas e padrões de referência especificamente para pessoas idosas ainda é um assunto bastante complexo e controverso. Por isso, ainda não existe uma recomendação definitiva para a escolha e a adoção de métodos e técnicas. Desse modo, considera-se importante que a avaliação, seja feita da maneira mais ampla, relacionando o maior número de variáveis que seja possível avaliar. Considerando o envelhecimento populacional, a necessidade de estudos nesse sentido é cada vez mais evidente.

Tabela 24.9 Aspectos relacionados com a malnutrição em idosos, em diferentes ambientes.

Ambiente	Aspectos determinantes de malnutrição
Idosos inseridos na comunidade	Perda involuntária de peso ($\geq$ 2% em 1 mês; > 4,5 kg em 6 meses; $\geq$ 4% em 1 ano)
	IMC < 22 kg/m²
	Hipoalbuminemia ($\leq$ 3,8 g/dℓ)
	Hipocolesterolemia (< 160 mg/dℓ)
	Sobrepeso (IMC entre 25 e 29,9 kg/m²); este aspecto não está relacionado com aumento da mortalidade se o idoso tiver mais de 70 anos
	Obesidade (IMC > 30 kg/m²)
	Deficiências específicas de micronutrientes
	Síndrome de anorexia/caquexia associada ao câncer; estado hipercatabólico com respostas imunes aumentadas (p. ex., aumento de citocinas inflamatórias)
	Sarcopenia
Idosos hospitalizados	Redução da ingestão dietética (< 50% das necessidades energéticas)
	Hipoalbuminemia ($\leq$ 3,5 g/dℓ)
	Hipocolesterolemia (< 160 mg/dℓ)
Idosos institucionalizados	Perda de peso corporal $\geq$ 5% nos últimos 30 dias; $\geq$ 10% em 180 dias
	Redução da ingestão dietética (< 75% na maioria das refeições)

Adaptada de Reuben et al., 2013.[64]

Quadro 24.1 Avaliações recomendadas em todos os ambientes.

Barreiras econômicas à segurança alimentar e nutricional
Isolamento social (p. ex., morar sozinho e não ter atividades sociais)
Disponibilidade de alimentos de boa qualidade nutricional
Problemas bucais que impeçam a alimentação adequada
Doenças que interfiram na ingestão, na digestão e na absorção de nutrientes que causem caquexia e/ou que requeiram restrições alimentares
Incapacidades que interfiram na compra, no preparo e na ingestão de alimentos
Crenças ou preferências alimentares que interfiram na ingestão alimentar adequada
Apetite reduzido
Sintomas depressivos
Variações antropométricas
Presença de comorbidades importantes
Estado nutricional proteico
Perfil lipídico

Adaptado de Reuben et al., 2013.[64]

REFERÊNCIAS BIBLIOGRÁFICAS

1. Ribeiro SML, Donato Junior J, Tirapegui J. Nutrição e envelhecimento. In: Tirapegui J. Nutrição: fundamentos e aspectos atuais. Barueri: Manole, 2005. p.127-42.

2. de Onis M, Habicht JP. Anthropometric reference data for international use. Recommendations from a World Health Organization Expert Committee. Am J Clin Nutr 1996;64:650-8.

3. Jensen GJ, McGee M, Binkley J. Nutrition in the elderly. Gastroenterol Clin North Am 2001;30(2):313-34.

4. Lipschitz DA. Screening for nutritional status in the elderly. Primary Care1994;21(1):55-67.

5. Wilson MM, Morley JE. Invited review: aging and energy balance. J Appl Physiol 2003;95(4):1728-36.

6. Marshall TA, Warren JJ, Hand JS, Xie XJ, Stumbo PJ. Oral health, nutrient intake and dietary quality in the very old. JADA 2002;133:1369-79.

7. Colussi CF, Freitas SFT. Aspectos epidemiológicos da saúde bucal do idoso no Brasil. Cad. Saúde Pública 2002;18(5):1313-20.

8. Barbosa-Silva MCG, Barros AJD. Avaliação nutricional subjetiva. Parte 1- Revisão de sua validade após duas décadas de uso. Arq Gastroenterol 2002;39(3):181-7.

9. Guizoz Y, Vellas B, Garry PJ. Mini Nutritional assessment. A practical assessment tool for grading the nutritional the nutritional state of elderly patients. Facts and Research in Gerontology 1994;Supp 2:15-59.

10. Machado RSP, Coelho MASC, Veras RP. Validity of the Portuguese version of the mini nutritional assessment in Brazilian elderly. BMC Geriatrics 2015;15:132.

11. Guigoz Y. The Mini-Nutritional Assessment (MNA®) Review of the Literature – What does it tell us? J Nut Health Aging 2006;10:466-87.

12. Guigoz Y, Vellas B. A mini avaliação nutricional (MAN) na classificação do estado nutricional do paciente idoso: apresentação, história e validação. Nestlé nutrition Workshop series. 1:1-2, 1998.

13. White JV, Dwier JT, Posner BM, Ham RJ, Lipschitz DA, Wellman NS. Nutrition Screening Initiative: development and implementation of the public awareness checklist and screening tools. J Am Diet Assoc 1992;92(2):163-7.

14. Bales CW. What does it mean to be "at nutritional risk"? Seeking clarity on behalf of the elderly. Am J Clin Nutr 2001;74:155-6.

15. Barbosa AR, Souza JMP, Lebrão ML, Marucci MFN. Estado nutricional e desempenho motor de idosos de São Paulo. Rev Assoc Med Bras 2007;53(1):75-9.

16. Tomoyasu NJ, Toth MJ, Poehlman ET. Misreporting of total energy intake in older men and women. J Am Geriatr Soc 1999;47:710-15.

17. Kumanyika S, Tell GS, Fried L, Martel JK, Chinchilli VM. Picture-sort method for administering a food frequency questionnaire to older adults. J Am Diet Assoc 1996;96(2):137.

18. Shahar D, Fraser D, Shai I, Vardi H. Development of a food frequency questionnaire (FFQ) for an elderly population based on a population survey. J Nutr 2003;133:3625-9.

19. Poole KES, Compston JE. Osteoporosis and its management. BMJ 2006;333:1251-6.

20. World Health Organization (WHO). Assessment of fracture risk and its application to screening for postmenopausal osteoporosis. Report of a WHO Study Group. World Healt Organ Tech Rep Ser 1994;843:1-129.

21. Perissinotto E, Pisent C, Sergi G, Grigoleto F, Enzi G. Anthropometric measurements in the elderly: age and gender differences. B J Nutr 2002;87:177-86.

22. de Groot LC, Hautvast JG, van Staveren WA. Nutrition and health of elderly people in Europe: the EURONUT-SENECA Study. Nutr Rev 1992;50(7):185-94.

23. Lebrão ML, Duarte YAO. Organização Pan-Americana de Saúde – OPAS/OMS, SABE – Saúde, Bem-Estar e Envelhecimento – O Projeto SABE no Município de São Paulo: uma abordagem inicial. São Paulo: Athalaia Bureau, 2003.

24. Chandler PJ, Bock RD Age changes in adult stature: trend estimation from mixed longitudinal data. Ann Hum Biol 1991;18(5):433-40.

25. Eiben OG. Secular trend of physical development and its significance for pediatric practice. Arztl Jugendkd 1990;81(5):361-7.

26. Kwok T, Whitelaw MN. The use of arm span in nutritional assessment of the elderly. J Am Ger Soc 1991;39:342.

27. Mitchel CO, Lipschitz DA. Arm length as an alternative to height in nutritional assessment of the elderly. J Parenteral and Enteral Nutr 1982;6:226.

28. Mitchel CO, Lipschitz DA. The effect of age and sex on the routinely used measurements to assess the nutritional status of hospitalized patients. Am J Clin Nutr 1982;36:340.

29. Gibson R. Principles of nutritional assessment. Oxford: Oxford University Press, 1990. 691p.

30. Chumlea WC, Roche AF, Steinbaugh ML. Estimating stature from knee height for persons 60 to 90 years of age. J Am Geriat Soc 1985;33:116.

31. Chumlea R, Steinbaugh D. Anthropometric approaches to the nutritional assessment of the elderly. In: Munro HN, Danford DE (eds.). Nutrition, aging and the elderly. New York: Plénum Press, 1989.

32. Chumlea WC, Guo S. Equations for predicting stature in white and black elderly individuals. J Gerontol 1992;47:197.

33. Chumlea WC, Guo SS, Wholihan K, Cockram D, Kuczmarski RJ, Johnson CL. Stature prediction equations for elderly non-Hispanic white, non-Hispanic black, and Mexican-American person developed from NHANES III data. J Am Diet Assoc 1998;98(2):137-42.

34. World Health Organization (WHO). Physical status: the use and interpretation of anthropometry. Report of a WHO Expert Committee. WHO Technical Report Series 1995;854:375-409.

35. Lebrão ML, Laurenti R. Saúde, bem-estar e envelhecimento: o estudo SABE no Município de São Paulo. Rev Bras Epidemiol 2005;8(2):127-41.

36. Micozzi MS, Harris TM. Age variations in the relation of body mass indices to estimates of body fat and muscle mass. Am J Phys Anthropol 1990;81(3):375-9.

37. Cabrera MA, Wajngarten M, Gebara OC, Diament J. Relação do índice de massa corporal, da relação cintura quadril e da circunferência abdominal com a mortalidade em mulheres: seguimento de 5 anos. Cad Saúde Pública 2005;21(3):767-75.

38. Landi F, Zuccalà G, Gambassi G, Incalzi RA, Manigrasso L, Pagano F et al. Body mass index and mortality among older people living in the community. J Am Geriatr Soc 1999;47(9):1072-6.

39. Brasil. Ministério da Saúde. Sistema de Vigilância Alimentar e Nutricional (Sisvan). Orientações básicas para a coleta, o processamento, a análise de dados e a informação em serviços de saúde. Série A. Normas e Manuais Técnicos. Brasília: Ministério da Saúde, 2004.

40. Frontera WR, Hughes VA, Fielding RA, Fiaratone MA, Evans WJ, Roubenoff R. Aging of skeletal muscle: a 12-yr longitudinal study. J Appl Physiol 2000;88:1321-6.

41. Kamel HK. Sacopenia and aging. Nutr Rev 2003;61:157-67.

42. Roubenoff R, Rall LC. Humoral mediation of changing body composition during aging and chronic inflammation. Nutr Rev 1993;51:1-11.

43. Burr ML; Phillips KM. Anthropometric norms in the elderly. Br J Nutr 1984;51:165-9.

44. Frisancho AR. New standards of weight and body composition by frame size and height for assessment of nutritional status of adults and the elderly. Am J Clin Nutr 1984;40:808-19.

45. Cornoni-Huntley JC, Harris TB, Everett DF, Albanes D, Micozzi MS, Miles TP et al. An overview of body weight of older persons, including the impact of mortality. J Clin Epidemiol 1991;44:743-53.

46. Chumlea WC, Roche A, Mukherjee D. Nutritional assessment of the elderly through anthropometry. Columbus: Ross Laboratories, 1987.

47. Falciglia G, O'Connor J, Gediing E. Upper arm anthropometric norms in elderly white subjects. J Am Diet Assoc 1988;88:569-74.

48. Kuczmarski MF, Kuczmarski RJ, Najjar M. Descriptive anthropometric reference data for older Americans. J Am Diet Assoc 2000;100:59-66.

49. Barbosa AR, Souza JMP, Lebrão ML, Laurenti R, Marucci MFN. Anthropometry of elderly residents in the city of São Paulo, Brazil. Cad Saúde Pública 2005;21(6):1929-38.

50. Rolland Y, Lauwers-Cances V, Cournot M, Nourhashémi F, Reynish W, Rivière D et al. Sarcopenia, calf-circumference and physical function of elderly women: a cross sectional study. J Am Ger Soc 2003;51:1120-4

51. de Onis M, Habicht JP. Anthropometric reference data for international use: recommendations from a World Health Organization Expert Committee. Am J Clin Nutr 1996;64(4):650-8.

52. Lohman TG. Anthropometric standardization reference manual. Champaign: Human Kinetics, 1988. p.28-80.

53. Lino VT, Rodrigues NC, O'Dwyer G, Andrade MK, Mattos I, Portela MC. Handgrip strength and factors associated in poor elderly assisted at a primary care unit in Rio de Janeiro, Brazil. PLoS One 2016;11(11):e0166373.

54. Cruz-Jentoft AJ, Baeyens JP, Bauer JM, Boirie Y, Cederholm T, Landi F et al. Sarcopenia: European consensus on definition and diagnosis: Report of the European Working Group on Sarcopenia in Older People. Age and Ageing 2010;39(4):412-23.

55. Obisesan TO, Aliyu MH, Bond V, Adams RG, Akomolafe A, Rotimi CN. Ethnic and age-related fat free mass loss in older Americans: the Third National Health and Nutrition Examination Survey (NHANES III). BMC Public Health 2005;5(1):41.

56. Jagust W, Harvey D, Mungas D, Haan M. Central obesity and the aging brain. Arch Neurol 2005;62:1545-8.

57. Menezes TN, Marucci MFN. Perfil dos indicadores de gordura e massa muscular corporal de idosos de Fortaleza, Ceará, Brasil. Cad Saúde Pública 2007;23:2887-95.

58. Nicklas BJ, Penninx BWJH, Cesari M, Kritchevsky SB, Newman AB, Kanaya AM et al. Association of visceral adipose tissue with incidental myocardial infarction in older men and women. The health, aging and body composition. Am J Epidemiol 2004;160(8):741-9.

59. Wajchenberg BE. Subcutaneous and visceral adipose tissue: their relation to the metabolic syndrome. Endocrine Reviews 2000;21:697-738.

60. Kehayias JJ. Aging and body composition: possibilities for future studies. J Nutr 1993;123:454-8.

61. Guallar-Castillon P, Sagardui-Villamor J, Banegas JR, Graciani A, Fornés NS, Garcia EL et al. Waist circumference as a predictor of disability among older adults. Obesity 2007;15(1):233-44.

62. Lesourd B, Decarli B, Dirren H. Longitudinal changes in iron and protein status of elderly Europeans. Eur J Clin Nutr 1996;50(Suppl. 2):S16-S24.

63. Lesourd BM, Mazari L, Ferry M. The role of nutrition in immunity in the aged. Nutr Rev 1998;56:S113-S125.

64. Reuben DB, Herr KA, Paala JT, Pollock BG, Potter JF, Semia TD. Geriatrics at your fingertips. 15. ed. American Geriatrics Society, 2013. 380p.

25 Avaliação Nutricional de Gestantes

Rita Maria Monteiro Goulart | *Fernanda Guilhermino Magalhães*

INTRODUÇÃO

Este capítulo discute a importância do período gestacional na saúde da gestante e do feto, do pré-natal e da avaliação do estado nutricional da gestante. Além disso, apresenta os parâmetros de avaliação nutricional, os instrumentos utilizados para realizar o diagnóstico e o acompanhamento nutricional da gestante. No Anexo, há a descrição de um exemplo de estudo de caso de uma gestante.

PERÍODO GESTACIONAL

A gestação normal compreende o período que se inicia na concepção e se completa em torno de 37 a 42 semanas, ou aproximadamente 280 dias (40 semanas ou 9 meses), sendo dividida por trimestres:

- 1º trimestre: da concepção até a 13ª semana gestacional
- 2º trimestre: 14ª até a 27ª semana gestacional
- 3º trimestre: a partir da 28ª semana gestacional.

Considerando os diferentes ciclos da vida, o período gestacional é reconhecido como aquele de maior vulnerabilidade biológica da mulher, particularmente por causa das alterações fisiológicas impostas ao organismo materno e do aumento das necessidades nutricionais para atender às demandas específicas.[1]

Assim, a gestação está incluída no período atualmente denominado "mil dias" ou "janela de oportunidades", que inclui o tempo de gestação (280 dias) somado aos primeiros 2 anos de vida (730 dias). A prevenção de doenças crônicas não transmissíveis (DCNT), por exemplo, deve ser iniciada durante o período intrauterino, com base no conceito de programação metabólica. Evidências científicas apontam que a nutrição do feto influencia tanto seu desenvolvimento quanto o surgimento futuro de DCNT, como obesidade, hipertensão arterial e doença cardiovascular.[2]

Entre as intervenções propostas durante esse período, destaca-se a necessidade de assegurar cuidados de pré-natal adequados à mulher durante a gestação.[3]

A assistência pré-natal adequada, com a detecção e a intervenção precoce das situações de risco, bem como um sistema ágil de referência hospitalar, além da qualificação da assistência ao parto, são os grandes determinantes dos indicadores de saúde relacionados com a mãe e o bebê capazes de diminuir as principais causas de mortalidade materna e neonatal.

Pré-natal

O objetivo do acompanhamento pré-natal é assegurar o desenvolvimento da gestação, propiciando o parto de um recém-nascido saudável, sem impacto para a saúde materna, abordando ainda os aspectos psicossociais e as atividades educativas e preventivas.[4]

O calendário de atendimento durante o pré-natal deve ser programado em função dos períodos gestacionais que determinam maior risco materno e perinatal. Deve ser iniciado precocemente, no 1º trimestre; o total de consultas deve ser de, no mínimo, seis, segundo o Ministério da Saúde, e, sempre que possível, devem ser realizadas conforme o cronograma apresentado a seguir:[4]

- Até a 28ª semana: mensalmente
- 28ª até a 36ª semana: quinzenalmente
- 36ª até a 41ª semana: semanalmente.

A maior frequência de visitas no final da gestação tem por objetivo avaliar o risco perinatal e de intercorrências clínico-obstétricas mais comuns no último trimestre, lembrando que não existe "alta" do pré-natal antes do parto.

Entre as ações de pré-natal que devem garantir um acompanhamento adequado e oportuno à gestante está a avaliação do estado nutricional.

A avaliação nutricional de uma gestante utiliza métodos iguais aos de uma pessoa normal, porém com critérios diferentes para o diagnóstico nutricional. A antropometria, a história alimentar, a bioquímica e uma história clínica completa são indispensáveis para a interpretação adequada.[5]

Parâmetros de avaliação nutricional da gestante

A avaliação antropométrica de gestantes deve ocorrer em todas as consultas da assistência pré-natal, a fim de orientar o cuidado nutricional, com planejamento do ganho de peso gestacional semanal adequado até 40 semanas (gestação a termo).[6]

De acordo com o Ministério da Saúde[7], os dados fundamentais a serem coletados para fins de vigilância nutricional que possibilitam a avaliação do estado nutricional de gestantes incluem data da última menstruação (DUM), peso e estatura. Os índices antropométricos e os parâmetros adotados pela vigilância nutricional, segundo as recomendações da Organização Mundial da Saúde (OMS) e do Ministério da Saúde, são o índice de massa corporal (IMC) por semana gestacional e o ganho de peso gestacional.[7]

Os procedimentos adotados para a avaliação nutricional de gestantes envolvem o cálculo da idade gestacional, a aferição de medidas antropométricas para cálculo do IMC pré-gestacional ou gestacional e a classificação do estado nutricional, bem como o cálculo do ganho de peso esperado até o final da gestação.

Idade gestacional

Os métodos para a estimativa da idade gestacional dependem da DUM, que corresponde ao 1º dia de sangramento do último ciclo menstrual referido pela mulher[4], podendo ser citadas três situações, descritas a seguir.

I. Quando a DUM é conhecida e certa

Adota-se o uso do calendário para a soma do intervalo de dias entre a DUM e a data da consulta, dividindo o total por 7 (resultado em semanas) ou o uso de gestograma[4,7] (Figura 25.1).

Para obter o resultado em semanas e dias com o uso do calendário, é necessário considerar os equivalentes da semana, como demonstrado na Tabela 25.1. Por exemplo:

142 dias de gestação = 142 ÷ 7 = 20,28 = 20 semanas e 2 dias

Ao optar pelo uso do gestograma, deve-se colocar a seta sobre o dia e o mês correspondentes ao 1º dia e mês do último ciclo menstrual e observar o número de semanas indicado no dia e mês da consulta atual.

II. Quando a DUM é desconhecida, mas se conhece o período do mês

Se o período foi no início, meio ou fim do mês, considerar como DUM os dias 5, 15 e 25, respectivamente.[4,7] Então, procede-se à utilização de um dos métodos descritos no item I.

Para os métodos I e II, quando necessário, o arredondamento da semana gestacional deve ser feito da seguinte maneira: 1, 2 e 3 dias, considerar o número de semanas completas; 4, 5 e 6 dias, considerar a semana seguinte.[4,7] Portanto, considerando o exemplo citado no item I, 20 semanas e 2 dias correspondem a 20 semanas gestacionais.

III. Data e período da última menstruação desconhecidos

Nessa situação, a idade gestacional é, inicialmente, determinada por aproximação, pela medida da altura do fundo do útero e pelo toque vaginal, além da informação sobre a data de início dos movimentos fetais, que habitualmente ocorrem entre 18 e 20 semanas.[4]

Quando não for possível determinar clinicamente a idade gestacional, é necessário solicitar a ultrassonografia obstétrica o mais precocemente possível.[4]

Esses procedimentos devem ser realizados pelo ginecologista e/ou obstetra responsável pelo acompanhamento pré-natal.

Índice de massa corporal

Para o cálculo do IMC, são aferidas as medidas de peso e estatura, seguindo as técnicas descritas pelo Ministério da Saúde.[4,7] Recomenda-se que a gestante seja pesada em todas as consultas, e a estatura pode ser aferida apenas na primeira consulta, desde que não seja gestante adolescente, cuja medida deve ser feita pelo menos trimestralmente.[4,7]

O cálculo do IMC é realizado pela fórmula:

$$IMC = \text{Massa corporal (kg)/Estatura (m)}^2$$

Dependendo da idade gestacional e da medida de peso, calcula-se o IMC pré-gestacional ou IMC gestacional, que são classificados por parâmetros diferentes.

IMC pré-gestacional

Para o diagnóstico inicial ideal, espera-se que o IMC considerado seja o pré-gestacional, calculado com o peso pré-gestacional referido, correspondente a, no máximo, 2 meses antes da concepção ou a partir da medida do peso realizada antes da 14ª semana gestacional. Caso isso não seja possível, iniciar a avaliação da gestante com os dados da primeira consulta pré-natal, mesmo que esta ocorra após 14 semanas de gestação, obtendo-se, então, o IMC gestacional.[7]

Com o resultado do IMC pré-gestacional, deve-se proceder a sua classificação, conforme a proposta das novas diretrizes do Institute of Medicine (IOM)[9] e o sugerido por Saunders, Bessa e Padilha[6] (Tabela 25.2) para gestantes adultas.

Estas diretrizes, publicadas em 2009, diferem das emitidas em 1990 basicamente por dois aspectos:

- As categorias de IMC passam a ser baseadas nos pontos de corte propostos pela OMS, ao contrário das anteriores, que foram baseadas em categorias derivadas das tabelas do *Metropolitan Life Insurance*
- O ganho de peso recomendado para gestantes com estado nutricional inicial de obesidade apresenta-se em intervalo com maior limitação.[9]

IMC gestacional

Como visto, o IMC gestacional é calculado com base no peso atual aferido na consulta realizada com as gestantes a partir da 14ª semana gestacional[7], seja essa a primeira consulta ou os atendimentos subsequentes.

O IMC gestacional pode classificar o estado nutricional da gestante seguindo os pontos de cortes propostos por Atalah *et al*.[10], de maneira a relacionar o valor do IMC com a semana gestacional (Tabela 25.3 e Figura 25.2). Vale mencionar que tanto a tabela quanto a figura são instrumentos que podem ser utilizados na prática clínica.[11]

Considerando a idade gestacional e o IMC gestacional obtido, localiza-se, na primeira coluna da Tabela 25.3, a semana

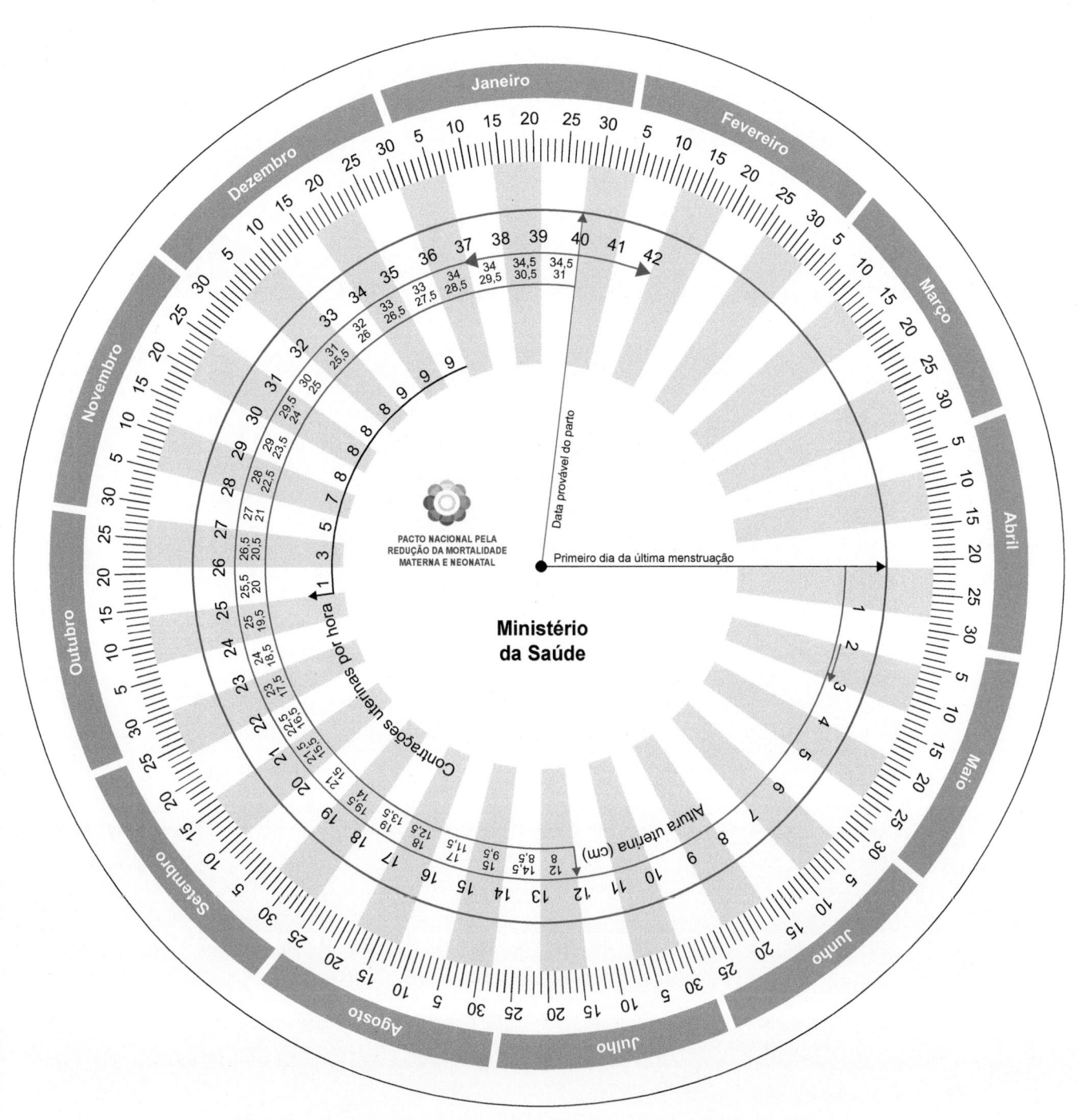

Figura 25.1 Gestograma. Fonte: Núcleo de Educação em Saúde Coletiva (NESCON).[8]

Tabela 25.1 Equivalente de dias em semana.

Dia(s)	Semana
1	0,14
2	0,28
3	0,42
4	0,57
5	0,71
6	0,85
7	1

Tabela 25.2 Classificação do estado nutricional segundo IMC pré-gestacional.

IMC pré-gestacional	Classificação do estado nutricional
< 18,5 kg/m²	Baixo peso (BP)
18,5 a 24,9 kg/m²	Adequado (A)
25 a 29,9 kg/m²	Sobrepeso (S)
≥ 30 kg/m²	Obesidade (O)

Adaptada de IOM, 2009.[9]

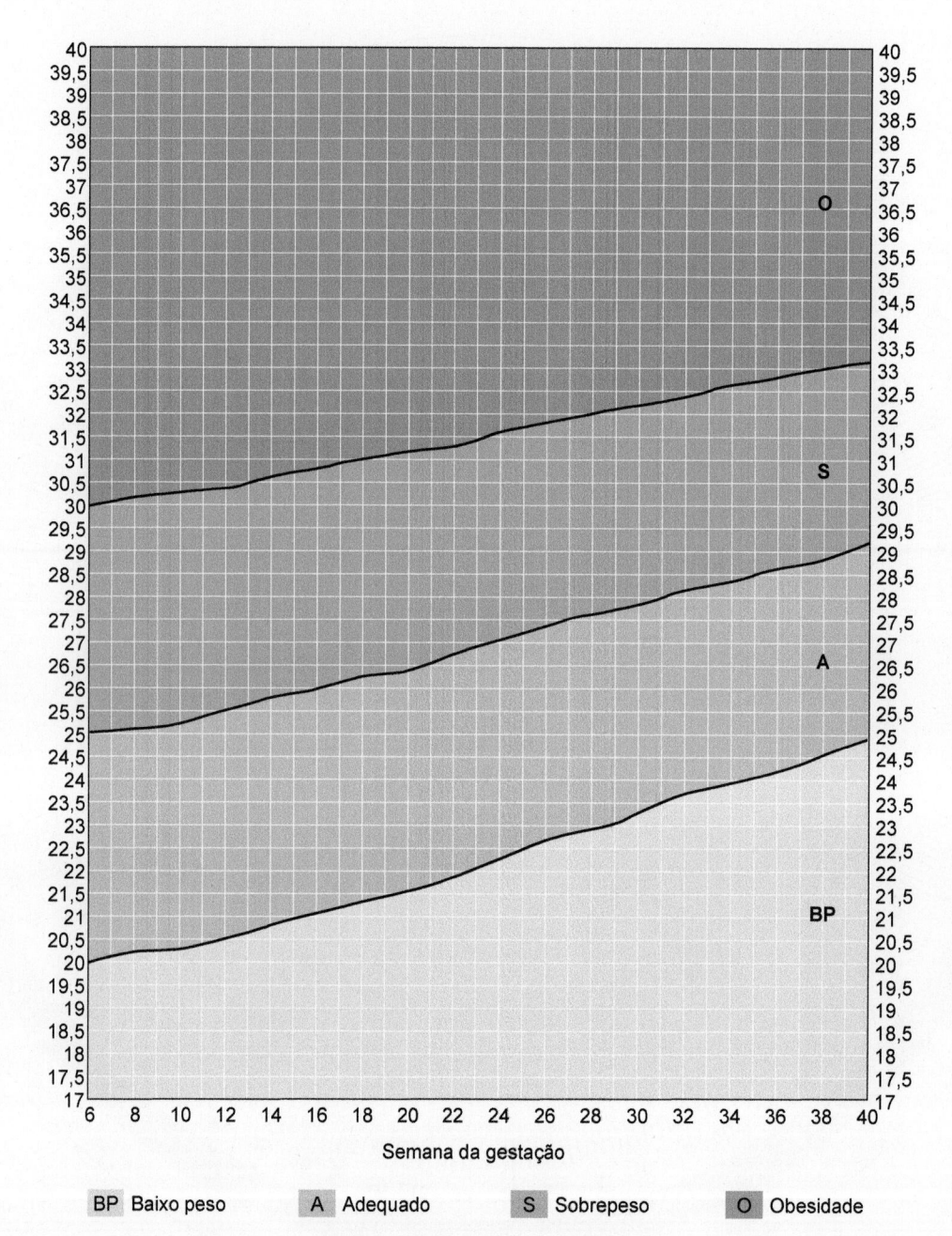

Figura 25.2 Gráfico de acompanhamento nutricional de gestantes – IMC segundo a semana de gestação. Adaptada de Atalah *et al.*, 1997.[10]

gestacional e identifica-se o IMC nas colunas seguintes, na linha correspondente. Logo, é possível classificar o estado nutricional da gestante em:

- Baixo peso (BP): quando o valor do IMC for igual ou menor aos valores correspondentes à coluna do estado nutricional de baixo peso
- Adequado (A): quando o IMC observado estiver compreendido na faixa de valores correspondente à coluna do estado nutricional adequado
- Sobrepeso (S): quando o IMC observado estiver compreendido na faixa de valores correspondente à coluna do estado nutricional sobrepeso

- Obesidade (O): quando o valor do IMC for igual ou maior aos valores correspondentes à coluna do estado nutricional obesidade.

Ao optar pelo uso do gráfico (Figura 25.2), também conhecido como curva, deve-se observar que este é composto por um eixo horizontal, com valores de semana gestacional, e por um eixo vertical, com valores de IMC. Portanto, é necessário avaliar a intersecção entre a semana gestacional e o IMC gestacional, entre as três curvas que delimitam as quatro faixas para classificação do estado nutricional: BP, A, S e O.

Cabe destacar que, conforme Vitolo[11], a classificação da gestante na curva não deve se limitar às condições de estado

Tabela 25.3 Avaliação do estado nutricional de gestantes acima de 19 anos segundo o IMC por semana gestacional.

Semana gestacional	Baixo peso	Adequado	Sobrepeso	Obesidade
	IMC igual ou menor que:	IMC entre:	IMC entre:	IMC igual ou maior que:
6ª	19,9	20 a 24,9	25 a 30	30,1
7ª	20	20,1 a 25	25,1 a 30,1	30,2
8ª	20,1	20,2 a 25	25,1 a 30,1	30,2
9ª	20,2	20,3 a 25,2	25,3 a 30,2	30,3
10ª	20,2	20,3 a 25,2	25,3 a 30,2	30,3
11ª	20,3	20,4 a 25,3	25,4 a 30,3	30,4
12ª	20,4	20,5 a 25,4	25,5 a 30,3	30,4
13ª	20,6	20,7 a 25,6	25,7 a 30,4	30,5
14ª	20,7	20,8 a 25,7	25,8 a 30,5	30,6
15ª	20,8	20,9 a 25,8	25,9 a 30,6	30,7
16ª	21	21,1 a 25,9	26 a 30,7	30,8
17ª	21,1	21,2 a 26	26,1 a 30,8	30,9
18ª	21,2	21,3 a 26,1	26,2 a 30,9	31
19ª	21,4	21,5 a 26,2	26,3 a 30,9	31
20ª	21,5	21,6 a 26,3	26,4 a 31	31,1
21ª	21,7	21,8 a 26,4	26,5 a 31,1	31,2
22ª	21,8	21,9 a 26,6	26,7 a 31,2	31,3
23ª	22	22,1 a 26,8	26,9 a 31,3	31,4
24ª	22,2	22,3 a 26,9	27 a 31,5	31,6
25ª	22,4	22,5 a 27	27,1 a 31,6	31,7
26ª	22,6	22,7 a 27,2	27,3 a 31,7	31,8
27ª	22,7	22,8 a 27,3	27,4 a 31,8	31,9
28ª	22,9	23 a 27,5	27,6 a 31,9	32
29ª	23,1	23,2 a 27,6	27,7 a 32	32,1
30ª	23,3	23,4 a 27,8	27,9 a 32,1	32,2
31ª	23,4	23,5 a 27,9	28 a 32,2	32,3
32ª	23,6	23,7 a 28	28,1 a 32,3	32,4
33ª	23,8	23,9 a 28,1	28,2 a 32,4	32,5
34ª	23,9	24 a 28,3	28,4 a 32,5	32,6
35ª	24,1	24,2 a 28,4	28,5 a 32,6	32,7
36ª	24,2	24,3 a 28,5	28,6 a 32,7	32,8
37ª	24,4	24,5 a 28,7	28,8 a 32,8	32,9
38ª	24,5	24,6 a 28,8	28,9 a 32,9	33
39ª	24,7	24,8 a 28,9	29 a 33	33,1
40ª	24,9	25 a 29,1	29,2 a 33,1	33,2
41ª	25	25,1 a 29,2	29,3 a 33,2	33,3
42ª	25	25,1 a 29,2	29,3 a 33,2	33,3

Fonte: Atalah *et al.*, 1997.[10]

nutricional citadas, e sim observar se a mulher está em condições de risco para mudar de condição nutricional. Por exemplo, uma gestante tem seu IMC classificado como adequado (A) na curva, mas seu ponto está deslocado para cima, mais próximo ao limite inferior da faixa de sobrepeso (S). Assim, a chance dessa gestante mudar de classificação é elevada e, nesse sentido, o acompanhamento nutricional deve priorizar a prevenção do ganho de peso excessivo ou insuficiente.

A interpretação do traçado da curva depende do estado nutricional inicial da gestante.[6] Segundo o Ministério da Saúde[7], um traçado ascendente indica um ganho de peso adequado, enquanto um traçado horizontal ou descendente aponta para ganho de peso inadequado ou perda de peso, respectivamente, o que sugere se tratar de uma gestante de risco.

Ganho de peso esperado

No 1º trimestre, fase da embriogênese, o ganho de peso da gestante não é muito relevante, sendo possível ocorrer três situações consideradas normais: perda de peso de até 3 kg, manutenção do peso corporal e ganho ponderal de até 2 kg. A partir do 2º e do 3º trimestres, o ganho de peso adequado depende do estado nutricional da gestante.[11]

Assim, com base no IMC obtido na primeira consulta de pré-natal, é possível conhecer o estado nutricional atual e acompanhar o ganho de peso até o final da gestação.[4] Considerando a revisão do IOM em 2009[9], as recomendações para o ganho de peso esperado podem ser observadas na Tabela 25.4.

Ressalta-se que o Ministério da Saúde[4,7] recomenda que o estado nutricional pré-gestacional ou do início do pré-natal seja avaliado pela curva proposta por Atalah *et al.*[10] e, com base nesse diagnóstico nutricional, a estimativa de ganho de peso seja baseada nas recomendações do IOM[9], porém com adaptação dos valores previstos. Desse modo, no 2º e no 3º trimestres, considera-se o ganho semanal de 0,5 kg para gestantes com baixo peso, 0,4 kg para gestantes com peso adequado, 0,3 kg para gestantes com sobrepeso e 0,2 kg para gestantes obesas.

Considerando que a avaliação nutricional da gestante possibilita acompanhar a evolução do ganho de peso durante a gestação e avaliar se esse ganho está adequado em relação ao início do pré-natal, os procedimentos de avaliação devem ser repetidos a cada consulta.[4]

É importante salientar que a avaliação do estado nutricional fornece informações para a prevenção e o controle de agravos à saúde e à nutrição. Contudo, é necessária a realização de outros procedimentos que complementem o diagnóstico nutricional, de acordo com a necessidade de cada gestante. Assim, destacam-se a avaliação clínica, para a detecção de doenças associadas à nutrição, a observação da presença de edema, que interfere no diagnóstico do estado nutricional, e a avaliação laboratorial.[4]

CONSIDERAÇÕES FINAIS

A diferença da avaliação do estado nutricional da gestante em relação a outros períodos do curso da vida é que se pretende caracterizar as condições nutricionais da mulher e, indiretamente, o crescimento do feto. Considerando que o estado nutricional materno pode influenciar o peso do recém-nascido e que baixo peso ao nascer é o fator mais importante associado a morbidade e mortalidade perinatais, a avaliação do estado nutricional e do ganho de peso durante a gestação é um procedimento indispensável dentro da assistência pré-natal, período em que os profissionais da saúde podem detectar situações de risco nutricional e intervir de modo eficaz.

Pontos-chave

- A gestação compreende o período de maior vulnerabilidade biológica da mulher
- A prevenção das doenças crônicas não transmissíveis (DCNT) deve ser iniciada durante o período intrauterino, com base no conceito de programação metabólica. Evidências apontam que a nutrição do feto influencia tanto seu desenvolvimento quanto o surgimento futuro de DCNT
- O pré-natal é essencial para acompanhar a evolução da gravidez. Entre as ações propostas, destaca-se o diagnóstico e a avaliação do estado nutricional da gestante
- A avaliação antropométrica de gestantes deve ocorrer em todas as consultas da assistência pré-natal, a fim de orientar o cuidado nutricional, com planejamento do ganho de peso gestacional semanal adequado até 40 semanas de gestação
- O Ministério da Saúde recomenda que o estado nutricional pré-gestacional ou do início do pré-natal seja avaliado pela curva proposta por Atalah *et al.*[10] e, com base nesse diagnóstico nutricional, a estimativa de ganho de peso seja baseada nas recomendações do IOM[9]
- A avaliação do estado nutricional e do ganho de peso durante a gestação é um procedimento indispensável dentro da assistência pré-natal, período em que os profissionais da saúde podem detectar situações de risco nutricional e intervir de modo eficaz.

Tabela 25.4 Classificação do estado nutricional pré-gestacional e recomendação para ganho de peso.

IMC pré-gestacional (kg/m²)	Ganho de peso total (kg)	Ganho de peso semanal (kg) no 2º e 3º trimestres*
< 18,5 (baixo peso)	12,5 a 18	0,51 (0,44 a 0,58)
18,5 a 24,9 (adequado)	11,5 a 16	0,42 (0,35 a 0,5)
25 a 29,9 (sobrepeso)	7 a 11,5	0,28 (0,23 a 0,33)
≥ 30 (obesidade)	5 a 9	0,22 (0,17 a 0,27)

*Os cálculos assumem um ganho ponderal de 0,5 a 2 kg no 1º trimestre, independentemente do estado nutricional materno.

Adaptada de IOM, 2009.[9]

REFERÊNCIAS BIBLIOGRÁFICAS

1. Goulart RMM, Andrade KC. Planejamento dietético na gestação e na amamentação. In: Philippi ST, Aquino RC (orgs.). Dietética: princípios para o planejamento de uma alimentação saudável. Barueri: Manole, 2015. p.307-40.
2. Philippi ST, Toassa EC, Koritar P, Martinez MF, Lianos FR. Planejamento dietético na infância. In: Philippi ST, Aquino RC (orgs.). Dietética: princípios para o planejamento de uma alimentação saudável. Barueri: Manole, 2015. p.227-77.
3. Victora CG, Adair L, Fall C, Hallal PC, Martorell R, Richter L *et al.* Maternal and child undernutrition: consequences for adult health and human capital. Lancet 2008;371:340-57.
4. Brasil. Ministério da Saúde. Secretaria de Atenção à Saúde. Departamento de Atenção Básica. Atenção ao pré-natal de baixo

risco (recurso eletrônico). Brasília: Ministério da Saúde, 2013, 318 p. (Cadernos de Atenção Básica, 32).

5. Monteiro JP, Tremeschin MH. Avaliação nutricional da gestante: uma abordagem prática. In: Monteiro JP, Camelo Júnior JS. Caminhos da nutrição e terapia nutricional: da concepção à adolescência. Rio de Janeiro: Guanabara Koogan, 2007. p.11-21.

6. Saunders C, Bessa TCCD, Padilha PC. Assistência nutricional pré-natal. In: Accioly E, Saunders C, Lacerda EMA (orgs.). Nutrição em obstetrícia e pediatria. 2. ed. Rio de Janeiro: Guanabara Koogan, 2009. p.106-9.

7. Brasil. Ministério da Saúde. Secretaria de Atenção à Saúde. Departamento de Atenção Básica. Orientações para a coleta e análise de dados antropométricos em serviços de saúde: Norma Técnica do Sistema de Vigilância Alimentar e Nutricional – SIS-VAN. Brasília: Ministério da Saúde, 2011.

8. Núcleo de Educação em Saúde Coletiva (NESCON). Biblioteca virtual. Universidade Federal de Minas Gerais. Faculdade de Medicina. Gestograma. Disponível em: www.nescon.medicina. ufmg.br/biblioteca/imagem/1922.pdf. Acesso em: 15/8/2017.

9. Institute of Medicine (IOM). Weight gain during pregnancy: re-examining the guidelines. In: Rasmussen KM, Yaktine AL (eds.). Committee to Reexamine IOM Pregnancy Weight Guidelines. Washington: The National Academies Press, 2009.

10. Atalah E, Castillo C, Castro R, Aldea A. Propuesta de un nuevo estándar de evaluación nutricional en embarazadas. Rev Méd Chile 1997;125(12):1429-36.

11. Vitolo MR. Avaliação nutricional da gestante. In: Vitolo MR (org.). Nutrição: da gestação ao envelhecimento. 2. ed. Rio de Janeiro: Rubio, 2015. p.91-5.

ANEXO

ESTUDO DE CASO

Gestante procurou o atendimento nutricional em 8/5/2017 para dar início ao pré-natal. As informações coletadas estão descritas a seguir.

Dados pessoais e obstétricos

- Nome: M.A.C.
- Idade: 30 anos
- Estado civil: casada
- Escolaridade: superior completo
- Ocupação: professora
- Número de gestações: primípara
- Data da última menstruação (DUM): meio do mês de janeiro/2017.

Dados antropométricos

- 1º atendimento
  - Peso pré-gestacional: 55 kg
  - Peso atual: 57,5 kg
  - Estatura: 1,63 m
- Consultas subsequentes (mensais).

Tabela 1 Idade gestacional e peso atual (kg).

Idade gestacional	Peso atual (kg)
20	59
24	61,8
28	64,3
32	66
36	68,3
40 (parto)	70,8

Cálculo da idade gestacional

- Uso do calendário
  - Data da consulta: 8/5/2017
  - DUM: meio do mês de janeiro/2017 (data estimada: 15/1/2017).

16 dias (janeiro) + 28 dias (fevereiro) + 31 dias (março) + 30 dias (abril) + 8 dias (maio) = 113 dias

113 dias ÷ 7 = 16,14 → 16 semanas e 1 dia → 16 semanas gestacionais (2º trimestre)

Cálculo do IMC gestacional

$$IMC = 57,5/(1,63)^2 = 21,6 \text{ kg/m}^2$$

Adequado (Atalah et al., 1997[10]).

Cálculo do ganho de peso esperado

$$40 - 16 = 24 \times 0,42 = 10,08 \text{ kg}$$

Em que 40 corresponde ao final do período gestacional (IOM, 2009[9]).

Tabela 2 IMC e ganho de peso.

IMC pré-gestacional (kg/m²)	Ganho de peso total (kg)	Ganho de peso semanal (kg) no 2º e 3º trimestres*
18,5 a 24,9 (adequado)	11,5 a 16	0,42 (0,35 a 0,5)

Fonte: IOM, 2009.[9]

Consultas subsequentes

Tabela 3 Consultas subsequentes.

Idade gestacional	Peso atual (kg)	IMC gestacional (kg/m²)	Classificação do estado nutricional
20	59	22,2	Adequado
24	61,8	23,3	Adequado
28	64,3	24,2	Adequado
32	66	24,8	Adequado
36	68,3	25,7	Adequado
40 (parto)	70,8	26,6	Adequado

Fonte: Atalah et al., 1997.[10]

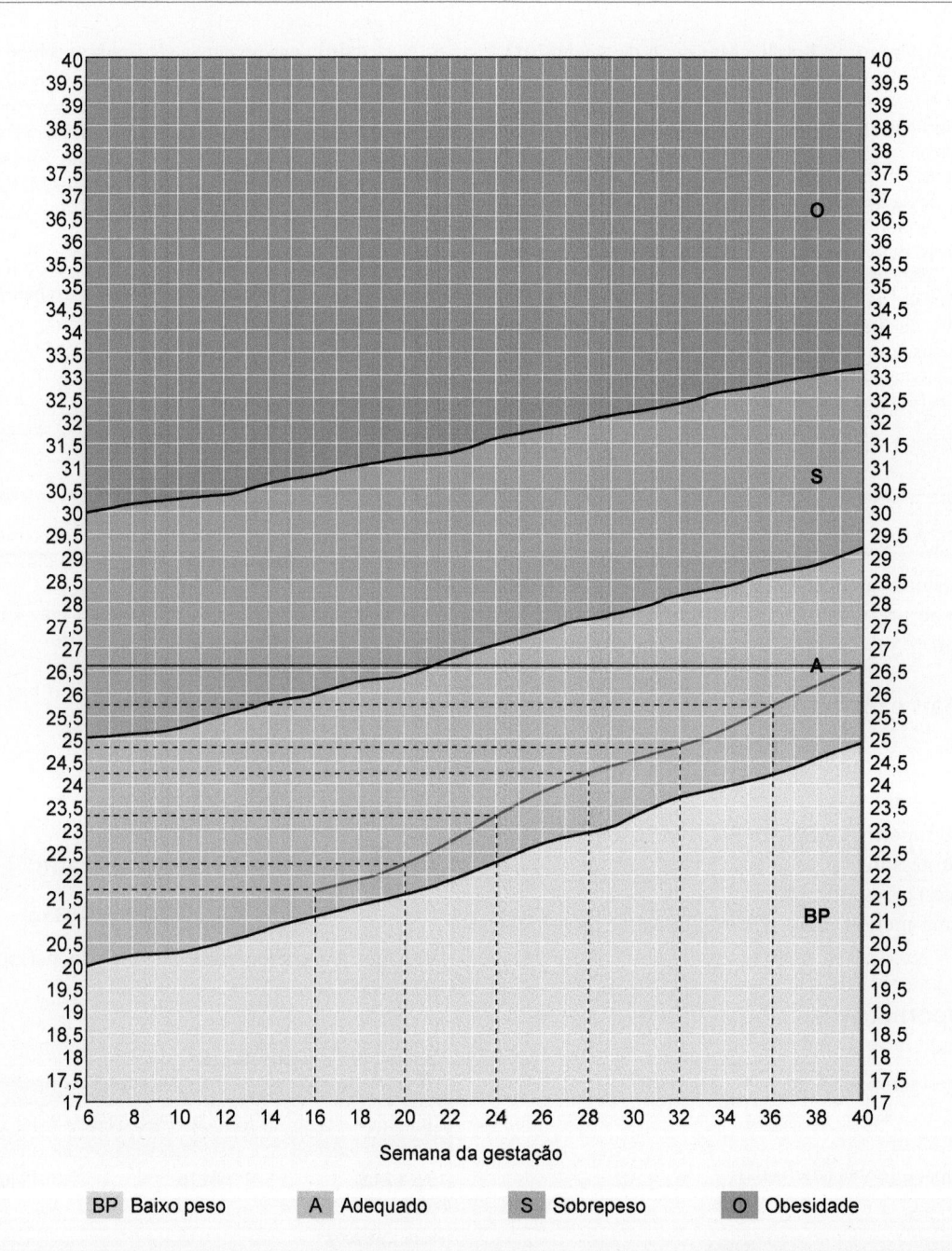

BP Baixo peso   A Adequado   S Sobrepeso   O Obesidade

Figura 1 Gráfico de acompanhamento nutricional da gestante do estudo de caso. Adaptada de Atalah *et al.*, 1997.[10]

26 Avaliação Nutricional de Pessoas com Deficiência Motora

Sandra Maria Lima Ribeiro | *Regina Célia da Silva* | *Carlos Bandeira de Mello Monteiro* | *Julio Tirapegui*

CONCEITOS INICIAIS

O termo "deficiência" remete a "incapacidade" e implica uma série de aspectos que necessitam de padronização. Em 2001, a Organização Mundial da Saúde (OMS) propôs a "Classificação Internacional de Funcionalidade, Incapacidade e Saúde" (CIF)[1], com publicação em português em 2003, a fim de propiciar uma linguagem padrão para a descrição dos estados relacionados com a saúde. Nesse sentido, pretendeu-se melhorar a comunicação entre profissionais de saúde, pesquisadores, políticos e o público em geral.[1-3] Nesse sistema de classificação, utiliza-se uma proposta integrativa entre os modelos médico e social. No modelo médico, considera-se incapacidade um problema da pessoa, causado diretamente pela doença, trauma ou outro problema de saúde, que requer assistência médica sob a forma de tratamento individual por profissionais. Já para o modelo social, a questão é vista como a integração plena do indivíduo na sociedade. Para integrar várias perspectivas de funcionalidade, a OMS optou por uma abordagem biopsicossocial, na qual tenta chegar a uma síntese que ofereça uma visão coerente das diferentes perspectivas de saúde: biológica, individual e social.[1,4]

A CIF[5,6] é a classificação da saúde e dos domínios relacionados com a saúde que ajuda a descrever alterações ou mudanças na função e na estrutura corporal, o que uma pessoa com uma condição de saúde pode fazer em um ambiente padrão (seu nível de capacidade em uma atividade), assim como o que ela realmente faz em seu ambiente real (seu nível de desempenho em uma participação). Desse modo, podem-se considerar deficiências os problemas na função ou na estrutura do corpo, como perdas ou desvios significativos, que causam limitação em atividades e restrição na participação social.[7,8] A Figura 26.1 apresenta as perspectivas do corpo, individuais e sociais, por meio dos componentes do estado de saúde de um indivíduo: função e estrutura corporal (deficiência), limitação de atividade e restrição na participação (dificuldades desencadeadas pela deficiência) e influência dos fatores ambientais e pessoais. O Quadro 26.1 apresenta definições de algumas palavras no contexto da saúde que se tornam fundamentais para a discussão de deficiência.

É importante identificar o grau de comprometimento e as dificuldades que afetam as funções e as estruturas corporais.[8,9] Após identificar a função ou a estrutura do corpo que apresenta determinada deficiência, pode-se quantificar se esta é ligeira, moderada, grave ou completa (Tabela 26.1).

ABORDAGEM FISIOLÓGICA DAS DEFICIÊNCIAS

Com o comprometimento da medula espinal ou de suas ramificações nervosas, podem ocorrer alterações de funções motoras, sensitivas e metabólicas. Considerando ainda a abordagem ampla deste termo, podem-se incluir também as alterações psicológicas.[10] As lesões, por sua vez, podem ser divididas em traumáticas e não traumáticas (Quadro 26.2). Com a lesão da medula, podem ocorrer: paralisia,

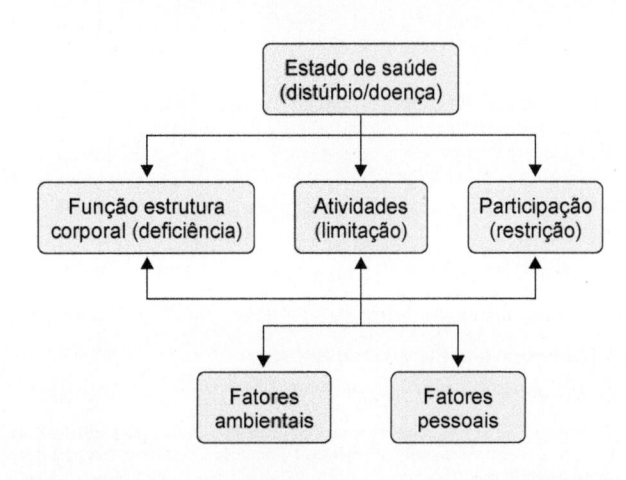

Figura 26.1 Interação entre os componentes da CIF. Adaptada de WHO, 2003.[1]

que é a alteração ou a ausência do movimento abaixo da região acometida, e perda sensorial, caracterizada por alteração ou perda de sensação abaixo do nível neurológico da lesão. A lesão é considerada completa quando há comprometimento de todas as estruturas abaixo dela, com ausência da função motora e sensitiva. A lesão incompleta ocorre quando as funções encontram-se preservadas.[10] As lesões que atingem as regiões superiores da coluna [da cervical 1 (C1) à torácica 1 (T1)] resultam em tetraplegia, enquanto as que ocorrem em níveis mais baixos [da T2 à lombar 1 (L1)] resultam em paraplegia, com envolvimento da pelve e de membros inferiores. As lesões abaixo da segunda vértebra lombar referem-se à cauda equina e têm probabilidade de regeneração, por afetarem apenas os

nervos periféricos. Para diagnosticar a lesão medular, a American Spinal Injury Association (ASIA) estabeleceu o padrão internacional de classificação neurológica e funcional na lesão medular (Tabela 26.2).

As manifestações metabólicas, decorrentes das lesões traumáticas e não traumáticas, e suas consequências sobre o estado nutricional, dependem do grau de abrangência da lesão, determinado pelo último segmento sensitivo e/ou motor preservado.

Com relação às lesões atraumáticas, cabem algumas considerações quanto à poliomielite, que é uma lesão viral. Após a ingestão de alimentos ou água contaminados, o vírus passa para a corrente sanguínea, invadindo o sistema nervoso central (SNC), espalhando-se através das fibras nervosas. O vírus destrói os neurônios motores, responsáveis pelo movimento muscular. Essas células têm capacidade de regeneração e, por isso, a consequência é a paralisia. Na maioria das vezes, a paralisia por pólio é irreversível, e os músculos das pernas são mais afetados que os dos braços. Como consequência da infecção, pode ocorrer paralisia total de grandes grupos musculares, ou ainda a diminuição do tônus muscular em algumas partes do corpo. Geralmente ocorrem deformidades por ação dos músculos cujos antagonistas foram paralisados.[11-13]

Quadro 26.1 Definições no contexto da saúde apresentadas pela CIF.

Funções do corpo
Funções fisiológicas dos sistemas corporais (incluindo funções psicológicas)
Estruturas do corpo
Partes anatômicas do corpo, como órgãos, membros e seus componentes
Deficiências
Problemas na função ou na estrutura do corpo, como perda ou desvio significativo
Atividade
Execução de uma tarefa ou uma ação por um indivíduo
Participação
Envolvimento em uma situação de vida
Limitações na atividade
Dificuldades que um indivíduo pode ter para executar atividades
Restrições à participação
Problemas que um indivíduo pode ter no envolvimento em situações de vida
Fatores ambientais
Compostos pelos ambientes físico e social, além de atitudes em que as pessoas vivem e conduzem suas vidas

Adaptado de OMS, 2003.[1]

Quadro 26.2 Origem dos diferentes tipos de lesões medulares.

Lesões traumáticas
Acidentes de trânsito
Queda ou esmagamento da coluna vertebral
Acidentes em mergulhos
Ferimentos com armas brancas ou de fogo
Lesões não traumáticas
Malformações congênitas (p. ex., mielomeningocele)
Doenças degenerativas (p. ex., esclerose múltipla, tumores)
Processos infecciosos (p. ex., abscessos, mielites, tuberculose)
Complicações vasculares (p. ex., trombose, aneurisma, embolia)
Escolioses, deformidades congênitas, osteorreumatismos

Adaptado de Lianza, 2001.[10]

Tabela 26.1 Qualificador comum com escala negativa utilizado para indicar a extensão ou a magnitude de uma deficiência.

Classificação	Percentual (%)
0. Nenhuma deficiência (nenhuma, ausente ou escassa)	0 a 4
1. Deficiência ligeira (leve ou pequena)	5 a 24
2. Deficiência moderada (média ou regular)	25 a 49
3. Deficiência grave (grande ou extrema)	50 a 95
4. Deficiência completa (total)	96 a 100

Observação: estão disponíveis amplas classes de percentuais para aqueles casos em que se usam instrumentos de medida calibrados ou outras normas para quantificar a deficiência.

Adaptada de OMS, 2003.[1]

Tabela 26.2 Tipos de lesão medular, conforme descrito pela ASIA.

Tipo de lesão	Comprometimento
A = completa	Ausência de funções motoras e sensitivas, incluindo os segmentos sacrais S4-S5
B = incompleta	Função sensitiva preservada, mas nenhuma função motora abaixo do nível neurológico, incluindo o segmento sacral S4-S5
C = incompleta	Função motora preservada abaixo do nível neurológico e mais da metade dos músculos-chave têm categoria < 3*
D = incompleta	Função motora preservada abaixo do nível neurológico e metade dos músculos-chave tem categoria ≥ 3
E = normal	Funções sensitiva e motora normais

* Categoria 3: moderada assistência; indivíduos que necessitam de mais de 50 a 70% do esforço necessário para exercer uma atividade.

Adaptada de Lianza, 2001.[10]

É importante lembrar que os indivíduos acometidos por sequelas de pólio enfrentam dificuldade em vários aspectos da vida cotidiana, que incluem a locomoção, a integração social e a saúde como um todo. Cerca de 50 a 85% dos indivíduos acometidos por pólio, após um período em torno de 30 a 40 anos, experimentam novos sintomas de fraqueza muscular, fadiga, dores e atrofias musculares. Esses sintomas são critérios para diagnóstico da denominada síndrome pós-pólio, que acarreta novas consequências às condições de saúde.[14] Atualmente, estima-se que entre 10 e 20 milhões de pessoas por todo o mundo convivam com sequelas da poliomielite.[13]

Outra causa de deficiência motora não traumática, com prevalência relativamente elevada, é a mielomeningocele. Esta é uma doença inserida no contexto das malformações congênitas do SNC e é considerada a segunda causa de deficiência motora infantil.[15] Na América do Sul, o Estudo Colaborativo Latino-Americano de Malformações Congênitas (ECLAMC), no período entre 1990 e 2000, identificou uma prevalência de 4,73:1.000 nascimentos. A prevalência foi maior nos recém-nascidos com baixo peso (< 2.500 g) e menor entre os filhos de mulheres com mais de três gestações.[16] Considera-se a mielomeningocele a forma mais grave e mais comum de espinha bífida. Nessa malformação, o tubo neural embrionário não se fecha completamente, o que normalmente ocorreria durante a 3ª e a 4ª semanas da gestação, deixando uma abertura na coluna vertebral, com um saco dorsal contendo líquido e tecido nervoso em seu interior. Essa abertura pode ocorrer em qualquer região da medula, mas 75% são de localização lombossacral.[16-18] A mielomeningocele afeta os sistemas nervoso, musculoesquelético e geniturinário. A gravidade e o grau de incapacitação dependem principalmente do local da lesão.[19] A criança pode apresentar incapacidades crônicas graves, como paralisia ou deformidades dos membros inferiores e da coluna vertebral, distúrbios da sensibilidade cutânea, descontrole urinário e fecal, disfunção sexual, hidrocefalia, dificuldade de aprendizagem e risco de desajustes psicossociais.[20,21]

Com exceção da mielomeningocele (malformação congênita), nos demais casos de deficiência, independentemente de sua origem (traumática ou não), os indivíduos que a adquiriram passaram de uma condição de independência (anterior à ocorrência da lesão) para total ou parcial dependência física, social e psicológica (após a ocorrência da lesão). A imobilização de um ou mais membros afetados conduz a mudanças no metabolismo e na composição corporal, aumentando o risco de desenvolvimento de doenças cardiovasculares, de hipertensão arterial, de diversos tipos de câncer, de resistência à insulina e de dislipidemias.[22-24] Estas últimas podem ser resultado de baixas concentrações de lipoproteína de alta densidade (HDL), característica nesses indivíduos, por conta de interrupções no ramo simpático do SNC.[25,26]

Outro ponto que necessita ser investigado é se a perda funcional consequente à lesão medular é um fator que pode acelerar o envelhecimento. Tem sido observado que aproximadamente 30 anos depois de instalada a lesão, os indivíduos apresentam problemas de saúde similares aos idosos, independentemente de sua idade.[27-30]

AVALIAÇÃO NUTRICIONAL EM DEFICIÊNCIAS MOTORAS

Os diferentes tipos de deficiências ou incapacidades resultam em alterações no estado nutricional. Essas alterações podem ocorrer pela dificuldade em adquirir, ingerir ou deglutir alimentos (por alterações motoras), ou ainda por modificações importantes em processos fisiológicos ou metabólicos. A avaliação nutricional constitui uma importante ferramenta de controle de todas as modificações físicas e metabólicas decorrentes da paraplegia, pois possibilita a identificação de riscos. A coleta de dados é o primeiro passo no processo do diagnóstico e pode ser realizada a partir de um ou mais dos seguintes aspectos: antropometria, dados bioquímicos, exames clínicos e análise dietética.[31-33]

A avaliação do consumo alimentar é o ponto inicial da avaliação nutricional, e pode ser realizada por meio de aspectos qualitativos e semiquantitativos. A comparação entre dados quantitativos, recomendações alimentares estabelecidas e predições (ou cálculos) de gasto energético é fundamental para a discussão dos desvios nutricionais que possam ser induzidos pela dieta. Todo tipo de intervenção alimentar deve partir dos hábitos cotidianos e de alimentação do avaliado, pois de nada adianta a prescrição de dietas fora de seus costumes e possibilidades financeiras.[34]

As necessidades energéticas da pessoa com lesão medular devem levar em consideração a limitação física e o gasto energético da atividade física realizada. Os aspectos psicológicos, muitas vezes relacionados com a aquisição da deficiência, são fatores intervenientes em qualquer processo de mudança de comportamento alimentar e devem ser considerados na interpretação das informações alimentares.

No que diz respeito à predição de necessidades energéticas, existe uma série de fórmulas desenvolvidas para pessoas sem deficiência[35,36], que inclui como variáveis a idade, a altura e a massa corporal total. Entretanto, dadas as diferenças na composição corporal na deficiência motora, a utilização dessas fórmulas deve ser analisada com cautela. Considerando-se o tecido muscular como determinante da atividade metabólica dos indivíduos, a utilização de fórmulas que considerem apenas a massa magra pode ser uma boa opção. Um exemplo pode ser dado a partir da proposta de Cunninghan:[37]

$$\text{Gasto energético basal (kcal/dia)} = 21,6 \text{ (massa magra, em kg)} + 370$$

Um estudo desenvolvido por Ribeiro et al.[38] comparou a ingestão alimentar com a predição de gasto energético em atletas deficientes de duas origens: lesão medular traumática e não traumática (por sequela de poliomielite). Os resultados demonstraram que esses indivíduos têm uma ingestão energética, em relação ao peso corporal, muito abaixo dos valores preditos. Nesse estudo, a predição do gasto energético levou em consideração a massa magra; para isso foram adotadas as fórmulas propostas por Cunninghan. A Tabela 26.3 apresenta esses resultados.

Vários estudos encontraram a ingestão energética diminuída em deficientes físicos. Spungen et al.[39] compararam métodos tradicionais de predição do gasto energético com a

Tabela 26.3 Ingestão energética e de alguns nutrientes e predição do gasto energético de atletas com deficiência motora.

Parâmetro		Lesões medulares traumáticas (n = 28)	Lesões atraumáticas (poliomielite; n = 32)
Predição de gasto energético (média ± DP)	kcal/dia	2.673 ± 172	2.565 ± 247
	kcal/kg de peso corporal	41,1 ± 3,8	43,1 ± 5,9
Ingestão energética diária (média ± DP)	kcal/dia	2.104 ± 782 (a)	1.710 ± 563*
	kcal/kg de peso corporal	24,8 ± 20,7 (a)	25,5 ± 13,3*
Carboidratos	(%)	49,8	49,5
Proteínas	(%)	20,3	20,2
Lipídios	(%)	36,8	29,2
Cálcio	(mg)	701,4 ± 391,8	654,8 ± 474,1

* Diferença significativa (p < 0,05) em relação às predições.
Adaptada de Ribeiro et al., 2005.[38]

tomada a partir de calorimetria indireta em indivíduos paraplégicos; observou-se uma diminuição significativa nas taxas metabólicas de repouso. Essa diminuição era maior quanto mais alta fosse a lesão. Os autores demonstraram que, assim como para não deficientes, quanto maior a quantidade de gordura, menor a taxa metabólica basal. Ainda, Cox[40] avaliou o gasto energético de repouso em pacientes com lesão medular em diferentes etapas do aparecimento da lesão. Longitudinalmente, o autor observou que, em seguida à lesão, ocorreu um aumento significativo da taxa metabólica de repouso, e esse aumento sofreu um processo inverso com o passar do tempo. Os indivíduos passaram a ter um consumo de oxigênio diminuído em relação às predições convencionais. Essa diminuição foi diretamente relacionada à quantidade de músculos imobilizados. A existência de úlceras de pressão tornava os indivíduos hipermetabólicos, o que também modificava o gasto energético.

É importante tentar compreender também se existe alguma modificação no gasto energético quando o indivíduo é amputado. O uso de auxílios de marcha (p. ex., muletas) pode implicar um trabalho aumentado. Gomes[41], em um estudo com atletas de futebol para amputados, discutiu o grande gasto energético envolvido na locomoção com muletas.

Outro ponto importante a destacar na análise dietética desses indivíduos é a baixa ingestão de cálcio.[42] Considerando a inter-relação existente entre a contração muscular e o metabolismo de cálcio, o membro imobilizado é comumente acometido por osteoporose. As Tabelas 26.4 e 26.5 apresentam os resultados da análise da densidade mineral óssea por absorciometria com raios X de dupla energia (DEXA, do inglês *dual energy X-ray absorptiometry*) em indivíduos com lesões traumáticas e não traumáticas. Observa-se diminuição na densidade mineral óssea na região mais afetada, o que não é diagnosticado na análise de corpo inteiro.

Com relação à avaliação antropométrica, na pesagem desses indivíduos, existe a limitação postural, ou seja, muitos deles não podem se manter na posição ereta na plataforma da balança.

Atualmente, os principais centros de atendimento tanto no ambiente hospitalar como esportivos dispõem de balanças com plataforma ampla, que possibilita a pesagem dos que não têm possibilidade de deambulação. Na ausência dessa possibilidade, os indivíduos são acomodados sentados, com as pernas cruzadas sobre a plataforma da balança. Para isso, é necessária a escolha de balanças com plataforma ampla.[43] O peso pode ainda ser obtido por diferença, isto é, o indivíduo é segurado por outro, previamente pesado, sendo calculada a

Tabela 26.4 Distribuição percentual de atletas portadores de deficiência motora, de acordo com o escore-Z relativo à densidade mineral óssea de corpo inteiro.

Valores do escore-Z*	Lesões não traumáticas (poliomielite)		Lesões traumáticas		Total	
	n	%	n	%	n	%
< (–2)	0	0	1	4,8	1	2
(–2) ⊣ (–1)	0	0	5	23,8	5	10,2
(–1) ⊣ (+1)	0	0	10	47,6	10	20,4
> (+1)	28	100	5	23,8	33	67,4
Total	28	100	21	100	49	100

* Unidades de desvio padrão a partir da média de uma população saudável e não deficiente. São adotados como valores do escore-Z: < –2.
Adaptada de Ribeiro et al., 1998.[43]

Tabela 26.5 Distribuição percentual de atletas portadores de deficiência motora, de acordo com o escore-Z relativo à densidade mineral óssea na região das pernas.

Valores do escore-Z	Lesões atraumáticas (poliomielite)		Lesões traumáticas		Total	
	n	%	n	%	n	%
< (−2)	18	64,3	18	85,6	36	73,5
(−2) ┤ (−1)	8	28,6	1	4,8	9	18,4
(−1) ┤ (+1)	0	0	1	4,8	1	2
> (+1)	2	7,1	1	4,8	3	6,1
Total	28	100	21	100	49	100

Adaptada de Ribeiro *et al.*, 1998.[43]

diferença. Entretanto, no caso da pesagem por diferença, existem problemas quando se trata de indivíduos com sobrepeso ou obesos, pois as escalas da maioria das balanças disponíveis não atingem o valor necessário. Existe ainda a possibilidade de utilização das estimativas de peso, que variam de acordo com sexo e idade (Tabela 26.6).

Quanto ao peso corporal em indivíduos amputados, Brunstons[44] propôs o ajuste de peso proporcional à região amputada por meio da aplicação da seguinte fórmula:

$$Peso\ ajustado = \frac{Peso\ atual}{100 - \%\ amputação)} \times 100$$

O percentual relativo ao membro amputado encontra-se na Tabela 26.7.

A impossibilidade de manutenção na posição ereta pode comprometer a tomada da medida da estatura. Como alternativa, pode-se obter a medida do comprimento do indivíduo.[45,46] Jarzem e Gledhill[47] estipularam que o comprimento dos braços do indivíduo em posição de cruz (envergadura) corresponde à sua estatura. Esse tipo de estimativa pode ser uma ferramenta mais apropriada no caso da paraplegia, desde que não haja comprometimento dos membros superiores. Chumlea *et al.*[48] desenvolveram fórmulas para a estimativa da estatura levando em consideração a altura do joelho (Tabela 26.8). A técnica para tomada desta medida encontra-se na Figura 26.2.

Além de dados de peso e estatura, um fator que merece ser considerado é o estado nutricional relativo à massa muscular e de gordura desses indivíduos. Como citado por Kocina[28], a composição corporal em lesões medulares propicia melhor monitoramento dos indivíduos, melhor identificação de risco de obesidade ou desnutrição e melhor avaliação das intervenções nutricionais. As lesões da medula espinal alteram a composição corporal em virtude da perda do controle voluntário de um dos segmentos de maior massa corporal do corpo: os braços ou as pernas. Como resultado dessa condição, o tecido adiposo aumenta em proporção à massa magra.[44]

Vários estudos relacionam um percentual elevado de gordura corporal com a altura da lesão. George *et al.*[45] compararam, por meio da técnica de pesagem hidrostática, indivíduos com lesões medulares e indivíduos não lesados. O resultado em porcentagem de gordura corporal ficou em torno de 24,5% para lesados medulares contra 17% para indivíduos sem deficiência. Rassman-Nuhlicek *et al.*[46] compararam a gordura corporal com o nível de lesão da seguinte maneira: T10 a T2: 30,1%; T1 a C6: 35,7%; acima de C6: 35,3%.

Na avaliação da composição corporal em pessoas com paraplegia, a DEXA é considerada alternativa bastante viável, pois requer uma cooperação mínima do avaliado e consegue determinar com eficiência o total de gordura, de massa magra e de conteúdo mineral ósseo. Além disso, praticamente não há interferência quanto ao grau de hidratação do indivíduo, e a exposição à radiação é mínima.[47,49] A Tabela 26.9 apresenta

Tabela 26.6 Fórmulas propostas para estimativa do peso corporal.

Sexo feminino		
Idade	Raça branca	Raça negra
6 a 18 anos	(CJ × 0,77) + (CB × 2,47) − 50,16	(CJ × 0,71) + (CB × 2,59) − 50,43
19 a 59 anos	(CJ × 1,01) + (CB × 2,81) − 66,04	(CJ × 1,24) + (CB × 2,97) − 82,48
60 a 80 anos	(CJ × 1,09) + (CB × 2,68) − 65,51	(CJ × 1,50) + (CB × 2,58) − 84,22
Sexo masculino		
6 a 18 anos	(CJ × 0,68) + (CB × 2,64) − 50,08	(CJ × 0,59) + (CB × 2,73) − 48,32
19 a 59 anos	(CJ × 1,19) + (CB × 3,21) − 86,82	(CJ × 1,09) + (CB × 3,14) − 83,72
60 a 80 anos	(CJ × 1,10) + (CB × 3,07) − 75,81	(CJ × 0,44) + (CB × 2,86) − 39,21

CJ: comprimento da perna, medido do joelho até o pé esquerdo com a perna em um ângulo de 90°; CB: circunferência do braço, medida no ponto médio entre os ossos acrômio e olécrano.

Adaptada de Chumlea *et al.*, 1994.[48]

Tabela 26.7 Contribuição percentual dos diferentes segmentos corporais para ajuste do peso corporal em amputados.

Parte do corpo	Contribuição do peso corporal (%)
Braço inteiro	6,5
Parte superior do braço	3,5
Antebraço	2,3
Mão	0,8
Perna inteira	18,5
Região superior da perna	11,6
Região inferior da perna	5,3
Pé	1,8

Adaptada de Brunnstons, 1983.[44]

Tabela 26.8 Fórmulas propostas para estimativa da estatura de indivíduos.

Idade/sexo	Raça branca	Raça negra
Feminino		
6 a 18 anos	43,21 + (2,14 × CJ)	46,59 + (2,02 × CJ)
19 a 60 anos	70,25 + (1,87 × CJ) – (0,06 × Idade)	68,10 + (1,86 × CJ) – (0,06 × Idade)
> 60 anos	75 + (1,91 × CJ) – (0,17 × Idade)	58,72 + (1,96 × CJ)
Masculino		
6 a 18 anos	40,54 + (2,22 × CJ)	39,60 + (2,18 × CJ)
19 a 60 anos	71,85 + (1,88 × CJ)	73,42 + (1,79 × CJ)
> 60 anos	591 + (2,08 × CJ)	95,79 + (1,37 × CJ)

CJ: comprimento ou altura do joelho, medido do joelho até o pé esquerdo com a perna em um ângulo de 90°.
Adaptada de Chumlea et al., 1994.[48]

Tabela 26.9 Composição corporal por DEXA em pessoas com lesão medular e com sequelas de poliomielite.

Grupos	Percentual de gordura corporal (%)	Massa de gordura corporal (kg)	Massa livre de gordura corporal (kg)
LM (n = 23)	20,55 ± 12,64	14,54 ± 10,65	47,57 ± 7,55
P (n = 29)	25,17 ± 14,98	16,18 ± 12,85	40,75 ± 7,59

LM: lesados medulares; P: sequelas de poliomielite.
Adaptada de Ribeiro et al., 2005.[38]

Tabela 26.10 Distribuição entre tecido adiposo e tecido muscular comparando diferentes tipos de deficiência: lesões traumáticas e lesões atraumáticas (incluindo amputações).

Parâmetros	Lesões traumáticas	Lesões atraumáticas
Massa magra (média ± DP)	47,57 ± 7,55	40,75 ± 7,59
Percentis (valor do P50)	< P5 (60,4 kg)	< P5 (60,4 kg)
Percentual de gordura corporal (média ± DP)	20,55 ± 12,64	25,17 ± 14,98
Percentil (valor do P50)	P75-P90 (15,8%)	P75-P90 (15,8%)

Adaptada de Ribeiro et al., 2005.[38]

a análise de indivíduos com deficiência motora por DEXA de corpo inteiro em relação à gordura e à massa magra corporais. A Tabela 26.10 compara os valores da composição corporal com um estudo realizado em população de referência sem deficiência. Observa-se o desvio para valores inferiores quanto à massa magra, e o desvio para valores superiores quanto à massa adiposa.

A predição da composição corporal por equações com base em circunferências e dobras cutâneas é o método mais amplamente utilizado para determinar a composição corporal, pois é um método barato, as medidas são tomadas com facilidade e rapidez e, quando feitas de maneira correta, correlacionam-se significativamente com outros métodos considerados padrão-ouro.[50,51] Contudo, o uso dessas equações preditivas em pessoas com paraplegia desperta algumas dúvidas: as equações foram desenvolvidas tomando por base pessoas sem deficiência, portanto, com uma distribuição entre gordura e massa magra diferenciada. Vários autores apontam grande divergência e dificuldade em sugerir uma metodologia como padrão-ouro para validação das fórmulas preditivas em pessoas com deficiência.[46,52] Bulbulian et al.[27] e Lussier et al.[53] observaram, a partir da utilização de dobras cutâneas em lesão medular, que todas as equações testadas subestimaram a

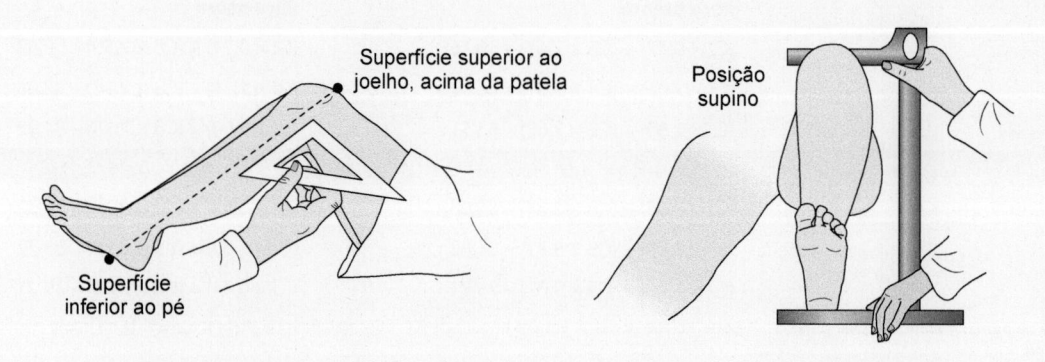

Figura 26.2 Técnica para tomada da altura do joelho. Adaptada de Gibson, 1991.[31]

gordura corporal quando comparadas com o padrão-ouro da hidrodensitometria.

A partir de vários aspectos já considerados neste capítulo, podem-se destacar alguns pontos:

- As necessidades energéticas de pessoas com deficiência motora são, com grande probabilidade, inferiores aos valores preditos pelas fórmulas convencionais, mesmo quando estas levam em consideração somente o peso da massa magra. Por isso, deve ser redobrado o cuidado para não levar os indivíduos a sobrepeso ou outros desvios nutricionais
- Os valores de massa muscular são inferiores à população de referência, mesmo levando em consideração medidas realizadas nos membros superiores (membro não atingido pela lesão). Uma atenção maior na relação entre energia e proteína pode significar melhora nesse quadro.

Ainda em relação à avaliação antropométrica nas deficiências motoras, é importante considerar o caso de crianças. A literatura atual carece de informações sobre padrões de crescimento em crianças com diferentes tipos de deficiências motoras. Um exemplo é a mielomeningocele. Coelho et al.[54] tentaram identificar, em um grupo de crianças com mielomeningocele, como se manifestava o padrão de crescimento delas em um período de 3 anos. Foi possível observar a presença de desvios nutricionais (baixa estatura, sobrepeso e obesidade) e a manutenção desses desvios durante o período do estudo (Tabelas 26.11 e 26.12).

Outro ponto digno de nota nas deficiências motoras diz respeito aos valores de lipídios plasmáticos. Razões decorrentes da própria lesão medular, possivelmente por alterações na inervação simpática, levam esses indivíduos a apresentar valores diminuídos de HDL.[55] Silva et al.[56] investigaram se a prática de atividade física era capaz de modificar esse importante aspecto relacionado ao desenvolvimento de doenças crônicas, fazendo uma comparação entre atletas portadores de deficiência e indivíduos sedentários. A Tabela 26.13 demonstra que as alterações no HDL não são modificadas, independentemente do estilo de vida. Portanto, estudos com intervenção dietética, aliada ou não à atividade física, são de importância fundamental.

Com relação à utilização de dados bioquímicos para avaliação do estado nutricional, sabe-se que estes fornecem resultados mais objetivos e quantitativos e detectam deficiências nutricionais em estágios iniciais, o que a avaliação antropométrica só seria capaz de detectar tardiamente. Algumas alterações metabólicas decorrentes das deficiências podem levar à necessidade da análise de parâmetros relativos ao metabolismo de cálcio (excreção urinária de cálcio, vitamina D e cálcio plasmáticos), de proteínas corporais (ureia e creatinina plasmáticas e urinárias, albumina plasmática) e de carboidratos (glicemia de jejum e/ou testes de tolerância à glicose), além de

Tabela 26.11 Avaliação do crescimento de crianças portadoras de mielomeningocele a partir do índice estatura/idade em um período de 3 anos.

Classificação*	2003		2004		2005	
	n	%	n	%	n	%
Meninos						
Baixa estatura para a idade	6	46,1	6	46,1	5	35,7
Estatura adequada para a idade	7	53,8	7	53,8	8	61,5
Total	13	100	13	100	13	100
Meninas						
Baixa estatura para a idade	4	36,4	4	36,4	4	36,4
Estatura adequada para a idade	7	63,4	7	63,4	7	63,4
Total	11	100	11	100	11	100

* De acordo com o estabelecido pelo SISVAN, 2008.

Fonte: Coelho et al., 2009.[54]

Tabela 26.12 Avaliação da adequação de peso para crianças portadoras de mielomeningocele, tendo como indicador o IMC, em um período de 3 anos.

Classificação*	2003		2004		2005	
	n	%	n	%	n	%
Meninos						
Baixo peso	0	0	0	0	0	0
Eutrofia	5	41,7	7	58,3	7	58,3
Risco de sobrepeso	4	33,3	3	25	2	16,7
Sobrepeso	3	25	2	16,7	3	25
Total	12	100	12	100	12	100
Meninas						
Baixo peso	0	0	2	18,2	1	9,1
Eutrofia	6	54,4	3	27,3	4	36,4
Risco de sobrepeso	1	9,1	4	36,4	3	27,3
Sobrepeso	4	36,4	2	18,2	3	27,3
Total	11	100	11	100	11	100

* De acordo com o estabelecido pelo SISVAN, 2008.

Fonte: Coelho et al., 2009.[54]

Tabela 26.13 Descrição de alguns parâmetros bioquímicos indicadores de doenças crônicas em pessoas com lesão medular sedentárias e exercitadas.

Parâmetro (mg.d$^{(-1)}$)	Exercitados Média ± DP	Sedentários Média ± DP	Diferença (valor de p)
HDL-colesterol	39,5 ± 7,5	38,2 ± 7,7	0,65
LDL-colesterol	100,7 ± 23,9	118,3 ± 25,1	0,07
Triglicerídios	79,7 ± 37,1	102,6 ± 73,5	0,28
Colesterol total	156,8 ± 27,9	177,7 ± 26	0,05
Glicemia de jejum	84,8 ± 6,9	94,3 ± 16,1	0,04*

* p < 0,05 estatisticamente significativo.

Fonte: Silva et al., 2004.[56]

dados relacionados com dislipidemias (colesterol total e frações, triglicerídios). Em razão da constante presença de úlceras de pressão, a determinação do estado nutricional em ferro e zinco também é de grande importância.

CONSIDERAÇÕES FINAIS

Sem dúvida, o contexto que aborda nutrição e deficiência física é muito amplo, de modo que ainda existem muitos pontos a serem esclarecidos e muitos desafios a serem experimentados. Por isso, é importante que, cada dia mais, tanto os nutricionistas quanto os demais profissionais envolvidos na área de atividade física e esporte abordem esses aspectos em suas pesquisas.

REFERÊNCIAS BIBLIOGRÁFICAS

1. World Health Organization (WHO). Classificação Internacional de Funcionalidade, incapacidade e saúde (CIF). São Paulo: Edusp, 2003.
2. Battistella LR, Brito CMM. Classificação Internacional de Funcionalidade (CIF). International Classification of Functioning Disability and Health (ICF). Acta Fis 2002;9:98-101.
3. Buchalla CM. A Classificação Internacional de Funcionalidade, Incapacidade e Saúde. Acta Fis 2003;10:29-31.
4. Farias N, Buchalla CM. A Classificação Internacional de Funcionalidade, Incapacidade e Saúde da Organização Mundial da Saúde: conceitos, usos e perspectivas. Rev Bras Epidemiol 2009;8:187-93.
5. Cieza A, Hilfiker R, Chatterji S, Kostanjsek N, Ustun BT, Stucki G. The International Classification of Functioning, Disability, and Health could be used to measure functioning. J Clin Epidemiol 2009;62(9):899-911.
6. Grill E, Stucki G. Scales could be developed based on simple clinical ratings of International Classification of Functioning, Disability and Health Core Set categories. J Clin Epidemiol 2009;62(9):891-8.
7. Resnik L, Plow MA. Measuring participation as Defined by the International Classification of Functioning, Disability and Health: an evaluation of existing measures. Arch Phys Med Rehabil 2009;90(5):856-66.
8. Strobl R, Stucki G, Grill E, Muller M, Mansmann U. Graphical models illustrated complex associations between variables describing human functioning. J Clin Epidemiol 2009;62(9):922-3.
9. Teixeira-Salmela LF, Neto MG, Magalhães LC, Lima RC, Faria CDCM. Content comparisons of stroke-specific quality of life based upon the international classification of functioning, disability, and health. Qual Life Res 2009;18(6):765-73.
10. Lianza S. Lesão medular. In: Lianza S. Medicina de reabilitação. 3. ed. Barueri: Manole, 2001. p.299-321.
11. Robergs RA, Roberts SO. Exercise physiology: exercise, performance and clinical applications. St. Louis: Mosby, 1996. 840p.
12. Farbu E, Recand T, Aarli JA, Gilhus NE. Polio survivors – web educated and hard working. J Neurol. 2001;248:500-5.
13. World Health Organization (WHO). Polio: the beginning of the end. Geneva: WHO, 1997. 100p.
14. Thoren-Jonsson AL, Hedberg M, Grimby G. Distress in everyday life in people with poliomyelitis sequelae. J Reabil Med. 2001;33:119-27.
15. Shepherd RB. Fisioterapia em pediatria. 3. ed. São Paulo: Santos, 1998. 421 p.
16. Aguiar MJB, Campos AS, Aguiar RALP, Lana AMA, Magalhães RL, Babeto LT. Defeitos de fechamento do tubo neural e fatores associados em recém-nascidos vivos e natimortos. J Pediatr 2003;79:129-34.
17. Feeley BT, Ip TC, Otsuka NY. Skeletal maturity in myelomeningocele. J Pediatr Orthop 2003;23:718-21.
18. Winnick JP. Educação física e esportes adaptados. 3. ed. Barueri: Manole, 2004. 205p.
19. Littlewood RA, Trocki O, Shepherd RW, Shepherd K, Davies PSW. Resting energy expenditure and body composition in children with myelomeningocele. Pediatr Rehabil 2003;6:31-7.
20. Pádua L, Rendeli C, Rabini A, GirardI E, Tonali P, Salvaggio E. Health-related quality of life and disability in young patients with spina bifida. Arch Phys Med Rehabil 2002;83:1384-8.
21. Grillo E, Silva RJM. Defeitos do tubo neural e hidrocefalia congênita. Por que conhecer sua prevalência? J Pediatr 2003;79(2):105-6. Disponível em: www.scielo.br/scielo.php?script=sci_arttext&pid=S0021-75572003000200003. Acesso em: 22/8/2004.
22. Cardus D, Mctaggart WG. Body composition in spinal cord injury. Arch Phys Med Reabil 1985;66:257-9.
23. Cardus D, Mctaggart WG. Total body water and its distribution in men with spinal cord injury. Arch Phys Med Reabil 1984;65:509-12.
24. Claus-Walker J, Halstead LS. Metabolic and endocrine changes in spinal cord injury: IV. Component neurologic dysfunctions. Arch Phys Med Rehabil 1982;63:632-8.
25. Bauman WA. Disorders of carbohydrate and lipid metabolism in veterans with paraplegia and quadriplegia: a model of premature aging. Metabolism 1994;43:749-56.
26. Karlson AK. Insulin resistance and sympathetic function in high spinal cord injury. Spinal Cord 1999;37:494-500.
27. Bulbulian R, Johnson RE, Gruber JJ, Darabos B. Body composition in paraplegic male athletes. Med Sci Sports Exerc 1987;19:195-201.
28. Kocina P. Body composition of spinal cord injured adults. Sports Med 1997;23:48-60.
29. Wells CL, Hooker SP. The spinal injured athlete. Adap Phys Quart 1990;7:265-85.
30. Westgren N, Levi N. Quality of life and traumatic spinal cord injury. Arch Phys Med Rehabil 1998;79:1433-9.
31. Gibson R. Principles of nutritional assessment. Oxford: Oxford University Press, 1990. 691p.
32. Lee RD, Nieman DC. Nutritional assessment. 2. ed. St. Louis: Mosby, 1995. 689p.
33. Mitchell MK. Nutrition assessment. In: Nutrition Across the Life Span. Philadelphia: W.B. Saunders, 1997. p.28-47.
34. Burke L, Deakin V (eds.). Clinical sports nutrition. Sydney: McGraw-Hill, 1996. 465p.
35. Harris JA, Benedict FG. A biometric study of basal metabolism in man. Washington: Carnegie Instituition of Washington, 1919.
36. World Health Organization (WHO). Necessidades de energia e proteínas. Série de Relatos Técnicos 724, 1985.
37. Cunninghan JJ. Body composition as a determinant of energy expenditure: a synthetic review and a proposed general prediction equation. Am J Clin Nutr 1991;54:963.
38. Ribeiro SML, Silva RC, Castro IA, Tirapegui J. Nutritional assessment of handicapped individuals practicing physical activity. Nutrition Research 2005;25:239-49.
39. Spungen AM, Bauman WA, Wang J. The relation between total body potassium and resting energy expenditure in individuals with paraplegia. Arch Phys Med Rehabil 1993;74:965-8.
40. Cox AS. Energy expenditure after spinal cord injury: an evaluation of stable rehabilitating patients. J Trauma 1985;25:419-23.
41. Gomes AIS. Perfil dietético e antropométrico da seleção brasileira de futebol de amputados no período preparatório para o campeonato mundial de 2002. Dissertação de Mestrado. Rio de Janeiro: Universidade Federal do Rio de Janeiro, 2004.
42. Chantraine A. Actual concept of osteoporosis in paraplegia. Paraplegia 1978;16:51-8.
43. Ribeiro SML, Silva RC, Moretti K. Avaliação nutricional de atletas de basquetebol portadores de deficiência física: a controvérsia da antropometria. Rev Farm Bioquim Univ São Paulo 1998;34:19-21.

44. Brunnstons S. Clinical kinesiology. 4. ed. Philadelphia: Davis, 1983.

45. Gordon CC, Chumlea WC, Roche AF. Stature, recumbent lenght, and weight. In: Lohman TG, Roche AF, Martorell R (eds.). Anthropometric standardization reference manual. Champaign: Human Kinetics Books, 1988.

46. Ribeiro SML, Tirapegui J. Avaliação nutricional: conceitos gerais e sua aplicabilidade em lesados medulares. Cadernos de Nutrição 1999;17:39-52.

47. Jarzem PF, Gledhill RB. Predicting height from arm measurements. Journal of Pediatric Orthopaedics 1993;13:761-65.

48. Chumlea WC, Guo SS, Steinbaugh ML. Prediction of stature from knee height for black and white adults and children with application to mobility-impaired or handicapped persons. J Am Diet Assoc 1994;94:1385-8.

49. Roubenoff R, Kehayias JJ, Dawson-Hughes B. Use of dual-X ray absorptiometry in body composition studies: not yet a "gold standard". Am J Clin Nutr 1993;58:589-91.

50. Brodie DA. Techniques of measurement of body composition. Part I. Sports medicine 1988;5:11-40.

51. Jackson AS, Pollock ML. Practical assessment of body composition. Physician and Sports Medicine 1985;13:76-90.

52. Finsen V, Indreda B, Fougner KJ. Bone mineral and hormone status in paraplegics. Paraplegia 1992;30:343-7.

53. Lussier L, Knight J, Bell G. Body composition comparison in two elite female wheelchair athletes. Paraplegia 1983;21:16-22.

54. Coelho CM, Egashira EM, Silva RC, Ribeiro SML. Evolução do estado nutricional de crianças com mielomeningocele em período de três anos. O Mundo da Saúde 2009;33:347-51.

55. Zlotolov SP, Levy E, Bauman WA. The serum lipoprotein profile in veterans with paraplegia: the relationship to nutritional factors and BMI. Paraplegia Soc 1992;15:158-62.

56. Silva RC, Ribeiro SML, Tirapegui JO. Estudo controlado da influência da atividade física em fatores de risco para doenças crônicas em indivíduos lesados medulares paraplégicos do sexo masculino. Rev Paul Ed Fis 2004;18:169-77.

BIBLIOGRAFIA

Bosch PR, Wells CL. Effect of immersion on residual volume of able-bodied and spinal cord injured males. Med Sci Sports Exerc 1991;23:384-8.

George CM, Wells CL, Dugan NL. Validity of hydrodensitometry for determination of body composition in spinal injured subjects. Hum Biol 1988;60:771-80.

Lukaski HC. Soft tissues composition and bone mineral status: evaluation by dual-energy X-absorptiometry. J Nutr 1993;123:438-43.

Rassman-Nuhliceck DN, Spurr GB. Body composition of patients with spinal cord injury. Euro J Clin Nutr 1988;42:765-73.

27 Avaliação Nutricional de Atletas

Raquel Raizel | Rogerio Graça Pedrosa | Luciana Rossi | Marcelo Macedo Rogero | Julio Tirapegui

INTRODUÇÃO

A procura por profissionais para orientar nas melhores escolhas de alimentos e fluidos tem sido crescente entre atletas e indivíduos ativos que almejam melhorar seus desempenhos físicos. É vital compreender todos os aspectos individuais e reconhecer que, em esportes competitivos, os atletas tendem a exercitar-se no limite de sua capacidade física. Portanto, a avaliação do atleta é fundamental para a prevenção do risco de doença e lesão associadas a um volume de treinamento excessivo e, assim, preservar a saúde e o desempenho esportivo.[1] Embora existam vários instrumentos com boa acurácia na avaliação do estado nutricional, por vezes, é útil combinar os métodos para obter uma avaliação mais abrangente e precisa. Em consideração a essas questões, este capítulo aborda os principais fatores a serem incluídos na avaliação de um atleta.

AVALIAÇÃO DO CONSUMO ALIMENTAR DE ATLETAS

Classificação das técnicas

As ferramentas mais comuns para avaliação e monitoramento da ingestão alimentar de atletas podem ser classificadas em retrospectivas ou inquéritos alimentares e prospectivas, que diferem entre si pelas limitações e aplicações em diferentes situações e populações. Na Tabela 27.1, são descritos os métodos de avaliação do consumo alimentar, suas vantagens e limitações.

Tabela 27.1 Visão geral dos métodos de avaliação do consumo alimentar em atletas.

Retrospectivos				
Métodos	Descrição da técnica	Vantagens	Limitações	Observações
Recordatório dietético ou de 24 h	Quantifica todos os alimentos e bebidas ingeridos nas últimas 24 h, ou mais comumente no dia anterior	Rápida aplicação e baixo custo Não influencia a ingestão do indivíduo Se sucessivo, pode estimar a ingestão habitual Qualquer faixa etária e em analfabetos Crianças a partir de 12 anos podem responder sozinhas com precisão	Depende da memória Depende da habilidade do entrevistador Um registro único não estima a ingestão habitual É difícil estimar o tamanho das porções É necessário questionar a forma de preparo Bebidas e lanches tendem a ser omitidos	Pode ser realizado por telefone Deve incluir ingestão de líquidos e bebidas Sensível a diferenças culturais Útil para estimar a média de ingestão dietética Aumenta a precisão quando a porção ingerida é quantificada
História alimentar	Extensa entrevista para obter um padrão alimentar global	Elimina variações diárias Considera variações sazonais Descreve ingestão habitual de todos os nutrientes, em qualidade e quantidade Não altera a dieta habitual do indivíduo	Requer nutricionista treinado Depende da memória do entrevistado Longo tempo de administração (1 a 2 h) Alto custo de análise Demanda tempo na análise dos dados Requer outros recursos (tabelas, medida caseira, álbuns fotográficos etc.)	Inclui informações sobre número de refeições, apetite, preferências/aversões alimentares, consumo de suplementos etc.

(continua)

Tabela 27.1 (*Continuação*) Visão geral dos métodos de avaliação do consumo alimentar em atletas.

Retrospectivos				
Métodos	Descrição da técnica	Vantagens	Limitações	Observações
Questionário de frequência alimentar	Composto por uma lista de alimentos e bebidas cuja frequência de consumo é requisitada ao entrevistado	Aplicável em estudos epidemiológicos Pode ser autopreenchido Pode ser qualitativo ou quantitativo Estima a ingestão habitual Rápido e simples de administrar Não altera o padrão de ingestão do indivíduo Baixo custo Classifica por categorias de consumo Minimiza variação intrapessoal ao longo dos dias	Depende da memória dos participantes Dificuldade para quantificar as porções e o peso dos alimentos Específico para a população avaliada e necessita de validação prévia A definição dos itens alimentares (número e tipo) requer tempo e estudo Limitação para emprego em analfabetos e idosos Complexo para o entrevistador, dependendo da lista de alimentos Questionários extensos (100 ou mais itens alimentares) podem reduzir a acurácia dos resultados ou superestimar a ingestão	Utilizado para detectar, quantificar ou classificar nutrientes específicos ou alimentos ingeridos de um grupo ou indivíduo Utilizado para comparar e checar dados obtidos de outros métodos Pode ser útil no estudo da associação entre ingestão dietética e risco de doença

Prospectivos				
Métodos	Descrição da técnica	Vantagens	Limitações	Observações
Registro alimentar estimado	Quantidades de alimento, bebidas e sobras são estimadas por meio de medidas caseiras, álbum de fotos com modelo de porções, alimentos, entre outros recursos	Elevada acurácia, pois fornece informação detalhada sobre os alimentos Bem aceito para coletar ingestão de grupo de pessoas Não depende de memória	Ingestão usual pode ser alterada durante o período de registro e a exatidão diminuída após alguns dias consecutivos de registro Dispendioso e requer tempo Exige alfabetização e motivação do avaliado para que o registro seja confiável Menos preciso que o registro por peso	Pode ser aplicado em 3, 5 ou 7 dias O registro do alimento logo após o consumo melhora a qualidade da informação
Registro alimentar por peso	Alimentos, bebidas e sobras são pesados em balanças analíticas para posterior quantificação	Mais preciso que o registro estimado Referenciado como método padrão-ouro	Exige alto grau de cooperação e treinamento dos participantes Pode alterar o hábito alimentar do indivíduo Custo elevado (calibração e manutenção de balanças)	Usado para avaliar e validar outros métodos
Registro alimentar por métodos visuais	Realizado por meio de fotos ou filmagem dos alimentos e sobras	Boa qualidade Menor tempo Bom para instituições Menor grau de cooperação e participação do avaliado Pode ser aplicado a analfabetos O indivíduo não é constrangido, pois não sabe que está sendo avaliado	Alto custo (câmeras fotográficas, filmadoras etc.) Necessita e apoio técnico Requer treinamento do entrevistado na interpretação das imagens Não distingue preparações *light/diet* Não recomendável para estudos com grande número de participantes Sujeito a problemas técnicos (baixa qualidade de imagem, ângulo da câmera etc.)	O próprio indivíduo pode realizar o registro para posterior quantificação Pode ser aplicado em refeitórios, centros de pesquisa etc.

Adaptada de Thomas *et al.*, 2016[1]; Driskell e Wolinsky, 2011[2]; Rossi *et al.*, 1999[3]; Moffatt *et al.*, 1999.[4]

Aplicação das técnicas retrospectivas

Recordatório de 24 h

É importante perguntar ao atleta se a dieta consumida no dia anterior foi usual, pois, caso seja uma variação, novas coletas podem ser realizadas ao longo de um período. No caso de atletas com esquema diferenciado de treino, como os triatletas que treinam duas modalidades diferentes por dia, ou daqueles no período de competições, recomenda-se que o recordatório de 24 h (R24h) seja aplicado em situações distintas, como dias típicos de treinamento, competição e descanso, para melhor refletir o estilo de vida do atleta.[2,3]

História alimentar

Essa técnica exige do nutricionista habilidade para coletar informações relacionadas ao número de refeições diárias, local das refeições, apetite, preferências e aversões alimentares e uso de suplementos nutricionais, bem como o uso de tabaco e bebidas alcoólicas, rotina de treinamento, entre outras. Esse registro pode ser repetido antes, durante e após o período competitivo.[2,4] No entanto, torna-se um instrumento de pesquisa impreciso caso o atleta tenha atividades diárias fora de uma rotina, hábitos alimentares instáveis, memória ruim ou compreensão pouco clara dos próprios hábitos.[4]

Questionário de frequência alimentar

No questionário de frequência alimentar (QFA), o atleta recebe uma lista de alimentos e bebidas ou categorias de alimentos na qual deve indicar a frequência de seu consumo durante um período predeterminado que pode variar de 1 dia a vários meses.[4] Alimentos que não constem nessa lista devem ser acrescentados pelo atleta. Informações adicionais sobre o preparo das refeições, o consumo de suplementos e outros comportamentos relacionados com a dieta devem ser solicitadas para uma avaliação completa.

Aplicação das técnicas prospectivas

Registro alimentar ou diário alimentar

A aplicação do registro de 3 dias em dias não consecutivos da semana e 1 dia no fim de semana (sábado ou domingo) melhora a obtenção do padrão alimentar.[4] Já o registro de 7 dias tem a vantagem da cobertura de um microciclo de treinamento, porém com risco de aumento de sub-relato, pois exige maior grau de colaboração e o atleta pode esquecer-se de registrar o consumo diário ou se entediar com as anotações consecutivas.

As principais fontes de erro na avaliação do consumo alimentar de atletas são:

- Por parte do atleta avaliado:
  - Grau de escolaridade e incompreensão quanto ao que está sendo questionado
  - Sub ou superestimação do consumo, principalmente por atletas cujo controle de peso é rigoroso, como ginastas, atletas de artes marciais, entre outros
  - Falha na memória e erro na estimativa da quantidade e tamanho da porção
  - Omissão no uso de suplementos (principalmente líquidos e géis)
  - Omissão no consumo de lanches, pelo medo de represálias de técnicos e outros atletas da equipe
- Por parte do avaliador (nutricionista):
  - Desconhecimento da rotina do esporte, o que exige pesquisa prévia
  - Desconhecimento da cultura, *status* socioeconômico, religião e comportamentos alimentares do atleta
  - Inclusão de alimentos associados a hábitos no esporte, como ingestão de bebida alcoólica (p. ex., rúgbi ou hóquei)
  - Registro incorreto ou incompleto do alimento e/ou omissão intencional
  - Erro na conversão da medida caseira em gramas
  - Ambiente de entrevista com elementos dispersivos (distração)
  - Empatia pelo entrevistado (quanto mais confortável, maior a cooperação)
  - O avaliador deve estar atento a qualquer ação subconsciente (expressão facial, comentário ou gesto) que deixaria o atleta desconfortável em responder a avaliação.

Aspectos importantes na avaliação do consumo alimentar de atletas

Para uma avaliação mais completa e abrangente da dieta de um atleta, deve ser dada especial atenção a questões relacionadas com periodização, ingestão de líquidos, dietas vegetarianas, problemas gastrintestinais, consumo de suplementos, viagens e controle de peso. A periodização envolve diferentes ciclos de treinamento específicos que incluem ciclos de carga, ciclos de recuperação, ciclos de pico e ciclos de condicionamento. Como cada ciclo difere em intensidade e tipo de treinamento, as demandas nutricionais para cada período também seriam diferentes para alcançar o desempenho máximo durante a temporada competitiva. O padrão de alimentação também pode ser alterado durante os finais de semana. Além disso, o custo dos alimentos, a disponibilidade, as preferências culturais e as tradições familiares, entre outros fatores, podem influenciar os tipos e as quantidades de alimentos e bebidas que as pessoas consomem.[4] Os atletas, muitas vezes, não consideram esses aspectos importantes e podem ocultá-los no relato da dieta.

AVALIAÇÃO DA COMPOSIÇÃO CORPORAL DE ATLETAS

O perfil antropométrico pode tanto refletir o dote genético que o atleta apresenta para tirar proveito de determinada modalidade esportiva, quanto determinar o nível de treinamento necessário para evolução da aptidão individual. Algumas dessas variáveis são consideradas pré-requisitos para o desempenho em esportes específicos, porém, o peso e a composição corporal merecem destaque, uma vez que podem ser manipulados para este objetivo.[2,3-5]

Métodos para avaliação da composição corporal

Uma variedade de técnicas está disponível para a avaliação da composição corporal, como as radiográficas [tomografia computadorizada (TC), ressonância magnética (RM) e absorciometria com raios X de dupla energia (DEXA, do inglês *dual energy X-ray absorptiometry*)], metabólicas (creatinina, 3-metil-histidina), nucleares (potássio corporal total, nitrogênio corporal total) e impedância bioelétrica e antropométrica (mensuração de dobras cutâneas). Com o avanço tecnológico, novos métodos, como a pletismografia por deslocamento de ar e a avaliação por ultrassom, vêm sendo testados.[5]

Na avaliação da composição corporal de atletas, existe um grande interesse em métodos que sejam capazes de monitorar, no curto prazo, os efeitos de determinado treinamento e/ou estratégia alimentar e de fazer essa avaliação em segmentos isolados do corpo, o que torna possível o monitoramento do desenvolvimento muscular regional, por exemplo, dos membros inferiores.[5,6] Na Tabela 27.2, é apresentada a capacidade de mensuração da gordura regional de alguns métodos.

Composição corporal e desempenho esportivo

O baixo percentual de gordura corporal é desejável para um bom desempenho em quase todas as modalidades esportivas (Tabela 27.3), principalmente naquelas em que o atleta se movimenta no espaço, tanto verticalmente (esportes com saltos), quanto horizontalmente (corridas), pois o excedente de massa gorda, ou da massa corporal inativa, aumenta o gasto energético da atividade física. Todavia, o baixo percentual de gordura corporal não pode ser considerado um pré-requisito para a obtenção de bons resultados esportivos, tendo em vista que o excedente de massa gorda não exerce tanta influência em modalidades como sumô e halterofilismo.[5-8] Em relação à massa magra, alguns autores acreditam que o desenvolvimento da massa muscular pode exercer maior influência no desempenho esportivo de atletas quando comparada à exercida pelo menor percentual de gordura corporal.[5,8]

Distribuição muscular regional e desempenho esportivo

O desenvolvimento muscular regional de um indivíduo pode ser reflexo da herança genética ou de um treinamento muscular isolado, o que pode contribuir para o melhor rendimento em determinado esporte. Diferenças na distribuição muscular

Tabela 27.2 Métodos para estimativa da gordura corporal e sua capacidade de mensuração da gordura regional.

Método	Medida da gordura regional
Dobras cutâneas	Sim
Bioimpedância	Sim
Pesagem hidrostática	Não
Pletismografia	Não
Hidrometria	Não
DEXA	Sim
Tomografia computadorizada	Sim
Ressonância magnética	Sim

Adaptada de Pi-Sunyer, 2000.[6]

Tabela 27.3 Valores médios de gordura corporal relativa em atletas do sexo masculino e feminino de acordo com a modalidade esportiva.

Esporte	Percentual de gordura em homens (%)	Percentual de gordura em mulheres (%)
Basquete	6 a 12	10 a 16
Fisiculturismo	5 a 8	6 a 12
Ciclismo	5 a 11	8 a 15
Futebol	6 a 18	–
Golfe	10 a 16	12 a 20
Ginástica	5 a 12	8 a 16
Hipismo	6 a 12	10 a 16
Hóquei	8 a 16	12 a 18
Esqui	7 a 15	10 a 18
Natação	6 a 12	10 a 18
Nado sincronizado	–	10 a 18
Tênis	6 a 14	10 a 20
Corrida (em eventos)	5 a 12	8 a 15
Triatlo	5 a 12	8 a 15
Voleibol	7 a 15	10 a 18
Levantamento de peso	5 a 12	10 a 18
Luta	5 a 16	–

Fonte: Wilmore e Costill, 1994.[8]

local podem ser observadas de acordo com a modalidade esportiva, como o voleibol, em que os jogadores são adaptados para um jogo relativamente estacionário e apresentam maior desenvolvimento dos membros superiores. Por outro lado, em esportes como o basquetebol e o handebol, que demandam mais movimento em comparação ao voleibol, o desenvolvimento muscular dos jogadores é maior e abrange praticamente todas as partes do corpo.[9]

Composição corporal, desempenho esportivo e saúde do atleta

Em determinadas modalidades esportivas, o percentual de gordura corporal pode ser menor do que 5% para homens e 10% para mulheres. Evidências indicam que um percentual muito baixo de gordura corporal pode acarretar prejuízo à saúde do atleta e, consequentemente, ao seu desempenho esportivo (Tabela 27.4). A chamada tríade da mulher atleta é uma síndrome caracterizada pela presença de amenorreia, osteoporose prematura e transtornos alimentares, que pode acometer jovens atletas como bailarinas, ginastas e corredoras de longa distância, nas quais os baixos peso e gordura corpórea são considerados vantajosos. Essa síndrome é uma consequência da combinação de fatores como nutrição inadequada, emagrecimento e excesso de treino. Tendo em vista os aspectos abordados, é recomendável que haja um monitoramento, tanto da composição corporal como do estado de saúde do atleta.[1,5,10,11]

Tabela 27.4 Padrões percentuais de gordura corporal em homens e mulheres.

Sexo	Risco	Abaixo da média	Média	Acima da média
Homens	≤ 5	6 a 14	15	16 a 24
Mulheres	≤ 8	9 a 22	23	24 a 31

Adaptada de Heyward e Stolarczyk, 2000.[10]

Diferenças de sexo e desempenho esportivo

As mudanças nos perfis hormonais de homens e de mulheres parecem ter vários efeitos secundários sobre a massa muscular, as atividades enzimáticas e a função cardiovascular, entre outros fatores. Em mulheres atletas, o esclarecimento sobre essas questões possibilita a sincronização do treinamento ao ciclo menstrual, para maximizar o desempenho. A literatura indica que a diferença de sexo no desempenho atlético tem início aos 12 a 13 anos de idade, coincidindo com o início da puberdade masculina, em que ocorre o aumento de testosterona circulante.[7,12]

AVALIAÇÃO DO GASTO ENERGÉTICO DE ATLETAS

A realização de exercício físico pode representar um alto dispêndio de energia, especialmente em atletas que, em geral, apresentam elevado volume de exercícios durante sua rotina de treinamentos e competições. Um balanço calórico negativo (gasto maior do que a ingestão) de 3 dias ou mais pode reduzir a capacidade do atleta em manter o treinamento em altas intensidades ou por períodos prolongados, e tem o potencial de aumentar o risco de lesão.[13] Por outro lado, um balanço positivo (valor calórico total da dieta ligeiramente superior ao gasto energético) propicia que o atleta aperfeiçoe o treinamento para obter as adaptações fisiológicas desejadas. Nessa perspectiva, a avaliação do gasto energético e a elaboração de um plano alimentar adequado são fundamentais para otimizar o desempenho de atletas.

Métodos para a avaliação da taxa metabólica

Diversos métodos são utilizados na avaliação do gasto energético de um atleta, como: calorimetria direta, calorimetria indireta, água duplamente marcada, além de métodos indiretos.[12,13] No contexto da avaliação de atletas, os métodos mais aplicáveis são a calorimetria indireta e o uso de fórmulas, registros de atividade física e diários para calcular o gasto energético do indivíduo. No entanto, novas tecnologias vêm sendo desenvolvidas, como a termografia infravermelha.[1,5]

Ingestão calórica *versus* gasto energético

O programa de treinamento de alguns atletas pode resultar em uma demanda energética muito além do gasto energético de repouso somado ao gasto com as atividades diárias. Aquilo que é considerado suficiente para uma pessoa ativa seria definitivamente considerado uma ingestão inadequada para um nadador olímpico, o qual precisa de uma ingestão diária ao redor de 6.000 kcal. As necessidades energéticas de atletas dependem do ciclo de treinamento e competição periodizada, com variação em relação às mudanças no volume e na intensidade do treinamento.

Fatores que aumentam as necessidades energéticas acima dos valores basais normais incluem exposição ao frio ou ao calor, ansiedade, estresse, exposição a altas altitudes, algumas lesões físicas, compostos químicos específicos de medicamentos (p. ex., cafeína e nicotina), aumento da massa magra e a fase lútea do ciclo menstrual. Por outro lado, as necessidades calóricas são reduzidas com a diminuição do volume de treino, diminuição da massa magra e, possivelmente, na fase folicular do ciclo menstrual.[1]

PARÂMETROS BIOQUÍMICOS INDICATIVOS DO ESTADO NUTRICIONAL DE ATLETAS

Minerais e exercício físico

Uma temporária redução da concentração plasmática de alguns elementos traço (p. ex., ferro, zinco e cobre) pode ocorrer após o exercício prolongado, principalmente por causa da redistribuição desses minerais para outros compartimentos teciduais (como eritrócitos e leucócitos) ou pela liberação de proteínas, a partir do fígado e de neutrófilos, que se ligam a minerais. Este último fato faz parte da resposta de fase aguda, que ocorre durante o processo inflamatório induzido pelo exercício físico. A prática regular da atividade, particularmente em ambiente quente, promove o aumento da perda de diversos minerais pelo suor e pela urina, além de resultar em adaptações bioquímicas musculares que aumentam a necessidade de alguns micronutrientes em atletas engajados em treinamentos exaustivos.

Atletas que frequentemente restringem a ingestão energética, que usam práticas extremas para perder peso, eliminam um ou mais grupos de alimentos de sua dieta ou consomem dietas inadequadas podem consumir quantidades insuficientes de micronutrientes. Nesse caso, os atletas se beneficiariam da suplementação de micronutrientes, como cálcio, vitamina D, ferro e alguns antioxidantes. Todavia, com exceção do ferro e do zinco, deficiências isoladas de minerais são raras em atletas.[1]

Ferro

É um mineral fundamental nos processos de oferta de oxigênio para os tecidos e na utilização do oxigênio em nível celular e subcelular.[14] A deficiência na ingestão de ferro pode ser resultado da ingestão calórica insuficiente (cerca de 6 mg de ferro são ingeridos a cada 1.000 kcal). Períodos de crescimento rápido, treinamento em altitudes elevadas, perda sanguínea menstrual, doação de sangue ou lesão podem afetar negativamente o estado nutricional do ferro. Alguns atletas em treinamento intenso também podem ter perdas de ferro via suor, urina, fezes e hemólise intravascular.[1]

Perdas de ferro pelo suor podem ser elevadas, como 0,3 mg de ferro/ℓ de suor. Quando atletas treinam intensamente em ambientes quentes, sua transpiração pode gerar cerca de 2 ℓ/h de suor. Se um atleta se exercita por 2 h/dia nessas condições, a produção adicional de suor é de 4 ℓ, o que incorre em perda de 1,2 mg de ferro. Em virtude da absorção do ferro da dieta no intestino ser de aproximadamente 10%, conclui-se que são necessários 12 mg extras de ingestão diária de ferro para repor essa perda adicional induzida pelo exercício. Todavia, existem controvérsias em relação às perdas de ferro pelo suor e se atletas efetivamente as apresentam em quantidades que acarretem deficiência de ferro.[15] A necessidade de ferro pode ser aumentada em até 70% da exigência média estimada para atletas do sexo feminino.[1,16,17]

Entre os parâmetros bioquímicos utilizados para a avaliação do estado nutricional relativo ao ferro, destacam-se:

- Concentração sanguínea de hemoglobina
- Hematócrito
- Índices hematimétricos
- Concentração sérica de ferritina
- Capacidade total de ligação do ferro
- Saturação da transferrina
- Protoporfirina eritrocitária livre
- Concentração sérica de receptores de transferrina solúvel.

A determinação da concentração de hemoglobina total no sangue é a mais amplamente utilizada na avaliação da anemia por deficiência de ferro, porém é relativamente insensível e apresenta baixa especificidade. As concentrações de hemoglobina diminuem apenas durante os estágios finais da deficiência de ferro. Além disso, a concentração de hemoglobina pode ser afetada por outras deficiências nutricionais, como de ácido fólico, vitamina B_{12} e cobre, bem como por condições como gestação, tabagismo, infecção, inflamação e desidratação.[17] Com a redução da produção de eritrócitos, há diminuição do hematócrito. Esse parâmetro também é relativamente insensível e não específico, uma vez que é influenciado por alterações no volume plasmático.[18]

A concentração de ferritina sérica está em equilíbrio com os estoques corporais, sendo que variações na quantidade de ferro estocado são refletidas na concentração sérica de ferritina. No estágio inicial da deficiência de ferro, há redução da concentração sérica de ferritina; contudo, certas condições crônicas aumentam a concentração de ferritina independentemente da ingestão de ferro.[17]

O receptor de transferrina solúvel parece ser um indicador mais sensível e específico da deficiência inicial de ferro. Esse receptor é produzido pela clivagem proteolítica do domínio extracelular dos receptores de transferrina localizados sobre a superfície celular, sendo subsequentemente liberado para o plasma em proporção ao número de receptores de transferrina contidos na membrana plasmática da célula, o qual, por sua vez, é proporcional à necessidade corporal de ferro.[18-20]

Magnésio

É necessário em grande variedade de funções celulares, sendo que esse mineral está envolvido em mais de 300 reações enzimáticas. Entre estas, destacam-se as envolvidas no metabolismo de carboidratos (glicólise), lipídios e proteínas, na hidrólise da adenosina trifosfato (ATP) e nas reações do sistema de segundos mensageiros. O magnésio também atua como regulador fisiológico da estabilidade da membrana e das funções neuromuscular, cardiovascular, imunológica e hormonal.[17,21] Portanto, esse mineral pode ser considerado um elemento potencialmente limitante do desempenho físico.[21,22]

Entre os métodos utilizados para avaliação do estado nutricional relativo ao magnésio, destacam-se:

- Concentração de magnésio sérico ou plasmático: o mais comumente utilizado como indicador do estado nutricional relativo ao magnésio. Apesar de a hipomagnesemia indicar deficiência de magnésio, sua ausência não exclui a presença de significativa depleção de magnésio. A concentração de magnésio no soro não se correlaciona com a concentração de magnésio tecidual, com exceção da concentração desse mineral no fluido intersticial[17,22]
- Concentração de magnésio sérico livre ou ionizado: o magnésio livre ou ionizado é considerado a forma fisiologicamente ativa, porém não é adequado para detectar deficiência subclínica de magnésio[17]
- Concentração de magnésio muscular: mais de 26% do magnésio corporal está localizado no tecido muscular. Estudos com biopsia muscular têm sido realizados para avaliar o estado nutricional relativo a esse mineral em humanos
- Concentração de magnésio em eritrócitos e leucócitos: as mudanças nas concentrações de magnésio em eritrócitos têm sido correlacionadas com reduções da concentração muscular desse mineral, o que indica que as concentrações de magnésio em eritrócitos são uma alternativa prática para avaliar o magnésio muscular
- Retenção de magnésio após administração aguda: teste de sobrecarga de magnésio por via oral ou intravenosa
- Intervalos de referência de magnésio: as concentrações totais de magnésio variam de 1,6 a 2,6 mg/dℓ ou de 0,66 a 1,07 mmol/ℓ, sem variação diurna. O treinamento intenso e anaeróbio diminui transitoriamente a concentração plasmática de magnésio com um aumento paralelo na excreção urinária deste micronutriente. A hipomagnesemia (magnésio plasmático < 0,60 mmol/ℓ) no esporte pode estar associada ou não a espasmos musculares.[17,23]

Zinco

É necessário na estrutura e na atividade de mais de 300 enzimas. A adequada ingestão de zinco é fundamental para a integração de muitos tecidos e sistemas, como gastrintestinal, muscular, imunológico, reprodutivo e comportamental, além do processo de cicatrização.[14,17] A deficiência grave desse mineral apresenta-se com alopecia, perda de peso, distúrbios clínicos comportamentais e neurofisiológicos e morte, se não tratada. A deficiência moderada é caracterizada por retardo do crescimento, dermatite leve, cognição prejudicada, falta de apetite, função imunológica comprometida e adaptação visual anormal à luz escura. Em contraste, os sinais de deficiência subclínica de zinco podem incluir função cognitiva prejudicada, comportamento alterado e baixa resistência à infecção.

As avaliações funcionais da atividade de enzimas contendo zinco (como a 5-nucleotidase no plasma, expressão gênica de metalotioneína em monócitos e eritrócitos, fosfatase alcalina, anidrase carbônica, nucleosídio fosforilase e ribonuclease), certos transportadores de zinco nas células sanguíneas e respostas a fatores de estresse controlados, como o exercício e a administração de etanol, são indicadores promissores do estado nutricional subclínico de zinco em humanos.[17]

Atletas geralmente ingerem zinco abaixo da recomendação diária: 8 e 11 mg/dia do mineral para mulheres e homens, respectivamente. A relação entre a ingestão de zinco e sua concentração sérica indica que, quando atletas consomem ao menos 70% da recomendação diária, a concentração sérica desse mineral apresenta-se dentro da faixa de valores normais. Contudo, a redução da ingestão de alimentos de origem animal e o consumo de alimentos ricos em carboidratos e pobres em zinco, aliados ao aumento das perdas corporais desse mineral, contribuem para a redução de sua concentração sérica em alguns corredores.[15,17,18]

O exercício físico pode agudamente alterar a concentração sérica de zinco, sendo aumentada imediatamente após o exercício de resistência e reduzida dentro de um período relativamente curto após o exercício. Esse fato pode estar relacionado ao aumento da excreção urinária de zinco (50 a 60%), aliado à redistribuição desse mineral a partir do sangue para o tecido hepático. A captação hepática de zinco é considerada consequência da resposta inflamatória de fase aguda induzida pelo exercício.[17,24,25]

Hormônios

Testosterona e cortisol séricos

Tanto o exercício aeróbico intenso quanto o exercício de força vigoroso provocam aumento da concentração sérica de cortisol, um membro da família dos hormônios esteroides liberados pelo córtex suprarrenal, denominados glicocorticoides. Durante o exercício exaustivo, o cortisol favorece a manutenção da glicemia por meio do estímulo da liberação de aminoácidos, a partir do tecido muscular (proteólise muscular), pela estimulação da neoglicogênese hepática, a partir de aminoácidos, e por favorecer a mobilização de ácidos graxos livres, a partir do tecido adiposo. Cabe ressaltar que indivíduos treinados apresentam menor aumento da concentração sérica de cortisol durante o exercício em comparação a indivíduos não treinados.[26,27]

A testosterona é um hormônio esteroide que apresenta consideráveis efeitos anabólicos sobre o tecido muscular. Entre esses efeitos, destaca-se o aumento da síntese proteica e a diminuição da taxa de catabolismo proteico dentro da fibra muscular. Diversos estudos têm demonstrado que o exercício físico provoca aumento agudo na concentração sanguínea de testosterona. Por exemplo, quando indivíduos são submetidos a uma corrida por 45 min em uma velocidade elevada (1 km/3,3 min) e por 90 min em uma velocidade moderada (1 km/4,3 min), verifica-se aumento de 7 e 21% da concentração de testosterona no plasma, respectivamente. O treinamento de força também promove aumento da concentração plasmática de testosterona imediatamente após o exercício. É interessante e relevante observar que diferentes protocolos de treinamento podem induzir diferentes respostas da testosterona durante e/ou após o exercício.[28-30]

Durante muito tempo, a razão plasmática testosterona/cortisol em repouso foi considerada um indicador de *overtraining* (excesso de treinamento sem repouso adequado). Essa proporção diminui em relação à intensidade e à duração do treinamento e indica apenas o nível de estresse imposto pelo exercício, portanto, não pode ser usada para o diagnóstico de *overtraining*. Por exemplo, a adaptação do eixo hipotálamo-hipófise-suprarrenal (HPS) ao treinamento normal é caracterizada pelo aumento da relação hormônio adrenocorticotrófico (ACTH)/cortisol somente durante a fase de recuperação do exercício (por causa da diminuição da sensibilidade da hipófise ao cortisol) e pela modulação da sensibilidade tecidual aos glicocorticoides. No entanto, deve-se enfatizar que a secreção de 24 h de cortisol, durante 1 dia de descanso, é normal em atletas de resistência treinados. Consequentemente, a concentração plasmática e a excreção urinária de cortisol em jejum de homens treinados são semelhantes às dos indivíduos sedentários.[31]

Aminoácidos

Glutamina e glutamato plasmáticos

Numerosos estudos têm demonstrado alteração significativa das concentrações plasmática e tecidual de glutamina durante e após o exercício intenso e prolongado. A glutamina é utilizada como substrato energético por diversas células do sistema imune, incluindo neutrófilos, linfócitos e macrófagos e, desse modo, tem sido sugerido que a diminuição da concentração plasmática de glutamina pode contribuir para o aumento da suscetibilidade a infecções do trato respiratório superior em atletas após o exercício intenso e prolongado – ou durante o período de treinamento exaustivo.[32-34]

Estudos sugerem que a diminuição da concentração de glutamina pode preceder ou acompanhar a síndrome de *overtraining* em atletas. Os estudos são ainda controversos, embora alguns afirmem que a diminuição da glutaminemia não constitui a causa primária da síndrome de *overtraining*, enquanto outros propõem a razão glutamina/glutamato como um indicador útil na avaliação dessa síndrome.[31,35-37]

A concentração plasmática de glutamato em atletas com *overtraining* apresenta-se significativamente superior àquela observada em indivíduos durante a fase de treinamento intenso. A explicação bioquímica seria que a concentração plasmática de glutamato aumenta sobremaneira em razão da elevada repetição de treinos de alta intensidade, aumentando a concentração sanguínea de lactato e/ou pela ausência de tempo de recuperação adequado.[34,38-40]

Marcadores de inflamação

Sabe-se que microtraumas teciduais adaptativos (MTA) ocorrem naturalmente durante a execução de determinados tipos de exercícios físicos e que sua recuperação depende apenas de um programa de treinamento adequado, caracterizado por períodos de repouso suficientes. Os MTA podem ser induzidos por diversos mecanismos. Por exemplo, o movimento excêntrico pode provocar trauma tecidual. Adicionalmente, é sugerido que exercícios com elevada demanda metabólica, como o ciclismo realizado em alta intensidade, possam induzir lesões por meio da ocorrência de "isquemia e reperfusão". Os MTA resultam em resposta inflamatória moderada, cuja finalidade é o processo de "cicatrização", com consequente adaptação muscular e/ou óssea e/ou do tecido conectivo.[38] Contudo, acredita-se que essa adaptação não seja alcançada por atletas que estejam realizando treinamentos de alto volume e/ou de muito alta intensidade. Além disso, acredita-se que o quadro de inflamação aguda e local possa evoluir para um processo de inflamação crônica e acarretar, posteriormente, inflamação sistêmica. Cabe ressaltar que parte dessa inflamação sistêmica envolve a ativação de monócitos circulantes, os quais podem sintetizar grandes quantidades de citocinas pró-inflamatórias (IL-1, IL-6 e TNF-alfa).[41,42]

A elevada liberação de citocinas pró-inflamatórias desencadeada pelo processo de inflamação sistêmica – decorrente do excesso de treinamento – age no sistema nervoso central, resultando na secreção do hormônio liberador de corticotropina (CRH) e, consequentemente, do ACTH e do cortisol. Assim, a inflamação sistêmica e a elevação da concentração sanguínea de citocinas podem ser responsáveis pelo aumento da concentração sérica de cortisol observada em indivíduos com *overtraining*. Além disso, o aumento da concentração das citocinas IL-1-beta e IL-6 pode promover alterações comportamentais relacionadas a doenças, como redução do apetite e depressão, comumente observadas entre atletas com *overtraining*.[38] Aliada à dosagem de citocinas pró-inflamatórias, como IL-1, IL-6 e TNF-alfa, a determinação da concentração sérica de prostaglandina E2 (PGE2) também representa outro marcador de inflamação em atletas.

Marcadores de lesão muscular

A lesão muscular envolve a ruptura de fibras musculares e é uma das principais razões da busca de atletas por médicos especializados em esporte. O treinamento exaustivo costuma ser a causa dessas lesões, sendo o resultado de um programa de treinamento inapropriado ou da condição física inadequada do indivíduo.[43]

A presença de lesão muscular pós-exercício é frequentemente avaliada por meio da determinação do aumento das concentrações sanguíneas de proteínas musculares. Outros investigadores têm sugerido que a perda de função muscular provocada pelo exercício físico pode ser o parâmetro indicativo de lesão muscular mais apropriado. Radicais livres (RL) podem estar envolvidos em todas essas consequências induzidas pelo exercício intenso, pois podem contribuir para o efluxo de proteínas musculares citosólicas após a realização do exercício exaustivo, além de estarem envolvidos na disfunção contrátil e na redução da capacidade de geração de força muscular após episódios de estresse oxidativo. A extensão da lesão muscular aumenta no período pós-exercício, no qual tipicamente ocorre uma resposta inflamatória. Além disso, o local de lesão muscular parece ser exposto ao aumento de

concentração de RL por até 24 h após a lesão, ou seja, o tecido muscular é exposto ao estresse oxidativo tanto durante quanto após o exercício.[41,44]

As atividades séricas das enzimas sarcoplasmáticas são marcadores do estado funcional do tecido muscular e variam amplamente nas condições patológicas e fisiológicas. Um aumento dessas enzimas pode ser um índice de necrose celular ou dano tecidual após lesões musculares agudas e crônicas. Esse aumento pode ser evidenciado principalmente após exercícios prolongados, como a ultramaratona ou os eventos de triatlo, ao passo que atividades que incluem contrações musculares excêntricas, como a corrida em declive, induzem os maiores aumentos nas atividades de enzimas séricas.[45] Entre os marcadores séricos mais úteis na avaliação de lesão muscular estão os descritos a seguir.

Creatinoquinase

É uma enzima que catalisa a troca reversível de ligações de fosfato de alta energia entre a fosfocreatina e o ADP produzido durante a contração, amplamente utilizada como marcador indireto de dano muscular. O grau de aumento da creatinoquinase (CK) após o exercício costuma ser mais baixo em treinados em comparação com indivíduos não treinados. O tempo de liberação de CK e a depuração do plasma dependem principalmente do nível de treinamento, tipo, intensidade e duração do exercício. O pico máximo de CK ocorre 8 h após o treinamento de força, diferentemente do exercício excêntrico (mais comumente associado à lesão muscular) em que a atividade de CK pode estar elevada entre 2 e 7 dias após o exercício.[45,46]

Lactato desidrogenase

A atividade sérica de lactato desidrogenase (LDH) é um marcador de dano celular, e o exercício induz aumento significativo na LDH, porém o grau de aumento depende da intensidade e da duração do esforço. Após o exercício de longa duração, como uma maratona, as atividades de LDH podem dobrar e permanecerem aumentadas por até 2 semanas. Uma única sessão de exercício excêntrico induz um aumento de LDH muito maior comparado ao exercício concêntrico, entre o 3º e o 5º dia após o exercício e, às vezes, mesmo após o 7º dia.[45]

Aspartato aminotransferase

A aspartato aminotransferase (AST) catalisa a reação aspartato + alfacetoglutarato em oxaloacetato + glutamato, para fornecer energia às células. A enzima, localizada principalmente nos músculos esquelético e miocárdico, no fígado e nos eritrócitos, é em geral denominada um marcador de doença hepática. No entanto, a atividade da AST aumenta imediatamente após o esforço muscular, e esse aumento pode perdurar por até 24 h. Na lesão muscular crônica, AST e ALT são ambas aumentadas, enquanto a atividade da AST raramente é aumentada em indivíduos saudáveis com atividade normal da CK. Em alguns grupos de atletas, as implicações do aumento de AST sérico devem ser avaliadas em conjunto com a atividade de CK e gamaglutamil transferase (GGT).[45]

Mioglobina

É uma proteína composta por 153 aminoácidos que, possivelmente, desempenham outros papéis além de armazenamento e transporte de oxigênio, incluindo a regulação do óxido nítrico que resulta na liberação de íons de ferro heme da mioglobina; esta, por sua vez, promove a peroxidação das membranas mitocondriais. Após o exercício exaustivo, a mioglobina é liberada como resultado da degradação das estruturas proteicas musculares e pode permanecer aumentada por 5 dias, indicando inflamação de baixo grau. As atividades de CK e mioglobina correlacionam-se com a resposta de neutrófilos induzida pelo estresse. Dada essa característica, a mioglobina é um marcador útil para monitorar a eficácia da sobrecarga muscular no treinamento.[45]

Troponinas e alfa-actina

Têm sido utilizadas como biomarcadores de lesão cardíaca. As subunidades T, C e I da troponina representam proteínas do aparato contrátil encontradas em diferentes isoformas, de acordo com o tipo de músculo. Desse modo, isoformas específicas cardíacas (cTnI) têm sido utilizadas para determinar se o exercício induz lesão muscular cardíaca e lesão miocardial.

A alfa-actina tem sido utilizada como um marcador molecular da doença cardíaca isquêmica, ao mesmo tempo em que tem sido confirmada a presença dessa proteína no soro de pacientes com angina estável. A efetividade da alfa-actina como marcador de lesão muscular e sua abundância no músculo (em torno de 20% das proteínas celulares) torna-a um promissor biomarcador de todos os tipos de lesão no músculo esquelético em atletas.[47]

Anidrase carbônica III

É outro indicador da lesão muscular por constituir o músculo esquelético e não o cardíaco, e é liberada na circulação após a lesão. É clinicamente aplicável como marcador de doença muscular e reflete anormalidades de fibra do tipo I, com maior sensibilidade do que a CK e a aldolase, pois as variações em sua concentração são mais rápidas se comparadas às da aldolase, CK, AST e LDH.[45]

AVALIAÇÃO DA FUNÇÃO IMUNE DE ATLETAS

O aumento da popularidade do exercício físico praticado de modo regular se deve ao conhecimento público de seus efeitos benéficos sobre o bem-estar físico e emocional. Assim, tem sido demonstrado que o exercício pode diminuir a pressão arterial, melhorar o perfil lipídico, aumentar a disposição, entre outros benefícios orgânicos. A influência do exercício físico sobre vários aspectos da função imune é objeto de crescente interesse e importância, fato observado pelo elevado número de trabalhos científicos relacionando doenças infecciosas e diminuição de rendimento em atletas.

Estudos sugerem que exercícios de intensidade moderada podem diminuir a frequência de infecções, enquanto o exercício intenso e prolongado pode conduzir à situação oposta, que tem sido descrita pela curva em J (Figura 27.1). Após o exercício intenso e prolongado, uma momentânea supressão parcial de diversos parâmetros da imunocompetência de atletas pode ser demonstrada, caracterizando este período como uma "janela aberta" para a invasão de microrganismos.[48-52]

Os estudos que relatam efeitos imunológicos "clinicamente" benéficos, a partir do exercício moderado (a primeira parte da curva em J), demonstram redução do risco para infecções do trato respiratório superior (ITRS); a segunda parte da curva em J demonstra que o exercício que excede o nível moderado está associado com aumento do risco para ITRS, sendo este superior em relação ao risco de pessoas sedentárias.[51,52]

Uma questão ainda não elucidada refere-se aos mecanismos pelos quais o exercício moderado atua precisamente sobre o sistema imune, favorecendo a melhora da imunocompetência do indivíduo. Parâmetros laboratoriais incluem aumento da fagocitose, atividade microbicida e atividade citotóxica de células NK, aliado ao aumento de expressão das moléculas de adesão. Muitas alterações verificadas podem ser resultantes de mudanças ocorridas na contagem de leucócitos no sangue periférico.

Entre os parâmetros de avaliação da função imune de atletas, destacam-se:

- Resposta de hipersensibilidade do tipo tardio
- Respostas para vacinas
- Concentração sérica de imunoglobulinas
- IgA secretória
- Resposta de proliferação e linfócitos
- Atividade fagocítica e *burst* oxidativo.

Entre estes parâmetros, destaca-se, em atletas, a resposta imune humoral de superfícies de mucosa, que é mediada principalmente pelos anticorpos da classe imunoglobulina A (IgA), primeira linha de defesa contra microrganismos. A concentração e a taxa de secreção de IgA têm sido avaliadas na saliva, que é facilmente coletada e pode ser usada como marcador da resposta imune de mucosas. Estudos em atletas têm observado diminuição da concentração de IgA salivar após o exercício de alta intensidade (70 a 80% do $VO_{2máx}$), por 120

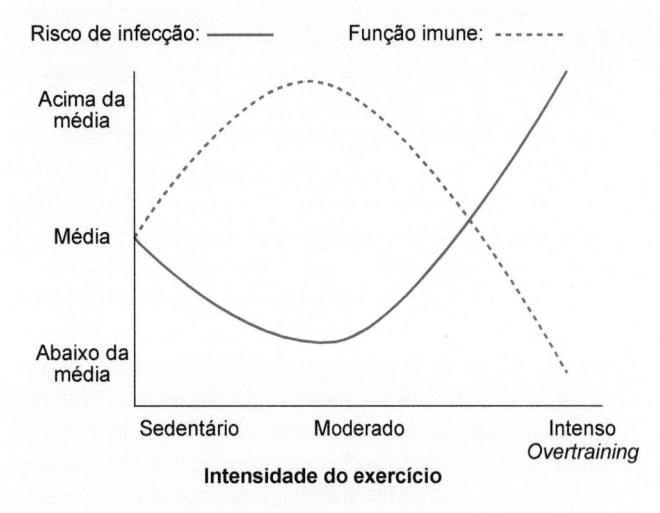

Figura 27.1 Hipótese do J invertido. Adaptada de Lehmann *et al.*, 1998.[53]

min ou mais, e após períodos de treinamento intenso. Outros estudos demonstram significativa redução da concentração salivar de IgA após exercício intenso em ciclistas, nadadores, jogadores de hóquei, entre outras modalidades. Esses estudos fornecem evidências de que a supressão da imunidade de mucosas, refletida pela diminuição da concentração salivar de IgA, está associada com aumento do número de episódios de ITRS. Além disso, a determinação da concentração sérica de anticorpos específicos (sarampo, rubéola, poliomielite, tétano, difteria, hemófilo e pneumococo) em atletas após a imunização representa um excelente parâmetro para a avaliação da imunidade humoral.[48-50]

AVALIAÇÃO CLÍNICA DE ATLETAS

É um processo que envolve a avaliação do estado nutricional atual e as possíveis mudanças em resposta ao treinamento. Para efeitos de avaliação, o profissional avaliador deve reconhecer que, em esportes de competição, os indivíduos tendem a treinar nos limites das suas capacidades. Desse modo, é necessário inicialmente determinar se o indivíduo encontra-se em boas condições nutricionais e físicas para participar de atividades atléticas. A avaliação clínica compreende dois tópicos principais: avaliações do estado nutricional e do estado físico.

Estado nutricional

A avaliação nutricional clínica é um processo dinâmico que não se limita a um único momento da medição, mas fornece uma imagem do estado nutricional atual e predições sobre a futura condição nutricional do atleta. A avaliação clínica do estado nutricional envolve a história nutricional e exame físico em conjunto com testes laboratoriais selecionados, visando à detecção de deficiências nutricionais específicas para identificar os indivíduos que estão em alto risco de futuras anormalidades nutricionais.[54]

História nutricional

Deve avaliar as seguintes questões:

- Houve alguma alteração de peso involuntária recentemente?
- A ingestão calórica é adequada? O paciente deve ser questionado sobre sua dieta habitual e qualquer mudança no padrão de dieta. Quantidade, tamanho e conteúdo das refeições mudaram? Está fazendo uso de suplementos nutricionais? Um diário alimentar pode ser útil quando o histórico é inconclusivo. Nesse contexto, a dieta de atletas competitivos pode ser inadequada, apesar dos parâmetros bioquímicos normais
- Quais são as razões para a mudança na ingestão dietética? Redução do apetite? Perturbação no paladar, no cheiro ou na capacidade de mastigar ou engolir alimentos? Mudança no estado mental ou aumento da depressão? Mudança na capacidade de preparar as refeições? Existem sintomas gastrintestinais, como saciedade precoce, dor pós-prandial, náuseas ou vômitos? Faz uso de medicamentos?
- Existe evidência de malabsorção? Existe alguma doença gastrintestinal? Houve uma mudança nos hábitos intestinais?

- Existem sintomas de deficiências nutricionais específicas, incluindo macronutrientes, micronutrientes e água?

Exame físico

Complementa os resultados obtidos pela história nutricional.

Avaliação antropométrica

O peso corporal atual deve ser comparado com os pesos anteriores, além de se investigar a perda de gordura corporal e das massas musculares. A presença de bochechas e nádegas ligeiramente afundadas sugere a perda de gordura corporal. Um exame dos músculos temporal, deltoide e quadríceps deve ser feito para procurar a perda muscular.

Avaliação da função muscular

O teste de força de grupos musculares individuais deve ser feito para avaliar a fraqueza muscular generalizada e localizada, além de uma avaliação geral da função dos músculos respiratórios e cardíacos.

Avaliação do estado de hidratação

Deve-se fazer uma avaliação da desidratação (hipotensão, taquicardia, alterações posturais, xerose da mucosa, pele seca e língua inchada) e excesso de líquido corporal (edema, ascite).

Avaliação de deficiências nutricionais específicas

Os tecidos que proliferam rapidamente, como a mucosa oral, os cabelos e a pele, são mais sensíveis às deficiências nutricionais do que os tecidos que se desenvolvem mais lentamente.

Condições clínicas associadas a atividades atléticas

Desidratação e deficiências de eletrólitos

Além da água, o suor contém grande quantidade de sódio, com menores quantidades de potássio, cálcio e magnésio. A perda de líquidos afeta desde a função cognitiva (perda de líquidos > 2% do peso corporal em exercícios aeróbicos em clima quente) até condições mais graves (perda de 6 a 10% do peso corporal), como diminuição do débito cardíaco, da produção de suor e do fluxo sanguíneo. A ingestão excessiva de líquidos, em vez de perda de sódio, pode causar hiponatremia (sódio sérico < 135 mmol/ℓ). Nesse sentido, em virtude de um menor tamanho corporal e das taxas de suor, as mulheres atletas apresentam maior risco causado por excesso de hidratação.[1,55,56]

Perturbações gastrintestinais

O distúrbio gastrintestinal é comum entre os atletas durante a competição e inclui náuseas, vômitos, azia, dor torácica, inchaço, cólicas abdominais e diarreia. Pode haver ainda perda de sangue nas fezes (chamada sangue oculto), especialmente durante a corrida, em que há desvio de sangue do intestino para os músculos. A ingestão de analgésicos não esteroides também pode aumentar a permeabilidade intestinal, causando sintomas gastrintestinais adversos. Portanto, os sintomas gastrintestinais podem ser decorrentes do exercício e, em parte, do uso de medicações para alívio da dor.[54]

Imunodeficiência

Sabe-se que o excesso de treinamento pode acarretar sérios problemas em relação ao desempenho ou à saúde do atleta, como aumento na incidência de lesões, estresse, mudanças no humor, redução na motivação, cansaço crônico, alteração no perfil hormonal e metabólico e imunossupressão, entre outras complicações mais graves, como o *overtraining*.[57] As causas da imunossupressão são multifatoriais, incluindo, principalmente, uma dieta desequilibrada.[54,58]

REFERÊNCIAS BIBLIOGRÁFICAS

1. Thomas DT, Erdman KA, Burke LM. American College of Sports Medicine Joint Position Statement. Nutrition and Athletic Performance. Med Sci Sports Exerc 2016;48(3):543-68.
2. Driskell JD, Wolinsky I (eds.). Nutritional assessment. Boca Raton: CRC Press, 2011. p.4-66.
3. Rossi L, Silva RC, Tirapegui J. Avaliação nutricional de atletas de karatê. Rev APEF 1999;14:40-9.
4. Moffatt RJ, Tomatis VB, Harris DA, Deetz AM. Dietary assessment of athletes. In: Driskell JD, Wolinsky I (eds.). Nutritional assessment. Boca Raton: CRC Press, 2011. p.4-66.
5. Slater GJ, O'Connor HT, Pell FE. Physique assessment of athletes. Concepts, methods and applications. In: Driskell JD, Wolinsky I (eds.). Nutritional assessment. Boca Raton: CRC Press, 2011. p.4-66.
6. Pi-Sunyer FX. Obesity: criteria and classification. Symposium on 'Body weight regulation and obesity: metabolic and clinical aspects' 1 st Plenary Session: 'Obesity'. Proc Nutr Soc 2000; 59:505-50.
7. Moon JR. Body composition in athletes and sports nutrition: an examination of the bioimpedance analysis technique. Eur J Clin Nutr 2013;67 Suppl 1:S54-9.
8. Wilmore J H, Costill DL. Physiology of sport and exercise. Champaign: Human Kinetics, 1994. 549p.
9. Ross R, Rissanen J. Mobilization of visceral and subcutaneous adipose tissue in response to energy restriction and exercise. Am J Clin Nutr 1994;60:695-703.
10. Heyward VH, Stolarczyk LM. Avaliação da composição corporal aplicada. São Paulo: Manole, 2000. 243p.
11. Goodman LR, Warren MP. The female athlete and menstrual function. Curr Opin Obstet Gynecol 2005;17:466-70.
12. Handelsman DJ. Sex differences in athletic performance emerge coinciding with the onset of male puberty. Clin Endocrinol 2017;87(1):68-72.
13. Pedrosa RG, Donato Jr. J, Araujo Jr. JA, Tirapegui J. Gasto energético: componentes, fatores determinantes e mensuração. In: Angelis RC, Tirapegui J (orgs.). Fisiologia da nutrição humana, aspectos básicos, aplicados e funcionais. São Paulo: Atheneu, 2007. p.19-33.
14. Devlin TM. Textbook of biochemistry: with clinical correlations. 5. ed. New York: Wiley-Liss, 2002. 1.216p.
15. Jeukendrup AE, Gleeson M. Sport nutrition: an introduction to energy production and performance. Human Kinetics, 2004.
16. Sim M, Dawson B, Landers G, Trinder D, Peeling P. Iron regulation in athletes: exploring the menstrual cycle and effects of different exercise modalities on hepcidin production. International Journal of Sport Nutrition and Exercise Metabolism 2014;24(2):177-87.
17. Lukaski HC, Scrimgeour AG. Assessment of mineral status of athletes. In: Driskell JD, Wolinsky I (eds.). Nutritional assessment. Boca Raton: CRC Press, 2011. p.4-66.

18. Lukaski HC. Vitamin and mineral status: effects on physical performance. Nutrition 2004;20:632-44.
19. Nielsen P, Nachtigall D. Iron supplementation in athletes. Sports Med 1998;4:207-16.
20. Skikne BS, Flowers CH, Cook JD. Serum transferrin receptor: a quantitative measure of tissue iron deficiency. Blood 1990;75:1870-8.
21. Nelson DL, Cox MM. Lehninger principles of biochemistry. 3. ed. New York: Worth Publishers, 2000. 1.152p.
22. Volpe SL. Magnesium and the athlete. Curr Sports Med Rep 2015;14(4):279-83.
23. Williams MH. Dietary supplements and sports performance: minerals. J Int Soc Sports Nutr 2005;2(1):43-9.
24. Lukaski HC. Magnesium, zinc, and chromium nutriture and physical activity. Am J Clin Nutr 2000;72:585S-93S.
25. Vallee BL, Falchuk KH. The biochemical basis of zinc physiology. Physiol Rev 1993;73:79-118.
26. Guyton AC. Tratado de fisiologia médica. Rio de Janeiro: Guanabara Koogan, 2002. 973p.
27. Brooks GA, Fahey TD, White TP, Baldwin KM. Exercise physiology: human bioenergetics and its applications. 3. ed. California: Mayfield Publishing Company, 2000.
28. Bunt JC. Hormonal alterations due to exercise. Sports Med 1986;3:331-45.
29. Deschenes MR, Kraemer WJ, Maresh CM, Crivello JF. Exercise-induced hormonal changes and their effects upon skeletal muscle tissue. Sports Med 1991;12:80-93.
30. Kraemer WJ, Ratamess NA. Hormonal responses and adaptations to resistance exercise and training. Sports Med 2005; 35:339-61.
31. Meeusen R, Duclos M, Foster C, Fry A, Gleeson M, Nieman D et al. Prevention, diagnosis, and treatment of the overtraining syndrome: joint consensus statement of the European College of Sport Science and the American College of Sports Medicine. Med Sci Sports Exerc 2013; 45(1):186-205.
32. Walsh NP, Blannin AK, Robson PJ, Gleenson M. Glutamine, exercise and immune function: links and possible mechanisms. Sports Med 1998;26:177-91.
33. Rogero MM, Tirapegui J. Aspectos nutricionais sobre glutamina e exercício físico. Nutrire 2003;25:87-112.
34. Antonio J, Street C. Glutamine: a potentially useful supplement for athletes. Can J Appl Physiol 1999;24:1-14.
35. Parry-Billings M, Budgett R, Koutedakis Y, Blomstrand E, Brooks S, Williams C et al. Plasma amino acid concentration in the overtraining syndrome: possible effects on the immune system. Med Sci Sports Exerc 1992;24:1353-8.
36. Kingsbury KJ, Kay L, Hjelm M. Contrasting plasma free amino acid patterns in elite athletes: association with fatigue and infection. Br J Sports Med 1998;32:25-33.
37. Keast D, Arstein D, Harper W, Fry RW, Morton AR. Depression of plasma glutamine concentration after exercise stress and its possible influence on the immune system. Med J Aust 1995;162:15-8.
38. Smith LL. Cytokine hypothesis of overtraining: a physiological adaptation to excessive stress? Med Sci Sports Exerc 2000; 32:317-31.
39. Rogero MM, Tirapegui J. Aspectos atuais sobre glutamina, atividade física e sistema imune. Rev Bras Ciên Farm 2000;36:201-12.
40. Rogero MM, Tirapegui J, Pedrosa RG, Castro IA, Pires IS. Effect of alanyl-glutamine supplementation on plasma and tissue glutamine concentrations in rats submitted to exhaustive exercise. Nutrition 2006;22:564-71.
41. Peake JM, Suzuki K, Coombes JS. The influence of antioxidant supplementation on markers of inflammation and the relationship to oxidative stress after exercise. J Nutr Biochem 2007;18:357-71.

42. Fehrenbach E, Schneider ME. Trauma-induced systemic inflammatory response *versus* exercise-induced immunomodulatory effects. Sports Med 2006;36:373-84.

43. Clarkson PM, Hubal MJ. Exercise-Induced muscle damage in humans. Am J Phys Med Rehabil 2002;81:52-69.

44. Aoi W, Naito Y, Takanami Y, Kawai Y, Sakuma K, Ichikawa H *et al.* Oxidative stress and delayed-onset muscle damage after exercise. Free Radic Biol Med 2004;37:480-7.

45. Brancaccio P, Lippi G, Maffulli N. Biochemical markers of muscular damage. Clin Chem Lab Med 2010;48(6):757-67.

46. Balnave CD, Thompson MW. Effect of training on eccentric exercise-induced muscle damage. J Appl Physiol 1993;75:1545-51.

47. Martínez AA, Marchal CJA, Rodríguez SF, Boulaiz H, Prados SJC, Hita CF *et al.* Role of alpha-actin in muscle damage of injured athletes in comparison with traditional markers. Br J Sports Med 2007;41:442-6.

48. Nieman DC. Exercise and resistance to infection. Can J Physiol Pharmacol 1998;76:573-80.

49. Nieman DC. Exercise, upper respiratory tract infection, and the immune system. Med Sci Sports Exerc 1994;26:128-39.

50. Nieman DC. Is infection risk linked to exercise workload? Med Sci Sports Exerc 2000;32:406S-11S.

51. Nieman DC, Pedersen BK. Exercise and immune function. Sports Med 1999;27:73-80.

52. Woods JA, Davis JM, Smith JA, Nieman DC. Exercise and cellular innate immune function. Med Sci Sports Exerc 1999; 31:57-66.

53. Lehmann M, Foster C, Dickhuth H, Gastmann U. Autonomic imbalance hypothesis and overtraining syndrome. Med Sci Sports Exerc 1998;30:1140-5.

54. Jeejeebhoy KN, Jeejeebhoy FM. Clinical assessment of athletes. In: Driskell JD, Wolinsky I (eds.) Nutritional assessment. Boca Raton: CRC Press, 2011. p.4-66.

55. Hew-Butler T, Rosner MH, Fowkes-Godek S, Dugas JP, Hoffman MD, Lewis DP *et al.* Statement of the Third International Exercise-Associated Hyponatremia Consensus Development Conference, Carlsbad, California, 2015. Clin J Sport Med 2015;25(4):303-20.

56. Jeukendrup A, Carter J, Maughan RJ. Competition fluid and fuel. In: Burke L, Deakin V (eds.). Clinical sports nutrition. 5. ed. North Ryde: McGraw-Hill Australia, 2015. p.377-419.

57. Rogero MM, Mendes RR, Tirapegui J. Aspectos neuroendócrinos e nutricionais em atletas com overtraining. Arq Bras Endocr Metab 2005;49:359-68.

58. Gleeson M. Immunological aspects of sport nutrition. Immunol Cell Biol 2016;94(2):117-23.

28 Avaliação Nutricional de Pacientes Hospitalizados

Rita de Cássia de Aquino | *Margareth Lage Leite de Fornasari* |
Mariana Izabel Marques de Sousa | *Ágatha Nogueira Previdelli*

INTRODUÇÃO

A alta prevalência mundial da desnutrição em pacientes hospitalizados tem sido amplamente documentada nas últimas décadas. Além da alta prevalência (20 a 60%), os diversos estudos correlacionam a desnutrição ao aumento no risco de complicações clínicas, mortalidade, custos e tempo de internação hospitalar. Quanto maior o período de permanência do paciente no hospital, maior o risco de ocorrência ou agravamento da desnutrição.

No Brasil, vários estudos têm constatado prevalências consideravelmente elevadas. Em 1997, o Inquérito Brasileiro de Avaliação Nutricional Hospitalar (Ibranutri), realizado pela Sociedade Brasileira de Nutrição Parenteral e Enteral (SBNPE), avaliou 4 mil pacientes hospitalizados e constatou desnutrição em praticamente metade da amostra.[1] Em 2003, o Estudo Latino-Americano de Nutrição (ELAN), realizado em 13 países da América Latina, constatou prevalência de 50,2%.[2] Recentemente, o *Screening Day Latin America*, um estudo multinacional que avaliou práticas clínicas de nutrição em cerca de 120 hospitais latino-americanos e em mil pacientes, revelou que 75% dos pacientes em estado crítico estavam desnutridos ou corriam o risco de ficarem desnutridos.

A desnutrição em indivíduos hospitalizados é consequência de uma série de fatores, anteriores e posteriores à hospitalização, podendo estar associada à doença e/ou ao tratamento. São várias as situações clínicas que podem causar anorexia ou dificultar a ingestão alimentar, além de os próprios procedimentos de investigação e tratamento da doença acarretarem a necessidade constante de jejum ou alterações na dieta.[3]

Os pacientes são frequentemente internados já desnutridos. As precárias condições socioeconômicas e um ineficiente sistema de saúde, que não é capaz de atender precocemente aos pacientes, sobretudo os mais carentes, aumentam o risco de desnutrição. Além disso, as inadequadas avaliação, detecção e intervenção nutricional têm contribuído com o agravamento do estado nutricional durante o período de hospitalização. Apesar de amplamente reconhecida, a desnutrição hospitalar ainda é negligenciada. Em novembro de 2003, o Committee of Ministers of Council of Europe, com base na Declaração Mundial de Direitos Humanos de 1948, publicou uma importante resolução, reconhecendo que a atenção nutricional ao paciente hospitalizado é um direito humano que necessita ser cumprido.[4]

Para a Organização Mundial da Saúde (OMS), a desnutrição é um tipo de *malnutrition*, isto é, malnutrição, caracterizada pela ingestão inadequada de energia, proteínas e micronutrientes, e o estado nutricional do indivíduo é o resultado de uma complexa interação entre sua alimentação, estado de saúde e condições sociais e econômicas em que vive.

Não há consenso na definição de desnutrição em indivíduos enfermos. Castela *et al.*[5] definem a desnutrição como "um estado patológico que resulta do consumo inadequado de um ou mais nutrientes essenciais e que se manifesta clinicamente em alterações antropométricas, bioquímicas e clínicas". Cereceda Fernández *et al.*[6] definem a desnutrição em indivíduos hospitalizados como "transtorno na composição corporal, caracterizado por alterações como a diminuição do tecido adiposo e muscular, hipoproteinemia, excesso de água extracelular e déficit de potássio, que interferirão na resposta do paciente ao tratamento de seu estado clínico".

A desnutrição é frequentemente desconsiderada ou não detectada no momento da internação, sobretudo quando alterações na composição corporal são pouco evidentes. A ingestão energética e proteica inadequada, agravada pela lesão associada à doença, acarreta comprometimento no tecido muscular e hipoproteinemia, e o paciente pode aparentar-se "bem nutrido".[7]

Instituições como a American Dietetic Association (ADA) e a European Society Parenteral and Enteral (ESPEN), em seus consensos sobre atendimento global ao paciente hospitalizado, determinam que a avaliação do estado nutricional seja o primeiro passo para o estabelecimento de cuidados nutricionais.[8,9] A desnutrição, quando diagnosticada precocemente, deve direcionar a adequada intervenção nutricional por meio de uma terapia individualizada, podendo modificar o prognóstico de pacientes em risco de desnutrição ou já desnutridos.

AVALIAÇÃO NUTRICIONAL

O diagnóstico do estado nutricional pode ser obtido por vários métodos tradicionais, baseados em avaliações objetivas como antropometria e perda de peso corporal, avaliação de sinais clínicos indicativos de desnutrição, avaliação de exames bioquímicos, que detectam redução nas taxas de proteínas plasmáticas e de células mediadoras da imunidade, além da avaliação do consumo alimentar.

Na prática clínica, a antropometria utiliza técnicas objetivas de execução para a avaliação da composição corporal: peso, estatura, dobras cutâneas e circunferências corporais, assim como combinações e relações entre elas. É importante considerar que as técnicas antropométricas só serão fidedignas se ocorrerem cuidados com a adequação e manutenção de equipamentos utilizados, treinamento e prática de examinadores, além de cuidados específicos na interpretação dos resultados, uma vez que os parâmetros de avaliação foram desenvolvidos a partir do estudo de populações sadias.

As técnicas de aferição de peso corporal, estatura, dobras cutâneas e circunferências corporais são as mesmas utilizadas na população não internada. No entanto, no caso de pacientes hospitalizados, a avaliação antropométrica tradicional pode estar impossibilitada, e técnicas alternativas, de boa correlação com outras medidas antropométricas, podem ser utilizadas.

Estimativa de peso e estatura

Muitos pacientes não podem ter seu peso e sua estatura aferidos pelas medidas convencionais por diversos motivos: estão no leito e sua mobilização está impossibilitada; paciente em estado grave, ligado a aparelhos e em coma; pacientes com doenças neuromusculares degenerativas; pacientes amputados, com paralisias ou outras condições limitantes.

No caso do peso corporal, é possível realizar essa medida no leito com o uso de camas-balanças, que possibilitam a pesagem de pacientes com facilidade e precisão. Além da própria cama, há plataformas de pesagem que podem ser posicionadas sob a cama ou cadeiras. É feito o ajuste de tara do peso da cama ou da cadeira para, então, determinar o peso do paciente e suas variações. A determinação do peso do paciente é de grande importância, pois identifica perdas menos visíveis de fluidos e monitora o comportamento do estado nutricional durante o tratamento hospitalar.

Também é possível estimar o peso com o uso de equações preditivas, utilizando-se de outras medidas corporais, como circunferência do braço (CB), circunferência da panturrilha (CP), dobras cutâneas e altura do joelho (Tabelas 28.1 e 28.2). A altura do joelho é imprescindível no caso do uso de equações para estimar a estatura (Quadro 28.1; Tabela 28.3). Equações preditivas devem ser atentamente utilizadas, considerando a variação ou os erros inerentes aos métodos.

A altura do joelho deve ser obtida preferivelmente com o indivíduo deitado (posição supina), utilizando a perna esquerda, formando um ângulo de 90° graus (Figura 28.1), com o uso de

Tabela 28.1 Equações de estimativa de peso em indivíduos idosos (65 anos e mais), segundo CB, CP, DCSE e AJ.

	Equações	Erro
Mulheres*	Peso = (CB × 1,63) + (CP × 1,43) – 37,46	± 4,96 kg
	Peso = (CB × 0,92) + (CP × 1,5) + (DCSE × 0,42) – 26,19	± 4,21 kg
	Peso = (CB × 0,98) + (CP × 1,27) + (DCSE × 0,4) + (AJ × 0,87) – 62,35	± 3,8 kg
Homens*	Peso = (CB × 2,31) + (CP × 1,5) – 50,1	± 5,37 kg
	Peso = (CB × 1,92) + (CP × 1,44) + (DCSE × 0,26) – 39,97	± 5,34 kg
	Peso = (CB × 1,73) + (CP × 0,98) + (DCSE × 0,37) + (AJ × 1,16) – 81,69	± 4,48 kg

* Peso em kg; CB: circunferência do braço em cm; CP: circunferência da panturrilha em cm; DCSE: dobra cutânea subescapular em mm; AJ: altura do joelho em cm.
Fonte: Chumlea et al., 1988.[10]

um paquímetro, posicionado e pressionado entre a superfície plantar do pé (calcanhar) e a parte superior da coxa, paralela aos ossos da patela e cabeça da fíbula. A aferição deve ser realizada 2 vezes e a diferença entre as medidas não deve ser maior que 0,1 cm.

No caso da estatura, além das equações preditivas, é possível estimar na cama/leito (comprimento em decúbito), quando não há anormalidades ou contraturas esqueléticas, alinhando-se tronco, ombros e cabeça, verificando a distância entre a base do calcanhar e o topo da cabeça, como mostra a Figura 28.1B. Outra opção, de considerável menor acurácia, é a distância entre o ponto médio do esterno e a falange distal do dedo médio multiplicado por dois (semienvergadura ou *demispan*); ou a distância direta entre as extremidades dos dedos médios, de ambas as mãos, com os braços estendidos, nivelando os ombros, denominada envergadura (Figura 28.1C).

Perda de peso não intencional

Outro parâmetro muito utilizado para a avaliação do estado nutricional de indivíduos hospitalizados é a avaliação da perda de peso não intencional, antes ou durante a hospitalização, isto é, mesmo com o apetite mantido e a ingestão alimentar não modificada drasticamente, o indivíduo apresenta redução em seu peso habitual ou observa-se alteração na composição corporal. Esse marcador é geralmente considerado a manifestação de uma grave doença. Contudo, a redução de peso pode ser mascarada por simultânea retenção de fluidos corporais, como edema e ascite.

A perda de peso corporal geralmente é avaliada comparando-se o peso habitual ao peso atual, relacionado com o tempo da observação/perda, mas ainda não há consenso quanto a melhor classificação segundo o total ou percentual de perda e tempo.

$$\text{Percentual de alteração de peso} = \frac{\text{Peso habitual} - \text{Peso atual}}{\text{Peso habitual} \times 100}$$

Tabela 28.2 Equações para estimativa de peso, segundo idade, raça, AJ e CB.

Sexo	Idade	Raça	Equação	Erro
Feminino	6 a 18	Negra	Peso = (AJ × 0,71) + (CB × 2,59) – 50,43	± 7,65 kg
	6 a 18	Branca	Peso = (AJ × 0,77) + (CB × 2,47) – 50,16	± 7,2 kg
	19 a 59	Negra	Peso = (AJ × 1,24) + (CB × 2,97) – 82,48	± 11,98 kg
	19 a 59	Branca	Peso = (AJ × 1,01) + (CB × 2,81) – 66,04	± 10,6 kg
	60 a 80	Negra	Peso = (AJ × 1,5) + (CB × 2,58) – 84,22	± 14,52 kg
	60 a 80	Branca	Peso = (AJ × 1,09) + (CB × 2,68) – 65,51	± 11,42 kg
Masculino	6 a 18	Negro	Peso = (AJ × 0,59) + (CB × 2,73) – 48,32	± 7,5 kg
	6 a 18	Branco	Peso = (AJ × 0,68) + (CB × 2,64) – 50,08	± 7,82 kg
	19 a 59	Negro	Peso = (AJ × 1,09) + (CB × 3,14) – 83,72	± 11,3 kg
	19 a 59	Branco	Peso = (AJ × 1,19) + (CB × 3,21) – 86,82	± 11,42 kg
	60 a 80	Negro	Peso = (AJ × 0,44) + (CB × 2,86) – 39,21	± 7,04 kg
	60 a 80	Branco	Peso = (AJ × 1,1) + (CB × 3,07) – 75,81	± 11,46 kg
	60 a 80	Branco	Peso = (AJ × 1,1) + (CB × 3,07) – 75,81	± 11,46 kg
	60 a 80	Branco	Peso = (AJ × 1,1) + (CB × 3,07) – 75,81	± 11,46 kg

Fonte: Lee e Nieman, 2012.[11]

Tabela 28.3 Equações de estimativa de estatura segundo AJ.

Idade	Equação	Erro
Mulheres negras		
> 60	E = 58,72 + (1,96 AJ)	8,26 cm
19 a 60	E = 68,1 + (1,86 AJ) – (0,06 I)	7,6 cm
6 a 18	E = 46,59 + (2,02 AJ)	8,78 cm
Mulheres brancas		
> 60	E = 75 + (1,91 AJ) – (0,17 I)	8,82 cm
19 a 60	E = 70,25 + (1,87 AJ) – (0,06 I)	7,2 cm
6 a 18	E = 43,21 + (2,14 AJ)	7,8 cm
Homens negros		
> 60	E = 95,79 + (1,37 AJ)	8,44 cm
19 a 60	E = 73,42 + (1,79 AJ)	7,2 cm
6 a 18	E = 39,6 + (2,18 AJ)	9,16 cm
Homens brancos		
> 60	E = 59,01 + (2,08 AJ)	7,84 cm
19 a 60	E = 71,85 + (1,88 AJ)	7,94 cm
6 a 18	E = 40,54 + (2,22 AJ)	8,42 cm

E: estatura; AJ: altura do joelho; I: idade (anos).

Quadro 28.1 Equações de estimativa de estatura em indivíduos, segundo altura do joelho.

Homens
Estatura= 64,19 – (0,04 × Idade) + (2,02 × Altura do joelho)
Mulheres
Estatura= 84,88 – (0,24 × Idade) + (1,83 × Altura do joelho)

Observação: idade em anos e altura do joelho em cm.

Fonte: Frisancho, 1990.[12]

Embora não exista uma definição universalmente aceita da perda de peso clinicamente importante, a maior parte das instituições hospitalares define redução de 5% ou mais do peso corporal em um período entre 6 e 12 meses como uma perda a ser considerada.[11] Na Tabela 28.4, observam-se algumas classificações encontradas na literatura.

A perda de peso geralmente está associada a um maior risco de complicações hospitalares. Em situações extremas, a caquexia – perda desproporcional de músculo esquelético em vez de gordura corporal, que leva a enfraquecimento dos músculos cardíacos e esqueléticos, perda de proteínas viscerais e alterações nas funções fisiológicas, incluindo déficit da imunidade e resposta inflamatória sistêmica – contribui para desfechos adversos em razão do aumento das taxas de infecção, da deficiência na cicatrização, da redução da resposta a tratamentos clínicos e, consequentemente, do aumento no risco de mortalidade.

Avaliação antropométrica | Circunferências e dobras cutâneas

Todas as medidas realizadas com indivíduos que deambulam (peso, estatura, circunferências e dobras cutâneas) e suas relações devem ser adaptadas a indivíduos que não deambulam. A CB e as dobras cutâneas tricipital (DCT) e subescapular (DCSE) não se modificam se aferidas com o paciente acamado e devem ser regularmente monitoradas (Figura 28.2).

A CP também deve ser aferida e monitorada, não só porque representa a musculatura do indivíduo – e, consequentemente, o comprometimento da massa muscular –, como também porque é utilizada nas equações preditivas de peso e estatura corporal. A CP deve ser aferida no indivíduo acamado em posição supina, após a formação de um ângulo de 90° com o

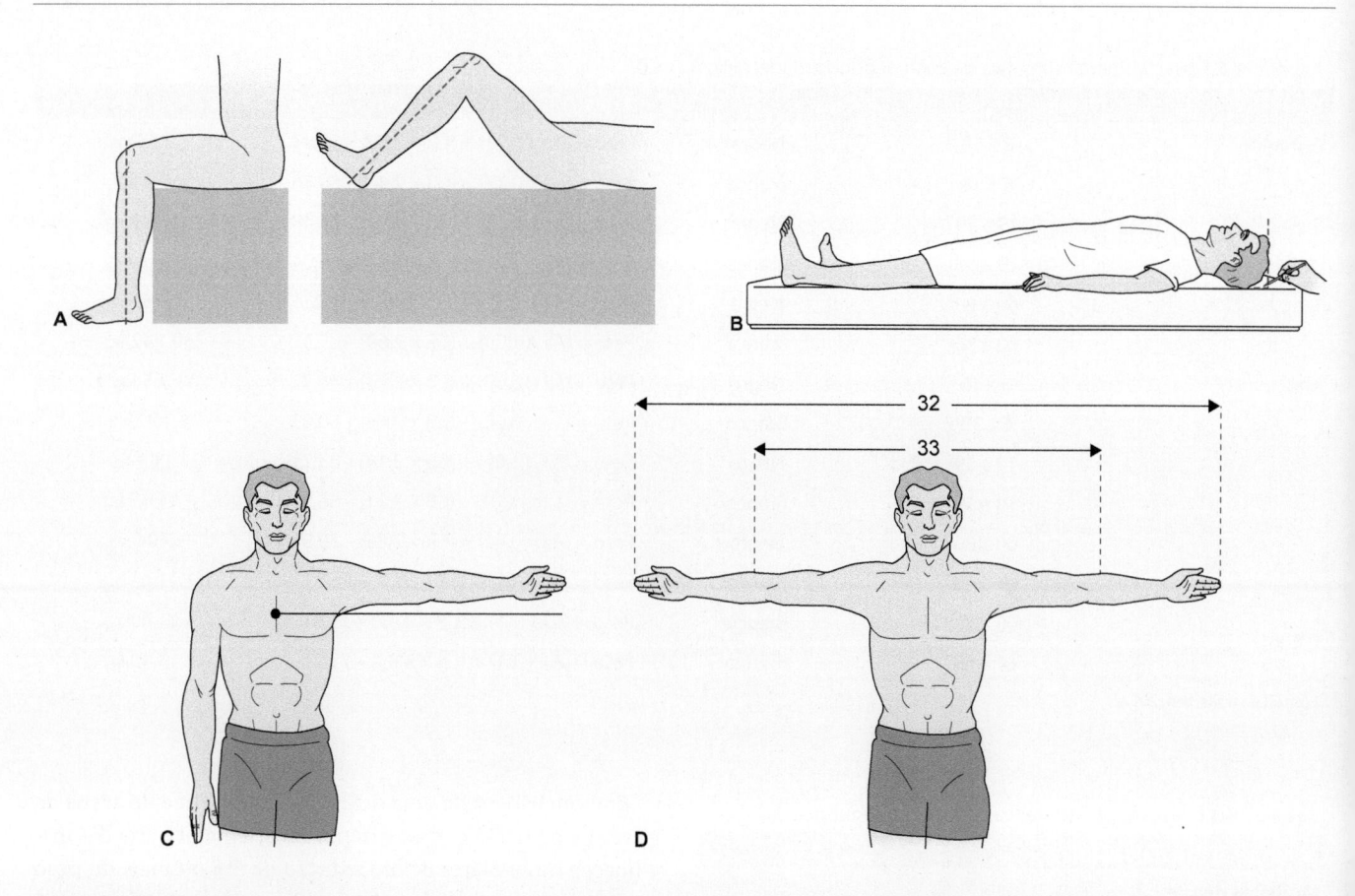

Figura 28.1 A. Técnicas para estimativa da altura do joelho. **B.** Técnica para estimativa da estatura no leito. **C** e **D.** Técnica de semienvergadura e envergadura.

Tabela 28.4 Classificações do percentual de perda de peso corporal segundo o período observado da perda.

Período	Perda moderada (%)	Perda intensa (%)*
1 semana	1 a 2	> 2
1 mês	5	> 5
3 meses	7,5	> 7,5
6 meses	10	> 10
Perda	**Classificação segundo Detsky et al.[13]**	
< 5%	Pequena	
5 a 10%	Potencialmente significativa	
> 10%	Consideravelmente significativa	
Perda	**Classificação segundo Corish et al.[14]**	
< 5%	Sem perda significativa	
5 a 10%	Perda moderada	
10 a 20%	Perda intermediária	
> 20%	Perda grave	

* Segundo Blackburn e Ahmad, 1995.[7]

joelho, buscando a maior circunferência com o deslizamento da fita métrica inelástica.

A avaliação das medidas antropométricas pode ser realizada com os mesmos parâmetros populacionais (Tabelas 28.5 e 28.6), priorizando-se a medida inicial do paciente como referência e observando as mudanças ocorridas durante o tratamento hospitalar; na prática, isso significa avaliar o paciente em comparação com ele mesmo.

Avaliação clínica e exame físico

O sinal clínico é a manifestação percebida pelo profissional de saúde no exame clínico do paciente, ou seja, aquele que pode ser visualizado sem a necessidade do relato do paciente.[15] Nesse contexto, os sinais clínicos fazem parte da semiologia, isto é, a ciência dos sinais, na tradução do termo em grego. Assim, para o nutricionista, a semiologia abrange a anamnese nutricional incluindo avaliação antropométrica, exame físico, avaliação dietética e bioquímica.

No exame físico, o nutricionista deve buscar os sinais clínicos relativos às alterações nutricionais manifestas nos tecidos externos do paciente, as quais podem representar deficiências nutricionais ou evolução clínica de doenças preexistentes.

O sinal clínico é subjetivo, não é mensurável e deve ser relacionado aos hábitos alimentares (dados da anamnese alimentar mensuráveis), pois assim pode representar o sinal de alguma deficiência nutricional.

A importância da avaliação dos sinais clínicos está baseada no fato de que nem todos os pacientes no início de desnutrição podem ser avaliados com precisão apenas por meio dos

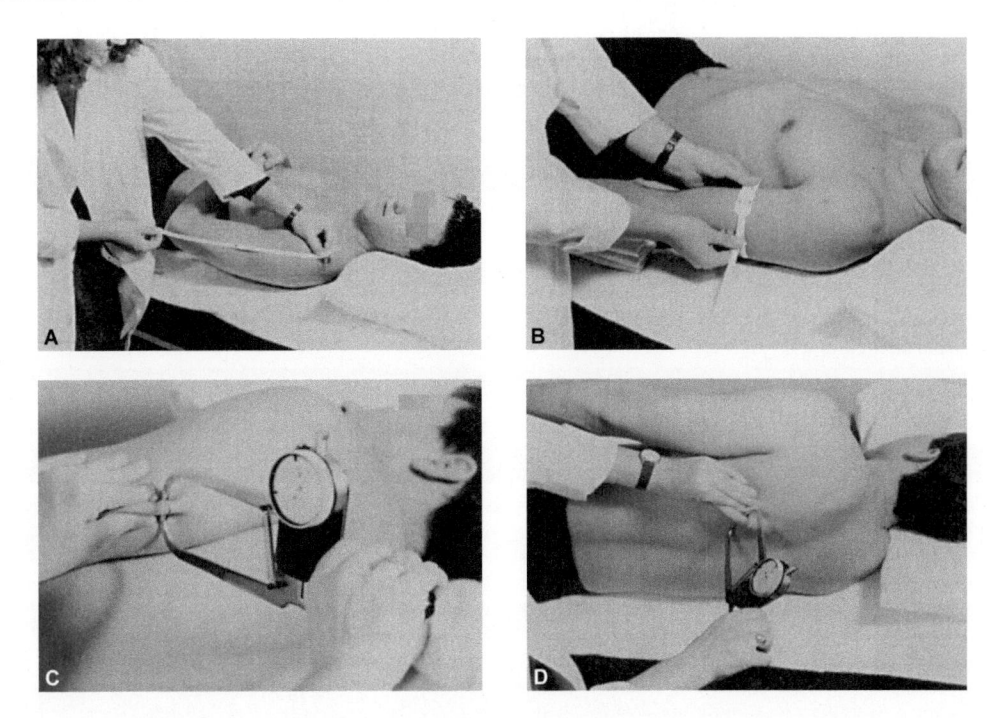

Figura 28.2 A a D. Aferição de medidas antropométricas com o paciente acamado.[11]

métodos objetivos, havendo necessidade de usar diferentes estratégias para identificar possíveis comprometimentos.[16]

No ambiente hospitalar, a desnutrição é um grande desafio para o nutricionista e depende de vários fatores, como aqueles relacionados com a doença ou o tratamento empregado[3]; desse modo, é imprescindível a atenção aos sinais iniciais que podem conduzir a estágios clínicos mais evidentes de risco nutricional ou de desnutrição.

O exame físico envolve a avaliação minuciosa de tecidos como pele, cabelo, unha e olhos; atenção deve ser dada aos

tecidos moles e ao estado de hidratação.[17] No Quadro 28.2, estão relacionadas as características que devem ser avaliadas e como se apresentam em condições de normalidade (aspecto normal).[18]

O exame físico depende muito do avaliador, especialmente de treinamento e de olhar crítico, portanto, para auxiliar o exame físico, a Tabela 28.7 pode ser consultada.

Avaliação bioquímica

A avaliação do estado nutricional por meio de parâmetros bioquímicos, como a determinação de proteínas plasmáticas e células mediadoras de imunidade, pode detectar precocemente o comprometimento nutricional, antes mesmo de haver modificações antropométricas e do surgimento de sinais clínicos de desnutrição. No entanto, em diversas situações clínicas, os resultados bioquímicos podem se apresentar alterados, e nem todos os laboratórios hospitalares estão adequadamente equipados para analisá-los.

A avaliação laboratorial é utilizada para confirmar suspeitas de deficiência nutricional e para acompanhar o tratamento e a recuperação de indivíduos desnutridos. Como já dito, uma anormalidade bioquímica pode ser observada antes que apareça qualquer sinal clínico, mas alguns testes bioquímicos podem permanecer em níveis normais, apesar de existir uma deficiência nutricional. É importante destacar que os exames bioquímicos sofrem influência de fatores não nutricionais, como infecção, desidratação, e o uso de determinados procedimentos e medicamentos.

Para determinar o grau de depleção proteica somática, ainda é frequente o uso da relação entre a excreção de creatinina de um paciente durante 24 h e a excreção de creatinina esperada. A creatina é uma molécula de depósito energético sintetizada pelo fígado e concentrada principalmente dentro da

Tabela 28.5 Avaliação do estado muscular, segundo percentis.

Percentil	Avaliação
≤ 5	Baixa musculatura
5 a 15	Abaixo da média
> 15 ≤ 85	Média
> 85 ≤ 95	Acima da média
> 95	Alta musculatura

Fonte: Frisancho, 1990.[12]

Tabela 28.6 Avaliação do estado de gordura, segundo percentis.

Percentil	Categoria
≤ 5	Magro
5 a 15	Abaixo da média
> 15 ≤ 75	Média
> 75 ≤ 85	Acima da média
> 85	Excesso de gordura

Fonte: Frisancho, 1990.[12]

Quadro 28.2 Sinais clínicos que devem ser observados em pacientes hospitalizados.

Cabelos

Avaliar cor, brilho, quantidade, espessura, hidratação. Normalmente apresentam-se brilhantes, firmes e difíceis de arrancar

Face

Avaliar edema, palidez, cansaço, fácies agudo* e fácies crônico**; normalmente não apresenta edema ou diminuição de gordura e musculatura

Olhos

Avaliar cor das mucosas, alteração da esclera ótica, arco córneo lipídico***, xantelasma#; normalmente são brilhantes, sem manchas e não há dificuldade de adaptação ao escuro

Lábios

Avaliar coloração, canto da boca e presença ou não de alterações; normalmente apresentam-se sem sinal de inflamação, cortes ou inchaço

Língua

Avaliar cor, as papilas, edema ou lesões aparentes; normalmente apresenta-se com coloração vermelha, livre de edema e úmida

Gengivas

Observar cor, inchaço ou lesão; normalmente apresentam-se brilhantes, coradas e sem sinal de lesão ou edema

Dentes

Observar cor e ausência de dentes; normalmente apresentam-se íntegros, com coloração normal e brilhantes

Pele

Observar cor, integridade, turgor##, brilho; normalmente apresenta-se uniforme, lisa, com turgor preservado (há mudança na elasticidade da pele de acordo com a idade)

Unhas

Observar forma, ângulo, coloração e rigidez; normalmente são lisas, uniformes e firmes

Abdome

Observar o volume distendido, plano ou escavado###

Rosto e pescoço

Observar inchaço na região da tireoide e região mandibular; normalmente não apresentam edema

Sistema nervoso

Observar reflexos normais e estabilidade psicológica; normalmente não apresenta alterações de reflexos e sensibilidade

Tecido muscular

Observar atrofia, redução da massa muscular no pescoço, tórax, membros superiores; normalmente não há atrofia muscular

* Fácies agudo: aspecto de cansaço e exaustão; mostra-se incapaz de manter os olhos abertos por muito tempo. Esse achado deve ser diferenciado de pacientes que estão com alteração do nível de consciência.

** Fácies crônico: aspecto de depressão, tristeza, falta de comunicação, comprometimento do estado de humor sendo confundido com a depressão.

*** Arco córneo lipídico: halo de cor branca que aparece na córnea ao redor da íris.

Xantelasma: bolsa amarelada que se forma na região das pálpebras pelo depósito de lipídios na pele.

Turgor: refere-se à elasticidade da pele.

Abdome escavado: redução da gordura ao redor do umbigo resultando em "escavação" do abdome; também chamado de abdome côncavo.

Tabela 28.7 Sinais e sintomas de deficiências nutricionais de acordo com a região do corpo.

Sistema ou área	Sinal	Sinais associados	Possível deficiência nutricional	Possível problema não nutricional
Cabelos	Afinamento ou perda de cabelos	Ausência de brilho natural; cabelos apagados e secos; finos e escassos; despigmentados	Kwashiorkor e, com menos frequência, marasmo Proteína Zinco	Descoloração excessiva do cabelo Alopecia
Face	Edemaciada	Seborreia nasolabial; face inchada (face de lua); palidez	Riboflavina Ácido fólico B_{12} Kwashiorkor Proteína	Acne vulgar

(continua)

Tabela 28.7 (*Continuação*) Sinais e sintomas de deficiências nutricionais de acordo com a região do corpo.

Sistema ou área	Sinal	Sinais associados	Possível deficiência nutricional	Possível problema não nutricional
Olhos	Fotofobia e alterações conjuntivais	Conjuntiva pálida Manchas de Bitot Xerostomia e ceratomalácia Conjuntivite Inflamação corneana Oftalmoplegia Xantelasma (pequenas bolsas amareladas ao redor)	Vitamina A Riboflavina Vitamina E Hiperlipidemia	Ausência de sono; fumaça ou álcool
Lábios	Queilose	Queilose angular (lesões brancas ou róseas nos cantos) Queimação	Riboflavina Piridoxina Niacina	Salivação excessiva
Língua	Edema	Língua púrpura Atrofia ou hipertrofia das papilas e ulceração Edema e sensibilidade Vermelhidão e queimação	Riboflavina Niacina Piridoxina Ácido fólico Cobalamina Biotina	Leucoplasia
Dentes	Manchas	Esmalte manchado	Fluorose (excesso de flúor)	Doença periodontal
Gengivas	Sangramento	Esponjosas; sangrantes Gengivas retraídas Estomatite Dor e edema	Vitamina C Piridoxina Biotina	Doença periodontal
Glândulas	–	Alargamento da tireoide (frente do pescoço) Alargamento da parótida (bochechas inchadas)	Iodo Desnutrição Bulimia	Edema alérgico ou inflamatório da tireoide
Sistema nervoso	Alterações motoras	Mudanças psicomotoras Confusão mental Perda sensorial Fraqueza motora; queimação e formigamento de mãos e pés Perda da sensação de posição Demência Letargia Irritabilidade	Kwashiorkor Tiamina Cobalamina Piridoxina Niacina Biotina Ácido fólico	AVE Alterações na coluna TPM
Unhas	Alterações na estrutura	Unhas em colher Quebradiças	Ferro Ferro e selênio	Doenças fúngicas
Pele	Alterações na cor	Hiperpigmentação em áreas expostas ao sol Hematoma fácil Dermatite Dermatite esfoliativa	Niacina Vitamina C ou K Manganês Biotina	Sensibilidade ao sol
Ossos	Alterações ósseas	Deformidades ósseas Joelho valgo ou varo Ossos frágeis	Vitamina D Cálcio Vitamina D	DRC Malformação
Extremidades	Edema	Edema	Proteína	Alterações vasculares, hepáticas, renais e cardíacas

AVE: acidente vascular encefálico; TPM: tensão pré-menstrual; DRC: doença renal crônica.

Fonte: Morley, 2017[19]; Vanucchi, 2007.[20]

massa muscular orgânica, que se desidrata espontaneamente em uma velocidade constante para formar a creatinina, que é excretada pela urina.

A excreção de creatinina em 24 h pode refletir o nível de creatinina corporal e, consequentemente, a massa muscular corporal total. Esse método é denominado índice de creatinina-altura (ICA) e compara a eliminação efetiva da creatinina em urina de 24 h coletada com o valor que seria o esperado,

de acordo com a altura. A excreção de creatinina urinária esperada para homens é de 23 mg/kg e para mulheres, 18 mg/kg. Assim, considera-se:

- Normalidade ou eutrofia: excreção acima de 80%
- Depleção proteica somática moderada: entre 60 e 80%
- Depleção intensa: se ≤ 60% do esperado.

Outras avaliações utilizadas referem-se à concentração de proteínas plasmáticas de transporte sintetizadas pelo fígado.

Supõe-se que uma redução nas concentrações séricas representa consequente diminuição da biossíntese hepática, que, por sua vez, é decorrente de uma diminuição do substrato. As proteínas séricas mais utilizadas são a albumina e a transferrina.

A albumina é um indicador sensível do estado proteico dos órgãos internos, mas precário para indicar desnutrição, pois os níveis séricos caem e se recuperam lentamente com as alterações na ingestão alimentar. Essa resposta vagarosa se deve sobretudo à meia-vida sérica relativamente longa (21 dias), assim como à grande reserva corporal. A classificação utilizada é:

- Depleção leve: se concentração sérica: entre 3 e 3,5 g/mℓ
- Depleção moderada: se concentração sérica entre 2,1 e 3 g/mℓ
- Depleção grave: se concentração sérica $\leq$ 2,1 g/mℓ.

Outra proteína sérica utilizada é a transferrina. Trata-se de uma betaglobulina que transporta o ferro no plasma e pode refletir com melhor exatidão as alterações agudas, em virtude da menor reserva corporal e da meia-vida sérica mais curta. Os níveis de transferrina podem estar alterados na deficiência de ferro, aumentados na gravidez e diminuídos em nefropatia, infecções e enteropatia. A classificação utilizada é:

- Depleção leve: se concentração sérica entre 150 e 175 mg/100 mℓ
- Depleção moderada: se concentração sérica entre 100 e 150 mg/100 mℓ
- Depleção grave: se concentração sérica $\leq$ 100 mg/100 mℓ.

Com relação à competência imunológica, a desnutrição pode se associar à depleção da resposta imunológica do paciente. A avaliação de sistema imunológico tem incluído apenas a determinação da contagem total de linfócitos (CTL) e a reatividade aos antígenos comuns dos testes cutâneos. A CTL deriva do hemograma completo de rotina, observando a porcentagem de linfócitos em relação aos leucócitos totais:

Linfócitos (%) × Leucócitos/100

A classificação utilizada é:

- Depleção leve: se CTL entre 1.200 e 2.000/mm^3
- Depleção moderada: se CTL entre 800 e 1.200/mm^3
- Depleção grave: se CTL $\leq$ 800/mm^3.

Risco nutricional e triagem nutricional

A ADA[21] define risco nutricional como a "presença de fatores que podem acarretar e/ou agravar a desnutrição em pacientes hospitalizados". A ESPEN[22] define como "risco de prejuízo do estado nutricional devido às condições clínicas atuais". Na prática clínica, pode ser definido como o risco que o indivíduo tem de tornar-se desnutrido ou agravar seu estado de desnutrição.

O risco de desnutrição inclui variáveis associadas ao estado nutricional do paciente, além das condições físicas, sociais e psicológicas associadas ao histórico da doença atual. No sentido de proporcionar uma adequada terapia nutricional, a identificação de pacientes em risco de desnutrição é fundamental para seu tratamento global.

Os instrumentos para a identificação de pacientes com risco de desnutrição são denominados instrumentos de triagem nutricional. Um instrumento de triagem nutricional deve se diferenciar de uma avaliação nutricional completa, que normalmente inclui medidas antropométricas, bioquímicas, clínicas e dietéticas. Deve se basear em medidas e procedimentos fáceis, rápidos e de baixo custo, além da possibilidade de aplicação por qualquer profissional de saúde.

Os instrumentos de triagem nutricional são aqueles que devem identificar precocemente pacientes que necessitam de intervenção nutricional. Em 2002, a ESPEN publicou o *Guideline for Nutrition Screening*[22] recomendando a utilização de instrumentos de triagem nutricional e orientou que a escolha entre os disponíveis fosse baseada principalmente no adequado valor preditivo obtido durante seu desenvolvimento e validação.

Na década de 1980, os denominados "índices de diagnóstico nutricional" foram elaborados pela escolha arbitrária de alguns parâmetros antropométricos, bioquímicos, clínicos e dietéticos, principalmente avaliação de peso atual, mudanças de peso recentes, albumina sérica, CTL e avaliações sobre mudanças recentes de apetite e tipo de dieta consumida.

De modo pioneiro, Detsky et al.[23] desenvolveram e validaram uma técnica ainda muito utilizada na área clínica: avaliação nutricional subjetiva global (ANSG; Anexo, Figura 1). Trata-se de um método essencialmente clínico, que consta de uma anamnese com informações sobre alterações recentes do peso corporal, mudanças de hábitos alimentares, alterações gastrintestinais, mudanças da capacidade funcional e a avaliação do estresse da doença atual. A ANSG não inclui medidas antropométricas e avaliação bioquímica, e um profissional treinado para sua aplicação é capaz de identificar o risco de desnutrição por meio de avaliação global dos dados obtidos, apresentando uma boa correlação com medidas objetivas.

Durante a década de 1990, os estudos em relação ao desenvolvimento e à validação de instrumentos de triagem nutricional para pacientes hospitalizados se intensificaram consideravelmente. No entanto, ainda não há consenso sobre o melhor instrumento de triagem nutricional disponível. Todos os descritos até hoje na literatura têm suas características, limitações, vantagens e desvantagens quando utilizados em populações específicas.

Entre as recomendações da ESPEN em 2002[22], havia uma direcionada à comunidade europeia sobre a utilização de dois instrumentos: *Malnutrition Universal Screening Tool* (MUST) e *Nutritional Risk Screening* (NRS 2002).

O MUST foi desenvolvido pelo Malnutrition Advisory Group (GAP) da British Association for Parenteral and Enteral Nutrition (BAPEN) e é composto por índice de massa corporal (IMC), avaliação da perda de peso nos últimos 6 meses e ingestão energética nos últimos 5 dias. O risco nutricional (baixo, médio ou alto) é avaliado por um escore pré-estabelecido (Anexo, Figura 2).

O NRS 2002, desenvolvido por Kondrup et al.[24] a partir de uma metanálise, é composto por quatro questões de triagem inicial para a avaliação de risco nutricional: IMC menor que 20,5 kg/m^2, perda de peso nos últimos 3 meses, redução na ingestão alimentar na última semana e se a doença ou estado atual é grave. Para uma única resposta positiva, uma segunda parte composta pelas mesmas questões, porém pontuadas por um escore, possibilita avaliar o risco de desnutrição (Anexo, Figura 3).

A Tabela 28.8 presenta uma seleção de dez estudos de identificação de variáveis associadas a desnutrição e desenvolvimento e validação de instrumentos de triagem nutricional.

CONSIDERAÇÕES FINAIS

Os altos índices de desnutrição em indivíduos hospitalizados constatados atualmente são inaceitáveis. A medicina dispõe de alta tecnologia, equipamentos e medicamentos capazes de diagnosticar e tratar diferentes doenças, e a desnutrição, que

depende sobretudo de um rápido diagnóstico e uma eficiente intervenção, ainda apresenta elevada prevalência.

A prevenção e o tratamento da desnutrição constituem importantes objetivos da nutrição na área clínica. Um diagnóstico adequado é essencial para que uma terapia nutricional seja iniciada o mais breve possível, propiciando uma intervenção dietoterápica eficiente. A utilização de um método de identificação de risco que seja confiável, de fácil e rápida execução, baixo custo e não invasivo é muito importante para a ação da equipe de saúde e benefício do paciente. Atualmente, na prática clínica, observa-se que muito poucos hospitais utilizam o processo de triagem nutricional.

O diagnóstico da desnutrição deve ser precoce. Desenvolver e padronizar técnicas de triagem e monitorar atentamente

Tabela 28.8 Estudos sobre desenvolvimento de instrumentos de triagem nutricional e as variáveis utilizadas.

Autor(es), ano (publicação) e local	População da amostra (momento de aplicação)	Nome do instrumento de triagem nutricional	Análise estatística	Critério para diagnóstico da desnutrição (padrão-ouro)	Resultados (variáveis utilizadas na triagem)
Kondrup et al., 2003[24] Copenhagem, Dinamarca	128 estudos	NRS (2002)	Metanálise	–	Perda de peso (> 5%) IMC (< 20,5 kg/m²) Ingestão energética (< 75%) Condições clínicas diversas (p. ex., cirrose, AVE, TMO)
Elmore et al., 1994[25] Indianópolis, EUA (St. Francis Hospital)	100 pacientes adultos e idosos hospitalizados (no momento da internação)	NSE	Análise de regressão	Avaliação nutricional completa	Internações anteriores Idade (> 65 anos) Perda de peso (> 5% no mês e/ou > 10% em 6 meses) Condições clínicas diversas (p. ex., úlcera de decúbito, câncer, múltiplos traumas) Albumina sérica (< 3,5 mg/dℓ)
Ferguson et al., 1999[26] Brisbane, Austrália (Wesley Hospital)	408 pacientes adultos e idosos hospitalizados (até 24 h da internação)	MST	Análise de associação	Avaliação nutricional subjetiva global (Detsky et al., 1987[23])	Perda de peso recente Quantidade da perda de peso Redução de apetite
Goudge et al., 1998[27] Derby, UK (Derbyshire Acute Hospital)	89 pacientes adultos e idosos hospitalizados (primeiras 8 h da internação)	DNS	Análise de associação	Escala DAS, parâmetros antropométricos de avaliação nutricional	Idade (> 65 anos) Condições mentais inadequadas Perda de peso Apetite e ingestão alimentar inadequados Presença de edema e/ou úlcera de decúbito
Ward et al., 1998[28] Reino Unido (vários hospitais)	552 pacientes adultos e idosos hospitalizados (no momento da internação)	NRA	Análise de regressão	Avaliação nutricional completa	Dificuldade para se alimentar Mudança de consistência na dieta (líquida) Redução de apetite Perda de peso (últimos 3 meses) Necessita de ajuda para se alimentar
Oakley et al., 2000[29] East Kilbride, UK (Hairmyres Hospital)	118 pacientes adultos e idosos (na internação e repetida após 1 semana)	NAS	Análise de associação	Avaliação nutricional completa ou IMC < 20 kg/m²	Redução de apetite (< 3 refeições/dia) Perda de peso recente Condições mentais alteradas Alterações no TGI: náuseas, vômitos, diarreia Algumas condições clínicas (p. ex., úlcera de decúbito, sepse, câncer)

(continua)

Tabela 28.8 (*Continuação*) Estudos sobre desenvolvimento de instrumentos de triagem nutricional e as variáveis utilizadas.

Autor(es), ano (publicação) e local	População da amostra (momento de aplicação)	Nome do instrumento de triagem nutricional	Análise estatística	Critério para diagnóstico da desnutrição (padrão-ouro)	Resultados (variáveis utilizadas na triagem)
Burden *et al.*, 2001[30] Manchester, UK (Withington Hospital)	100 pacientes adultos e idosos hospitalizados (no 1º dia da internação)	NST	Análise de associação	IMC < 20 kg/m² CMB < P15 Perda/peso > 10% Consumo < 25% das necessidades	Idade (> 65 anos) Condições mentais inadequadas Perda de peso (> 3,5 kg) Ingestão alimentar diminuída Alterações no TGI Algumas condições clínicas (p. ex., grande cirurgia, câncer, diálise)
Laporte *et al.*, 2001[31] Campbelton, Canadá (Campbelton Hospital)	160 pacientes adultos e idosos (até 72 h da internação)	SNT	Análise de regressão	Avaliação nutricional completa (≥ 4 indicadores inadequados)	IMC (< 18,5 kg/m²) Perda de peso (% e tempo) Albumina (< 3,5 mg/dℓ)
Weekes *et al.*, 2004[32] London, UK (St. Thomas' Hospital)	160 pacientes adultos e idosos hospitalizados (até 72 h da internação)	HNST	Análise de associação	Avaliação nutricional completa	Perda de peso (últimos 6 meses) Perda de apetite e/ou ingestão alimentar reduzida IMC (< 18,5 kg/m²) ou CB < 26,5 cm
Kruizenga *et al.*, 2005[33] Amsterdã, Holanda (University Medical Center)	291 pacientes adultos hospitalizados (no dia da internação)	SNAQ	Análise de regressão	IMC < 18,5 kg/m² Perda de peso > 5% (último mês) Perda de peso > 10% (últimos 6 meses)	Perda de peso > 6 kg em 6 meses Perda de peso > 3 kg no último mês Diminuição de apetite no último mês Uso de suplemento ou nutrição enteral no último mês

NSE: *Nutrition Screening Equation*; MST: *Malnutrition Screening Tool*; DNS: *Derby Nutritional Score*; DAS: *Dietetic Assessment Scale*; NRA: *Nutritional Risk Assessment*; NAS: *Nutrition Assessment Score*; TGI: trato gastrintestinal; NST: *Nutrition Screening Tool*; SNT: *Simple Nutritional Tool*; NRS: *Nutritional Risk Screening*; TMO: transplante de medula óssea; CMB: circunferência muscular do braço; HNST: *Hospital Nutrition Screening Tool*; SNAQ: *Short Nutritional Assessment Questionnaire*.

o estado nutricional do indivíduo hospitalizado é um dever da equipe multiprofissional. A intervenção nutricional em pacientes com risco de desnutrição leva a um melhor prognóstico, melhorando os índices de morbidade, reinternação hospitalar e mortalidade, além de reduzir os altos custos hospitalares.

REFERÊNCIAS BIBLIOGRÁFICAS

1. Waitzberg DL, Caiaffa WT, Correia MITD. Inquérito Brasileiro de Desnutrição Hospitalar (IBRANUTRI). Rev Bras Nutr Clin 1999;14(2):124-34.
2. Correia MITD, Campos ACL. Prevalence of hospital malnutrition in Latin America: The Multicenter ELAN Study. Nutrition 2003;19:823-5.
3. Aquino RC, Philippi ST. Identificação de fatores de risco de desnutrição em pacientes internados. Rev Assoc Med Bras 2011;57(6):637-43.
4. Kondrup J. Proper hospital nutrition as a human right. Clin Nutr 2004;23:135-7.
5. Castela LG, Peral RC, Salcedo PA, Berges OI, Carballo BR, Tutor MJM. Estado actual del grado de desnutrición en los pacientes hospitalizados de la Comunidad de La Rioja. Nutr Hosp 2001;16(1):7-13.
6. Cereceda Fernández C, González González I, Antolín Juárez FM, García Figueiras P, Tarrazo Espiñeira R, Suárez Cuesta B *et al.* Detección de malnutrición al ingreso en el hospital. Nutr Hosp 2003;18(2):95-100.
7. Blackburn GL, Ahmad A. Skeleton in the hospital closet: then and now. Nutrition 1995;11(S):193-5.
8. American Dietetic Association (ADA). Position of American Dietetic Association: nutrition services in managed care. J Am Diet Assoc 2002;102(10):1471-78.
9. Kondrup J, Johansen N, Plum LM, Bak L, Hojlund Larsen I, Martinsen A *et al.* Incidence of nutritional risk and causes of inadequate nutritional care in hospitals. Clin Nutr 2002;21(6):461-8.
10. Chumlea WC, Guo S, Roche AF, Esteinbaugh ML. Prediction of body weight for nonambulatory elderly from antropometry. J Am Diet Assoc 1988;88(5):564-8.
11. Lee RD, Nieman DC. Nutritional assessment. 6. ed. New York: McGraw-Hill, 2012.
12. Frisancho AR. Anthropometric standards for the assessment of growth and nutritional status. Ann Arbor: The University of Michigan Press, 1990.
13. Detsky AS, Smalley PS, Change J. Is this patient malnourished? J Am Med Assoc 1994;271:54-8.
14. Corish CA, Flood P, Mulligan S, Kennedy NP. Apparent low frequency of undernutrition in Dublin hospital in patients: Should we review the anthropometric thresholds for clinical practice? BJN 2000;84:325-35.
15. Porto CC, Porto AL. Sinais e sintomas. In: Porto CC, Porto AL (eds.). Exame clínico – Porto & Porto. 7. ed. São Paulo: Guanabara Koogan, 2013.
16. White JV, Guenter P, Jensen G, Malone A, Schofield M. Consensus statement. Academy of Nutrition and Dietetics and American Society for Parenteral and Enteral Nutrition: Characteristics Recommended for the Identification and Documentation of Adult Malnutrition (Undernutrition). JPEN 2012;36(3):275-83.

17. Hood WA, Stapleton JR. Nutritional status assessment in adults technique. Medscape. Disponível em: https://emedicine.medscape.com/article/2141861-technique. Acesso em: 10/2017.

18. Duarte AC, Castellani FR. Propedêutica nutricional. In: Semiologia nutricional. Rio de Janeiro: Axcel Books do Brasil, 2002.

19. Morley JE. Visão geral de subnutrição. Sinais e sintomas de deficiências nutricionais. Manual Merck para profissionais de saúde. Disponível em: www.msdmanuals.com/pt-br/profissional/distúrbios-nutricionais/subnutrição/visão-geral-de-subnutrição#v882544. Acesso em: 9/2017.

20. Vannucchi H. Hipovitaminoses: fisiopatologia e tratamento. In: Vannucchi H, Marchini JS (cords.). Nutrição clínica: nutrição e metabolismo. Rio de Janeiro: Guanabara Koogan, 2007.

21. American Dietetic Association (ADA). ADA's definitions for nutrition screening and nutrition assessment. J Am Diet Assoc 1994;94:838-9.

22. Kondrup J, Alisson SP, Elia M, Vellas B, Plauth M. ESPEN Guidelines for Nutrition Screening 2002. Clin Nutr 2003;22(4):415-21.

23. Detsky AS, McLaughlin JR, Baker JP, Johnston N, Whittajer S, Mendelson R et al. What is subjective global assessment of nutritional status? J Parenter Enteral Nutr 1987;11:8-13.

24. Kondrup J, Rasmussen HH, Hamberg O. Nutrition Risk Screening (NRS 2002): a new method based on an analysis of controlled clinical trials. Clin Nutr 2003;22(3):321-36.

25. Elmore MF, Wagner DR, Knoll DM, Eizemberg L, Oswalt MA, Glowinski EA et al. Developing an effective adult nutrition screening tool for a community hospital. J Am Diet Assoc 1994;94:1113-21.

26. Ferguson M, Capra S, Bauer J, Banks M. Development of a valid and reable malnutrition screening tool for adult acute hospital patients. Nutrition 1999;15(6):458-64.

27. Goudge DR, Williams A, Pinnington LL. Development, validity and reliability of Derby Nutritional Score. J Hum Nutr Dietet 1998;11:411-21.

28. Ward J, Closet J, Little J, Boorman J, Perkins A, Coles SJ et al. Development of a screening tool for assessing rik of undernutrition in patients in the community. J Hum Nutr Dietet 1998;11:323-30.

29. Oakley C, Hill R. Nutrition assessment score validation and the implications for usage. J Hum Nutr Dietet 2000;13:343-52.

30. Burden ST, Bodey S, Bradburn YJ, Murdoch S, Thompson AL, Sim JM et al. Validation of a nutrition screening tool: testing the reliability and validity. J Hum Nutr Dietet 2001;14:269-75.

31. Laporte M, Villalon L, Payette H. Simple nutrition screening tool for healthcare facilities: development and validity assessment. Can J Diet Prac Res 2001;62:26-34.

32. Weeks CE, Elia M, Emery PW. The development validation and reliability of a nutrition screening tool based on the recommendations of the British Association for Parenteral and Enteral Nutrition (BADEN). Clin Nutr 2004;23:1104-12.

33. Kruizenga HM, Seidell JC, Vet HCW, Wiersma NJ, Van Bokhorst-de van der Schueren MAE. Development and validation of a hospital screening tool for malnutrition: the short nutritional assessment questionnaire (SNAQ©). Clin Nutr 2005;24:75-82.

BIBLIOGRAFIA

Chumlea WC, Guo SS, Steinbaugh ML. Prediction of stature from knee height for black and white adults and children with application to mobility-impaired or handicapped persons. J Am Diet Assoc 1994;94(12):1385-8.

ANEXO

A. História		
1. Peso corpóreo		
(1) Mudou nos últimos 6 meses	( ) Sim	( ) Não
(1) Continua perdendo atualmente	( ) Sim	( ) Não
(2) Perda maior 10%	( ) Sim	( ) Não
Peso habitual:	Peso atual:	Percentual da perda:
Total parcial de pontos:		

2. Dieta		
(1) Mudança da dieta	( ) Sim	( ) Não
A mudança foi para:		
(1) ( ) Dieta hipocalórica		
(1) ( ) Dieta pastosa hipocalórica		
(2) ( ) Dieta líquida há 15 dias ou infusão intravenosa > 5 dias		
(3) ( ) Jejum > 5 dias		
(2) ( ) Mudança persistente > 30 dias		
Total parcial de pontos:		

3. Sintomas gastrintestinais (persistentes há pelo menos 2 semanas)
(1) ( ) Disfagia e/ou odinofagia
(1) ( ) Náuseas
(1) ( ) Vômitos
(2) ( ) Anorexia/distensão abdominal/dor abdominal
Total parcial de pontos:

4. Capacidade funcional física (há pelo menos 2 semanas)

(1) (   ) Abaixo do normal

(2) (   ) Acamado

Total parcial de pontos:

5. Diagnóstico

(1) (   ) Baixo estresse

(2) (   ) Moderado estresse

(3) (   ) Alto estresse

Total parcial de pontos:

B. Exame físico

(   ) Perda de gordura subcutânea (tríceps, tórax)

(   ) Músculo estriado

(   ) Edema sacral

(   ) Ascite

(   ) Edema de tornozelo

(0) Normal

(+1) Levemente depletado

(+2) Gravemente depletado

Total parcial de pontos:

TOTAL DE PONTOS (somatória dos parciais):

C. Categoria da ANSG

Bem nutrido	( ) 1 a 17 pontos
Desnutrido moderado	( ) 17 a 22 pontos
Desnutrido grave	( ) > 22 pontos

Figura 1 Avaliação nutricional subjetiva global.

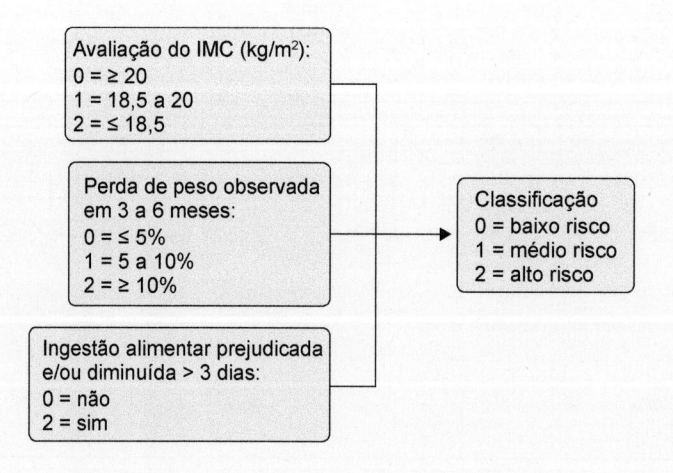

Figura 2 *Malnutrition Universal Screening Tool*. Adaptada de Kondrup *et al.*, 2003.

Triagem inicial

Uma resposta **positiva**, continuar na triagem final:

	Sim	Não
1. IMC < 20,5 kg/m²?		
2. Perda de peso nos últimos 3 meses?		
3. Redução na ingestão na última semana?		
4. Saúde gravemente comprometida?		

Triagem final

Pontuação	Estado nutricional	Pontuação	Gravidade da doença
1 Leve	( ) Perda de peso > 5% em 3 meses ( ) 50 a 75% das necessidades energéticas	1 Leve	( ) Complicações agudas de doenças crônicas ( ) DPOC ( ) HD (hemodiálise) ( ) Câncer
2 Moderada	( ) Perda de peso > 5% em 2 meses ( ) IMC 18,5 a 20,5 ( ) 25 a 50% das necessidades energéticas	2 Moderada	( ) AVC ( ) BCP severa ( ) Cirurgia no TGI ou abdominais ( ) Infecções graves
3 Grave	( ) Perda de peso > 5% em 1 mês ( ) Perda de peso > 15% em 3 meses ( ) IMC < 18,5 ( ) < 25% das necessidades energéticas	3 Grave	( ) Neurocirurgia ( ) TMO ( ) UTI (Apache > 10)

	Estado nutricional	Gravidade da doença	Idade ≥ 70 anos (acrescentar 1 ponto)	Total
Valor				

Escore ≥ 3: risco de desnutrição.

Figura 3 *Nutritional Risk Screening* (NRS 2002). Adaptada de Kondrup *et al.*, 2003.

Índice Alfabético

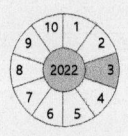